História da Enfermagem

Versões e Interpretações

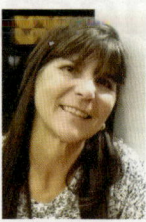

Telma Geovanini

Graduada em Enfermagem e Obstetrícia pela Escola de Enfermagem Alfredo Pinto da Universidade Federal do Estado do Rio de Janeiro (EEAP-UNIRIO)
Mestrado em Enfermagem pela EEAP-UNIRIO
Especialização em Pesquisa e Assistência de Enfermagem pela UNIRIO
Especialização em Enfermagem Pediátrica pela Universidade Federal do Rio de Janeiro (UFRJ)
Especialização em Plantas Medicinais pela Universidade Federal de Lavras (UFLA), MG
Coordenadora do Curso de Enfermagem e Docente da Universidade Presidente Antônio Carlos (UNIPAC) – Juiz de Fora, MG
Docente do Curso de Medicina da Faculdade de Medicina de Juiz de Fora (FAME JF)
Especialização em Farmacologia Clínica pela Universidade Federal de Juiz de Fora (UFJF)
Professora Adjunta do Departamento de Enfermagem Materno-Infantil da EEAP-UNIRIO (1980 a 1996)
Coordenadora do Curso de Enfermagem da Faculdade do Sudeste Mineiro (FACSUM) – Juiz de Fora, MG

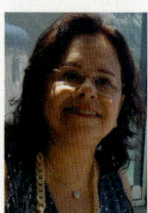

Almerinda Moreira

Bacharel em Enfermagem e Obstetrícia pela Escola de Enfermagem Alfredo Pinto da Universidade Federal do Estado do Rio de Janeiro (EEAP-UNIRIO)
Mestrado em Enfermagem pela UNIRIO
Doutorado em Enfermagem pela Universidade de São Paulo (USP)
Professora Titular da UNIRIO
Diretora da EEAP-UNIRIO (2012 a 2016)
Membro Efetivo da Associação Brasileira de Enfermagem (ABEn)
Presidente da Academia Brasileira de História da Enfermagem (ABRADHENF)
Membro Fundador do Laboratório de Pesquisa de História da Enfermagem (LAPHE) da EEAP-UNIRIO
Membro do Laboratório de Estudos em História da Enfermagem (LAESHE) da Escola de Enfermagem da USP (EERP-USP)

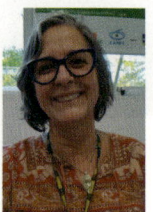

Soraia Dornelles Schoeller

Enfermeira
Doutorado em Filosofia da Saúde e Enfermagem pela Universidade Federal de Santa Catarina (UFSC)
Professora do Departamento de Enfermagem da UFSC
Especialização em Saúde Pública pela Fiocruz/SES-S
Mestrado pela Universidade Federal do Estado do Rio de Janeiro (UNIRIO)
Professora da UFSC
Pós-Doutorado em Enfermagem de Reabilitação na Escola de Enfermagem do Porto, Universidade do Porto – Portugal

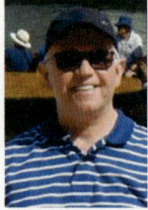

Wiliam César Alves Machado

Graduação em Enfermagem e Obstetrícia pela Universidade Federal do Estado do Rio de Janeiro (UNIRIO)
Professor Adjunto (Aposentado) do Departamento de Enfermagem Fundamental (DEF) da Escola de Enfermagem Alfredo Pinto da Universidade Federal do Estado do Rio de Janeiro (EEAP-UNIRIO)
Doutor em Ciências da Enfermagem pela Universidade Federal do Rio de Janeiro (UFRJ)
Professor do Programa de Pós-Graduação em Enfermagem e Biociências (PPGENFBIO) (Doutorado) do Centro de Ciências Biológicas e da Saúde (CCBS)
Professor na Faculdade Vértix (Univértix) – Três Rios, RJ
Ministrante de Cursos e Palestras de Gagueira e Saúde Vocal

História da Enfermagem

Versões e Interpretações

Quarta Edição

Telma Geovanini
Almerinda Moreira
Soraia Dornelles Schoeller
Wiliam César Alves Machado

Thieme
Rio de Janeiro • Stuttgart • New York • Delhi

**Dados Internacionais de
Catalogação na Publicação (CIP)**

G352h

Geovanini, Telma
História da Enfermagem: Versões e Interpretações / Telma Geovanini, Almerinda Moreira, Soraia Dornelles Schoeller & Wiliam César Alves Machado – 4. Ed. – Rio de Janeiro – RJ: Thieme Revinter Publicações, 2019.
470 p.: il; 16 x 23 cm.
Inclui: Bibliografia, Referências Bibliográficas e Índice Remissivo.
ISBN 978-85-5465-129-9

1. Enfermagem – Brasil – História. I. Título.

CDD: 610.73
CDU: 616.08

Contato com os autores:
TELMA GEOVANINI
tgnini@yahoo.com.br

ALMERINDA MOREIRA
almerindamprof@gmail.com

SORAIA DORNELLES SCHOELLER
soraia.dornelles@ufsc.br

WILIAM CÉSAR ALVES MACHADO
wilmachado@uol.com.br

© 2019 Thieme Revinter Publicações Ltda.
Rua do Matoso, 170, Tijuca
20270-135, Rio de Janeiro – RJ, Brasil
http://www.ThiemeRevinter.com.br

Thieme Medical Publishers
http://www.thieme.com

Capa: Thieme Revinter Publicações Ltda.

Impresso no Brasil por Zit Editora e Gráfica Ltda.
5 4 3 2 1
ISBN 978-85-5465-129-9

Todos os direitos reservados. Nenhuma parte desta publicação poderá ser reproduzida ou transmitida por nenhum meio, impresso, eletrônico ou mecânico, incluindo fotocópia, gravação ou qualquer outro tipo de sistema de armazenamento e transmissão de informação, sem prévia autorização por escrito.

DEDICATÓRIA

Às pessoas que comungam com o nosso ideal de prática profissional, referendado na busca pela compreensão das razões históricas que conduzem à prática crítica e transformadora.

Os Autores

PREFÁCIO DA QUARTA EDIÇÃO

Quem cria a história deixa o registo do seu pensamento, do seu traço de personalidade, das suas crenças e de seus valores, quer na forma como relata os acontecimentos, quer nos achados que escolhe para fazer perdurar as ideias ao longo dos tempos. A junção de vários autores acresce a multiplicidade da análise e da exploração das ideias e gera a grandeza da obra.

Esta obra atravessa gerações e centra-se em uma profissão, que, embora seja nova, tem sua essência no princípio da vida. Quando algum ser humano necessita de ajuda para fazer face à sua dignidade como pessoa, ao seu autocuidado, não apenas como atividade instrumental, mas também como estratégia de pensamento para fazer face às dificuldades que se colocam no seu projeto de saúde, temos a Enfermagem. A essência de Enfermagem dá razão suficiente para manter e atualizar este livro, até porque, na medida em que cresce a profissão, há mais achados para registar e novos olhares que dão significado à evolução da Enfermagem.

O valor da obra transcende os limites do seu país de origem, o Brasil, pois embora possa parecer demasiado nacionalista, a reflexão, a análise e as considerações acrescentam valores à profissão em uma visão internacional.

A organização da obra, em partes e depois subcapítulos, que conduzem a temas muito concretos, como, por exemplo, as práticas de saúde nas várias perspectivas, ajuda sua leitura e torna-a uma fonte de consulta facilitadora para quem a lê, com a finalidade de aprendizagem. Salientamos que a atual edição, além de recuperar os temas das edições anteriores, acresce novas ideias e temas.

O leitor que teme que esta obra não tenha uma forte informação sobre a Enfermagem no Brasil está enganado, pois, no Capítulo 2, encontramos dados de desenvolvimentos semelhantes aos de outros países que, muitas vezes, ainda não têm um registro histórico como este. Além disso, temos como desafio a comparação de outras épocas com a nossa realidade.

Gostaria de salientar a importância do registo da experiência brasileira sobre a saúde da família e alertar que é um desafio muito atual e que também, ainda, nos trará grandes evoluções nos próximos anos.

A profundidade da obra ultrapassa as práticas de Enfermagem, pois mergulha nos contextos dos desenvolvimentos sociais, políticos e entra com muita amplitude no mundo do ensino e do trabalho enquanto bem social de produção de cuidados, compartilhando com o leitor a importância dos associativismos para o crescimento da profissão, e abre, assim, um capítulo sobre o Sindicalismo.

Ao explorar a origem da Enfermagem, articulada com as escolas, desenvolve-se a importância do conhecimento sustentado na aprendizagem científica e na pesquisa. Ainda é na escola que se aprende, se investiga, se fazem as primeiras experiências e tem-se um tempo próprio para repensar práticas e conhecimentos, essencialmente para se questionar e sustentar o que defendemos ser a prática de Enfermagem e o conhecimento que a sustenta.

A obra explora, de forma explícita e com grandeza, o processo de trabalho dos profissionais de Enfermagem, fazendo um percurso de profunda reflexão sobre o valor dos cuidados, mas também da problemática do trabalho em saúde, trazendo para a discussão o que vai além do processo de medicalização nas intervenções de saúde.

A complexidade do trabalho dos enfermeiros passa pela forma como se organizam os cuidados, como se gera a decisão para a implementação dos cuidados. É indispensável realçar que a obra cria uma matriz muito diversificada das áreas de atuação dos enfermeiros e de objetivos que criam verdadeiros desafios para o desenvolvimento da Enfermagem como profissão, para além do que foi o passado, pois o registro do passado só nos ajuda a crescer no futuro e a projetar o quanto ainda temos para melhorar e crescer quando a reflexão é o cuidado.

Como leitora, ao me ser proporcionado intervir nesta edição, fico grata aos autores e aos organizadores da mesma, não só porque me permitiram fazer sua leitura antes da publicação, mas, essencialmente, porque me despertaram para a importância de alguns temas pouco tratados e demasiado importantes para o crescimento da enfermagem. Obrigada pelo vosso trabalho.

Maria Manuela Martins
Professora Coordenadora da Escola Superior de Enfermagem do Porto – Portugal
Membro da Comissão Científica do Doutoramento de Ciências de Enfermagem da Universidade do Porto – Portugal
Coordenadora do Mestrado de Direção e Chefia dos Serviços de Enfermagem

PREFÁCIO DA TERCEIRA EDIÇÃO

História da Enfermagem – Versões e Interpretações é o tipo de obra que, em poucos anos de existência, em termos históricos, adquiriu o *status* de clássico, no sentido de obra consagrada pelo lugar que ocupa como referência para os estudos de história da enfermagem brasileira. Sua primeira versão, lançada em edição luxuosa em 1995, veio preencher lacunas e abrir novas questões para a pesquisa. Maior mérito foi em fazer ver e crer que a história está muito além do que já estava nos livros, sepultada para sempre. Até aquele momento, não dispúnhamos de muitas pesquisas e não havia mais que dois ou três títulos dedicados inteiramente ao tema e nenhum com o tratamento dado ao conjunto que se apresentava em iniciativa pioneira e até mesmo ambiciosa dos que tinham coragem para tal. Vale destacar que a produção sistemática de pesquisa histórica em enfermagem só se intensificou anos depois. Portanto, é justo o mérito da orientadora, Professora Doutora Joséte Luzia Leite, e dos autores pelo pioneirismo e pelo merecido, também, sucesso alcançado, que se confirma e renova a cada edição.

Os estudos desta composição são oriundos de dissertações de mestrado em Enfermagem da Escola de Enfermagem Alfredo Pinto, do Centro de Ciências Biológicas e da Saúde da Universidade Federal do Estado do Rio de Janeiro (UNIRIO) e são contribuições fundamentais e valiosas à compreensão e à análise crítica da história da enfermagem, seja em eras remotas, seja em períodos bem aproximados à escrita dos trabalhos que os autores tiveram a sensibilidade de perceber e trabalhar com o rigor acadêmico.

A obra permanece atual, pois, como nos ensina Benedetto Croce, toda história é contemporânea, uma vez que o interesse do seu conhecimento é motivado por um interesse da vida presente. Estão presentes, nos textos de Telma Geovanini, Almerinda Moreira, Soraia Dornelles e Wiliam Machado, questões essenciais à compreensão e a escolha de caminhos para a enfermagem – suas origens, ideologia, formas de organização, suas fragilidades e suas potencialidades, todas sustentadas pelos aspectos sociais e históricos que lhes foram e são determinantes ou coadjuvantes. Para nós, ao mesmo tempo trabalhadores, intelectuais e clientes da enfermagem como elemento indispensável à vida e à dignidade humana; para os nossos estudantes, candidatos a herdar os destinos da nossa profissão, e para o grande público interessado em conhecer nosso empenho e nossa lida diuturna ao longo de muitos anos, é leitura basilar. Constitui, para mim, grande honra ter meu nome no prefácio desta obra, juntamente com os ilustres colegas que a construíram e os que já a apresentaram anteriormente a mim. Sejam bem-vindas, novas versões e interpretações.

Prof. Dr. Osnir Claudiano da Silva Junior
Enfermeiro, Licenciado em História
Professor de História da Enfermagem da Escola de Enfermagem Alfredo Pinto/UNIRIO
Líder do Grupo Laboratório de Pesquisa de História da Enfermagem

PREFÁCIO DA SEGUNDA EDIÇÃO

A obra *História da Enfermagem – Versões e Interpretações*, em sua segunda edição, é muito bem-vinda, por chegar em um momento em que a literatura profissional brasileira carece de obras sólidas, com base em pesquisa científica e que venham a consolidar conhecimentos ou a esclarecer pontos obscuros, nebulosos e até omissões, ainda que involuntárias, neste fértil e pouco explorado campo que é hoje a História da Enfermagem Brasileira. A primeira edição esgotou-se prontamente, o que comprova a necessidade sentida pelos estudiosos e leitores e a demanda por publicações semelhantes no mercado editorial.

Todos os quatro autores desta obra são enfermeiros academicamente qualificados, competentes, em plena maturidade profissional, e capazes de enfrentar e assumir desafios. Avaliando-se as suas respectivas trajetórias de vida e de trabalho, percebe-se que eles demonstram grande e autêntico comprometimento com a Enfermagem, seja no ensino, como professores, seja no exercício de cargos administrativos. Têm em comum, entre si, alguma forma de vinculação à Escola de Enfermagem Alfredo Pinto, da Universidade Federal do Estado do Rio de Janeiro (UNIRIO), como docentes ou como alunos de graduação e/ou de pós-graduação.

Note-se que esta escola, a primeira do Brasil, desde seu início em um hospital de alienados, sempre enfatizou a assistência e o cuidado das pessoas como o pilar fundamental do seu modelo de ensino. Este modelo agora vem sendo resgatado não apenas como Ciência da Enfermagem, mas como a Ciência do Cuidar ou do Cuidado. Já existem instituições de pesquisa de enfermagem, em outros países, canalizando recursos em busca da excelência na Ciência do Cuidar, a verdadeira essência da Enfermagem.

Embora os estudos que embasam esta publicação tenham sido feitos há mais de 10 anos, eles continuam atuais, pois os fatos e documentos históricos analisados tornaram-se mais sólidos e inquestionáveis, porque o tempo e as pesquisas posteriores apenas serviram para corroborar a importância do trabalho, a validade dos dados levantados, o ineditismo da abordagem e a efetiva contribuição oferecida ao debate científico.

Telma Geovanini desenvolve sua abordagem dialética da História da Enfermagem a partir da análise e da discussão do mundo primitivo ao mundo moderno, examinando, criticamente, as relações da Enfermagem com a estrutura política e social de cada período histórico. Analisa, com propriedade, o desenvolvimento histórico da Enfermagem no Brasil até a década de 1990, inclusive. Atos normativos posteriores, especialmente na área do ensino com o novo currículo aprovado em 1994, não invalidam o caráter histórico da análise feita até então.

Almerinda Moreira, uma perscrutadora obstinada e convicta, é uma das pioneiras neste campo, desvendando, pelo exame exaustivo de documentos, as origens remotas da

História da Enfermagem Brasileira e desmitificando, de fato, o conteúdo da disciplina que as escolas vinham ensinando e muitas continuam a ensinar, uma versão histórica, dita oficial, porém incompleta ou omissa, sobretudo quanto à implantação do ensino e da profissionalização da Enfermagem no País. Em continuidade às suas pesquisas na área, certamente fará novas descobertas que poderão esclarecer fatos mais remotos e contribuir, efetivamente, para o desenvolvimento da profissão, pois só é possível construí-la a partir do conhecimento profundo do seu próprio passado.

Soraia Dornelles Schoeller preenche a terceira parte do livro com um minucioso estudo sobre a organização trabalhista da Enfermagem no período de 1925 a 1989, confrontada com o processo de trabalho em Enfermagem. O universo do seu trabalho foi constituído por entidades de enfermagem de natureza sindical, cultural ou disciplinadora do exercício, sem excluir as categorias do auxiliar e técnico de enfermagem e outros trabalhadores da saúde. Sua análise sobre o desenvolvimento do sindicalismo e da Enfermagem no Brasil é preciosa pelo estudo das transformações ocorridas antes do século 20 e no decorrer deste século, nos seus diversos períodos.

Wiliam César Alves Machado, na quarta parte, faz uma interessante e valiosa reflexão sobre a prática profissional do enfermeiro. Sua visão masculina é muito importante para a Enfermagem, por mostrar caminhos e óticas diferentes sobre os fatos que, muitas vezes, passam despercebidos para as mulheres, hoje predominantes na profissão. Este autor refere, por exemplo, que a Enfermagem, como executora de serviços da saúde, recebeu, ao longo do tempo, a conotação de caridade e vocação, e esta origem doméstica e feminina em muito dificultou as conquistas nos planos trabalhista e social.

Finalmente, cabe ressaltar que, em boa hora, os autores decidiram reeditar a sua obra, que tem sustentação em bases filosóficas, análises documentais criteriosas e avaliação crítica dos fatos socioculturais, políticos e históricos. Tudo isto foi discorrido de forma clara, lógica e coerente, transmitindo, assim, aos enfermeiros e demais interessados em História da Enfermagem a convicção da necessidade de conhecer bem o passado, cujas consequências, certamente, estão-se refletindo na situação presente. É preciso acreditar firmemente na grande potencialidade da Enfermagem como profissão e aceitar o desafio de torná-la mais vigorosa e valorizada para atender às expectativas da sociedade. Igualmente, é preciso lembrar que o futuro será um reflexo do presente e caberá a cada um de nós, profissionais de hoje, a responsabilidade de preparar, consciente e organizadamente, um legado melhor para as futuras gerações de enfermeiros.

Vamos, pois, individual e coletivamente, assumir o compromisso pessoal e profissional de contribuir de forma efetiva para o contínuo crescimento da Enfermagem, como ciência e como prática social e humana do cuidar de pessoas, documentando fatos para a posteridade, realizando estudos e pesquisas, divulgando resultados e aprimorando sempre o mais importante objeto da nossa profissão – o Cuidado de Enfermagem às pessoas.

Taka Oguisso
Enfermeira e Advogada
Professora Titular da Escola de Enfermagem da Universidade de São Paulo

PREFÁCIO DA PRIMEIRA EDIÇÃO

A Enfermagem brasileira tem agora uma obra a oito mãos, originalmente dissertações do Curso de Mestrado em Enfermagem – UNIRIO, dividida em quatro partes.

A primeira parte foi motivada pela incessante inquietação da autora em torno da realidade da práxis da(o) enfermeira(o) nas instituições de saúde, bem como da necessidade de entender as causas das distorções presentes na profissão. Elege como suporte teórico a concepção materialista da história e com esta procede a uma retrospectiva do desenvolvimento da prática da Enfermagem da era primitiva aos dias atuais, ressaltando os determinantes sociais, políticos e econômicos de cada período estudado. Esta retrospectiva foi o "pano de fundo" para a discussão da práxis das(os) enfermeiras(os) da assistência. A autora é professora-adjunta da Escola de Enfermagem Alfredo Pinto.

A segunda parte representa uma importante contribuição para a história da Enfermagem no Brasil – 100 Anos de História da Escola de Enfermagem Alfredo Pinto. Aborda a constituição histórica do início da Enfermagem profissional no Brasil, na virada do século 19.

O ineditismo deste estudo torna-se presente não somente pela história, mas pela pesquisa documental realizada por Almerinda Moreira, professora da Escola de Enfermagem Alfredo Pinto (EEAP), promovendo a vinda de enfermeiras francesas para a EEAP e a confecção do primeiro diploma de enfermeira do Brasil assinado pelo Marechal Deodoro da Fonseca, então Presidente da República.

A autora rende um merecido tributo aos pioneiros do Hospital Nacional de Alienados, que sentiram a necessidade de criar a Escola, e ressalta a intenção de construir a sua História de modo a contribuir para o desenvolvimento da Enfermagem brasileira.

Mas, se para Almerinda a EEAP merece um destaque especial, Soraia Dornelles Schoeller, na terceira parte, descreve e reflete sobre a organização trabalhista e o processo de trabalho da Enfermagem no Brasil, no período de 1925 a 1989. A autora situa a organização trabalhista da Enfermagem no Brasil ... "na concretude social, fruto das relações travadas entre homens, também concretos, sociais e históricos" e, em seguida, analisa e discute dialeticamente assumindo a posição defendida por Gramsci de que a "identificação entre a teoria e a prática é um ato crítico pelo qual a prática vem demonstrada nacionalmente e necessária, e a teoria, realista e racional".

Finalmente, Soraia analisa a atuação particular de cada entidade no âmbito nacional dos profissionais de Enfermagem, apontando os aspectos mais marcantes na organização associativa da Enfermagem em nosso País.

Na quarta parte, Wiliam César Alves Machado, também docente da EEAP, envolve-se nas reflexões sobre a prática profissional do enfermeiro, abrindo caminhos para outras investigações.

Valendo-se da sua própria experiência junto a clientes e enfermeiros, contribui para uma obra oportuna, levantando novas questões e refletindo sobre a prática e suas dificuldades, partindo de uma abordagem histórica do trabalho no sistema de produção da sociedade capitalista. Chama a atenção para as influências do capitalismo no direcionamento das propostas educacionais da(o) enfermeira(o) e os compromissos assumidos por suas lideranças profissionais.

Os quatro trabalhos que integram esta publicação representam uma contribuição significativa ao debate científico que vem refletindo sobre a práxis da Enfermagem brasileira.

Tive a oportunidade de acompanhar a construção destes estudos na qualidade de Coordenadora do Curso de Mestrado em Enfermagem e de docente e amiga dos autores que apresentam neste livro as suas temáticas.

Joséte Luzia Leite
Pró-Reitora de Pós-Graduação,
Ensino, Pesquisa e Extensão da UNIRIO
Professora Titular da UNIRIO

SUMÁRIO

Parte I
Uma Abordagem Dialética da Enfermagem
Telma Geovanini

INTRODUÇÃO 3

Capítulo 1
DESENVOLVIMENTO HISTÓRICO DAS PRÁTICAS DE SAÚDE 5
    Práticas de Saúde Instintivas 7
    Práticas de Saúde Mágico-Sacerdotais 8
    Práticas de Saúde no Alvorecer da Ciência 11
    Práticas de Saúde Monástico-Medievais 13
    Práticas de Saúde Pós-Monásticas 16
    Práticas de Saúde no Mundo Moderno 20
    Evolução da Medicina e Sua Articulação com a Esfera Produtiva 22
    Reorganização Hospitalar e Surgimento da Enfermagem Moderna 23
    Evolução da Enfermagem no Contexto das Guerras 28

Capítulo 2
ENFERMAGEM NO BRASIL 53
    Organização da Enfermagem na Sociedade Brasileira 54
    Desenvolvimento da Educação em Enfermagem no Brasil 57
    Enfermagem no Brasil Moderno 61
    Processo Histórico da Construção do SUS 71
    Estratégia de Saúde da Família 73
    Inversão do Modelo de Assistência à Saúde 73
    Equipe da Saúde da Família (ESF) – Compromissos, Competências e Atribuições ... 74
    Atividades Executadas Pelas ESF 76
    Saúde Mental no Programa de Saúde da Família 79
    Saúde do Adulto e do Idoso 79
    Instalação e Equipagem de uma Unidade de Saúde da Família (USF) 79
    Papel do Enfermeiro na Estratégia de Saúde da Família 80
    Formação de Recursos Humanos para o Novo Modelo Político de Saúde (SUS e ESF) 81
    Desafios da Enfermagem Contemporânea 82
REFERÊNCIAS BIBLIOGRÁFICAS 91
BIBLIOGRAFIA 93
ÍNDICE HISTÓRICO DA ENFERMAGEM 99

Parte II
A Origem da Enfermagem Brasileira
Almerinda Moreira

INTRODUÇÃO 105

SEÇÃO 1
CONTEXTO HISTÓRICO NACIONAL DA VIRADA DO SÉCULO 19 PARA O SÉCULO 20 109

Capítulo 3
TRANSIÇÃO MONARQUIA/REPÚBLICA 109

Capítulo 4
A CIDADE DO RIO DE JANEIRO: Urbanização e Higienização 115

Capítulo 5
PRIMÓRDIOS DA PSIQUIATRIA 119

SEÇÃO 2
A PRIMEIRA ESCOLA DE ENFERMAGEM 125

Capítulo 6
SUA CRIAÇÃO 125
    Primeiros Passos (1889-1899) 128
    Atividades Iniciais (1900-1909) 129
    Momentos Difíceis (1910-1919) 132

Capítulo 7
REGULAMENTAÇÃO 133
    Acontecimentos Importantes (1920-1929) 133
    Fim de uma Etapa (1930-1939) 137

Capítulo 8
ESCOLA DE ENFERMAGEM ALFREDO PINTO 139
    Início de uma Nova Fase (1940-1949) 139
    Desenvolvimento (1950-1959) 143
    Um Novo Prédio para uma Nova Escola (1960-1969) 146
    Crescimento Acadêmico (1970-1979) 150
    A Escola Centenária (1980-1990) 151

CONSIDERAÇÕES FINAIS 155
REFERÊNCIAS BIBLIOGRÁFICAS 159
BIBLIOGRAFIA 163

Parte III
Processo de Trabalho e Organização Trabalhista
Soraia Dornelles Schoeller

INTRODUÇÃO 169
    Considerações sobre a Metodologia do Estudo 169
    Considerações sobre as Fontes de Pesquisa 170

Capítulo 9
ECONOMIA E POLÍTICA DA ORDEM MÉDICA 173
    Nascimento da Medicina Moderna..174
    Medicina e Capitalismo...178
    Processo de Trabalho em Enfermagem 192

Capítulo 10
SINDICALISMO E ENFERMAGEM NO BRASIL.. 203
    Principais Transformações Ocorridas no Brasil Antes do Século 20..................................209

Capítulo 11
DEMOCRACIA OPERÁRIA E ENFERMAGEM 263

Capítulo 12
NOSSA HISTÓRIA RECENTE: A Enfermagem Brasileira de 1988 a 2002 269
    Algumas Considerações Prévias 269
    Enfermagem – Profissão do Cuidado 269
    Processo de Trabalho em Enfermagem 272
    Acontecimentos dos Últimos Anos e Enfermagem no Brasil 275
    Um Outro Lado da Nossa História 290
BIBLIOGRAFIA 297
DOCUMENTOS DAS ENTIDADES... 301

Parte IV
Reflexões Sobre Elementos Históricos da Prática Social e Evolução Profissional do Enfermeiro
Wiliam César Alves Machado

INTRODUÇÃO... 305
    Referências Bibliográficas..328

Capítulo 13
SISTEMA DE PRODUÇÃO DE RIQUEZAS E O TRABALHO: Da Prática Voluntária à Função Remunerada – Novas Perspectivas 331
    Referências Bibliográficas..342

Capítulo 14
TRABALHO NO SETOR SAÚDE: Historicidade e Composições da Estrutura do Poder Nele Dominante 343
    Referências Bibliográficas..364

Capítulo 15
ENFERMAGEM MODERNA: Sobre o Surgimento e Influências do Modelo Anglo-Americano da Profissão 367
    Referências Bibliográficas..380

Capítulo 16
ENFERMAGEM NO BRASIL: Um Passeio Histórico Sobre Suas Raízes Religiosas, Modernas, Militares e Associativas 383
    Associação Brasileira de Enfermagem (ABEn)...394

Novos Tempos e Mudanças 397
Tempos de Conflito da Segunda Guerra Mundial – Papel da Enfermagem Brasileira 399
Enfermagem – do Contexto Religioso ao de Escola Oficial Padrão 408
Eventos Comemorativos da Enfermagem Brasileira 413
Referências Bibliográficas 421

Capítulo 17
MEDICALIZAÇÃO DO SISTEMA DE SAÚDE: Do Autoritarismo à Categórica Resistência para Afirmação Político-Social da Enfermagem **423**
  Referências Bibliográficas 442

ÍNDICE REMISSIVO **445**

História da Enfermagem

Versões e Interpretações

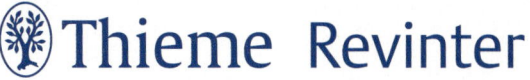

Parte I Uma Abordagem Dialética da Enfermagem

Telma Geovanini

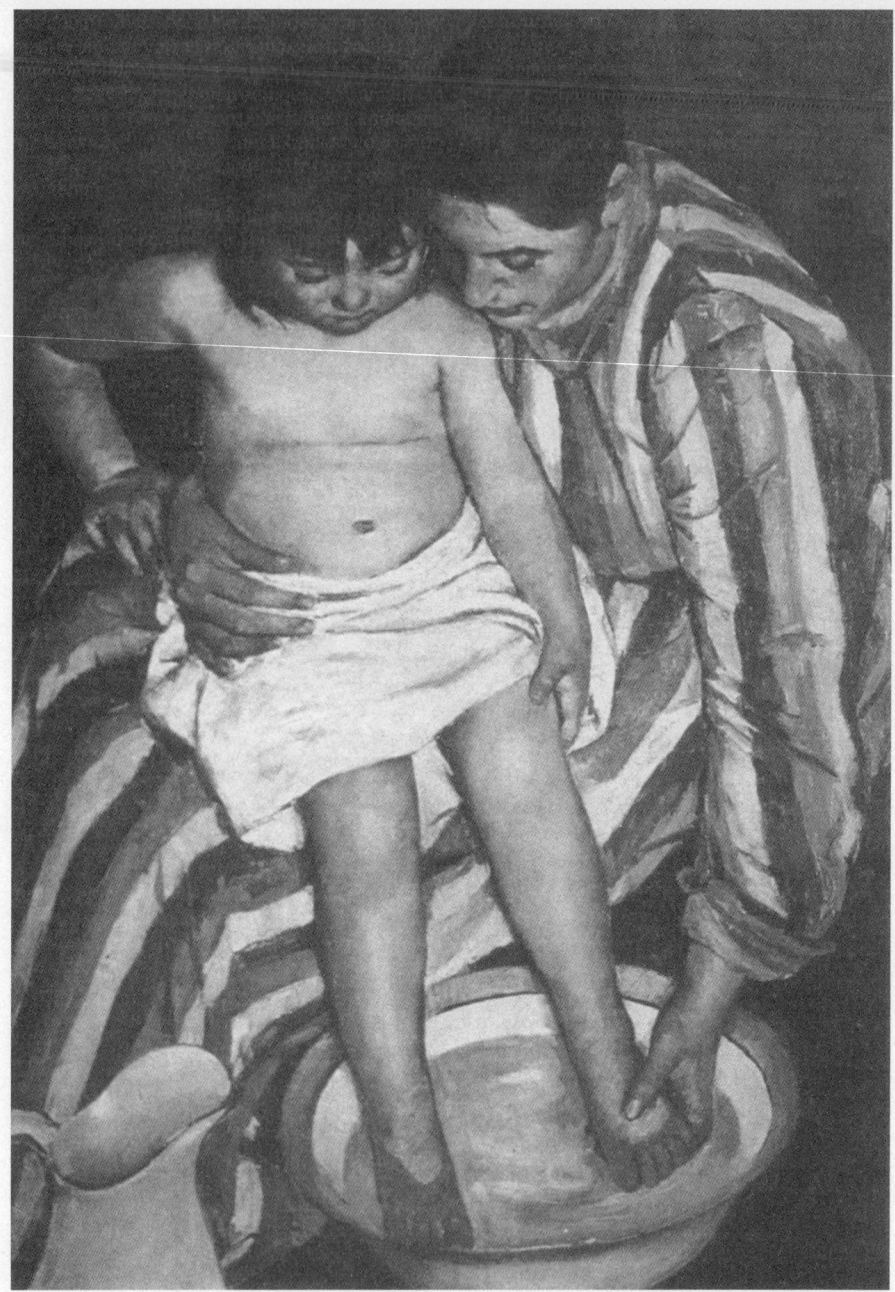

Mary Cassatt, THE BATH, c. 1891. Canvas, 99.1 × 66 cm. Courtesy of The Art Institute of Chicago, Illinois, Robert A. Waller Fund.
Fonte: Nursing – The Finest Art: An Illustrated History, M. Patricia Donahue, The C.V. Mosby Company, 1985.

INTRODUÇÃO

> "A Enfermagem é a arte e a ciência do CUIDAR, necessária a todos os povos e a todas as nações, imprescindível em época de paz ou em época de guerra e indispensável à preservação da saúde e da vida dos seres humanos em todos os níveis, classes ou condições sociais."
>
> *Geovanini*

UMA ABORDAGEM DIALÉTICA DA ENFERMAGEM corresponde à parte da revisão de literatura da minha dissertação de mestrado intitulada: *A Práxis do Enfermeiro no Hospital Universitário – Uma Perspectiva Histórica*, apresentada ao corpo docente do Curso de Mestrado em Enfermagem da Escola de Enfermagem Alfredo Pinto da Universidade Federal do Estado do Rio de Janeiro (UNIRIO), no ano de 1988. Obviamente, houve a necessidade de complementação e atualização para que o conteúdo pudesse preencher os requisitos necessários a um livro, o que foi feito de forma cuidadosa e criteriosa, visando alcançar, principalmente, os estudantes dos cursos de graduação e pós-graduação em Enfermagem, para que, cada vez mais, instrumentalizem-se no sentido de discutirem de modo crítico a sua práxis.

A abordagem dialética da história da Enfermagem, do mundo primitivo ao mundo moderno, tem como cenário as relações da Enfermagem com as estruturas política e social de cada período estudado. Esta postura não visa realizar uma exposição cronológica de fatos e personagens, mas um exame crítico que permita entender o sistema de relações resultantes da Enfermagem como atividade criadora, efetiva e racional, inserida na totalidade histórica.

Para tanto, fez-se necessária a adoção de um critério de periodização que mostra o caráter antagônico e conflitivo, portanto dialético, da prática da Enfermagem através dos tempos. Partindo desta perspectiva, o desafio foi incursionar por diferentes correntes ideológicas presentes na literatura, que nem sempre aprofundavam o caráter social e as dificuldades da prática da Enfermagem. A superação desses elementos, bem como o aprofundamento da análise, dos condicionantes socioeconômicos e políticos, evitaram uma compreensão parcial e inacabada dos fatos.

Desde seus primórdios, a Enfermagem vem exercendo um trabalho acrítico, fruto de uma formação, em que o modelo de assistência era centrado na execução de tarefas e procedimentos rápidos e eficientes, comandado por rígida disciplina. Na sua trajetória histórica, sofreu diversas influências que foram moldando seu perfil, tendo absorvido, de maneira mais marcante, aquelas advindas do paradigma religioso-militar.

Institucionalizada na Inglaterra no século 19, por Florence Nightingale, e no Brasil no início do século 20, teve sua origem determinada muito antes, no seio da comunidade tribal primitiva, expressa pelo ato instintivo de cuidar, que era a garantia da conservação da própria espécie. Só a partir da institucionalização, seu saber foi organizado e sistematizado, dando origem à Enfermagem moderna.

No mundo ocidental moderno, diante do sistema social capitalista, vamos encontrar os enfermeiros muitas vezes distanciados de suas bases fundamentais e de sua função precípua, que é o ato de cuidar. Indefinidos quanto ao seu *status* social e sob o impacto das engrenagens burocráticas das instituições prestadoras de serviços de saúde, estes profissionais buscam, incessantemente, o aperfeiçoamento como forma de ocupar seu espaço na sociedade. Para isso, voltam-se cada vez mais crítica e conscientemente para o estudo e a transformação de sua práxis. Ao lado disso, o desenvolvimento das teorias de Enfermagem enfatiza a visão holística do homem como ser biopsicossocial, inserido no seu ecossistema. Esta abordagem tenta articular o saber da Enfermagem com as diversas formas de expressão da ciência moderna de modo a resgatar, para o terceiro milênio, uma prática inovadora que ultrapasse as barreiras institucionais, quebre o *status quo* e dê um salto de qualidade rumo ao exercício pleno e humanizado da profissão.

A Autora

DESENVOLVIMENTO HISTÓRICO DAS PRÁTICAS DE SAÚDE

CAPÍTULO 1

> "Os homens fazem sua própria história, mas não a fazem sob circunstâncias de sua escolha e sim sob aquelas com que se defrontam diretamente, legadas e transmitidas pelo passado..."
>
> Marx[1]

O desenvolvimento das práticas de saúde está intimamente associado às estruturas sociais das diferentes nações em épocas diversas.

Cada período histórico é determinado por uma formação social específica, trazendo consigo uma caracterização própria que engloba sua filosofia, sua política, sua economia, suas leis e sua ideologia.

Os períodos transitórios de desenvolvimento das nações, as relações de poder e a articulação da questão saúde, dentro das perspectivas socioeconômica e política, são os fatores que caracterizam a evolução e a trajetória das práticas de saúde, em que a Enfermagem está inserida.

Além da Grécia clássica e de Roma, que, na visão ocidental, fornecem dados relevantes para a história e que serviram de base para este estudo, vamos encontrar, em diferentes regiões do mundo, diversos documentos históricos, como papiros, runas, livros, inscrições e monumentos, que constituem, também, verdadeiros testemunhos da história da Enfermagem e do cuidado com os doentes.

Seja qual for o ângulo de análise, a retomada do passado vem demonstrar que as práticas de saúde – tão antigas quanto a humanidade, porque são inerentes à sua própria condição de sobrevivência – desenvolveram-se entre as primeiras civilizações do Oriente e do Ocidente, destacando-se tanto nos velhos países do continente europeu quanto nas culturas orientais. Foram influenciadas pelas doutrinas e dogmas das mais diversas correntes religiosas. Do paganismo ao budismo, passando pelo judaísmo e pelo islamismo, até o cristianismo, todas marcaram sua trajetória de maneira contundente, como se pode observar a seguir:

- **Assíria e Babilônia.** A medicina baseava-se em crendices e magias, os sacerdotes comercializavam talismãs com orações contra-ataques demoníacos, que, segundo a crença, eram os causadores das doenças. As curas aconteciam como milagres de Deus. Seus documentos não fazem menção nem a hospitais nem à Enfermagem.

- **China.** Por intermédio do islamismo, a influência árabe alcançou a Índia, a China e outras culturas. Eles traduziram e difundiram os escritos de Hipócrates e de Galeno. Na China, os doentes eram cuidados com plantas medicinais nos templos por sacerdotes, eles dividiam as doenças em benignas, médias e malignas e ocupavam-se da cura de acordo com essa classificação. Construíram hospitais e casas de repouso, conheciam a arte da cirurgia e tratavam a varíola e a sífilis, anestesiavam com ópio e utilizavam arsênico em doenças de pele, além da acupuntura e da cauterização. Deixaram como legado o princípio da medicina chinesa, que considera o Yin-feminino e o Yang-masculino como representantes do equilíbrio interior e do estado de harmonia do ser humano para com o universo. Enfatizavam a prevenção das doenças pela manutenção desse equilíbrio. Para eles, as doenças eram resultantes, também, das forças anímicas e dos maus espíritos. Foram os únicos a descrever os passos de ouvir, ver, sentir, observar, indagar, como ações a serem realizadas antes de um diagnóstico.
- **Egito.** Para os egípcios, detentores de vastos saberes e práticas da medicina de sua época, as receitas deveriam ser tomadas junto com recitações de fórmulas mágico-religiosas. A hospitalidade e o auxílio aos necessitados faziam parte de suas práticas, que eram realizadas em ambulatórios gratuitos. Utilizavam a interpretação de sonhos e o hipnotismo na cura de doenças.
- **Índia.** São inúmeras as menções históricas que enfatizam o conhecimento de anatomia e a arte humanística dos hindus no ramo da saúde, destacando-os como verdadeiros mestres da cura. O budismo contribuiu, sobretudo, para o desenvolvimento da Enfermagem e da Medicina, tanto que eles são os únicos que citam enfermeiros, exigindo destes conhecimentos científicos, habilidades e elevados princípios morais. Construíram vários hospitais, onde utilizavam e valorizaram a musicoterapia e os narradores de história, como forma de distração para os enfermos. Realizavam diversos procedimentos, como trepanações, suturas, amputações e correções de fraturas, deixando diversos testemunhos desses feitos em sua cultura.
- **Japão.** A medicina japonesa tornou-se muito conhecida pelo uso intensivo da hidroterapia na cura de doenças. Sua cultura favorecia e estimulava a prática da eutanásia.
- **Grécia.** A mitologia grega, seus deuses e heróis são o motor da história da medicina ocidental, através dos sacerdotes e cirurgiões-barbeiros. Hipócrates, o pai da medicina, dissociou a crendice das práticas de saúde, dando uma nova versão mais científica à história da medicina. Os tratamentos utilizados eram os recursos da natureza, como banho de sol, ar puro, água pura, sangrias, massagens e dietas nos templos.
- **Roma.** Com uma prática médica menos prestigiada que a grega, mas destacada quanto à higiene e à saúde pública, por meio de seus aquedutos, esgotos, cisternas e banhos públicos; a medicina romana aliava o religioso, o mágico e o popular e, durante muito tempo, foi exercida por estrangeiros e escravos.

Com base nessas considerações, o presente capítulo faz uma retrospectiva do desenvolvimento das práticas de saúde e, em particular, da Enfermagem, no mundo primitivo, medieval e moderno, focalizando as variáveis sociopolíticas e econômicas a que essas práticas estão historicamente condicionadas.

A periodização obedece à relação do objeto de pesquisa com a realidade histórica e é identificada por pontos críticos, em que ocorre transformação qualitativa ou mudança significativa nessa relação, ficando assim subdividida:

- **Práticas de saúde instintivas.** Caracteriza a prática do cuidar nos grupos nômades primitivos, tendo como pano de fundo as concepções evolucionista e teológica.
- **Práticas de saúde mágico-sacerdotais.** Aborda a relação mística entre as práticas religiosas e as práticas de saúde primitivas desenvolvidas pelos sacerdotes nos templos. Este período corresponde à fase de empirismo, verificada antes do surgimento da especulação filosófica que ocorre por volta do século 5 a.C.
- **Práticas de saúde no alvorecer da ciência.** Relaciona a evolução das práticas de saúde ao surgimento da filosofia e ao progresso da ciência, quando estas, então, baseavam-se nas relações de causa e efeito. Inicia-se no século 5 a.C., estendendo-se até os primeiros séculos da Era Cristã.
- **Práticas de saúde monástico-medievais.** Focaliza a influência dos fatores socioeconômicos e políticos do medievo e da sociedade feudal nas práticas de saúde e as relações destas com o cristianismo. Esta época corresponde ao aparecimento da Enfermagem como prática leiga, desenvolvida por religiosos, abrangendo o período medieval compreendido entre os séculos 5 e 13.
- **Práticas de saúde pós-monásticas.** Evidencia a evolução das práticas de saúde e, em especial, da prática de Enfermagem no contexto dos movimentos Renascentistas e da Reforma Protestante. Corresponde ao período que vai do final do século 13 ao início do século 16.
- **As práticas de saúde no mundo moderno.** Analisa as práticas de saúde e, em especial, a de Enfermagem sob a ótica do sistema político-econômico da sociedade capitalista e ressalta o surgimento da Enfermagem como prática profissional institucionalizada. Esta análise inicia-se com a Revolução Industrial, no século 16, e culmina com o surgimento da Enfermagem moderna na Inglaterra, no século 19.
- **Evolução da medicina e sua articulação com a esfera produtiva.** Destaca o advento da medicina política e social no âmbito da Revolução Industrial onde a assistência à saúde é oferecida de acordo com os escalões da sociedade capitalista.
- **Reorganização hospitalar e o surgimento da enfermagem moderna.** Aborda a reordenação hospitalar sob a ótica de Foucault, ressaltando o hospital militar e a inserção da Enfermagem Moderna de Florence Nightingale.
- **Evolução da Enfermagem no contexto das guerras.** Demonstra que circunstâncias e cenários limites de guerras foram paradigmas que impulsionaram a profissionalização da Enfermagem e fortaleceram sua identidade. Destaca os ícones e a atuação da Enfermagem na Guerra da Crimeia (1854-1856), na Primeira (1914-1918) e na Segunda (1939-1945) Guerras Mundiais.

PRÁTICAS DE SAÚDE INSTINTIVAS

> "A solicitude maternal, agindo para proteção do filho, é uma das expressões óbvias do instinto de conservação da raça."
>
> *Campos*[2]

Os grupos nômades primitivos, constantemente em busca de alimentos e de proteção contra as intempéries, só se estabeleceram em áreas permanentes após aprenderem a cultivar a terra, fazendo-a produtiva para o seu próprio consumo.

Na medida em que se instalavam em áreas férteis e paravam de vagar, esses grupos foram corporificando-se, passando a constituir as tribos, onde os homens exerciam as funções patriarcais, deixando para as mulheres a habilidade psicomotora da prática do cuidar.

A agricultura passou a ser comercializada, nascendo, assim, a forma mais primitiva de economia que, juntamente com a organização social, iniciada por meio da contribuição individual para o progresso comum, consolida uma civilização.

Partindo do ponto de vista das duas teorias do surgimento do homem no planeta, a mulher é a grande precursora do atendimento às necessidades de saúde da raça humana. Isto porque a divisão social do trabalho, na estrutura familiar dos grupos primitivos, contemplou-a como responsável pelo cuidado com crianças, velhos e doentes.

Na concepção evolucionista, tal argumentação é defendida por todos os historiadores e antropólogos. Na concepção teológica, também coube à primeira mãe, *Eva*, o cuidado para com seus filhos.

A proteção materna instintiva é, sem dúvida, a primeira forma de manifestação do homem, no cuidado ao seu semelhante, pois, mesmo nas épocas nômades, quando as crianças eram sacrificadas por atrapalharem as andanças dos grupos em busca de alimentos, muitas foram salvas pelos cuidados de suas mães.

As práticas de saúde, propriamente ditas, em um primeiro estágio da civilização, consistiam em ações que garantiam ao homem a manutenção da sua sobrevivência, estando, na sua origem, associadas ao trabalho feminino.

Com o evoluir dos tempos, constatando que o conhecimento dos meios de cura resultavam em poder, no seio dos grupamentos humanos, o homem, aliando esse conhecimento ao misticismo, fortaleceu tal poder e apoderou-se dele.

Observa-se que a Enfermagem está, em sua natureza, intimamente relacionada com o cuidar das sociedades primitivas.

PRÁTICAS DE SAÚDE MÁGICO-SACERDOTAIS

> "... a estruturação da sociedade em classes leva à constituição de uma casta sacerdotal que se apodera das funções médicas, encaradas como um segredo tradicional e simultaneamente como manifestação do poder curador da divindade."
>
> *Petit*[3]

Sempre em articulação com as estruturas sociais das diferentes civilizações, as práticas de saúde foram-se difundindo e diferenciando-se e é, a partir da Grécia clássica, que vamos encontrar dados relevantes que permitem a compreensão da sua evolução.

Com a economia já bastante desenvolvida nas suas principais cidades, o mundo grego difere profundamente do mundo oriental, mesopotâmico e egípcio, civilizado antes dele, não obstante tenha absorvido a influência destes com relação às práticas de saúde.

A vocação marítima, estimulada pela presença do mar, é o mais importante fator econômico e civilizador, em uma época de total precariedade das comunicações terrestres.

A terra pertence ao Estado ou, mais frequentemente, às aristocracias locais, ou, ainda, a uma classe camponesa de médios proprietários e é cultivada pelos trabalhadores rurais e pelos escravos.

Cultiva-se o trigo, a cevada, a vinha, a oliveira e certas frutas, em um solo calcário e em um clima mediterrâneo quente e seco. A criação é precária e somente propícia ao gado miúdo e, excepcionalmente, ao cavalo.

O trabalho artesanal e domiciliar é difuso e evolui junto com a indústria e o comércio.

A transmissão do poder obedece ao princípio da hereditariedade, sem, contudo, haver um critério que a legitime, pois, em razão da poligamia, que era comum, as intrigas e contestações armadas eram frequentes.

A religião, como um fenômeno cívico, tem interferência na vida política do Estado, e este dá expressão maior aos deuses, cujo teor mitológico e dogmático corresponde às expectativas dos governantes.

Cada cidade possui um deus-protetor, e cada atividade é regida por um ente mitológico. Assim, Apolo é venerado como o que espanta todos os males, Artemis é a protetora de mulheres e crianças. Hygiea é a deusa da saúde e Panacéa, aquela que cura os males. Esculápio, filho de Apolo e discípulo do centauro Chiron, é o deus da arte da cura e da cirurgia, sendo reverenciado nos templos denominados Asclepíades, que se espalharam rapidamente pelas cidades gregas.

Entretanto, essa religião não atendia totalmente aos anseios das massas que conservavam os cultos populares repletos de magia e superstição, que, malgrado o interesse político, eram tolerados.

A religião corresponde às necessidades individuais de sobrevivência do povo que almeja a felicidade material, a saúde do corpo e a imortalidade da alma. Os cultos agrários, domésticos e funerários têm grande coesão e são abertos a todos, mesmo aos escravos, sem distinção política, social ou cultural.

Assim, a prática de saúde associa-se à prática religiosa, em uma luta de milagres e encantamentos contra os demônios causadores dos males do corpo e do espírito.

O sacerdote exerce o papel de mediador entre os homens e os deuses, investindo-se dos atributos das divindades e do poder de cura, da vida ou da morte.

Os templos de Esculápio eram geralmente edificados em locais paradisíacos, cuja beleza natural os tornava convenientes para tratar dos enfermos. Nos amplos edifícios construídos, segundo o modelo arquitetônico da época, os doentes eram colocados perto dos santuários e deitados sobre a pele de um animal previamente sacrificado. Realizavam-se cerimônias e rituais em que os doentes eram induzidos ao sono, durante o qual produzia-se a cura.

Homens e mulheres que procuravam os templos passavam por um tratamento preliminar catártico, com o fim de purificarem-se, o que consistia em uma série de banhos em fontes de água pura, dietas, exercícios e medicamentos empíricos, preparados a partir de ervas e plantas pelos próprios sacerdotes.

A receita dos templos era apurada pelo pagamento feito pelos enfermos, sob a forma de ouro e prata e pelos donativos oficiais provenientes dos tesouros das grandes cidades. Sacerdotes inescrupulosos vestiam-se como Esculápio e apropriavam-se das oferendas dos fiéis, enquanto estes estavam em estado de torpor, o que também contribuía para o aumento da receita.

Os ex-votos, representados por quadros descritivos e esculturas das partes do corpo curadas, eram deixados pelos doentes que se recuperavam, tornando-se, *a posteriori*, um verdadeiro testemunho das práticas de saúde daquele tempo.

A cura era um jogo entre a natureza e a doença, e nesta luta o sacerdote desempenhava o papel de intérprete dos deuses e aliado da natureza contra a doença. Quando o doente se recuperava, o fato era tido como milagroso. Se morria, era por ser indigno de viver, ou seja, havia total isenção de responsabilidade do sacerdote nos resultados das ações de saúde.

Havia uma divisão de categorias entre os sacerdotes e o respeito a uma hierarquia, na qual já se distinguia a valorização do trabalho intelectual em detrimento do trabalho manual. Os sacerdotes dos templos recebiam títulos sacerdotais e honrarias, bem como formavam castas perfeitamente organizadas, o que lhes outorgava poder e autoridade, por possuírem um saber e uma prática, considerados inatingíveis para o homem comum da época.

Essa prática mágico-sacerdotal permanece, por muitos séculos, desenvolvida nos templos que, a princípio, foram simultaneamente santuários e escolas, onde os conceitos primitivos de saúde eram ensinados.

Posteriormente, desenvolveram-se escolas específicas para o ensino da arte de curar no sul da Itália e na Sicília, propagando-se pelos grandes centros do comércio, nas ilhas e cidades da costa.

Naquelas escolas pré-hipocráticas, eram variadas as concepções acerca do funcionamento do corpo humano, seus distúrbios e doenças; essas concepções, por muito tempo, marcaram a fase empírica da evolução dos conhecimentos em saúde.

O ensino era vinculado à orientação da filosofia e das artes e os estudantes viviam em estreita ligação com seus mestres formando as *famílias*, que serviam de referência para, mais tarde, organizarem-se em castas.

Enquanto as práticas de saúde sacerdotais prosperavam nos santuários, daquelas escolas saíam elementos que trabalhavam nas cortes, nas cidades e nos exércitos, recebendo, muitas vezes, honorários elevados, pagos pelo tesouro público das grandes e pequenas cidades. Esta elite bem remunerada ocupava lugar de destaque, atendendo exclusivamente à classe abastada, enquanto os segmentos mais pobres da população eram assistidos por sacerdotes com preparo inferior que aceitavam ínfima remuneração. Tal categoria de curadores de doenças era justificada pela existência de ambulatórios gratuitos e pelos preceitos legais da época que difundiam a hospitalidade e o amparo aos pobres. Assim, as diversas camadas da sociedade recebiam tipos de assistência diferentes, de acordo com os conceitos estabelecidos pelo grupo social. Quanto à Enfermagem, as únicas referências concernentes à época em questão estão relacionadas com a prática domiciliar de partos e a atuação pouco clara de mulheres de classe social elevada que dividiam as atividades dos templos com os sacerdotes.

PRÁTICAS DE SAÚDE NO ALVORECER DA CIÊNCIA

> "Como base de toda ação, procurar, com o pensamento tranquilo, as causas da doença sem perder de vista o fim imediato. Usar a razão e a experiência, livres de ideias preconcebidas, superstições e conceitos *a priori*."
>
> Castiglioni[4]

No final do século 5 e princípio do século 4 a.C., o mundo grego sofre profundas transformações morais e espirituais. As ruínas e os sofrimentos das guerras sagradas colocam em dúvida o supremo poder dos deuses. Os progressos da ciência e da filosofia desviam as elites das velhas crenças e o individualismo estende-se por toda a parte.

Quase todos os filósofos enunciavam princípios matemáticos, geométricos e, principalmente, astronômicos, sem, contudo, poder prová-los pela insuficiência dos meios de observação e de conhecimentos matemáticos.

Os sofistas, utilizando o argumento linguístico eloquente, defendiam a eficácia e o progresso do regime democrático, tendo grande repercussão política.

Os filósofos e os sofistas veem a psicologia humana como o centro do real, eliminam o maravilhoso e o sobrenatural e defendem o encadeamento das causas e dos acontecimentos. Propõem hipóteses, produzindo novas ideias e sistemas, dando origem a novas diretrizes de pensamento.

A prática de saúde, antes mística e sacerdotal, passa agora a ser um produto desta nova fase, baseando-se essencialmente na experiência, no conhecimento da natureza, no raciocínio lógico – que desencadeia uma relação de causa e efeito para as doenças – e na especulação filosófica, baseada na investigação livre e na observação dos fenômenos, limitada, entretanto, pela ausência quase total de conhecimentos anatomofisiológicos. Predominantemente individualista, essa prática volta-se para o homem e suas relações com a natureza e suas leis imutáveis.

> "Estudar o homem como um fim em si mesmo, deixando de lado a ideia de qualquer intervenção divina nos negócios humanos. Cada força no indivíduo tende a manter o equilíbrio perfeito e, se foi perturbado, a restabelecer a ordem e a harmonia."
>
> Castiglioni[5]

Esse período é considerado pela Medicina grega como período hipocrático, destacando a figura de Hipócrates que, influenciado por Sócrates e outros filósofos contemporâneos, propôs nova concepção em saúde, dissociando a arte de curar dos preceitos místicos e sacerdotais; por meio da utilização do método indutivo, da inspeção e da observação. Hipócrates, acompanhando a linha de pensamento predominante da sua época, enfatizou nos diversos manuscritos que deixou a importância do diagnóstico, do prognóstico e da terapêutica, como um processo a ser desenvolvido a partir da observação cuidadosa do doente.

Consubstanciada pela filosofia aristotélica, a doutrina hipocrática sobreviveu por muitos séculos, pelos seus continuadores, tendo, posteriormente, fragmentado-se sob formas e orientações diversas, de acordo com a época e o acontecimento subsequentes.

Parece evidente que, em épocas remotas, os sacerdotes executavam todas as ações inerentes ao tratamento e à recuperação dos enfermos, exercendo, simultaneamente, as funções de médico, farmacêutico e enfermeiro. Existem provas de que outras pessoas, além deles, ocupavam-se das questões de saúde. Os rizotomistas são mencionados como antigos farmacêuticos que os auxiliavam no preparo de remédios.

A Grécia centralizou a história por ter evoluído mais com relação à saúde; entretanto, a despeito de Roma menosprezar os requintes gregos e considerá-los inimigos por praticarem a arte de curar, o culto a Esculápio foi introduzido em seus domínios antes da formação do Império.

A tradição romana considerava a prática médica como indigna a seus cidadãos e os estrangeiros que se dedicavam a essa prática, frequentemente, eram escravos. Porém, a superioridade dos gregos na arte de curar foi, aos poucos, reconhecida, e os escravos, barbeiros e flebotomistas que tomaram para si este papel foram, aos poucos, aceitos e absorvidos na sociedade, chegando a fazer fortuna e a exercer os direitos de cidadão.

A influência romana nas práticas de saúde tem destaque na área de higiene e saneamento, por meio de grandes obras públicas que empreenderam neste sentido.

> "Distinguiram-se os romanos principalmente por suas obras de saneamento. Ruas limpas, casas bem ventiladas, água pura e abundante, banhos públicos, rede de esgotos, combate à malária pela drenagem das águas dos terrenos pantanosos foram as preocupações máximas dos governantes."
>
> Paixão[6]

Junto com o desenvolvimento das práticas de saúde, as escolas médicas de Alexandria, Sicília e Ásia Menor, que se tornaram grandes centros culturais, desempenharam papel extremamente importante na política e na higiene do Estado no Império Romano.

Com o incêndio da biblioteca dos Ptolomeus, em Alexandria, muitos documentos, papiros, códigos e tratados foram perdidos, deixando uma lacuna no processo de acumulação do conhecimento e da história das práticas de saúde.

A proibição da dissecção de cadáveres, por um longo período, contribuiu, por sua vez, para o atraso da evolução da técnica cirúrgica que, mais tarde, veio a se recuperar com a cirurgia militar, desenvolvida pelos guerreiros romanos.

Não há caracterização nítida da prática de Enfermagem nessa época. Cuidar dos doentes era tarefa praticada por feiticeiros, sacerdotes e mulheres naturalmente dotadas de aptidão e que possuíam conhecimentos rudimentares sobre ervas e preparo de remédios. Já, nesse período, os hindus exigiam inúmeras qualidades daqueles que pretendiam cuidar de doentes, como: asseio, habilidade, inteligência, pureza e dedicação, entre outras.

PRÁTICAS DE SAÚDE MONÁSTICO-MEDIEVAIS

> "A consciência vive, na medida em que pode ser alterada, amputada, afastada de seu curso, paralisada; as sociedades vivem, na medida em que existem, algumas doentes, que se estiolam, e outras, sadias, em plena expansão; a raça é um ser vivo que degenera; como também as civilizações, de que tantas vezes se pôde constatar a morte."
>
> *Foucault*[7]

Nos primeiros séculos do período cristão, as práticas de saúde sofrem a influência dos fatores socioeconômicos e políticos do medievo e da sociedade feudal. Ocorrem períodos de notáveis progressos, mas também de retrocesso.

Marcado pelas guerras bárbaras que deram início à devastação da Europa ocidental e à queda do Império Romano, esse período é retratado como palco de grandes lutas políticas e de corrupção de hábitos.

A propriedade latifundiária e o poderio militar representam as forças econômica e social, exercendo influências material e moral sobre o povo, que passa a enfrentar todas as formas de pressão estatal.

O patronato dos poderosos ameaça os colonos que, sobrecarregados com pesados impostos, mal conseguem subsistir, ficando cada vez mais sob a dependência dos senhores feudais e do Estado*, vendo subjugada sua força de trabalho ao feudalismo emergente.

Às grandes epidemias de sífilis, lepra, flagelos que paralisaram a vida política e socialmente, seguiam-se terremotos e inundações, reforçando as superstições e as crendices que voltaram a prosperar, apoiadas na ignorância coletiva.

A necessidade de auxílio e de redenção aos sofrimentos, aliada à sensibilidade mística do povo, encontra expressão na religião cristã que começa a progredir.

A organização eclesiástica adquire traços precisos e posiciona-se nas cidades e capitais das províncias, exercendo influência preponderante sobre os cidadãos e aumentando seu poderio e sua posse fundiária. Aliada à alta camada da nobreza, a Igreja detém o monopólio moral, intelectual e financeiro e, enquanto precursora da lei, da caridade e da bondade, difunde o dogmatismo cristão, pelo argumento de autoridade e hegemonia eclesiástica.

Restritos ao clero, os conhecimentos de saúde, agora minados pelo ceticismo e desvinculados do interesse científico, precipitam-se para uma prática dogmática, desenvolvida, quase exclusivamente, sob a sombra dos claustros que, durante muitos séculos, foram os depositários do saber em todas as suas formas e manifestações.

O misticismo volta a predominar e o culto a Cristo, médico da alma e do corpo, funde-se com o culto a Esculápio, que ainda permaneceu até o quarto século da Era Cristã.

---

*Antes dos primeiros séculos da Era Cristã, as comunidades romanas possuíam Constituições e eram social, econômica e politicamente organizadas de maneira complexa e avançada. Sobre este aspecto, consultar o clássico *História de Roma*, do autor russo M. Rostovtzeff.

> "A estátua do deus grego era algumas vezes carregada para o templo cristão e adorada como a imagem de Cristo. É deste modo que, da união de várias correntes, numa atmosfera da civilização que se dissolvia, o conceito de saúde torna-se novamente teúrgico."
>
> Castiglioni[8]

Nesse período de fervor religioso, muitos leigos, movidos pela fé cristã, voltaram suas vidas para a prática da caridade, assistindo os pobres e os enfermos por determinação própria. Criam-se, assim, inúmeras congregações e ordens seculares, formando um grande contingente em favor da associação da assistência religiosa à assistência à saúde.

Apesar das perseguições pagãs que sofria, a religião cristã continuava crescendo, contando com o apoio estatal e a proteção das autoridades políticas.

Nessa época, o controvertido imperador Constantino é citado como o principal defensor do cristianismo, sendo a ele creditado o Édito de Milão, que deflagrou a destruição dos templos Asclépios, cessou a veneração a Esculápio e passou a assistência dos enfermos para os domínios da Igreja. Os concílios religiosos desse tempo, por sua vez, ordenaram que a construção dos hospitais fosse feita na vizinhança dos mosteiros e das igrejas, sob direção religiosa, o que resultou na rápida disseminação dessas instituições.

É assim que as ordens e congregações passam a assumir a liderança na construção de hospitais e na assistência hospitalar, ligando definitivamente a prática de saúde aos mosteiros.

Os primeiros hospitais foram inicialmente destinados aos monges e, só mais tarde, surgiram outros, para assistir os estrangeiros, pobres e enfermos por causa da necessidade de defesa pública sanitária, causada pelas grandes epidemias, à demanda dos povos peregrinos e das guerras.

Dentre os primeiros instituídos, a partir da nova era, sobressaem o nosocômio fundado por São Basílio (369 a 372), em Cesareia, na Capadócia, e um grande hospital construído por Fabíola (380 a 400) em Roma. Os *Hôtel-Dieu*, construídos na França (542-651), são citados como precursores do progresso na assistência hospitalar da época.

Os asilos para crianças – *Poedotrophium* – aparecem como primeiros vestígios, encontrados na história, da atenção especial que as crianças desamparadas, órfãs e enfermas receberam desses povos. Entretanto, não se evidencia ainda qualquer diferenciação nos cuidados prestados a adultos e crianças.

Não é difícil de avaliar a situação desses hospitais, diante das débeis condições e hábitos de higiene das cidades medievais, da mistura de populações, em razão das guerras frequentes e das grandes epidemias que se alastravam.

É importante ressaltar que, na Índia, no período pré-cristão, já existiam hospitais e que eles primavam pela organização e pelo cuidado dispensado aos doentes, proporcionando-lhes conforto e recreação, assim como recursos financeiros, para se manterem nos primeiros dias após a alta.

Apesar da total falta de condições higiênicas e de manutenção da maioria dos hospitais medievais, eles subsistiam por meio de doações, oferendas e terras; também recebiam apoio dos poderes públicos, por meio da isenção de impostos, o que muito contribuiu para o enriquecimento da Igreja.

Todos eles tinham como paradigma o caráter religioso em busca da salvação da alma, tanto dos enfermos quanto das pessoas caridosas que neles trabalhavam.

Suas funções consistiam em assistir os pobres e moribundos e em segregar os indivíduos infectados pelas doenças epidêmicas que literalmente dizimaram populações inteiras nesse período.

Assim, vemos retratada a função do hospital medieval:

> "Função de transição entre a vida e a morte, de salvação espiritual mais do que material, aliada à função de separação dos indivíduos perigosos para a saúde geral da população."
>
> *Foucault*[9]

O hospital dessa época não é caracterizado ainda como uma instituição médica, não havendo, portanto, uma prática médica hospitalar concreta, o que só vem ocorrer a partir do século 18.

Quanto à prática da Enfermagem, é a partir do aparecimento das ordens religiosas e em razão da forte motivação cristã que movia as mulheres para a caridade, a proteção e a assistência aos enfermos, que ela começa a aparecer como uma prática leiga e desvinculada de conhecimentos científicos.

A moral e a conduta eram mantidas sob regras rígidas nos grupos de jovens que se submetiam aos treinamentos de Enfermagem nos conventos. O ensino era essencialmente prático, não sistematizado, sendo desenvolvido em orfanatos, residências e hospitais. A esse tipo de vida acorreram, principalmente, as mulheres virgens e as viúvas e, como fundadoras de monastérios femininos, as damas de grande influência na sociedade, vindas do poder e da nobreza.

Por muitos séculos, a Enfermagem foi praticada dessa maneira pelas mãos de religiosas e abnegadas mulheres que dedicavam suas vidas à assistência aos pobres e aos doentes. As atividades eram centradas no fazer manual e os conhecimentos transmitidos por informações acerca das práticas vivenciadas. Predominavam as ações de saúde caseiras e populares com forte conotação mística, sob a indução dos sentimentos de amor ao próximo e de caridade cristã.

Foi um período que deixou como legado uma série de valores que, com o passar dos tempos, foram, aos poucos, legitimados e aceitos pela sociedade como características inerentes à Enfermagem. A abnegação, o espírito de serviço, a obediência e outros atributos desse tipo vieram consolidar-se como a herança dessa época remota, dando à Enfermagem, não uma conotação de prática profissional, mas de sacerdócio.

PRÁTICAS DE SAÚDE PÓS-MONÁSTICAS

> "A transição intelectual e religiosa do mundo medieval para o mundo moderno marca o perfil de uma nova era fundamentada na arte e na ciência."
>
> Burns[10]

Após atingir o auge do desenvolvimento, o regime feudal iniciou sua decadência, em razão das mudanças revolucionárias da economia, ocasionadas pelo progresso contínuo das grandes cidades e pelo retorno do comércio com o Oriente.

Os preços dos produtos agrícolas subiram em decorrência da demanda crescente e, consequentemente, alguns camponeses puderam comprar sua liberdade. A oferta de empregos aumentou nas grandes cidades em razão da expansão do comércio e da indústria, criando novas oportunidades para os servos que fugiam das propriedades feudais. A servidão, principal sustentáculo do regime feudal, dissolvia-se, na medida em que aumentava o número de camponeses livres.

O aparecimento de fortes monarquias nacionais (França e Inglaterra) suscitou uma série de atos políticos, que foram enfraquecendo seriamente a estrutura feudal. Do final do século 13 ao início do século 15, o declínio do feudalismo consolida-se na maioria dos países da Europa Ocidental, dando lugar a Estados nacionais de governo absoluto pautado na centralização política.

Apesar da escassez de mão-de-obra e da queda da produção e do consumo como resultados da Guerra dos Cem Anos e da Peste Negra que assolaram a Europa, nesse período ocorreram importantes progressos econômicos, políticos e, sobretudo, intelectuais.

O Atlântico passa a ser, em detrimento do Mediterrâneo, o eixo econômico do mundo moderno, o cenário da grande competição comercial entre as potências europeias, uma vez que já se pode perceber a importância fundamental que as terras americanas terão no desenvolvimento mercantilista que se iniciará no século 16.

A tipografia recém-descoberta faz a divulgação de obras raras, difundindo ampla e velozmente o conhecimento. As novas condições decorrentes do invento da imprensa, das grandes viagens de descobrimentos e o afrouxamento progressivo dos laços que uniam a ciência à filosofia e à teologia, determinam o nascimento de um novo espírito, presente ao despertar da ciência moderna.

A ciência tradicional dá lugar à expansão progressiva da nova ciência ocidental e aos clérigos de uma Igreja em queda e que, posteriormente, irá tornar-se alvo de intensas guerras religiosas, sucedem eruditos, em traje civil, de elevada cultura.

A Renascença surge na Itália – país de maior tradição clássica da Europa ocidental – em meio a turbulências políticas e rebeliões facciosas por disputas e rivalidades comerciais entre as cidades. Por sua profunda significação, pela riqueza de seu conteúdo e por sua renovação artístico-intelectual, vem expandir-se pelos demais países, constituindo a etapa mais decisiva de toda a história do pensamento científico (Fig. 1-1).

Esses acontecimentos, decorrentes da morte do feudalismo, propiciaram a liberdade de ação aos indivíduos e enfraqueceram o autoritarismo.

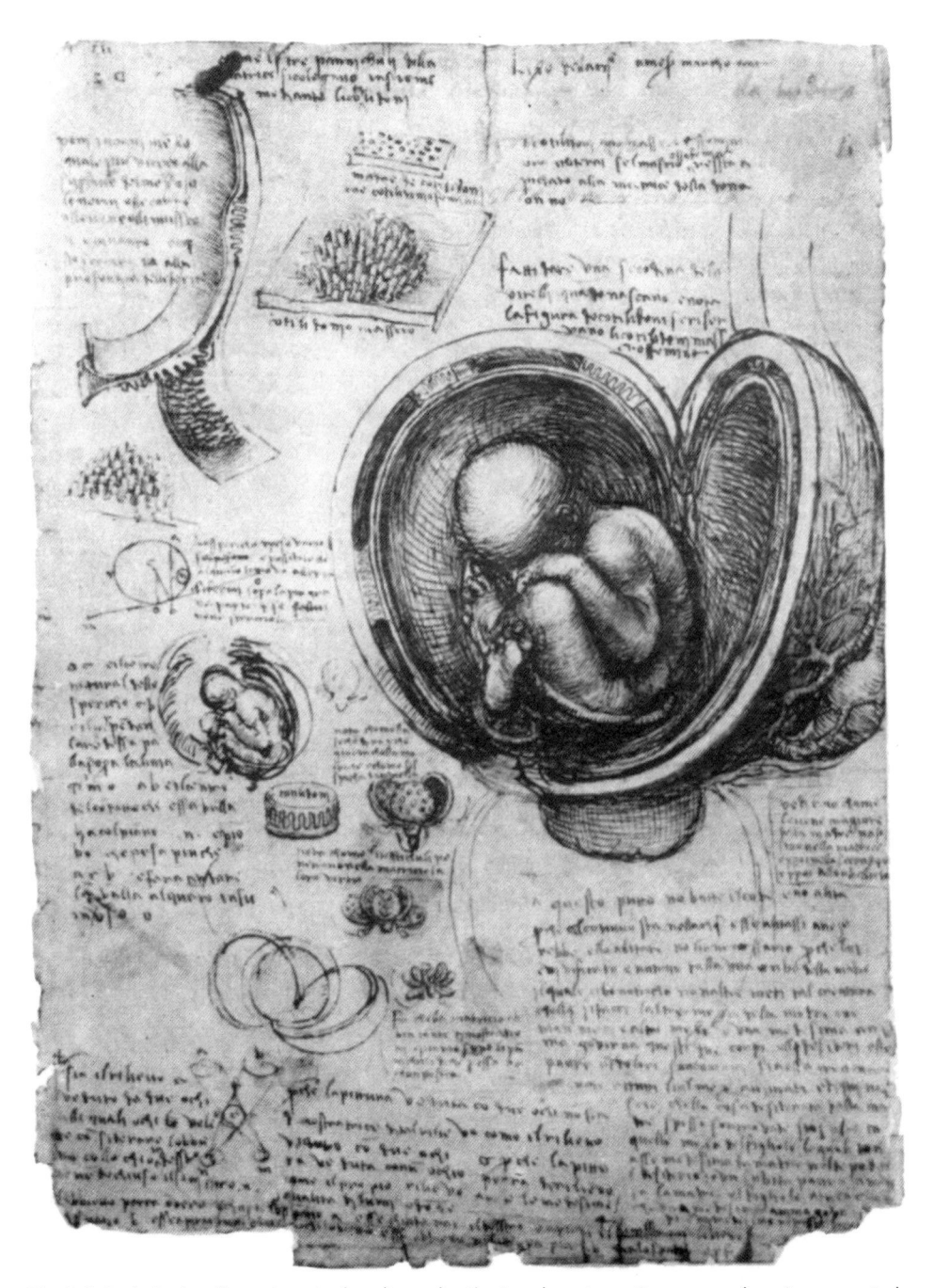

Fig. 1-1. Período de reflorescimento da cultura, da ciência e das artes, a Renascença é aqui, representado pelos manuscritos de Leonardo da Vinci (1452-1519). *Fonte*: Nursing – The Finest Art: An Illustrated History, M. Patricia Donahue, The C.V. Mosby Company, 1985.

> "Renascimento é um termo vago que tem servido para revestir muitos fatos: o reflorescimento da erudição, a renovação da arte, a revolta contra os Escolásticos, a expansão do pensamento dos homens e a expansão do mundo além dos mares."
>
> *Sichel*[11]

Com o humanismo da Renascença, as práticas de saúde avançam para a objetividade da observação e da experimentação, voltando-se mais para o cliente que para os ensinamentos literários. Dessa forma, priorizou-se o estudo do organismo humano, seu comportamento e suas doenças. Acompanhando as recentes descobertas anatômicas, a cirurgia também faz notáveis progressos.

As universidades multiplicam-se impulsionadas pelo crescimento das cidades e pela riqueza e poder que elas acumulam. Nesse período, são fundadas 80 só na Europa.

No conceito primitivo, a palavra *universitas* ou *studium generale*, como eram designadas, indicava a corporação dos estudantes que acompanhavam os cursos; essas corporações recebiam maiores privilégios por parte dos governantes.

Algumas universidades eram sustentadas pelas comunas – cidades da Idade Média que viviam sob autonomia concedida pelos senhores feudais –, gozavam de autonomia e os estudantes elegiam seus reitores. Existiam corporações de estudantes e de professores e o ensino não era subdividido em áreas de conhecimento, o que só começou a ocorrer em época posterior com o grupamento das diferentes faculdades. Eram organizadas, segundo os padrões das universidades de Bolonha e de Paris.

Não obstante todo o movimento vanguardista da Renascença, o braço da Igreja permanecia ligado à vida científica e universitária, tanto que a maioria dos professores era eclesiástica, e a formação teológica dominava a Universidade, tendo o Papa direito de intervir e poder de fiscalizar o ensino. Somente com a entrada de judeus e outros não católicos na universidade é que esse quadro começou a se reverter vagarosamente.

A Universidade, apesar de manter uma proposta de vanguarda, mostra uma postura conservadora e nasce para atender prioritariamente aos privilégios das castas sociais que, sem as obrigações do fazer, estavam disponíveis para o exercício do pensar. Nessa perspectiva ortodoxa da universidade, podia-se obter a confirmação do *status* intelectual tão valorizado pela classe dominante para a sua ascensão ao poder.

As práticas de saúde, antes monásticas e enclausuradas, vão, cada vez mais, passando das mãos dos clérigos para as mãos dos leigos e, com a fundação das primeiras universidades, tornam-se, quase que totalmente, uma atividade leiga. Recebem, ainda, influência das escolas médicas, como a de Salerno, para onde convergiam todas as correntes dos conhecimentos antigos e contemporâneos de saúde, levadas por pessoas de classes e credos diferentes, provenientes do Oriente e do Ocidente.

A prática médica, por muito tempo ligada aos claustros, conserva na Universidade a lembrança destas origens e herda do clero, os privilégios didáticos que favorecem a criação das cátedras de Medicina, o que contribuiu para reforçar a sua hegemonia.

A exigência de formação universitária para o exercício da Medicina e o amparo de leis e estatutos vigorosos consolida o *status* social da categoria. Entretanto, a divisão hierárquica persiste, delineando-se três tipos de assistência: a assistência aos nobres e ricos, oferecida pelos médicos graduados que recebiam altos honorários e honrarias; a assistência aos burgueses e artesãos, que ficava a cargo de médicos e cirurgiões com formação técnica razoável; e a assistência aos pobres, que procedia da benevolência pública e era praticada por curandeiros e barbeiros.

Ao sair do monastério para a universidade, a prática médica encontrou um refúgio seguro que possibilitou sua evolução. O mesmo não ocorreu com a Enfermagem, que viria sofrer diretamente todas as consequências dos movimentos religiosos que se anunciavam.

Assim, a retomada da ciência, o progresso social e intelectual da Renascença e a evolução das universidades não constituíram fator de crescimento para a Enfermagem. Enclausurada nos hospitais religiosos, permaneceu empírica e desarticulada durante muito tempo, vindo a desagregar-se ainda mais a partir dos movimentos da Reforma Religiosa e das conturbações da Santa Inquisição.

A Reforma Protestante teve grande repercussão sobre a Enfermagem, uma vez que esta estava agregada à prática religiosa. Entretanto, esse movimento não foi exclusivamente religioso, pois, muito embora representasse uma alternativa derradeira para o restabelecimento da disciplina clerical que entrara em decadência, também constituiu uma tentativa de ruptura com a estrutura política do regime feudal.

Tanto a Renascença quanto a Reforma foram acompanhadas de transformações econômicas fundamentais que assinalavam a transição da economia estática e contrária ao lucro dos fins da Idade Média para o dinâmico regime capitalista que viria germinar.

É inegável que a Reforma estivesse ligada a interesses políticos que envolviam a nobreza e o clero e, nesta disputa de poder, ambos tinham causas econômicas e nacionalistas em jogo. No entanto, as causas religiosas foram mais evidentes, e o movimento personificou-se, principalmente, como uma rebelião contra os abusos da Igreja Católica. De fato, esses abusos existiram e foram os responsáveis pela perda progressiva do prestígio da Igreja. O declínio partiu de discórdias de dentro da própria organização eclesiástica, corrompida e desordenada, que se excedia na falta de moralidade, precipitando a desagregação total da vida monástica.

Embora fosse inevitável o conflito entre o clero e as autoridades políticas, em razão da similaridade de seus interesses, e a Igreja almejasse libertar-se do controle secular, essas lutas pelo poder sempre resultavam em ajustes que favoreciam ambas as partes e reforçavam a corrupção e a especulação pecuniária entre a nobreza, que detinha a autoridade política, e o clero, que, por sua vez, detinha o controle das massas pela difusão religiosa e que sobrepunha à sua missão os interesses terrenos.

Além de outros resultados, como a divisão da cristandade em diferentes seitas, o impulso ao individualismo e o enfraquecimento parcial do dogmatismo, a Revolução Protestante também contribuiu para libertar o homem das coerções do eclesiasticismo medieval, sem, contudo, consolidar uma genuína liberdade religiosa.

Dentre os efeitos perniciosos da Reforma, o mais marcante foi a Inquisição, desencadeada pelo fanatismo que obcecava os espíritos dos reformadores. A crença em Satanás e a superstição da feitiçaria resultaram em uma série de perseguições que culminavam na queima de *feiticeiras* e *bruxos*, justificada e instituída pelo sadismo dos tribunais de magistrados. Calcula-se que muitas mulheres curandeiras tenham sido vítimas desse movimento, bem como filósofos e cientistas que propagavam os axiomas de suas descobertas na época.

Como resultado das convulsões, ocasionadas por esses movimentos, inúmeros hospitais cristãos foram fechados e as religiosas que cuidavam dos doentes foram expulsas, sendo substituídas por mulheres de baixo nível moral e social que se embriagavam, deixando os enfermos entregues à sua própria sorte.

> "Esse tipo de enfermeira é bem descrito por Charles Dickens em seu livro Martin Chuzzlewit. Sarey Gamp, o nome que dá à sua personagem, ainda hoje serve para designar a pseudoenfermeira ignorante e sem ideal."
>
> *Paixão*[12]

O hospital, já negligenciado, passa a ser um insalubre depósito de doentes, onde homens, mulheres e crianças coabitam as mesmas dependências, amontoados em leitos coletivos.

Nesse ambiente de miséria e degradação humana, as pseudoenfermeiras desenvolviam tarefas essencialmente domésticas, recebendo um parco salário e uma precária alimentação por um período de 12 a 48 horas de trabalhos ininterruptos. Sob exploração deliberada, o serviço de Enfermagem é confundido com o serviço doméstico e, pela queda dos padrões morais que o sustentava, tornou-se indigno e sem atrativos para as mulheres de casta social elevada.

As condições políticas, o baixo nível de qualidade das práticas de saúde e a posição considerada inferior da mulher na sociedade contribuíram para o desprestígio da Enfermagem, durante o período compreendido entre os séculos 16 e 17, caracterizando a sua fase de decadência.

A dicotomia entre o trabalho manual e o trabalho intelectual, como reflexo das transformações econômicas e políticas que marcaram a queda do feudalismo e o surgimento do mercantilismo, é caracterizada na Enfermagem pela divisão social do trabalho que, nos hospitais, era dirigido pela *matron* e executado pela *sister*.

Essa fase tempestuosa, que significou uma grave crise para a Enfermagem, permaneceu por muito tempo e só no limiar da revolução capitalista é que alguns movimentos reformadores, que partiram principalmente de iniciativas religiosas e sociais vão tentar melhorar as condições do pessoal a serviço dos hospitais.

PRÁTICAS DE SAÚDE NO MUNDO MODERNO

> "A supermedicalização é apenas um exemplo particularmente penoso das frustrações criadas pela superprodução. Para penetrar no verdadeiro sentido da iatrogênese social, é preciso percebê-la no seu contexto socioeconômico geral."
>
> *Illich*[13]

No despertar da era moderna, as nações ocidentais viram-se condicionadas por fatores que deflagraram uma nova filosofia econômico-política que viria mudar substancialmente as relações de produção e romper definitivamente com os vínculos remanescentes do feudalismo. Tais fatores resultaram da Revolução Francesa (1789-1799) que persistiu na tentativa de implantação de um sistema político que se baseava no nacionalismo, no individualismo econômico e no princípio da soberania das massas, contra o despotismo das monarquias de poder absoluto. Muitas guerras se sucederam na busca destes ideais, que eram alimentados pelos grandes pensadores da época e difundidos de diferentes formas, segundo os interesses de cada causa.

A Revolução Industrial iniciada em 1760 e que persistiria até os dias de hoje foi inegavelmente impulsionada pela melhora de condições dos meios de comunicação e dos tráfegos terrestre e marítimo que, ao lado das grandes descobertas, aceleraram a expansão econômico-científica dos vários países da Europa, América e Ásia. Essas revoluções marcaram o início da era moderna. A expansão mundial da economia burguesa, a migração dos povos e a dominação cultural europeia que delas sobreveio foram o sustentáculo para o estabelecimento definitivo do capitalismo industrial, a partir do século 19. A canalização dos conhecimentos científicos e tecnológicos, em favor do desenvolvimento do sistema de produção, contribuiu, por sua vez, para a consolidação da nova ordem social capitalista, assumindo esse processo características peculiares em diferentes contextos econômico-geográficos.

Como consequência direta da fundação de novos impérios coloniais, a demanda de produtos manufaturados nas metrópoles aumentava, provocando o incremento do sistema fabril, para fazer face ao grande volume de exportação. Essa política mercantilista, embora combatida, acelerava o crescimento e a urbanização da sociedade ocidental.

A população camponesa, que fora expulsa de suas terras, em razão dos interesses expansionistas feudais, vem formar uma grande massa popular, que é absorvida, em parte, pelas indústrias das grandes cidades.

Aglomerado nas fábricas e sob um forte esquema de supervisão, esse proletariado, cada vez mais distante das suas condições habituais de vida, dificilmente iria adaptar-se ao sistema disciplinar imposto pela nova ordem. Por força das circunstâncias, muitos se transformaram em vagabundos e mendigos, sendo enforcados em massa, em obediência às leis que surgiram contra a vadiagem.

Como consequência da desintegração social das comunidades de pequenos produtores, ocasionada pela dissociação entre o trabalhador e a propriedade produtiva, aqueles que resistiram ficaram condicionados ao alienante e hostil trabalho das indústrias. A utilização da máquina, permitindo a divisão do trabalho, em diferentes operações que antes formavam um todo na produção da mercadoria artesanal, leva o operário a desenvolver habilidades parciais e automáticas que requerem menos inteligência. Desse modo, degenera-se sua capacidade intelectual e sua imaginação, chegando mesmo a tornar-se incapaz de conduzir sua habilidade para outro objetivo que não seja a tarefa para a qual foi adestrado. Sem o domínio completo do ofício, ele fica, cada vez mais, submisso ao poder e ao controle do capitalista, que detém o saber total do sistema de produção.

Enquanto a revolução intelectual da filosofia e da ciência contribuía para a dissolução dos velhos preconceitos e para a construção de uma sociedade mais liberal e mais humana, a industrialização manufatureira explorava mulheres e crianças que, sob condições insalubres e subumanas, trabalhavam árdua e sistematicamente em favor da riqueza e do poder político da burguesia, que passou a ser a classe econômica dominante.

É inegável que a revolução científico-tecnológica da Idade Moderna foi precursora de um progresso social mais amplo e significativo para aquela geração. De fato, houve melhora no padrão de vida das populações e as pessoas passaram a adotar melhores hábitos de higiene, o que contribuiu para o controle de várias doenças e para o aumento da média de vida. Entretanto, após a fase de euforia do capitalismo liberal, a destrutividade da nova ordem tornou-se patente, demonstrando que o aumento da produção de bens de consumo não representava a saúde da sociedade consumidora.

Ao sair do campo para os novos centros industriais, a população – que, antes, dificilmente se desnutrira, em razão da facilidade de subsistência gerada pela presença agropastoril – diante das novas condições de vida, da desigualdade econômica e da exploração de seu trabalho, torna-se suscetível às doenças dele proveniente, bem como a contágios que resultam na propagação de doenças transmissíveis. Tuberculose, pelagra, desnutrição, acidentes e intoxicações passam a fazer parte do cotidiano das classes operárias, bem como o aumento da mortalidade infantil, provocado pelo trabalho do menor e pelo trabalho feminino.

A doença torna-se um obstáculo à força produtiva do trabalhador e representa não só a diminuição da produção, como também transtornos econômicos e políticos. Existe interesse em manter a saúde, não como uma necessidade básica do indivíduo, mas como um modo da manutenção da produtividade.

O Estado passa, então, a assumir o controle da assistência à saúde como forma de garantir a reprodução do capital, restabelecendo a capacidade de trabalho do operariado. Cria uma legislação de proteção ao trabalho, com o fim de manter a população sadia e produtiva. Ao atender este objetivo, as práticas de saúde passam a absorver a ideologia dominante e a colaborar para a manutenção da hegemonia e da relação de dominação/subordinação entre as classes.

EVOLUÇÃO DA MEDICINA E SUA ARTICULAÇÃO COM A ESFERA PRODUTIVA

A prática médica ganhou destaque com o advento da Medicina política e social, nascida das articulações da esfera produtiva e reforçada pelas aquisições científico-tecnológicas, geradas pela revolução industrial. A categoria foi projetada, na medida em que teve importância política na manutenção do *status quo* e seus membros passaram a fazer parte dos grupos políticos e da elite econômica, reforçando, cada vez mais, o seu poder.

> "Isto teve repercussão importante na posição econômica e social do médico que, em muitos países, ocupou posição destaque entre as demais profissões."
>
> *Castiglioni*[14]

Além de ser um instrumento de manutenção e reprodução da força de trabalho, a saúde também funciona como meio de fortalecer o poder econômico, uma vez que consumirá bens, equipamentos e grande quantidade de medicamentos, o que resultará em produção direta de riqueza. Dessa forma, a saúde passa a ser vista, também, como objeto de consumo, já que, para uns, constitui uma necessidade ou um desejo e, para outros, constitui lucro.

> "É a sociedade que multiplica as causas de inadaptação física, mental e social e que, em seguida, torna necessário o gasto de somas fantásticas para tratar, reinserir ou conservar vivos os inadaptados."
>
> Illich[15]

As universidades – que, apesar de permanecerem enclausuradas e elitistas, estavam agora mais liberadas do controle religioso e político – tiveram um grande avanço naquela época, modernizando-se e difundindo melhor a cultura. Isto veio apressar a organização de corpo de conhecimentos da Medicina que crescia vertiginosamente com as descobertas anatomopatológicas e terapêuticas. A pesquisa toma um ritmo mais acelerado, realimentando a teoria e a prática médica.

Essa rápida escalada, contudo, não evitou que, ao lado de nomes ilustres, uma vasta legião de charlatães e empíricos fizesse do povo crédulo e ainda ignorante alvo de seus falsos remédios e de suas práticas dúbias. Muitos eram sancionados por faculdades que funcionavam na semiclandestinidade, expedindo diplomas oficiosos.

Os verdadeiros médicos, entretanto, investiram contra esses elementos e em várias cidades, onde se faziam sentir os resultados perniciosos dessa prática, foi estabelecida uma norma de controle sobre os que pretendiam exercer a Medicina.

As medidas de fiscalização sucederam-se, culminando com a criação de um estatuto de profissão liberal que previa dois níveis de hierarquia no corpo médico: os doutores em medicina e em cirurgia e os oficiais de saúde, cabendo aos primeiros a iniciação à clínica que requeria a integração da experiência e do saber; e aos últimos, com menor preparo, a administração de cuidados comuns ao povo ativo das indústrias.

Torna-se evidente que a distribuição qualitativa de serviços de saúde, em uma sociedade capitalista, está vinculada à questão das classes sociais e que as disparidades existentes estão relacionadas com a presença simultânea de diversos tipos e formas de assistência, que são oferecidos aos diferentes escalões da sociedade.

REORGANIZAÇÃO HOSPITALAR E SURGIMENTO DA ENFERMAGEM MODERNA

Aliado aos interesses políticos, o avanço da Medicina vem favorecer a reorganização dos hospitais que agora desempenharão importante papel, não só como agentes da manutenção da força de trabalho, mas também como empresas produtoras de serviços de saúde.

É na reorganização da instituição hospitalar e no posicionamento do médico, como principal responsável por essa reordenação, que vamos encontrar as raízes do processo de disciplinarização e seus reflexos na Enfermagem, ao ressurgir da fase sombria em que esteve submerso, até então.

Assim explica Foucault a reordenação hospitalar, a partir do processo denominado por ele de disciplinarização:

> "A partir do momento em que os exércitos se tornam mais técnicos e dispendiosos e em que os soldados precisam ser adestrados, levando-se em consideração, não a força do seu corpo ou a sua coragem, mas a sua habilidade e eficácia máxima no manejo da artilharia, surge a necessidade de uma disciplina classificatória e hierarquizada, dentro de um espaço individualizado. Consequentemente, organiza-se o sistema de graus militares que vai do general ao soldado e o sistema de inspeção das tropas que implica em vigilância e manutenção da disciplina."

Tendo como principal objetivo o aproveitamento máximo do indivíduo em sua singularidade, esse sistema assegura paralelamente o livre exercício do poder, dentro dos espaços disciplinados.

O mesmo processo é desencadeado na fábrica, na escola e no hospital, sendo que, neste último, os mecanismos disciplinares são introduzidos pelas mãos do médico que, ancorado na transformação do seu saber e da sua prática, vem ocupar uma nova posição no contexto hospitalar, dimensionando os objetivos da instituição e projetando a medicalização.

A disciplinarização hospitalar, segundo Foucault,[16] é garantida nessa fase pelo controle sobre o desenvolvimento das ações, pela distribuição espacial dos indivíduos no interior do hospital e pela vigilância perpétua e constante destes. E, para assegurar o exercício do poder institucional, será utilizado um esquema administrativo composto por um conjunto de técnicas, pelas quais o sistema de poder irá alcançar seus objetivos.

É assim que a teoria clássica administrativa, recentemente postulada por Taylor e Fayol, vem ajustar-se ao processo de reorganização do novo hospital, normatizando-o segundo os princípios da unidade de controle, da divisão e da especialização do trabalho, princípios totalmente centrados na analogia do homem aos fatores mecânicos de produção.

Logo que ocorra a institucionalização da Enfermagem, as ações burocráticas que favorecem esse estado de coisas farão parte da prática administrativa do enfermeiro, e este ver-se-á envolvido com um sem número de instrumentos normativos e regimentais que o afastarão progressivamente da assistência direta ao doente.

Embora o poder disciplinar, no novo hospital, seja confiado ao médico, ele passará a delegar o exercício das funções controladoras do pessoal de Enfermagem ao enfermeiro que, imbuído da falsa convicção de participar da esfera dominante, será subutilizado em benefício da manutenção da ordem e da disciplina, indispensáveis à preservação do monopólio do poder institucional.

Obedecendo aos princípios da disciplinarização, os hospitais militares são os primeiros a se reorganizarem sob a premência das questões econômicas a que os exércitos estavam afetos e sob o impacto das guerras imperialistas que lhes reduziam as fileiras.

A evolução crescente dos hospitais não melhorou, entretanto, suas condições de salubridade; diz-se mesmo que foi a época em que estiveram sob piores condições, em decorrência, principalmente, da predominância de doenças infectocontagiosas e da falta de pessoas preparadas para cuidar dos doentes.

Tanto é que, apesar de manterem os hospitais, os ricos continuavam a ser tratados em suas próprias casas, enquanto os pobres, além de não terem esta alternativa, tornavam-se objeto de instrução e experiências que resultariam em maior conhecimento sobre as doenças em benefício da classe abastada.

> "Os dons benéficos vão mitigar os males do pobre, de que resultam luzes para a conservação do rico."
>
> Du Laurens, in Foucault[16]

É nesse cenário que a Enfermagem passa a atuar, quando Florence Nightingale (1820-1910) é convidada pelo Ministro da Guerra da Inglaterra, para trabalhar junto aos soldados feridos em combate na Guerra da Crimeia (1853-1856) e que, por falta de cuidados, morriam em grande número nos hospitais militares, chamando a atenção das autoridades inglesas.

> "A guerra da Crimeia veio mostrar a necessidade de colocar a higiene militar numa posição independente do controle burocrático da administração civil. A falta de um serviço de Enfermagem eficiente nesta guerra causou perdas tão grandes aos exércitos aliados, especialmente aos ingleses, que isto se tornou alvo de uma investigação prolongada por parte do Parlamento inglês."
>
> Castiglioni[17]

Berço da Revolução Industrial e principal nação capitalista do século 18, a Inglaterra tentou com a Guerra da Crimeia conter as investidas expansionistas da Rússia, que ameaçavam a integridade imperialista britânica. Seu poderio econômico, entretanto, coexistia com um triste quadro nosológico em que o elevado índice de mortalidade infantil e as doenças infectocontagiosas surgiam como indicadores da precariedade das condições econômicas e de saúde em que vivia a população.

Fazendo parte da elite econômica e social e amparada pelo poder político, Florence – que já possuía algum conhecimento de Enfermagem, adquirido com as diaconisas de Kaiserwerth e que, segundo a historiografia, era portadora de grande aptidão vocacional, para tratar de doentes – foi a precursora dessa nova Enfermagem que, como a Medicina, encontrava-se vinculada à política e à ideologia da sociedade capitalista.

O padrão moral e intelectual das mulheres que partiram com Florence para esse tipo de atividade era submetido a exame criterioso. Elas deveriam ter abnegação absoluta, altruísmo, espírito de sacrifício, integridade, humildade e, acima de tudo, disciplina.

> "Florence partiu para Scutari com 38 voluntárias entre religiosas e leigas vindas de diferentes hospitais. Algumas das enfermeiras foram despedidas por incapacidade de adaptação e, principalmente, por indisciplina."
>
> Paixão[18]

Em razão da imagem negativa que a Enfermagem trazia até então, era necessário que se reconstruísse um novo perfil profissional, porém, ele deveria obedecer aos princípios impostos pela nova realidade social.

As concepções teórico-filosóficas da Enfermagem desenvolvidas por Florence Nightingale apoiaram-se em observações sistematizadas e registros estáticos, extraídos de sua experiência prática no cuidado aos doentes e destacavam quatro conceitos fundamentais: ser humano, meio ambiente, saúde e Enfermagem. Esses conceitos, considerados revolucionários para a sua época, foram revistos e, ainda hoje, identificam-se com as bases humanísticas da Enfermagem tendo sido revigorados pela teoria holística.

Florence enfatizou em seus dois livros, *Notas sobre Hospitais* (1858) e *Notas sobre Enfermagem* (1859), que a arte da Enfermagem consistia em cuidar tanto dos seres humanos sadios quanto dos doentes, entendendo como ações interligadas da Enfermagem o triângulo cuidar-educar-pesquisar. Entendeu, também, que a cura não resultava da ação médica ou de Enfermagem, mas que era um privilégio da natureza; portanto, as ações de Enfermagem deveriam visar à manutenção do doente em condições favoráveis à cura para que a natureza pudesse atuar sobre ele. Considerou que o conhecimento e as ações de Enfermagem são diferentes das ações e dos conhecimentos médicos, uma vez que o interesse da Enfermagem está centrado no ser humano sadio ou doente e não na doença e na saúde propriamente ditas.

Traçando um paralelo entre o saber nightingaleano e o saber hipocrático, Silva[19] ressalta que ambos viam como foco central o doente e não a doença e que, tanto para Florence quanto para Hipócrates, as ações de saúde (médicas ou de Enfermagem) consistiam em ajudar a ação das forças naturais mediante a criação de condições favoráveis ao processo de cura.

Após a guerra, Florence fundou uma escola de Enfermagem no Hospital Saint Thomas, que passou a servir de modelo para as demais escolas, que foram fundadas posteriormente. A disciplina rigorosa, do tipo militar, era uma das características da escola nightingaleana, bem como a exigência de qualidades morais das candidatas. O curso, de 1 ano, consistia em aulas diárias ministradas por médicos.

Nas primeiras escolas de Enfermagem, o médico foi, de fato, a única pessoa qualificada para ensinar. A ele cabia, então, decidir quais das suas funções poderia colocar nas mãos das enfermeiras.

Os requisitos exigidos para a formação da enfermeira, por sua vez, estavam de acordo com as metas do projeto de profissionalização que a sociedade inglesa tinha interesse em empreender e viriam a encaixar-se perfeitamente na cadeia hierárquica e no espaço disciplinado do novo hospital.

Assim, a Enfermagem surge não mais como uma atividade empírica, desvinculada do saber especializado, mas como uma ocupação assalariada que vem atender à necessidade de mão-de-obra nos hospitais, constituindo-se como uma prática social institucionalizada e específica.

As escolas nightingaleanas formavam duas categorias distintas de enfermeiras: as *ladies*, que procediam da classe social mais elevada e desempenhavam funções intelectuais, representadas pela administração, supervisão, direção e controle dos serviços de Enfermagem; e as *nurses*, que pertenciam aos níveis sociais mais baixos e que, sob a direção das *ladies*, desenvolviam o trabalho manual de Enfermagem.

> "A dicotomia entre trabalho manual e intelectual é assim evidenciada na Enfermagem. O trabalho manual, considerado inferior, pode ser executado por pessoas socialmente inferiores, excluídas do pensar. Já o trabalho intelectual, considerado superior, requeria pessoas vindas de camadas superiores da sociedade. A divisão social precedeu a divisão técnica."
>
> *Resende*[19]

Este mesmo raciocínio é válido quando se analisa a presença da mulher na Enfermagem e a subordinação da classe à categoria médica, essencialmente masculina. Posto que as tarefas femininas, historicamente falando, sempre tiveram menor prestígio social e sempre estiveram dissociadas do saber intelectual, pode-se concluir:

> "... que o trabalho da enfermeira não é desprestigiado por ser feminino, mas é feminino por ser desprestigiado."
>
> *Silva*[20]

Na medida em que a Enfermagem se introduzia no hospital e que o nível de complexidade técnico-científica da medicina crescia, requerendo, cada vez mais, capacidade intelectual de seus executores, estes começaram a passar para os braços femininos da Enfermagem as tarefas manuais de saúde que lhes cabiam, ficando com a parte intelectual correspondente ao estabelecimento de hipóteses, diagnóstico, prescrição e tratamento.

Assim, ao executar procedimentos previamente definidos e estabelecidos, a Enfermagem moderna nasce como uma profissão complementar à prática médica, ou seja, um suporte do trabalho médico, subordinado a este.

Os avanços das ciências naturais e da tecnologia implicaram na divisão técnica do trabalho em saúde, determinando o surgimento de uma gama variada de profissões e ocupações neste ramo. Nesta pirâmide, o ápice é ocupado pelo profissional médico, cabendo a este a maior parcela de *status* social por questões político-ideológicas. Entretanto, os demais profissionais da área, em seus fóruns de debate, hoje questionam esta hierarquia e levantam discussões e movimentos em favor da igualdade profissional.

> "São os enfermeiros (...) e particularmente os internos que, da Inglaterra à Itália, estão à testa do movimento para uma distribuição mais generosa do privilégio médico. Atribui-se aos médicos a vontade de permanecerem os mestres e de deixar ao pessoal auxiliar apenas um papel de segundo plano."
>
> *Illich*[21]

Na pirâmide hierárquica citada, o enfermeiro, por sua vez, ocupa uma posição mediadora, legitimando a estrutura de poder, por meio do exercício muitas vezes acrítico de funções administrativas e controladoras, colocando a força de trabalho do pessoal subalterno a serviço da ideologia predominante no sistema.

EVOLUÇÃO DA ENFERMAGEM NO CONTEXTO DAS GUERRAS

Este aprofundamento é necessário para que se compreenda o cenário que se descortinava por ocasião da implantação da Enfermagem Moderna pelas mãos de Florence Nightingale:

É importante discutir o impacto da participação das mulheres nas guerras, sobretudo quanto à visão do seu papel na sociedade da época, visto que o próprio Estado padronizava a imagem feminina como ser inferior na conjuntura social. Ademais, falar sobre mulheres em guerras parece antagônico, afinal no senso comum, guerra seria "coisa de homem". Entretanto sem elas os países não teriam superado seus martírios, pois muito embora as guerras fossem acontecimentos trágicos, funcionaram na intelectualidade feminina como oportunidades de demonstrar sua capacidade como pessoas e como cidadãs. Não há dúvida de que as guerras foram uma ocasião em que as mulheres puderam revelar suas habilidades, expandindo seus limites de atuação para além do ambiente doméstico.

> "A cooperação das mulheres nos esforços de guerra foi notável, tanto por sua dimensão quanto pela condição que vinham obtendo socialmente. Elas marcaram presença em várias atividades, principalmente naquelas antes ocupadas pelos homens. Na Primeira e na Segunda Guerra Mundial, trabalharam exaustivamente para suprir a demanda de mão de obra, tanto no campo em atividades agrícolas, quanto nas indústrias civis e militares de aviões, navios, armamentos e munições, na produção de ferramentas, embalagens e uma gama variada de outros produtos que eram produzidos freneticamente para suprir as necessidades de guerra. O trabalho feminino foi adotado em todos os países, inicialmente por um voluntariado de mulheres solteiras, sendo rapidamente completado por mulheres de todas as condições e classes sociais. Elas apareceram em todos os cantos do mundo, como soldadoras, guardas de trânsito, enfermeiras, pilotos de aviões, motoristas, secretárias, datilógrafas. Enfim, estavam em toda parte".
>
> Anton-Solanas[22]

Embora a mobilização dessa força de trabalho tenha, até certo ponto, desarticulado momentaneamente os movimentos feministas que eclodiram à época; ideológica e politicamente, as mulheres foram importantes como componentes do mecanismo organizacional proposto pelos países em guerra para assegurar uma nova identidade nacional. Isto foi defendido pelos *merchandisings* dos veículos de comunicação, que usavam imagens femininas para apregoar um modelo abnegado, voluntário e desprendido de atuação da mulher em apoio à pátria, transmitindo à sociedade a urgência de se apoiar as causas políticas da nação. Porém na realidade, as sociedades desses períodos eram intensamente patriarcais e não havia interesse em se propagar reivindicações de caráter liberal e democrático que pudessem favorecer a emancipação feminina.

Em todas as principais capitais do mundo, foram divulgadas, estrategicamente, imagens de enfermeiras e difusão da formação de enfermeiras para atuarem nas guerras pelo CICV (Comitê Internacional da Cruz Vermelha), assim denominado em 1876, para ilustrar o perfil humanitário da mulher a serviço dos países em conflito, transmitindo à sociedade a necessidade da profissão em prol das causas políticas. A situação da classe feminina teve seus reflexos na enfermagem, ratificando seu compromisso de salvar vidas em situações hostis. Isto deu maior visibilidade à profissão, consagrando-a publicamente em ambientes ocupados exclusivamente por homens, aumentou seu reconhecimento e dignidade, apesar das consequências da subutilização terem marcado sua trajetória histórica.

Na Europa e em diversos países, por ocasião das guerras, a mulher era considerada como pertencente a um gênero inferior, elas deveriam cuidar de suas famílias e das tarefas do lar, sem participação alguma na política e sem apoio para se instruir ou cursar uma universidade. O mundo político era visto como impróprio para elas. Somente mulheres que pertenciam às camadas sociais elevadas conseguiam alguma formação, na maioria básica, como aprender a ler e escrever. Poucas delas conseguiam participar de reuniões políticas, e quando isto acontecia, estavam sempre junto a seus maridos ou pais. Mesmo em tais oportunidades, permaneciam alienadas, pois os homens separadamente conversavam sobre política, enquanto as mulheres falavam sobre seus maridos e assuntos domésticos.

Nessa conjuntura onde a relação entre homens e mulheres era desigual e o voto um direito unicamente masculino, inúmeras mulheres lutaram por seus direitos, com protestos de ampla repercussão que abalaram especialmente a sociedade europeia. Essas mulheres viam a guerra como uma incivilidade que encerraria os movimentos já escassos de busca de igualdade. Exemplo disto foram os movimentos sufragistas para a conquista do voto feminino, que dominaram toda a Europa, EUA e posteriormente outros países nos períodos pré e pós-guerras.

A ideia do direito ao voto foi inspirada no Iluminismo do século 18, que pregava os ideais de igualdade e liberdade e inspirou as ideias dos sistemas democráticos e republicanos. As manifestações iniciais partiram de mulheres cultas provenientes de classes sociais elevadas, sendo a primeira na Nova Zelândia em 1893; liderada por Kate Sheppard, uma britânica criada na Nova Zelândia. A partir daí surgiram outros movimentos em toda a Europa e América, reivindicando uma participação mais ativa da mulher na sociedade, na vida política e leis que promovessem uma justiça mais equânime à liberdade das mulheres, até então confinadas num mundo dirigido por homens e envolto em conceitos morais injustos e discriminatórios.

Na Inglaterra, berço de Florence Nightingale (1820-1910), o Movimento Sufragista teve grande repercussão, motivando outros países a aderirem ao sufrágio feminino, entretanto, os próprios pensadores iluministas ingleses da época, como John Locke e David Hume, consideravam que as mulheres de sua época não teriam capacidade de entender o modelo parlamentar inglês pela falta de instrução, e que, portanto, não poderiam participar do sistema eleitoral. Essa ideologia por parte dos pensadores reforçava o controle social e a divisão de classes e mantinha o *status quo* masculino, uma vez que sem poder de decisão ou voto, as mulheres não poderiam se candidatar a cargos públicos nem participar de deliberações políticas.

Foram líderes desse processo militantes de partidos políticos criados pela causa, sufragistas e feministas britânicas, como Milicent Fawcett (1847-1919); Emmeline Pankhurst (1858-1928) e as ativistas Annie Kenney, Dame Ethel Smyth e Emily Davison. Elas adotaram medidas radicais, pois era preciso provocar, chocar e tumultuar para serem ouvidas e vistas. Acorrentaram-se a postes, promoveram piquetes, passeatas e greves de fome, levando a mídia inglesa a noticiar os eventos de forma pejorativa, o que originou o termo sufragista, termo este que embora depreciativo, foi aceito e adotado pelo movimento. A partir desses incidentes a repressão policial aumentou gerando inúmeras prisões e mortes de militantes. Apesar dessa luta elas não conseguiram o direito ao voto, e sim, uma resistência direta ao movimento. Somente a partir de 1918, quando sob o efeito da I Guerra Mundial (1914-1918), a população ficou restrita a crianças, velhos e mulheres e a sociedade forçosamente revisou seus valores, elas conseguiram implantar o voto feminino na Inglaterra.

Estes comentários mostram que diante da realidade de vida das mulheres desta época, Florence Nightingale foi realmente admirável e superou com maestria todas as dificuldades de seu tempo. Detentora de uma inteligência formidável e coragem impressionante soube conquistar sua independência e utilizar seus valores pessoais e habilidades, aperfeiçoando-se, aprofundando seus estudos e colocando seus conhecimentos a serviço da humanidade, exatamente quando todas as circunstâncias eram desfavoráveis para isto. Ela fez acontecer de uma forma diferente, não foi uma militante política, mas seu movimento foi extremamente revolucionário. Não foi para as ruas reivindicar seus direitos, porém, conquistou-os com trabalho árduo, muita persistência e determinação, diretamente nos campos de batalha. Serviu ao seu país e criou uma nova profissão, a Enfermagem Moderna, que ficou como legado para as futuras gerações, não apenas de mulheres, mas também de homens, que ao optarem por essa profissão, através de seu exercício, conseguem ocupar espaços, obter respeito e usufruir direitos.

A Figura 1-2 retrata uma foto clássica de Florence Nightingale, conhecida mundialmente por seu destaque na Guerra da Crimeia e como precursora da Enfermagem Moderna.

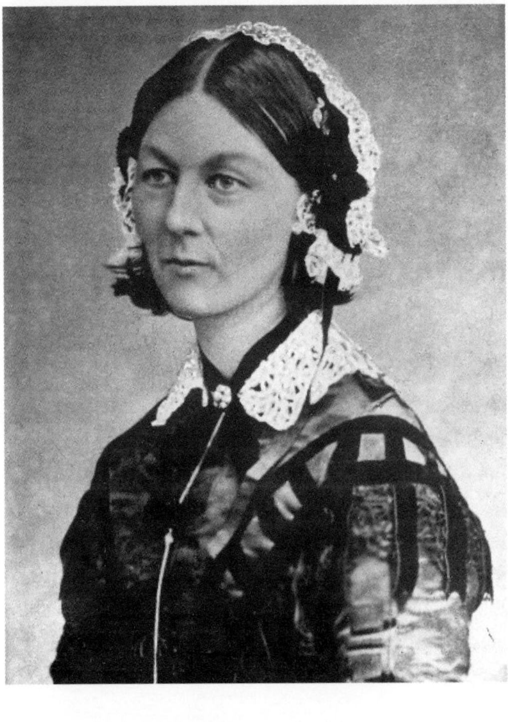

Fig. 1-2. Florence Nightingale.
Fonte: Wikimedia Foundation, 2018. Disponível em: <https://pt.wikipedia.org/w/index.php?title=Florence_Nightingale&oldid=52686370>. Acesso em: 17 jul. 2018.

Guerra da Crimeia (1853-1856)

A Guerra da Crimeia foi uma das muitas investidas do Império Russo para expandir suas fronteiras no século 19. A expansão russa se dava para o leste europeu (Império Alemão e Austro-Húngaro) e para o sul (Império Turco-Otomano, que incluía a região Balcânica e o Mar Negro). As pretensões expansionistas da Rússia para o sul, em direção ao Mar Negro, tinham como principal objetivo buscar uma saída marítima mais próxima e interessante em termos comerciais, visto que as demais saídas de seu imenso território ficavam em regiões longínquas de difícil acesso.

Ao sul, o Império Turco-Otomano ocupava o que hoje é parte da antiga Iugoslávia, Grécia, parte da Romênia e Bulgária, países esses que limitavam a saída dos russos pelo sul. Ocorre que este Império estava em franca decadência, apesar de ter dominado todo o norte da África, Península Arábica e parte da Península Balcânica, o que atraía a cobiça de vários países de projeção global, como França, Inglaterra e, especialmente, Rússia, pela proximidade de seu território.

A Inglaterra recuperava-se de recentes guerras Napoleônicas e buscava manter sua hegemonia no controle estratégico dos estreitos de Bósforo e Dardanelos, no noroeste da Turquia, fronteiriços aos continentes da Europa e Ásia, por onde se comunicava com a Índia. Por outro lado, a França esperava se realinhar junto com a Inglaterra e outras grandes potências, para preservar seu status, enquanto transitava entre a monarquia burguesa e o novo Império de Napoleão III.

A expansão da Rússia em direção ao sul não interessava à Inglaterra e a França, pois já havia uma tendência de que estas ocupassem parte desses territórios, o que de fato ocorreu mais tarde, ao final da I Guerra Mundial, com a dissolução do Império Turco-Otomano.

Em outubro de 1853 as tropas da Rússia cruzaram o Rio Danúbio e invadiram o território Turco, incitando a reação imediata da França, que se colocou do lado Turco. A Rússia se retirou, mas Inglaterra e França optaram por prosseguir com as operações militares, avançando sobre a Rússia. Uma operação militar foi estruturada, não no Rio Danúbio, onde a Rússia invadira a Turquia, mas na Crimeia, uma península estratégica do Mar Negro, na base militar de Sebastopol, de onde partiam as forças russas. O alvo da guerra não era os russos em seu campo militar, mas o poder militar russo na Crimeia, daí a guerra ser chamada Guerra da Crimeia. Uma expedição naval Anglo-Francesa cruzou o território Turco pelos mares e por Istambul, até a Crimeia. O conflito teve inicio efetivamente em março de 1854 e o Cerco de Sebastopol foi o principal combate ocorrido na Guerra da Crimeia, de setembro de 1854 até setembro de 1855. A guerra contou também com o apoio do Reino da Sardenha e do Império Austríaco.

O território era extremamente hostil e a logística das tropas franco-inglesas para ir até o Mar Negro era difícil, além do que, a base russa estava muito bem defendida. A campanha militar se transformou numa campanha lenta que sofria com os rigores do inverso, da fome e de doenças como cólera, disenteria e tifo, que dizimaram os exércitos indistintamente, muito mais do que o próprio campo de batalha. As taxas de mortalidade por estas causas foram altíssimas, conforme a própria Florence Nightingale documentou em seu famoso Diagrama das Rosas, com o qual ilustrou o relatório apresentado a Rainha

Vitória da Inglaterra após o conflito. Naquele diagrama ela documentou, que no período de janeiro de 1855 a janeiro de 1856 houve um decréscimo espantoso. De mais de 2.500 mortes em 1855 para apenas 42 mortes em 1856. Tais resultados deveram-se principalmente às medidas de saneamento e higiene que foram adotadas por ela e pelas suas voluntárias no Hospital de Scutari.

A guerra terminou com a vitória dos aliados contra a Rússia, apesar desta ter mantido uma defensiva importante. A Rússia concordou em desmontar sua histórica frota no Mar Negro, que era sua ferramenta de expansão, mas na década de 70 daquele mesmo século, esta frota foi reativada numa nova guerra entre Russos e Turcos, quando estes já não contavam mais com o apoio da França e Inglaterra.

A guerra da Crimeia foi, portanto, uma guerra de transição que opôs os Russos ao ocidente, mas antes de tudo foi uma guerra da Revolução Industrial, onde pela primeira vez foi usado o telégrafo, os navios a vapor, a fotografia e especialmente a tecnologia militar mais avançada em precisão e alcance por parte das forças ocidentais. O uso da fotografia e do telégrafo deram dimensões públicas a esta guerra e o telégrafo possibilitou maior controle das forças armadas pelos altos comandos a partir dos países de origem.

Posteriormente, com a expansão das fronteiras da Rússia, toda a Europa do Leste foi incorporada ao Império Russo da época, inclusive a Ucrânia e a Crimeia, região estrategicamente importante por sua localização geográfica e que por isso mesmo, até hoje é palco de disputas. Kruschev, líder comunista russo resolveu anexa-la à Ucrânia em 1954, sendo hoje República Autônoma da Ucrânia.

No decurso da Guerra da Crimeia, além de Florence Nightingale, outro nome merece ser destacado, pela dedicação pessoal junto aos militares doentes, convalescentes e feridos nos campos de batalha: Mary Jane Seacole, (1805-1881), enfermeira jamaicana que também serviu como voluntária, naquele embate (Fig. 1-3).

> "Nightingale, designada pelo governo inglês, e Mary Seacole, voluntariamente, foram ao campo de batalha para se juntar ao trabalho de resgate dos soldados feridos. Essas duas enfermeiras, com diferentes antecedentes familiares e raça, salvaram a vida de muitos feridos e pacientes. Elas foram altamente elogiadas após a divulgação de sua atuação pela mídia. O nome de Nightingale foi lembrado pelas gerações posteriores, mas o último, contrariamente, foi esquecido. Historicamente, os feitos e contribuições para a enfermagem de Mary Seacole também devem ser respeitados de forma semelhante".
>
> *McDonald L et al.[23]; Zhao XY[24]*

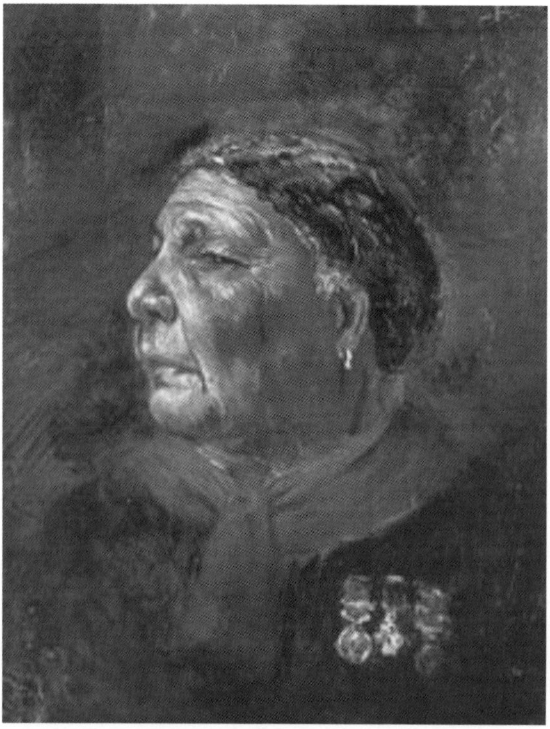

Fig. 1-3. Retrato a óleo de Mary Seacole, por Albert Charles Challen (1869). *Fonte*: Wikimedia Foundation, 2018. Disponível em: <https://pt.wikipedia.org/w/index.php?title=Mary_Seacole&oldid=52465639>. Acesso em: 27 jun. 2018.

Primeira Guerra Mundial (1914-1918)

É provável que nenhum outro continente no mundo tenha sofrido tantas mudanças e apresente uma história tão conturbada nos últimos séculos quanto a Europa, especialmente quanto à demarcação de suas fronteiras, que vem sendo foco de invasões, ocupações e revoluções através dos tempos.

O século 20 foi o mais cruel e de maior importância no futuro da Europa, com duas Guerras Mundiais, o período da Guerra Fria, as tensões entre os Estados Unidos e a Rússia, e outros fatos que fizeram o mapa mundial se movimentar intensamente. Em todos os conflitos, sem dúvida, houve figuras voluntariosas e altruístas que se dedicaram ao cuidado da população civil dos países em guerra e de seus combatentes.

A Primeira Guerra Mundial, ou Grande Guerra, foi uma guerra global centrada na Europa, que começou em 28 de julho de 1914 e terminou em 11 de novembro de 1918. Os motivos foram o nacionalismo exacerbado que dominava as populações, e o fortalecimento de países imperialistas, dentre eles, Império Austro-Húngaro, Turco-Otomano, Rússia, Japão, EUA, Alemanha, França e Inglaterra. Esses países desenvolviam políticas de expansão, preocupados em ampliar e manter sob seu controle o domínio territorial e econômico sobre povos ou nações menos potentes. Simultaneamente, estavam empenhados numa corrida armamentista severa e investiam secretamente em seus exércitos, nos planos de guerra e na sofisticação da tecnologia bélica com a intenção de se protegerem, ou atacarem, num futuro próximo.

Antes da guerra o desenvolvimento obtido com as recentes descobertas da Segunda Revolução Industrial possibilitava progressos científicos, econômicos e tecnológicos, que tornavam a vida mais acessível e próspera para as populações, principalmente pelos avanços dos meios de comunicação, transporte e cultura. Em contrapartida, ocorria um intenso êxodo rural, fortalecendo a cultura urbana nos principais centros Europeus. Este período ficou conhecido como *Belle Epóque*, por representar uma era de otimismo e de paz. Na realidade vivia-se uma "paz armada", num clima de insegurança em que as grandes potências poderiam se desarmonizar a qualquer momento.

Por esta razão foi criado um sistema de alianças e convenções entre os principais países, de acordo com suas motivações e interesses, que os integrava em dois blocos, para garantir proteção e apoio militar mútuo em caso de guerra: de um lado a Tríplice Aliança, criada em 1882, composta pelo Império Alemão, Império Austro-Húngaro e Itália e de outro a Tríplice Entente, em 1907, formada pelo Império Russo (tendo como aliada a Sérvia), a França que esperava retomar da Alemanha a região da Alsácia-Lorena perdida na Guerra Franco-Prussiana (Revanchismo francês) e o Reino Unido.

Com a eclosão da guerra, outros países foram se aliando sucessivamente, como Bulgária e Império Turco-Otomano do lado da Tríplice Aliança; e Portugal, Grécia e Romênia do lado da Tríplice Entente. Assim as principais potências do mundo ocidental aderiram à guerra, com exceção dos EUA – que inicialmente permaneceram numa neutralidade lucrativa, apoiando a Tríplice Entente, com empréstimos e com a exportação de alimentos e armas – e da Itália, que permaneceu neutra e depois passou para o lado da Tríplice Entente. Finalmente, também esses dois países se incorporaram à guerra.

A Sérvia ambicionava as regiões Balcânicas, grande território montanhoso do sudeste da Europa, formado à época por diversos países de várias civilizações e etnias, as quais clamavam por autonomia. O Império russo era defensor da Sérvia nos Balcãs. A ruptura das relações entre austríacos e sérvios era vista com apreensão pelos demais países aliados da Rússia, ou seja, Inglaterra e França. Havia também uma disputa imperialista pela África e Ásia, e a Alemanha se tornara uma grande potência, inimiga da Inglaterra e da França.

Esses e outros motivos fizeram eclodir a guerra, tendo como estopim o assassinato do arquiduque Franz Ferdinand, herdeiro do trono Austro-Húngaro, e de sua esposa, por um nacionalista sérvio em Sarajevo, em 28 de julho de 1914 quando a Áustria-Hungria declarou guerra à Sérvia, começando efetivamente a Primeira Guerra Mundial.

A situação sanitária nesta guerra era catastrófica, principalmente, por causa das trincheiras, que cortavam a Europa em centenas de quilômetros. Havia corpos se deteriorando, o que causava uma série de doenças. A falta de água e alimentos contribuía para agravar a crise psicológica nos soldados que se encontravam entrincheirados. Por outro lado, o forte armamento como metralhadoras, tanques de guerra e armas químicas (gases tóxicos, lança chamas, gás mostarda), bem como os submarinos que afundavam os navios inimigos que levavam alimentação para as tropas e para a população civil, contribuiu para tornar a guerra extremamente violenta para as populações civis e militares dos países envolvidos no conflito.

Durante a Primeira Guerra Mundial o atendimento hospitalar aos soldados doentes e feridos estava em sua maior parte sob a jurisdição do Comitê Internacional da Cruz Vermelha, fundado em 1863 por Jean Henry Dunant e outros colaboradores, como organização neutra, independente e voluntária de ajuda humanitária internacional, com base na Convenção de Genebra de 1907. Também atuava na formação de voluntários para os cuidados de doentes e feridos. Os Comitês Municipais organizavam não só hospitais de campanha em antigos prédios próximos aos campos de batalha, mas também vários dispensários auxiliares menores para esse atendimento. A criação da Cruz Vermelha Internacional envolveu todos os países beligerantes e dava seus primeiros passos seguros em direção à assistência às vítimas de guerra, estendendo sua atuação em várias partes do mundo, um trabalho respeitadíssimo ainda em nossos dias.

A Figura 1-4 é um cartão postal que ilustra a atuação das enfermeiras francesas do Comitê Internacional da Cruz Vermelha na Primeira Guerra Mundial.

Outros hospitais e centros de saúde civil e militar das cidades e a maioria dos médicos, enfermeiros e voluntários, eram incluídos no atendimento aos feridos e no combate as epidemias, transmitidas pela infestação de ratos nas trincheiras, como o tifo, que trouxe consequências desastrosas para os rumos da guerra, pelo número elevado de mortes por essa causa, antes e após o conflito.

A gripe espanhola foi outra grande epidemia que surgiu logo após a guerra em 1918 e matou mais de 20 milhões de pessoas em questão de meses; e entre 50 a 100 milhões após um ano, transformando-se numa pandemia. A contaminação foi fortalecida pelo

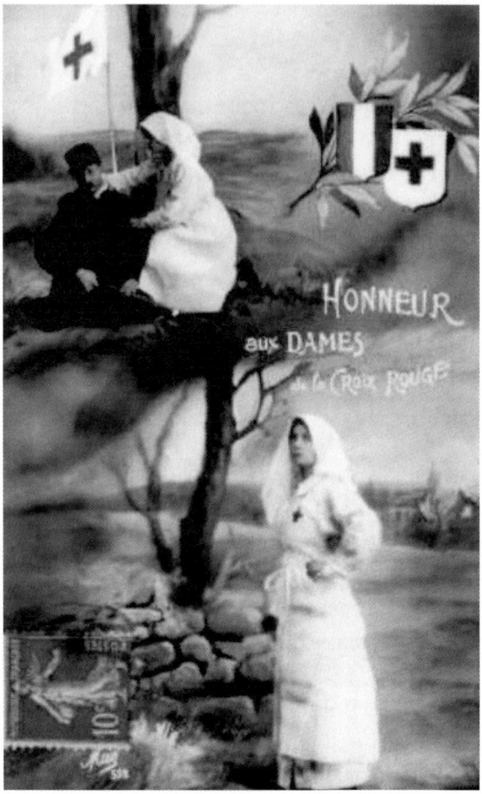

Fig. 1-4. Cartão postal francês em homenagem as enfermeiras francesas, destacando o importante papel delas na Primeira Guerra Mundial. *Fonte*: Wikimedia Foundation, 2017. Disponível em: <https://pt.wikipedia.org/w/index.php?title=Hist%C3%B3ria_do_Comit%C3%AA_Internacional_da_Cruz_Vermelha&oldid=50644670>. Acesso em: 6 agosto 2018.

transporte de tropas e linhas de abastecimento no final da guerra, disseminando a doença por diversos países e continentes.

Os EUA entraram na guerra a seis de abril de 1917; buscando recuperar seus investimentos. Eles estavam ao lado da Tríplice Entente (França, Inglaterra e Rússia) e a Alemanha estava vencendo. Enviaram tropas médicas, soldados e mantimentos, sendo crucial para a vitória da Tríplice Entente e diminuição do número de mortos e feridos na guerra.

Na primeira Guerra Mundial, a participação feminina foi decisiva, principalmente com relação aos recursos mobilizados para dar suporte às forças militares, para isso o voluntariado feminino aconteceu paulatinamente e pode-se perceber o quanto o papel da mulher era importante nessas funções. Mas foi no serviço de saúde que elas mais se destacaram. Na Inglaterra e nos Estados Unidos, as mulheres foram amparadas pelos Estatutos Militares, substituindo as religiosas no esforço de guerra.

Nos bastidores, enfermeiras e voluntárias das mais variadas etnias, trabalharam sem cessar ao lado das tropas na Primeira Guerra Mundial, apoiando toda a gama de cuidados de saúde aos feridos e doentes. A qualquer momento, elas poderiam estar em navios hospitalares transportando doentes e feridos, trabalhando em hospitais de campanha, apoiando exercícios de treinamento ou nas linhas de frente, em zonas de guerra, num clima cheio de aventura e desafios únicos.

Inúmeras frentes de atendimento de enfermagem aos soldados foram formadas e atuaram minimizando os sofrimentos da Grande Guerra:

Brasil

Alinhado ao governo norte americano, o Brasil conservou sua neutralidade nos tres primeiros anos de conflito, entretanto foi o único país na América do Sul a declarar guerra contra a Alemanha e também o da América Latina a combater na Primeira Guerra Mundial. Em outubro de 1917, ao desenvolver uma campanha de bloqueio naval, os alemães atacaram com seus submarinos, navios brasileiros, dentre estes o vapor *Paraná* um dos maiores navios da Marinha Mercante, que se encontrava próximo ao Canal da Mancha na França, carregado de café, produto exportado pelos brasileiros naquele período. Seis meses depois, o encouraçado brasileiro Macau, foi igualmente atacado pelos alemães. Os ataques causaram grande repercussão no Brasil, com movimentos populares nas capitais, que investiram contra empresas alemãs no país. O Presidente da República Wenceslau Braz declarou que o Brasil estava em guerra e aliou-se aos países da Tríplice Entente (Estados Unidos, Inglaterra e França), em oposição ao grupo da Tríplice Aliança, liderado pela Alemanha. O Exército Brasileiro não enviou tropas à Europa, mas a Marinha Brasileira protegeu o patrulhamento do Atlântico Sul contra os submarinos alemães. O Brasil também foi importante fornecedor de mercadorias para seus aliados durante a guerra.

Ao entrar na guerra a economia brasileira dependia basicamente, da renda alfandegária advinda da exportação de alguns poucos produtos agrícolas, como o café e a borracha. Com os bloqueios comerciais, passou a enfrentar uma situação econômica mais complexa pela queda das exportações. Havia um intenso intercâmbio político e comercial entre Brasil e Alemanha, e o país computava um número apreciável de imigrantes alemães radicados no sul. Em estado de guerra, o governo brasileiro proibiu aos alemães do país todo o tipo de comércio com o exterior. Entre outras retaliações, foram cassadas as licenças que permitiam o funcionamento de bancos e companhias de seguros pertencentes aos alemães no Brasil.

A situação sanitária à época também era preocupante, com várias doenças endêmicas, tais como malária, tuberculose, varíola e sífilis, que se alastravam rapidamente, especialmente nas capitais brasileiras, motivando a criação de cursos, para a formação de pessoal de apoio e Enfermagem e para atuação nas campanhas de saúde pública, que se faziam extremamente necessárias. Mas foi a entrada do Brasil na Grande Guerra que de fato contribuiu para despertar maior interesse na população brasileira pela prestação de serviço voluntário.

Tendo como finalidade prevenir e atenuar os sofrimentos humanos, com imparcialidade, sem distinção de raça, nacionalidade, sexo, nível social, religião e opinião política; a Cruz Vermelha Brasileira, como Sociedade auxiliar dos poderes públicos, se fez presente, desde a sua fundação em 1907, tanto em campanhas de saúde pública quanto no preparo de voluntários e Enfermeiras. A Escola Prática de Enfermeiras da Cruz Vermelha Brasileira, em São Paulo, já havia sido criada em 1912.

A história da Escola de Enfermagem da Cruz Vermelha Brasileira (CVB) se confunde com a história da profissionalização da Enfermagem no Brasil, pois nesse sentido, desde 1890, já vinha sendo elaborado um sistema de estruturação da força de trabalho em Enfermagem no Rio de Janeiro (capital da República à época), pelo Decreto nº 791/1890, por meio da fundação da Escola Profissional de Enfermeiros e Enfermeiras, atual Escola de Enfermagem Alfredo Pinto, com o objetivo de capacitar enfermeiros e enfermeiras para atuarem nos hospitais psiquiátricos civis e militares.

No primeiro ano de guerra, havia sido criada no Rio de Janeiro, a Seção Feminina da Cruz Vermelha Brasileira, uma comissão de mulheres da sociedade, que se dispunha a ajudar doentes e feridos. Em 20 de outubro de 1914 – em consonância com o movimento internacional de auxílio aos feridos de guerra – teve início o primeiro curso para formar um corpo de Enfermeiras Voluntárias, com duração de um ano. Em face da necessidade de enfermeiras para a Capital Federal, as Damas Enfermeiras da Cruz Vermelha Brasileira propuseram, em 1916, a criação de um curso de enfermeiras profissionais, que contou também, com a participação das voluntárias já formadas, que buscavam seu aperfeiçoamento, servindo inclusive de adjuntas nos treinamentos práticos das novas ingressantes. Em 1917 um curso extra de Socorros de Urgência foi oferecido, em vista da iminente entrada do Brasil na guerra (Fig. 1-5).

Em 1918 sobreveio a partida de uma comissão de 86 médicos brasileiros com a finalidade de instalar um hospital para tratamento de feridos de guerra na França. Em Paris, incorporaram-se mais seis médicos ao grupo. Integravam também essa Missão Médica 17 acadêmicos de Medicina e 16 outros elementos, dentre farmacêuticos, pessoal de intendência, de secretaria e contínuos, além de 30 praças do Exército, indicados para constituir a guarda do Hospital Brasileiro instalado na Capital francesa. Entretanto os escassos registros históricos, não comentam a inclusão dessas enfermeiras na dita comissão, muito embora as reportagens da época tenham feito alusão à existência de enfermeiras brasileiras para auxílio aos feridos no *front* europeu.

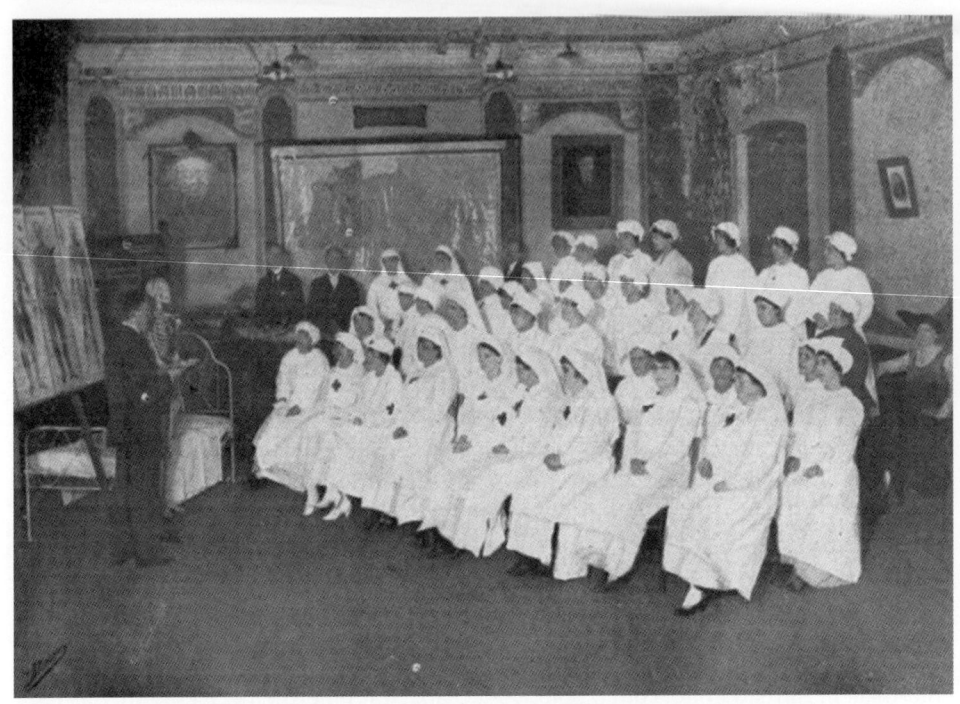

Uma aula de noções de anatomia pelo Dr. Getúlio dos Santos

Fig. 1-5. Formação de enfermeiras voluntárias da CVB no Rio de Janeiro em 1917. *Fonte*: Centro de Memória e Documentos da Cruz Vermelha Brasileira. Disponível em:http://memoriadacruzverme.wixsite. com/memoriacvb/servios-2.

> "Nos documentos consultados até o momento não encontramos a ida de enfermeiras da Cruz Vermelha Brasileira à guerra, porém, a Revista da Semana, em uma matéria intitulada "Hospital da Cruz Vermelha Brasileira em Paris" é composta de três fotografias e, entre elas, uma com a legenda "Grupo de Enfermeiras brasileiras e francesas (...)" apresenta um pequeno texto, que registra "(...) encontram-se muitas senhoras das mais distinctas famílias brasileiras, que, carinhosamente, cuidam dos feridos da Grande Guerra".
> *Revista da Semana, 1918, p.05 apud Porto & Santos*[25]

Existia certa postura da imprensa escrita e ilustrada em que os eventos da guerra eram exibidos de maneira tendenciosa e sensacionalista. Esse artifício de jornalismo foi muito utilizado nos períodos de guerras, para obter a atenção de leitores que tinham menos interesse em assuntos políticos e econômicos. Para isso utilizaram imagens apelativas e emocionais da enfermeira, de uma forma exageradamente maternal, angelical e abnegada, de modo a tentar induzir no público, atitudes de patriotismo e investimentos pessoais no "esforço de guerra". Dessa maneira a imprensa apresentava para o público, uma imagem altruísta e filantrópica da Enfermagem, e ao mesmo tempo, contribuía para reforçar substancialmente o modelo de perfeição e obediência, exigido da mulher na sociedade da época. Esses atributos quase sobre-humanos e inatingíveis em seu conjunto, também eram exigidos nas normas para seleção de candidatas aos cursos da Cruz Vermelha Brasileira:

> "Entre as qualidades morais indispensáveis à enfermeira, podemos citar como primordiais as seguintes: calma, precisão, atenção, espírito de observação, regularidade, rapidez na execução, paciência, autoridade, atitude reservada e afetuosa, silêncio e cumprimento do dever profissional"(...) "Uma perfeita enfermeira digna desse qualificativo, limitar-se-á a aprender com segurança os ensinamentos teórico-práticos que lhe forem dados, para ser uma auxiliar competente do médico, sem jamais pretender jactar-se de atribuições que se acham fora de sua alçada e do seu papel".
>
> *Cruz Vermelha Brasileira*[26]

Depreende-se que a necessidade de a mulher exercer esses papéis sociais naquele momento era premente. Mesmo assim, seu campo de atuação era oferecido de forma restrita e bem delimitada.

Não obstante a falta de dados quanto à participação da Enfermagem Brasileira nesta Guerra, o certo é que o trabalho delas se estendeu para além das linhas de confronto, pois durante a Gripe Espanhola, elas intensificaram seus esforços nos diversos hospitais, domicílios e postos de socorro, atendendo aos necessitados.

Em 1920, por ocasião da Reforma Carlos Chagas e Criação do DNSP – Departamento Nacional de Saúde Pública, também houve o estabelecimento do primeiro curso de Enfermeiras Visitadoras da Cruz Vermelha Brasileira no Rio de Janeiro, pioneiro no país. Nessa oportunidade, o papel destas enfermeiras ampliou-se e foi essencial para desenvolver a educação sanitária junto à população, bem como para ajudar na formação do elo entre as famílias e os serviços de saúde.

Damas Enfermeiras Portuguesas

Portugal desde o inicio da guerra estava atento à proteção das fronteiras das colônias africanas portuguesas com a Alemanha, enviou tropas militares a Angola e Moçambique, porém ainda sem definição clara de sua posição na guerra por circunstâncias políticas internas. A Alemanha declarara oficialmente guerra a Portugal em março de 1916, em represália a apreensão de navios alemães e austro-húngaros; e em janeiro de 1917 Portugal organiza o seu Corpo Expedicionário e entra na guerra, mesmo sem consenso interno, unindo-se às tropas britânicas contra os países da Tríplice Aliança (Alemanha, Áustria-Hungria e Itália).

A entrada de Portugal na guerra tornou o país vulnerável economicamente, acentuou divergências políticas internas e agravou brutalmente a situação social no país, transpondo os limites da resistência. Logo ao início do conflito, percebeu-se a necessidade de se estruturar unidades de saúde para o acolhimento dos soldados portugueses doentes e feridos em guerra. Apoiadas pelo governo, as mulheres portuguesas mobilizaram-se para dar ajuda material e moral aos combatentes e suas famílias, formando a Cruzada das Mulheres Portuguesas, que aglutinou centenas de mulheres da elite republicana. Também mulheres da aristocracia monárquica formaram uma associação feminina, denominada Assistência das Portuguesas às Vitimas de Guerra. A Cruz Vermelha por sua vez teve papel fundamental, na medida em que incorporou as primeiras doze mulheres da elite republicana ao Corpo Expedicionário Portugues – as Damas Enfermeiras Portuguesas – no Hospital de Sangue nº8 em Herbelles (Fig. 1-6).

> "A Cruzada de Enfermagem Portuguesa e a Cruz Vermelha ofereciam cursos e selecionavam candidatas para Enfermagem com critérios rígidos e elevados, considerando aspectos de robustez física e conhecimentos gerais. As selecionadas deviam saber ler e escrever e ter convicções próprias, por isso todas se situavam na esfera da elite da época. Seguiram para a França 37 Damas-Enfermeiras e o apoio das mulheres ao Corpo Expedicionário Português na França, sobretudo no hospital de Ambleteuse, levou o governo português a criar o corpo de enfermagem feminino nos hospitais e em 28 agosto de 1918, as escolas de enfermagem de Lisboa e do Porto. Antes praticamente não havia a profissão de enfermeira na comunidade e a participação delas na 1ª Guerra Mundial trouxe uma atenção maior sobre a profissão".
>
> *Ferreira*[27]

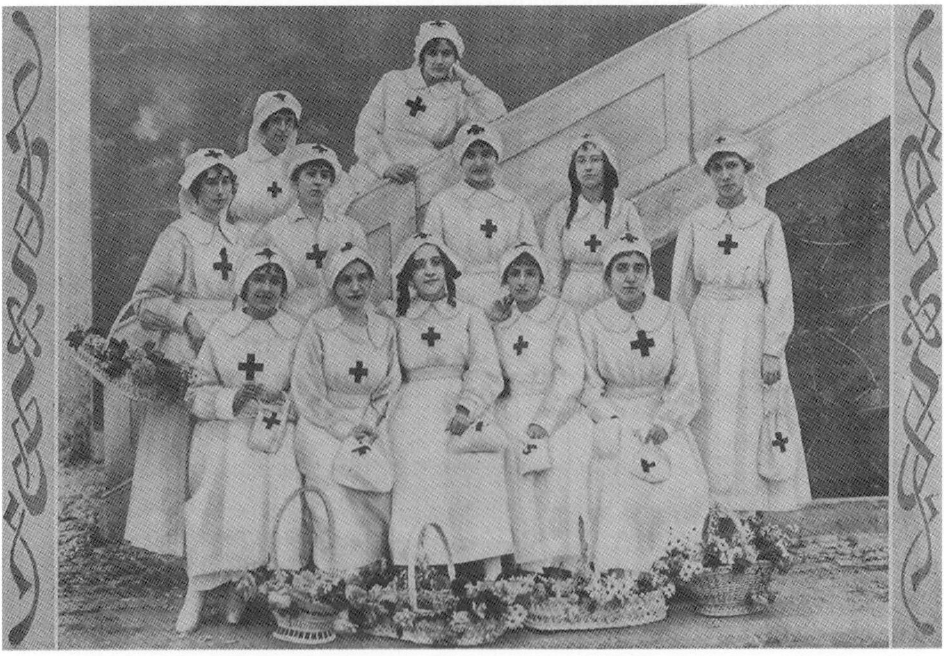

Fig. 1-6. Ilustração Portuguesa – Hemeroteca de Lisboa. *Fonte*: RTP Notícias. Disponível em: https://www.rtp.pt/noticias/portugal-na-1-grande-guerra/a-cruzada-das-mulheres_es953039. Acesso: 07 agosto 2018.

Durante e após a guerra, as mulheres portuguesas uniram-se, independentemente de opções partidárias, e criaram hospitais e locais de convalescença e reabilitação, para atendimento aos militares doentes e feridos portugueses e fundaram instituições de assistência às famílias dos seus combatentes, ao mesmo tempo em que compartilhavam ativamente as frentes de trabalho masculino, intervindo na economia e tomando parte decisiva nos destinos da Nação.

Outros Países da Europa

Com o Reino Unido no auge da industrialização, as mulheres inglesas trabalharam exaustivamente na indústria bélica naval, terrestre e aeronáutica, bem como nas fábricas de insumos para a guerra, produzindo armamento pesado e munições. Assumiram igualmente, o papel dos homens nos demais setores da vida nacional, apesar de receberem salários inferiores.

Mulheres francesas e alemãs também se uniram aos homens no esforço de guerra e conduziram seus países em todos os setores, tendo um envolvimento determinante durante o primeiro conflito mundial, em todas as nações participantes. Desde o início das hostilidades, elas foram convocadas a substituir os homens no campo. Na França, cerca de 800.000 mulheres cuidavam de propriedades agrícolas e outras 400.000 da indústria armamentista pesada. Na Alemanha, foi menor a mobilização de mulheres na indústria bélica.

Em toda a Europa elas substituíram os homens nos ofícios masculinos exaustivos e muitas trabalharam como enfermeiras voluntárias pela Cruz Vermelha Internacional. Na Inglaterra mais de 80 mil se alistou nos Corpos Auxiliares Femininos do Exército, não só como enfermeiras, mas também em outras atividades.

A enfermeira inglesa Edith Cavell, ficou conhecida na história por ter sido condenada a morte pela Corte Marcial do Império Germânico, acusada de traição ao ajudar centenas de soldados aliados a fugir da Bélgica ocupada pelas tropas alemãs. Edith foi fuzilada em 12 de outubro de 1915 e ganhou a imprensa internacional, que romantizou o evento, como um exemplo de coragem e patriotismo, transformando-a em heroína nacional.

EUA

Em 1916 os EUA já possuíam mais de 1.200 Escolas de Enfermagem e um grande número de enfermeiras americanas foi para a Europa como voluntárias em apoio ao esforço humanitário da American Red Cross, e também através das Forças Armadas, junto à Guarda Costeira dos EUA e dos Fuzileiros Navais; ao mesmo tempo em que as mulheres americanas substituíam os homens na força de trabalho. A estruturação da enfermagem norte americana foi estratégica para a organização dos serviços e hospitais de campanha, contando também com uma tecnologia em saúde mais avançada, o que facilitava o atendimento aos doentes e feridos de guerra mesmo antes dos EUA entrarem na guerra em 1917; quando as tropas americanas se juntaram aos aliados no conflito. O movimento sufragista feminino ganhou força com a participação das mulheres americanas nos esforços de guerra, com a conquista do voto feminino em 1920.

As tropas americanas levaram para o *front* várias tecnologias que se popularizaram no pós-guerra na área da saúde, como o *cellucoton*, bandagem com grande capacidade de absorção de sangue, para uso em curativos, cujo material foi posteriormente adaptado e comercializado como os primeiros absorventes femininos e lenços de papel no mercado comum. A quimioterapia também foi uma adaptação das armas químicas da Primeira Guerra pesquisada posteriormente pelos americanos. O gás mostarda usado nas trincheiras, desacelerava a produção de leucócitos no sangue e essa descoberta serviu como base para pesquisas e desenvolvimento da quimioterapia. Com participação importante na I Guerra, principalmente na vitória final, e no Tratado de Paz subsequente, os EUA se firmaram como potência militar e econômica mundial.

Ilha de Malta

> "A ilha de Malta, localizada no meio do Mediterrâneo, com uma posição geográfica privilegiada por estar relativamente próxima a Europa, Oriente Médio e norte da África, recebia soldados feridos e serviu como um centro de atendimento aos feridos durante os combates da guerra, recebendo por isso o nome de "A Enfermeira do Mediterrâneo". Atendeu a mais de cem mil soldados feridos e no final do conflito, a Ilha tinha 27 hospitais e mais de 25 mil leitos ocupados, dentre os quais um Hospital Naval que recebia os casos mais graves e realizava grandes cirurgias, apesar de não contar com a tecnologia necessária".
>
> *https://www.bbc.com/portuguese/videos_e_fotos/ 2014/11/141107_primeira_guerra_malta_fn[28]*

Austrália e Nova Zelândia

> "Mais de 3000 enfermeiras da Austrália serviram no Serviço de Enfermagem do Exército Australiano ou nos serviços de enfermagem britânicos durante a Primeira Guerra Mundial. Essas enfermeiras atuaram em vários teatros de guerra, incluindo Egito, França, Índia, Grécia, Itália e Inglaterra".
>
> *Harris[29]*

Com a vitória da Tríplice Entente em 1918, a Primeira Guerra Mundial acabou. A Alemanha estava com a economia devastada e havia sofrido muitas derrotas nas batalhas, perdeu o apoio da população que estava muito sofrida e passava fome, assim a Alemanha e o Império Otomano se renderam. Embora os dados sejam destoantes, o total de mortos foi alarmante: cerca de nove milhões de pessoas mortas, entre civis e militares; e mais de 20 milhões de feridos. Alemanha, Rússia e França, foram os países que registraram o maior número de baixas.

A Guerra foi encerrada oficialmente pelo Tratado de Paz de Versalhes em 1919, assinado pelas potências europeias, e visto como uma imposição por parte da Alemanha, já que esta deveria, de acordo com o Tratado, reparar as nações da Tríplice Entente, aceitando as responsabilidades por causar a guerra. Os termos impostos a Alemanha incluíam a perda de uma parte de seu território para um número de nações fronteiriças e de todas as colônias sobre os oceanos e sobre o Continente Asiático e Africano; uma restrição ao tamanho dos exércitos e uma indenização pelos prejuízos de guerra. Outros tratados complementares como o de Saint Germain, desintegraram o Império Turco-Otomano e Austro-Húngaro, e a Sérvia, dividindo-os em vários países independentes.

Ainda como consequência da Primeira Guerra Mundial ocorreu o declínio do euro centrismo, pois a Europa até então, era vista como grande potência, mas com os prejuízos da guerra, quem tomou esse lugar foram os EUA que se tornaram então a maior economia mundial. Houve também o surgimento de novas ideologias políticas, pela descrença das populações exauridas com a guerra, nos regimes liberais. Ao mesmo tempo o receio do comunismo recém-surgido na Rússia recrudesceu ideologias de extrema direita como o nazismo e o fascismo, especialmente nos países que saíram mais fragilizados da guerra, como Itália e Alemanha.

Na área da saúde os avanços da Medicina, especialmente da cirurgia plástica, foram notáveis, em razão da grande quantidade de mutilados e feridos de guerra. Também houve avanços da Psicologia pelos estudos recentes de Freud. Houve avanços da radiologia: Marie Cure cientista polonesa radicada na França desenvolveu para o exército francês aparelhos de Raios X que podiam ser transportados, já que os existentes eram enormes e não tinham como ser conduzidos aos hospitais de campanha, com esse avanço a radiologia teve grande evolução. As pesquisas com gás mostarda também foram importantes para o desenvolvimento da quimioterapia.

Com a guerra, houve um avanço considerável do Movimento Sufragista nos países envolvidos, pois com a enorme perda da força masculina, as mulheres tiveram uma participação mais ativa no mercado de trabalho desde então.

Os encargos com a guerra foram avaliados em trinta e três milhões de dólares, o que junto às humilhações sofridas pela população da Alemanha contribuiu para a queda da republica alemã e a subida ao poder de Adolf Hitler, levando à eclosão da Segunda Guerra Mundial vinte anos depois da assinatura do Tratado de Versalhes.

Segunda Guerra Mundial (1939-1945)

Após a Primeira Guerra Mundial os EUA junto aos demais líderes mundiais formaram a Liga das Nações, organismo internacional que deveria intermediar os Acordos de Paz, que preconizavam, entre outros pontos, a transparência das relações internacionais, a eliminação dos obstáculos econômicos e a redução da corrida armamentista. O objetivo da Liga das Nações deveria ser o de assegurar a paz, não através de guerras, mas de negociações, do diálogo e de ações diplomáticas entre os países. Mais tarde, países como Japão, Alemanha e o próprio EUA voltariam a adotar uma política isolacionista, retirando-se da Liga das Nações.

No período entre as guerras, ocorreram grandes tensões políticas e sociais e os principais países estavam falidos economicamente, em razão das perdas de guerra, entretanto, os EUA saíram do conflito como credores e deixavam de ser uma nação emergente para se tornar uma nação avançada no cenário mundial. A Rússia, por sua vez, aliou-se a outras repúblicas socialistas (Ucrânia, Letônia, Lituânia etc.), formando a URSS – União das

Repúblicas Socialistas Soviéticas, tornando-se uma grande potência comunista, com total controle sobre o Estado.

Contrariamente ao que se esperava, a I Guerra Mundial e os Tratados – principalmente o de Versalhes – não criaram um ambiente de paz, e sim, acirraram as rivalidades existentes entre as Nações desde o período imperialista, especialmente no que diz respeito à Alemanha, que ficou indignada com a severidade das sanções que lhes foram impostas, pois além de devastada pela guerra, ainda foi forçada a pagar vultosas quantias a título de reparação para a França e outros países, o que culminou com a queda do imperador alemão Guilherme II, quatro anos após a Guerra.

Malgrado essas divergências, a Alemanha conseguira prosperar nos anos 20 com os empréstimos americanos, mas com a quebra da bolsa dos EUA em 1929, e o advento da "Grande Depressão", milhões de dólares foram cobrados pelos credores e a economia da Alemanha, assim como a de outros países da Europa, entrou em queda livre e em hiperinflação, dando oportunidade ao aparecimento de partidos extremistas, como o fascismo e o nazismo, que abriram caminho para regimes autoritários que assumiram o controle em várias nações da Europa, resultando na ascensão de líderes extremistas, como Mussolini na Itália e Adolf Hitler na Alemanha.

Hitler, usando o conceito de espaço vital partiu para a restauração das fronteiras alemãs, expansão do nazismo e conquista da Europa, investiu fortemente nos exércitos e firmou um acordo secreto com a Rússia para dividir a Polônia em caso de guerra. A Polônia era o país que concentrava mais judeus e por isso se tornou o principal foco das investidas antissemitas alemãs.

Hitler acreditava que o povo alemão descendia de raça ariana, que estava destinada a construir uma nação soberana sobre as demais, através do veto à diversidade étnica em seu território e do expansionismo, rumo a novos territórios no Leste Europeu. Com essas e outras ideias foi aos poucos conseguindo o controle absoluto da Alemanha, alcançou grande popularidade e solidificou definitivamente o Partido Nazista.

A Segunda Guerra Mundial teve início em 1º de setembro de 1939 com a invasão da Polônia pelas forças da Alemanha nazista, comandadas por Adolf Hitler. Logo em seguida França e Inglaterra unidas declararam guerra à Alemanha. Quase todos os países participaram da Segunda Guerra Mundial, com vários cenários de guerra espalhados por várias partes do mundo, sendo os principais países aliados, a França, Reino Unido, EUA e União Soviética. Outros países aliados: China, Austrália, Nova Zelândia, Canadá, Bélgica, Holanda, Polônia, Grécia, Iugoslávia, Noruega e Brasil. Os três principais parceiros da Aliança do Eixo eram a Alemanha, a Itália e o Japão.

O cenário de guerra na Ásia e no pacífico também teve grandes consequências nessa guerra e colocou em confronto as principais forças: o Japão – cujo programa de expansão territorial e colonização da Ásia estavam em ato – e os Estados Unidos. A entrada americana na guerra se deu após o ataque japonês à base naval americana de Pearl Harbor no Havaí em 1941 e culminou com o lançamento pelos EUA das bombas atômicas sobre Hiroshima e Nagasaki.

A guerra terminou com a derrota da Alemanha, cujo fraquejo teve início quando eles decidiram invadir a Rússia e lutar em duas frentes: contra a Inglaterra e os EUA no ocidente e contra a Rússia no oriente. O Japão só se rendeu em 1945 após o lançamento pelos EUA das bombas atômicas. O domínio mundial por uma potência imperialista hegemônica era o que estava em jogo nessa guerra e foi sua causa determinante.

Como consequências da Segunda Guerra Mundial 60 milhões de pessoas morreram e centenas de milhares ficaram feridas.

A ONU (Organização das Nações Unidas) foi criada em 1945 no lugar da Liga das Nações, como resultado das Conferências de Paz realizadas ao final da guerra. A Carta das Nações Unidas teve como objetivo manter a paz e a segurança internacionais, comprometendo-se a preservar as gerações futuras do flagelo da guerra, que tantos sofrimentos trouxeram à humanidade; e a reafirmar a fé nos direitos fundamentais, dignidade e valor da pessoa humana. Apesar de professar pretensões humanitárias e igualdade entre as Nações, a ONU concedeu supremacia às potências militares resultantes da guerra, como EUA e URSS, em decorrência do papel relevante exercido por esses países no Conselho de Segurança na resolução de conflitos militares.

Com o fim da Segunda Guerra Mundial teve inicio o período da Guerra Fria, com o lema de "guerra improvável e paz possível", este conflito ideológico sem guerra frontal e direta foi protagonizado pelos EUA e pela União Soviética. A guerra consistia numa corrida armamentista e pesquisas espaciais por parte desses países e só teve fim em 1992 com a falência da União Soviética.

Brasil na Segunda Guerra Mundial

No início da guerra deu-se um intricado jogo diplomático entre as nações beligerantes: de um lado a Aliança Franco-britânica e os EUA, do outro o "Eixo", constituído pela Alemanha, Itália e Japão, cada um procurando a seu modo, conquistar os países tidos como neutros.

A grande preocupação do Brasil, que à época encontrava-se na vigência do Estado Novo sob a presidência de Getúlio Vargas, era manter a guerra longe das fronteiras nacionais, por isso foi anunciada oficialmente sua neutralidade no conflito. Essa imparcialidade, porém só durou até o ataque japonês a Pearl Harbor, quando o Brasil, solidário aos EUA, rompeu relações com as potências do Eixo e se posicionou a favor dos aliados, no início de 1942. Em represália ao rompimento das relações diplomáticas do Brasil com os países do Eixo, vários navios mercantes brasileiros foram torpedeados por submarinos alemães. Existiam no nosso país, numerosos simpatizantes dos alemães e de seus aliados italianos e japoneses, mas havia também um forte lobby pró-americano, todavia após esses incidentes seguiu-se uma forte mobilização popular em favor da entrada do país na Segunda Guerra Mundial para lutar ao lado dos Aliados contra o nazifascismo.

É importante destacar que o Brasil teve motivos comerciais, econômicos, políticos e diplomáticos para entrar na guerra, visto que próximo a esses eventos a Alemanha havia superado os Estados Unidos como exportador no comércio exterior brasileiro, e que o número de imigrantes alemães no Brasil havia aumentado significativamente naquele período, justificando as afinidades germano-brasileiras. Isto explicaria a preocupação dos EUA quanto a obter aliança com o Brasil no conflito, além disso os EUA também manifestavam interesse em ter uma base no nordeste brasileiro.

> "Os dados de imigração e a aproximação referente ao comércio exterior entre Brasil e Alemanha, acentuaram as preocupações dos EUA quanto à Alemanha superar a posição norte-americana no comércio-exterior e na aliança com o Brasil. Em 1940 o Brasil é advertido pelo Estado Maior Americano sobre o perigo da subversão dos povos estrangeiros, no caso, alemães, italianos e japoneses, dentre outros simpatizantes do Eixo. O governo brasileiro que outrora sempre fora receptivo a estes povos, principalmente aos alemães e italianos, se atentou após a advertência dos Estados Unidos a reavaliar o problema da infiltração nazista no país".
>
> *Seitenfus*[30]

A opinião pública nacional, impelida por simpatizantes dos Estados Unidos, antifascistas, comunistas e estudantes, também pressionava para que o Brasil adotasse uma posição prática e ideológica mais contundente, comprometendo-se contra as atrocidades nazistas. Todos esses fatos, aliados ao episódio dramático do torpedeamento dos navios brasileiros, levaram finalmente o Brasil a declarar guerra aos países do Eixo, em agosto de 1942; iniciando-se então as negociações sobre o envio de um contingente brasileiro à frente de combate.

Brasil e EUA fizeram acordos que envolviam a cessão pelo Brasil de território para o estabelecimento da base americana e o envio de tropas brasileiras para o teatro de operações europeu, tendo como contrapartida o financiamento da Companhia Siderúrgica Nacional. Também fez parte do acordo o fornecimento de borracha e minério pelo Brasil para suprimento da indústria bélica dos países Aliados. Em 1944 o governo brasileiro envia a Força Expedicionária Brasileira (FEB) e a Força Aérea Brasileira (FAB) para combaterem junto aos Aliados nos campos de batalha da Itália.

Com a entrada do Brasil na guerra, o governo brasileiro tomou medidas para proteção de seu território, inclusive convocando civis e militares para que se preparassem para atuar em prol da nação. Um chamado especial foi feito pela imprensa às mulheres entre 18 e 36 anos, solteiras, viúvas ou separadas e que possuíssem qualquer diploma de Enfermagem, para que se engajassem como enfermeiras no cuidado aos combatentes. Isto foi feito da mesma forma apelativa utilizada na guerra anterior, ou seja, personalizando a abnegação, o sacerdócio e a caridade e fortalecendo o estereótipo da mulher obediente, silenciosa e maternal, que bem servia aos padrões femininos esperados pela estrutura social e política do Estado Novo.

Depois de selecionadas, as candidatas foram incluídas no Curso de Emergência de Enfermeiras da Reserva do Exército, para que fossem colocadas no Quadro do Exército como Enfermeiras da Reserva, sem que uma titulação de patente militar lhes fosse conferida. Em 1944 um grupo de 73 enfermeiras brasileiras foi encaminhado para a Itália junto à Força Expedicionária Brasileira (FEB). Seis dessas enfermeiras eram da Força Aérea Brasileira (FAB).

Nesse período já existia um grande número de Escolas de Enfermagem no Brasil e estas se dispuseram da mesma forma que as demais nações, a preparar voluntárias e socorristas intensivamente para a assistência aos combatentes da guerra e para a formação de um front interno, o que foi amplamente alardeado pela imprensa falada e escrita, aumentando a popularidade da profissão de Enfermagem e ampliando o imaginário público sobre a personificação da enfermeira. Dentre as instituições que assumiram esses preparativos no Rio de Janeiro, antiga capital da República, encontravam-se a Escola de Enfermagem Alfredo Pinto, a Escola de Enfermagem da Cruz Vermelha Brasileira, a Escola de Enfermagem Anna Nery, e a recém-fundada (1939) Escola de Enfermeiras Católicas Luiza de Marillac. O mesmo aconteceu nas Escolas de Enfermagem que já haviam sido fundadas em outras capitais do país, a exemplo das de São Paulo, resultando num significativo contingente de Enfermeiras preparadas para atuar em conflitos. Em 1942, mesmo ano da criação da Escola de Enfermagem de São Paulo, foi criado através de um acordo bilateral entre Brasil e EUA, o Serviço Especial de Saúde Pública (SESP) visando à formação de técnicos e profissionais nessa área.

> "Pode-se considerar que o envio das mulheres ao front militar na Primeira e na Segunda guerra mundial integra o processo de constituição do front interno ou civil. Por meio de uma série de políticas de Estado, todos os indivíduos e todos os recursos civis podem ser mobilizados. Igualmente, tornam-se alvos de ataques e bombardeios. É esta nova lógica da guerra na qual se dá a participação das enfermeiras, neste caso relacionado ao intenso imaginário que associa as enfermeiras a uma presença materna (a imagem da pátria-mãe) no campo de batalha, aliviando a dor e o sofrimento dos soldados feridos".
>
> *Cytrynowicz*[31]

A constituição de um grupo de enfermeiras brasileiras foi uma exigência feita ao governo brasileiro pelos EUA, no sentido de elas atuarem junto às enfermeiras do Exército Americano que já se encontravam no front italiano. Diversos estudos, comentários e relatos históricos, apontam que elas ficaram em posição de desigualdade frente às americanas, tanto no sentido do preparo técnico-científico quanto nos demais quesitos necessários para que se integrassem legitimamente ao grupo. Isto incluía também uniformes, equipamentos e outros artefatos. Além disso, elas ocuparam uma posição hierárquica inferior às companheiras americanas, visto que estas possuíam patentes militares e as brasileiras não, tanto que ao regressarem da missão ao invés de serem incorporadas ao efetivo militar, foram simplesmente desligadas do Exército por seus superiores, sem nenhuma explicação e sem fazer jus ao merecido reconhecimento pelos esforços dispendidos numa guerra de tamanhas proporções. Somente muito mais tarde, após reivindicarem seus direitos judicialmente puderam recuperar parte dos litígios pendentes com as Forças Armadas.

Quando do retorno da corporação ao final do conflito em 1945, o governo ditatorial de Getúlio Vargas representado pelo Ministro da Guerra, tentou impedir a visibilidade da FEB perpetrando uma arbitrária dissolução e desmobilização de todo o seu contingente. Isto foi motivado pela preocupação de que os expedicionários com a experiência adquirida no combate às ditaduras Europeias se envolvessem na política brasileira, abalando a manutenção da prática ditatorial instalada pelo Estado Novo. Nesse sentido, eles foram proibidos de se expressar publicamente, usar uniformes, medalhas ou condecorações nas ruas e dar entrevistas acerca de sua participação no combate ao nazifascismo. Esse paradoxo é facilmente compreendido quando se verifica que o fim da Segunda Guerra Mundial representou também a queda das ditaduras dos regimes nazifascistas, após o que, seria uma incoerência Getúlio Vargas manter uma ditadura, mesmo com os avanços econômicos e trabalhistas alcançados. No poder desde 1930, era cada vez mais difícil para o presidente explicar como a ditadura brasileira, que perseguia seus adversários e censurava órgãos de comunicação, havia lutado ao lado dos países Aliados, contra governos totalitários da Europa, os quais eram tão autoritários quanto o seu próprio governo.

Dos mais de 25 mil brasileiros enviados pelo Brasil para lutar na Itália em defesa da nação, alguns sobressaíram e fizeram história, entre os quais, nossas enfermeiras. Essas personagens são enaltecidas pela nobreza de seu caráter e conquistas em seus campos de atuação. Elas demonstraram um forte espírito de liderança e coragem extrema, vencendo intempéries, barreiras físicas e linguísticas, que trouxeram um ganho simbólico para a profissão de Enfermagem e que contribuíram para o sucesso do Brasil na Segunda Guerra Mundial (Fig. 1-7).

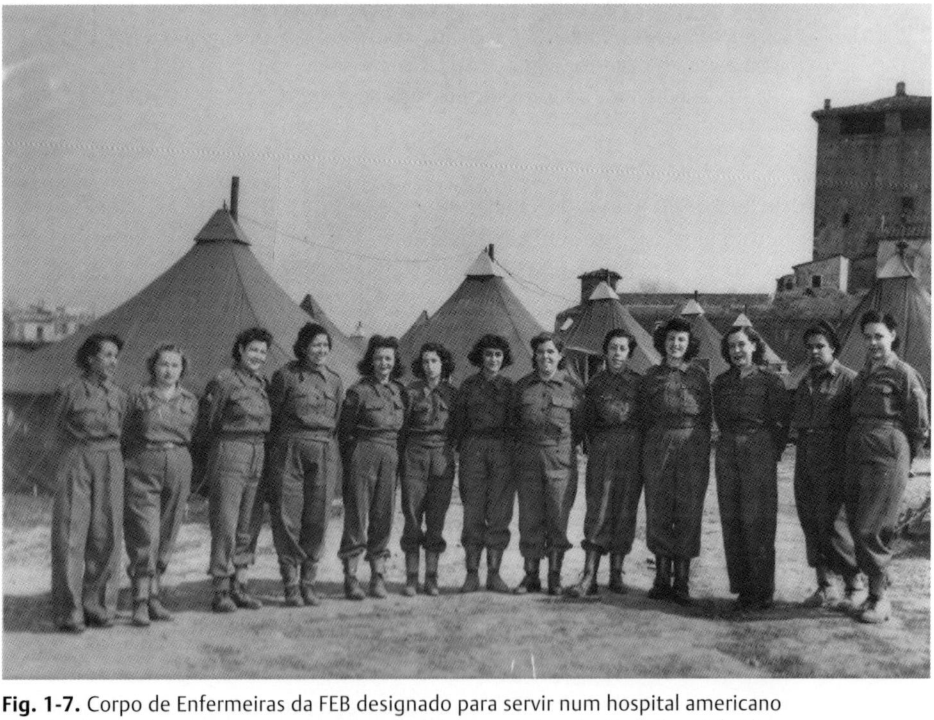

Fig. 1-7. Corpo de Enfermeiras da FEB designado para servir num hospital americano atendendo aos doentes e feridos. 16º Hospital de Evacuação, Pistóia-Itália. 10/03/45.
Fonte: Acervo do Museu Casa de Memória dos Ex-Combatentes, mantido pela Associação dos Ex-Combatentes de Brasília. Disponível em: http://www.portalfeb.com.br/relacao-nominal-das-enfermeiras-da-forca-expedicionaria-brasileira/

Enfermagem de Outros Países na Segunda Guerra

As características do corpo de Enfermagem de outros países, que serviu na Segunda Guerra Mundial, não diferem muito das observadas até agora. Junto aos hospitais de campanha das Forças Armadas, (conhecidos na época como "sistemas de corpos de ambulâncias") de cada país envolvido, destaca-se a presença maciça da Cruz Vermelha Internacional nos *fronts*.

> "O Hospital de Campanha é comparável a uma pequena unidade médica móvel, ou mini-hospital, que cuida temporariamente de vítimas em situações de guerra ou desastres, no local do evento, antes que sejam transportadas com segurança para hospitais permanentes. Surgiram nas guerras pela urgencia de salvar portadores de ferimentos graves, que não conseguiriam suportar uma evacuação de longa distância, numa região quase instransponível e visada pelo inimigo. Sua estrutura é limitada ao mínimo, porém eficiente em equipamento, pessoal de saúde, material cirúrgico, manutenção e alojamento; facilitando seu imediato deslocamento e rápida acomodação, conforme a gravidade e urgência da situação. Geralmente eram posicionados por trás da linha de frente, local em que poderia ser movido pelo próprio pessoal e permanecer junto aos soldados de infantaria durante as operações, caso contrário muitos soldados feridos morreriam por falta de cirurgias a partir da longa e árdua jornada de evacuação, por trilhas, à unidade cirúrgica mais próxima".
>
> *Santos*[32]

A Cruz Vermelha foi também responsável pela jurisdição desses hospitais e dos serviços de atendimento aos soldados doentes e feridos no conflito, independente da área de acercamento. Foi também a Cruz Vermelha que instalou centros de atendimento hospitalar de guerra em grandes edifícios, como hotéis e cassinos que serviam para este fim. Além disso, sob a supervisão da Cruz Vermelha, vários dispensários auxiliares menores foram organizados.

Nos bastidores da guerra, enfermeiras e voluntárias de todas as nacionalidades e etnias trabalharam ao lado das tropas para fornecer apoio em toda a gama de cuidados de saúde. A qualquer momento, enfermeiras militares e civis poderiam estar trabalhando em hospitais de campanha, apoiando exercícios de treinamento ou implantadas em zonas de guerra. Elas enfrentaram os revéses causados pela guerra, em terra, mar ou ar, cuidando de doentes, transportando feridos ou administrando um incessante fluxo nas enfermarias, lidavam, ao mesmo tempo, com a falta de insumos e com os desafios causados pela escassez de suprimentos. Após a guerra mais desafios foram enfrentados, na medida em que muitas dessas enfermeiras precisaram se estabelecer como refugiadas em outros países. Nesse sentido elas foram vítimas de preconceitos e de discriminação por parte da sociedade dos países para os quais emigraram:

> "Enfermeiras refugiadas russas e soviéticas enfrentaram uma miríade de desafios para se tornarem enfermeiras registradas na América do Norte e em outros lugares após a Segunda Guerra Mundial. Baseando-se nos arquivos de refugiados do International Council of Nurses, uma imagem pode ser reunida do destino que atingiu muitas das mulheres que deixaram a Rússia e depois a União Soviética, devido à revolução e à guerra nos anos posteriores. Após a Segunda Guerra Mundial, as enfermeiras emigradas, revelaram que a identidade profissional era tão importante quanto à identidade nacional. Relatos individuais se entrelaçam em uma tela internacional que reúne uma ampla gama de experiências pessoais discriminatórias de mulheres baseadas na Rússia, na União Soviética, na China, na Iugoslávia, no Canadá, nos Estados Unidos e em outros lugares".
>
> *Grant*[33]

> "Mulheres negras, asiáticas e de minorias étnicas vieram para o Reino Unido trabalhar como enfermeiras na sociedade britânica nos anos pós Segunda Guerra Mundial. Elas optaram por se tornar enfermeiras e trabalhar na "pátria", um termo usado regularmente por aqueles que emigraram para a Inglaterra das antigas colônias. As experiências dessas enfermeiras foram de racismo e falta de desenvolvimento. Seus níveis de progresso permaneceram mais baixos do que entre suas contrapartes femininas brancas. No século XXI, continua havendo diferenças significativas no tratamento de enfermeiras negras, asiáticas e de minorias étnicas em comparação com colegas de enfermagem brancas, como efeitos duradouros da colonização, mantendo o poder de impacto sobre elas que continuam a ser colonizadas, racialmente estereotipadas e menos empoderadas. Existem razões multifacetadas para o tratamento desigual dessas enfermeiras. No entanto, o constructo persistente do colonialismo e do poder, precisa ser admitido para que se compreendam os preconceitos raciais experimentados por elas. O reconhecimento pelo Sistema de Saúde da Inglaterra dessas ações discriminatórias, racistas e sexistas deve ocorrer, para que haja o incremento de estratégias, que permitam equidade nas oportunidades e suscitem soluções para lidar com essas desigualdades inaceitáveis".
>
> *Brathwaite*[34]

Outro fator de estresse revelado pelas enfermeiras, quando estas retornam às suas funções pessoais e profissionais no pós-guerra, é a mobilização e transferência de domicílio em decorrência da carreira militar, pois isto mexe com a dinâmica familiar dessas profissionais, causando estresse e pressões psicológicas desgastantes.

"Enfermeiras militares que apóiam missões humanitárias e de desastres enfrentam variados estressores, dilemas morais e perdas em um curto período, quando são mobilizadas. Elas e suas famílias ficam em risco, pela dificuldade de ajuste a novos ambientes quando da alocação. As organizações de saúde que empregam enfermeiras veteranas têm o compromisso e a obrigação de compreender o processo de mudança dessas enfermeiras que atuam no âmbito militar, e que posteriormente retornam aos ambientes de enfermagem civil, para que estas possam ser apoiadas durante as fases de transição".

Elliott[35]

Apesar de todas as desigualdades e perdas sofridas nessas guerras, as enfermeiras jamais deixaram de ser atenciosas com os seus pacientes, confortando-os nos períodos de desânimo, estimulando-os com palavras de esperança, ajudando-os a entrar em contato com seus familiares por meio de cartas, ou seja, se dispuseram a dar o melhor de si, colocando sua inteligência e sua força a serviço de seus países. Elas gravaram para sempre, com suas vidas, nos campos de guerra, belas páginas na história da Enfermagem.

ENFERMAGEM NO BRASIL

CAPÍTULO 2

A Enfermagem na sociedade brasileira é aqui analisada, utilizando-se critérios de periodização, segundo os quais o desenvolvimento da Enfermagem latino-americana considera três fases principais, a saber:

A primeira caracteriza-se pela organização da Enfermagem sob o controle de ordens religiosas; a segunda, pelo desenvolvimento da educação institucional e das práticas de saúde pública; e a terceira corresponde ao processo de profissionalização da Enfermagem. Em seguida, esboçamos a enfermagem contemporânea no contexto da modernidade, tecendo comentários acerca de sua prática e, principalmente, de sua evolução na área educacional.

Sustentado por esses pressupostos, o presente capítulo fica assim subdividido:

- **Organização da Enfermagem na Sociedade Brasileira.** Compreende desde o período colonial até o final do século 19 e analisa a organização da Enfermagem no contexto da sociedade brasileira em formação.
- **Desenvolvimento da Educação em Enfermagem no Brasil.** Começa no final do século 19, estende-se até o começo da Segunda Guerra Mundial e caracteriza o desenvolvimento da educação em Enfermagem, de acordo com o movimento da secularização da atenção de saúde. Aborda a influência internacional que marcou esse período, bem como as vertentes político-econômicas determinantes do processo de mudança profissional.
- **Enfermagem no Brasil Moderno.** Inicia-se com a Segunda Guerra Mundial (1938) e estende-se até a atualidade, focalizando a profissionalização da Enfermagem no processo brasileiro de acumulação capitalista. Para melhor entendimento, sentiu-se a necessidade de desdobrar esta parte, explicitando as décadas correspondentes.
- **Desafios da Enfermagem Contemporânea.** Evidencia a prática da enfermagem diante das novas tendências e perspectivas da área de saúde e da educação e dos desafios e controvérsias que se esboçam a partir do terceiro milênio.

ORGANIZAÇÃO DA ENFERMAGEM NA SOCIEDADE BRASILEIRA

> "As escolas de jesuítas, especialmente os colégios e seminários em funcionamento em toda a colônia, preenchiam as funções de reprodução das relações de dominação e a reprodução da ideologia dominante, assegurando dessa maneira a própria reprodução da sociedade escravocrata."
>
> *Freitag*[36]

A colonização portuguesa no Brasil, de base agrícola, esteve intimamente relacionada com o processo de expansão do capitalismo comercial europeu. É a política mercantil do Estado português que dá o embasamento da empresa colonial, constituído pelo regime de monopólios comerciais, que, por sua vez, organizam o complexo das relações econômicas, políticas e culturais entre a colônia e os colonizadores.

A necessidade de defesa territorial contra as constantes ameaças dos corsários franceses no litoral brasileiro e a perspectiva da exploração mercantil colonial mais eficiente justificaram os riscos da enorme aplicação monetária e humana investida no processo de colonização.

A exploração das riquezas naturais da terra brasileira pelo capital estrangeiro marcou de forma indelével o perfil e a organização social de um país espoliado em toda a sua trajetória em benefício dos interesses externos. A organização da colônia era voltada à produção e à exportação de gêneros tropicais de grande expressão econômica que eram fornecidos ao comércio europeu.

A sociedade colonial era composta, em sua essência, por brancos europeus, negros africanos e indígenas nativos, que eram aproveitados como trabalhadores, constituindo, assim, três grupos sociais: a classe eminentemente superior, representada pelos proprietários rurais, que eram os donos absolutos da riqueza, do prestígio e do poder; os escravos, índios e negros, que trabalhavam as terras e eram econômica e socialmente dominados por seus senhores; e, ainda, uma classe flutuante, composta por um aglomerado de mestiços sem posição definida nos quadros sociais.

A metrópole impôs um regime político administrativo à sua colônia, onde não havia estímulo para a criação de um mercado interno voltado para as necessidades da população, ocasionando em importação maciça de gêneros essenciais e tornando o custo de vida dispendioso. Também a escravidão foi marcante em nossa colonização, tendo perdurado por quase 400 anos, deixando cicatrizes e distorções que permanecem até os dias de hoje. Esta configuração permaneceu sem alterações importantes até o século 18.

No decorrer do século 19, a sociedade brasileira evoluiu economicamente, sem, contudo, modificar substancialmente sua feição. Manteve-se basicamente agrária, escravista e aristocrática com seus núcleos pouco urbanizados.

Quanto às ações de saúde, vamos encontrá-las inicialmente vinculadas aos rituais místicos, realizados na própria tribo pelos pajés e feiticeiros, e às práticas domésticas desenvolvidas pelas mulheres índias para o cuidado de crianças, velhos e enfermos.

Historiadores afirmam que antes da chegada do colonizador europeu e do negro africano às terras brasileiras, havia aproximadamente cinco milhões de índios no continente, espalhados em 900 nações ou comunidades indígenas firmemente estabelecidas. Neste Mundo Novo, os colonizadores brancos encontraram uma cultura que, até então, desconheciam: as comunidades indígenas, com suas tradições milenares, ritos, danças, idiomas. Eles não consideravam os índios como seres humanos, mas como selvagens, a serem civilizados e utilizados como mão de obra nos canaviais e engenhos. As tribos que mostravam resistência, que não se deixavam subjugar, foram dizimadas, 700 nações foram extintas. Cinco séculos depois, a população indígena ficou reduzida a 540 mil em 200 nações remanescentes. Estes índios brasileiros estavam divididos em tribos, de acordo com o tronco linguístico ao qual pertenciam e havia duas figuras importantes na organização das tribos, o pajé e o cacique. Das 1.300 línguas indígenas existentes, só restam 170.

Cada nação indígena possuía crenças e rituais religiosos diferenciados, porém todas as tribos acreditavam nas forças da natureza e nos espíritos dos antepassados. Para estes deuses e espíritos, faziam rituais, cerimônias e festas. O pajé ou sacerdote era o responsável por transmitir estes conhecimentos aos habitantes da tribo, conhecia todos os rituais e recebia as mensagens dos deuses. Ele também era o curandeiro, pois conhecia todos os chás e ervas para curar doenças, o que fazia através do ritual da pajelança, onde evocava os deuses da floresta e dos ancestrais para ajudar na cura.

Os indígenas lançavam mão de amuletos, superstições e, principalmente, dos vastos recursos da flora, além de práticas comuns como o repouso, o jejum e o uso do calor. Para eles, a arte de cuidar estava diretamente vinculada aos rituais místicos, realizados nas próprias tribos pelos pajés e feiticeiros. Crianças e velhos eram tratados também pelas mulheres índias, pelo desenvolvimento de ações domésticas. Antes da colonização, essas práticas eram suficientes para preservar-lhes a saúde.

Com a chegada do colonizador europeu e do negro africano, doenças infectocontagiosas, como a tuberculose, a febre amarela, a varíola, a lepra, a malária e as doenças sexualmente transmissíveis, então denominadas doenças venéreas, passaram a compor o cenário nosológico brasileiro, tendo início o percurso macabro das epidemias e a extinção dos nativos.

A escassez de profissionais colaborou para a proliferação do curandeirismo, e a arte de curar nas mãos de leigos, autorizados a desempenhar umas poucas funções específicas, era um misto de tirocínio, ciência e crendice. A medicina popular portuguesa, composta por conhecimentos empíricos, trazida por navegantes, colonos e missionários, foi o que serviu de base à medicina brasileira. Somente com a chegada do príncipe-regente é que o ensino médico teve início no Brasil.

As comunidades com suas concepções igualitárias, solidárias, com seu culto à vida e à natureza, apresentavam-se tão distantes dos interesses que moviam os colonizadores, como se apresentam até hoje, diante dos interesses que movem a sociedade moderna, como a expansão econômica, especialmente o agronegócio, nas regiões onde eles vivem, representado pela soja, carne bovina, especulações fundiária e madeireira e pelo biocombustível. Os estados do Mato Grosso, Mato Grosso do Sul, Pará e Roraima são os que apresentam maiores índices de desmatamento.

Em Portugal, bem como em toda a Europa, o século 16 foi o período de maior relação entre o poder do Estado e o da Igreja. O rei era o soberano absoluto e dividia o poder com a Igreja Católica Apostólica Romana, equilíbrio este que não tardou a ser abalado com a reforma protestante iniciada por Martinho Lutero, em 1517, e que se espalhou rapidamente por toda a Europa, vindo a enfraquecer o monopólio da Igreja.

Durante a colonização brasileira, o Estado português teve forte ligação com a Igreja, que tinha poderes espirituais, mas, ao mesmo tempo, a Coroa tinha controle na nomeação de eclesiásticos e era também responsável pelo pagamento do clero, dos padres que vinham para o Brasil. A Igreja dedicava-se à salvação das almas, à conversão dos índios ao catolicismo. Para que estes objetivos fossem alcançados, tiveram que organizar aldeias, ensinar a religião católica e não destruir a população indígena, entretanto, ocorreram muitos choques entre e Igreja e os colonos, em vista de estes terem interesse na exploração do trabalho indígena.

Depreende-se que no período da nossa colonização, fomos influenciados pelo modelo religioso medieval, proposto pelas Ordens e Associações católicas que, por meio de seus representantes eclesiásticos, aportaram em nosso país. Beneditinos, Carmelitanos e Jesuítas foram grupos de relevante expressão histórica e atuaram com seus trabalhos de catequese no Brasil. A rede missionária das Ordens Religiosas difundiu-se rapidamente no Brasil, mas os Jesuítas foram os únicos que conseguiram criar certa estrutura independente com relação à Metrópole. Essa independência econômica foi o que permitiu a adoção de uma postura mais crítica com relação ao Estado português, tendo conseguido inclusive importantes vantagens para o aldeamento jesuítico na Amazônia, em detrimento de outras ordens missionárias. No Brasil, a rede missionária difundiu-se em pouco tempo com a fundação de colégios e missões. Toda a cultura colonial foi plasmada pelo trabalho dos jesuítas, que chegaram a exercer ingerência política aos níveis da economia e da administração estatal.

Os primeiros Jesuítas chegaram ao Brasil em 1549, com o governador Tomé de Souza, chefiados pelo padre José Manoel da Nóbrega e, a partir de então, outros tantos foram chegando gradativamente. Aportaram na Bahia e de lá seguiram para o sul, para o norte e para o interior do Brasil, dedicando-se à catequese dos índios nas missões.

José de Anchieta (1534-1597) chegou ao Brasil em 1553, tendo sido, portanto, um dos pioneiros e dos mais dedicados na catequese. Nas cartas que escreveu a Portugal, encontram-se dados que possibilitam o levantamento do quadro nosológico do Brasil à época.

Assim, a primeira forma de assistência aos doentes após a colonização foi estabelecida pelos padres jesuítas que aqui vieram em caráter missionário, para assumir a tarefa de doutrinação cristã da população colonial. Possuidora de enorme poder político, esta sociedade era uma forte organização econômico-social sob controle direto da Igreja, não sendo apenas a simples catequese doutrinária o seu real objetivo.

Nesse contexto, a assistência aos doentes é, então, prestada pelos religiosos em enfermarias edificadas nas proximidades dos colégios e conventos. Posteriormente, voluntários e escravos também passam a executar essa atividade nas Santas Casas de Misericórdia, fundadas a partir de 1543, nas principais capitanias brasileiras. A primeira foi a de Santos, sendo edificadas posteriormente as do Rio de Janeiro, Vitória, Olinda e Ilhéus. Todas atendiam precariamente aos doentes pobres e aos soldados.

A prática de Enfermagem era, por esse tempo, doméstica e empírica; mais instintiva que técnica, atendendo prioritariamente a fins lucrativos. Seus executores eram, na maioria, do sexo masculino.

Mais tarde, são fundados os hospitais militares com os mesmos objetivos dos hospitais militares europeus, ou seja: a preservação da vida do soldado, em benefício dos interesses financeiros que envolviam a sua formação e a manutenção das tropas. Tanto as Santas Casas de Misericórdia quanto os hospitais militares eram mantidos pela iniciativa privada e pela filantropia. Os médicos eram figuras esporádicas no cotidiano hospitalar.

Nessa sociedade, a indefinição de uma política de saúde é, em parte, explicada pela falta de interesse na reprodução da força de trabalho, já que esta ia sendo gradativamente ocupada pelos imigrantes.

DESENVOLVIMENTO DA EDUCAÇÃO EM ENFERMAGEM NO BRASIL

> "Às ocupações manuais correspondiam tipicamente níveis baixos de poder, prestígio e rendimento. A partir de certo momento, entretanto, muitas ocupações manuais passam a requerer para a sua execução um nível elevado de conhecimento especializado."
>
> *Souza e Castro*[37]

Ao final do século 19, apesar de o Brasil ainda ser um imenso território com um contingente populacional pouco elevado e disperso, um processo de urbanização lento e progressivo já se fazia sentir nas cidades que possuíam áreas de mercado mais intensas, como São Paulo e Rio de Janeiro.

O consumo de produtos industrializados, nessas áreas, era atendido pela importação de manufaturas provenientes dos países da Europa que, após ter assumido o controle econômico dos países da América Latina, impunha-lhes seus valores materiais e sua cultura.

A existência de um mercado consumidor para os produtos manufaturados europeus constituía um dos pré-requisitos para o desenvolvimento industrial brasileiro que veio ocorrer posteriormente, intensificando o crescimento urbano.

Nesse período, o capitalismo internacional estava em crise em razão da inadequação existente entre o sistema de produção e as necessidades de consumo, e o Brasil, como um subsistema capitalista periférico que operava em permanente conexão externa e que, por isso, dependia do comportamento do mercado internacional, passa a sofrer as consequências dessa transformação.

As oligarquias cafeeiras dos estados mais ricos (São Paulo, Minas Gerais e Rio de Janeiro) concentravam o poder e vinculavam as ações governamentais às exigências do desenvolvimento econômico dessas regiões, de tal forma, que esses estados conseguiam sempre eleger candidatos dos seus partidos políticos para o governo.

A política econômica estava centrada nos interesses da cafeicultura, das finanças e dos bancos internacionais que, a essa altura, já contabilizavam uma enorme dívida brasileira a título de empréstimo.

A falência da República oligárquica já se verificara antes da década de 1920, em decorrência de disputas políticas que partiram das próprias oligarquias. Com o Movimento Revolucionário de 1930, finalmente essa forma de predomínio vem enfraquecer por completo, dando margem a um novo reajuste da sociedade brasileira.

A questão saúde passa a constituir um problema econômico-social, a partir do momento em que as doenças infectocontagiosas, trazidas pelos europeus e pelos escravos africanos, começam a propagar-se rápida e progressivamente, tomando grandes proporções nos principais núcleos urbanos, tanto que os países que comercializavam com o Brasil advertiam constantemente com relação à persistência das epidemias e endemias que ameaçavam não só as tripulações de seus navios, como as suas populações.

O serviço de Inspeção de Saúde Pública do Porto do Rio de Janeiro, principal porta de entrada das doenças pestilentas (malária, varíola, febre amarela e peste), já existia desde 1828, porém, o tipo de organização em vigor demonstrava descontinuidade e deficiência, e a quase inexistência de repercussão sobre o controle das doenças, que, ao contrário, alastravam-se, chegando a uma situação de verdadeira calamidade pública.

Para deter essa escalada que ameaçava a expansão comercial brasileira, o governo, sob pressões externas, assume a assistência à saúde com a criação de serviços públicos, a vigilância e o controle mais eficaz sobre os portos, inclusive estabelecendo quarentena. Revitaliza por meio da reforma Oswaldo Cruz, introduzida em 1904, a Diretoria-Geral de Saúde Pública, incorporando novos elementos à estrutura sanitária, como o Serviço de Profilaxia da Febre Amarela, a Inspetoria de Isolamento e Desinfecção e o Instituto Soroterápico Federal, que, posteriormente, transformou-se no Instituto Oswaldo Cruz.

Mais tarde, a Reforma Carlos Chagas (1920), em uma tentativa de reorganização dos serviços de saúde, cria o Departamento Nacional de Saúde Pública, órgão que, durante anos, exerceu ação normativa e executiva das atividades de Saúde Pública no Brasil.

A formação de pessoal de Enfermagem, para atender inicialmente aos hospitais civis e militares e, posteriormente, às atividades de saúde pública, principiou com a criação, pelo governo, da Escola Profissional de Enfermeiros e Enfermeiras, no Rio de Janeiro, junto ao Hospital Nacional de Alienados do Ministério dos Negócios do Interior. A primeira escola de Enfermagem brasileira foi criada pelo Decreto Federal 791, de 27 de setembro de 1890, e denomina-se hoje EEAP – Escola de Enfermagem Alfredo Pinto, pertencendo, atualmente, à Universidade Federal do Estado do Rio de Janeiro – UNIRIO.

A formação profissional estabelecida nessa Escola estava em conformidade com os moldes das Escolas de Salpêtrière na França; o curso tinha a duração de 2 anos, e o currículo abordava aspectos básicos da assistência hospitalar, predominantemente curativa.

Ao ser deflagrada a I Grande Guerra Mundial (1914), como consequência de lutas pela hegemonia imperialista, a Cruz Vermelha Brasileira, em consonância com o movimento internacional de auxílio aos feridos de guerra, passa a preparar voluntárias para o trabalho de Enfermagem.

Excluindo essa forma de participação, são inexpressivas as referências encontradas com relação à influência da I Guerra Mundial na profissionalização da Enfermagem brasileira, embora, logo após este evento, tenha-se processado um novo impulso na área da educação profissional, como resultado da ascensão da área de saúde pública.

Em todos esses cursos, as aulas foram, por muito tempo, ministradas por médicos e, na maioria deles, também a direção esteve a cargo deste profissional, só passando às mãos das enfermeiras em épocas mais recentes.

Paradoxalmente, embora a necessidade emergente de pessoal fosse na área de saúde pública, a formação era, em grande parte, realizada na área hospitalar com o desenvolvimento de estágios prolongados nos hospitais.

A premência da questão sanitária desse período também foi foco de atenção das organizações latino-americanas, que, preocupadas com a relação entre os países deste bloco e o intercâmbio econômico internacional, incorporaram-se aos programas de saneamento público na América Latina.

Por outro lado, o processo de desvinculação da atenção médica das associações religiosas e o processo de medicalização que se encontrava incipiente nos países latino-americanos reforçavam a iniciativa dos Estados Unidos quanto à expansão dos programas de educação em Enfermagem.

É nessa conjuntura que a Fundação Rockfeller patrocina o projeto de organização do serviço de Enfermagem de Saúde Pública, no Brasil, sob a orientação de enfermeiras norte-americanas.

O governo americano, em concordância com o governo brasileiro, na pessoa de Carlos Chagas, então diretor do Departamento Nacional de Saúde Pública, manda para o Brasil algumas enfermeiras que organizam, em 1923, a Escola de Enfermagem Anna Nery. Pesquisas posteriores na área de História da Enfermagem demonstram que esta não foi a primeira escola de Enfermagem que se baseou na adaptação americana do modelo nightingaleano, conforme se supunha anteriormente.

A Escola de Enfermagem Anna Nery redimensionou o modelo da Enfermagem profissional no Brasil. Ao selecionar para os seus quadros moças de camadas sociais mais elevadas, com o apoio de uma política interessada em fomentar o desenvolvimento da profissão, atendeu diretamente ao projeto então estabelecido, passando a ser padrão de referência para outras escolas.

Também, a divisão social do trabalho em Enfermagem é aí delineada, uma vez que as novas enfermeiras eram preparadas para executar tarefas com maior nível de complexidade intelectual, que estariam relacionadas com a classe social a qual pertenciam, ou seja, a Escola amplia as características próprias das candidatas, de acordo com a posição hierárquica ocupada por elas na sociedade.

Considerada como formadora de grupos de elite, a Escola tornou-se tradicional no contexto educacional brasileiro; e suas enfermeiras, consideradas padrão, durante muito tempo, personificaram a imagem da verdadeira enfermeira brasileira. Para muitas pessoas, ser enfermeira subentendia ser formada pela Escola Anna Nery.

O fato de exigir da candidata um nível de escolaridade mais apurado, enquanto as outras escolas da época exigiam apenas conhecimento básico da leitura e da escrita, também colaborou para a formação da imagem elitizada da Escola.

A partir do momento em que as demais escolas deveriam funcionar dentro dos padrões da Escola Anna Nery, o que foi fixado por lei (Decreto 20.109 de 15/06/31), pode-se inferir que o perfil exigido para a enfermeira brasileira passou a ser elaborado, segundo os critérios da Escola considerada modelo.

Uma vez que aqueles critérios estavam fundamentados nos princípios trazidos pelas enfermeiras norte-americanas e que estes provinham do modelo nightingaleano, passamos, então, a reproduzir o citado modelo com todas as características que lhes foram sendo imprimidas pela história, quais sejam: a submissão, o espírito de serviço, a obediência e a disciplina, dentre outras.

> "Acumulando em si, desde sua fundação em 1923 até 1970 aproximadamente (a Escola de Enfermagem Anna Nery) vários estereótipos, a enfermeira era antes de tudo, aos olhos do povo, a mãe, feminina, aquela que protege e nutre. A imagem e o trabalho manual da enfermeira viabilizaram todas estas propostas."
>
> *Loyola*[38]

É importante ressaltar a fundação, em 1926, da Associação Nacional de Enfermeiras Diplomadas Brasileiras, atual Associação Brasileira de Enfermagem (ABEn), pelas primeiras enfermeiras formadas pela Escola Anna Nery. O órgão foi juridicamente registrado em 1928 e filiado ao Conselho Internacional de Enfermagem em julho de 1929. Suas comissões tiveram papel relevante no desenvolvimento da Enfermagem brasileira, principalmente nos aspectos de legislação e educação. Essa entidade que passou por muitas mudanças, desde sua criação até os dias de hoje, confunde sua história com a história da Enfermagem no Brasil.

Mais tarde, a criação do Conselho Federal de Enfermagem (1973), órgão disciplinador do exercício profissional; e dos Sindicatos, defensores dos direitos econômicos e das condições de trabalho dos profissionais da Enfermagem, vieram, junto com a ABEn, constituir as três entidades que se completam no que diz respeito à assistência, à educação e à defesa dos enfermeiros brasileiros.

A instalação do Ministério da Educação e Saúde ocorre em 1931, reconhecendo-se nele a responsabilidade para com a problemática educacional, cultural e de saúde da população. A Reforma de Francisco Campos e a Constituição de 1934 coroaram o período de intensa efervescência intelectual e política que fizeram eclodir o ensino secundário e a instalação de novas escolas e universidades. É atribuída à União a competência privativa para traçar as diretrizes de educação e saúde nacional, e a renda dos impostos dos estados e municípios é vinculada a esses interesses.

No mesmo ano da criação do citado Ministério, criaram-se normas legais para o ensino e exercício da Enfermagem. Ao mesmo tempo, várias escolas iam sendo fundadas nos estados brasileiros pelo Governo Federal, muitas delas por iniciativa das congregações religiosas que, por intermédio das irmãs de caridade, ainda desenvolviam a Enfermagem na maior parte dos hospitais, sem que para isto possuíssem preparo específico.

Nesse período vamos encontrar a Enfermagem profissional, voltada prioritariamente para a área de ensino e de saúde pública, enquanto nos hospitais predomina a prática leiga e subserviente da Enfermagem, desenvolvida por religiosas.

Na década de 1940, a Escola Anna Nery foi incorporada à Universidade do Brasil e, em 1949, o Projeto de Lei 775 controlou a expansão das escolas e exigiu que a educação em Enfermagem fosse centralizada nos centros universitários. Em 1961, a partir da Lei 2.995/56, todas as escolas passaram a exigir curso secundário completo ou equivalente dos candidatos, mas só no ano seguinte a Enfermagem iniciou seus passos em direção ao ensino de nível superior.

ENFERMAGEM NO BRASIL MODERNO

> "As soluções para os principais problemas de saúde nas nações em desenvolvimento relacionam-se fundamentalmente com uma reordenação social global, nunca com os recursos humanos com que contam ou possam vir a contar estes países e muito menos com os eventuais hospitais e tecnologia sofisticada que venham a adquirir e colocar à disposição da população."
>
> Garrafa[39]

Da Década de 1930 à Década de 1960

A década de 1930 marca a queda do Estado oligárquico e a ascensão do governo Getúlio Vargas, ao mesmo tempo que fortes tensões político-sociais partem diretamente do proletariado urbano, sufocado com a crise econômico-financeira que sobreveio com o déficit do setor cafeeiro.

A partir da segunda metade da década de 1950, começam a ocorrer amplas transformações no panorama econômico brasileiro com a sua integração ao sistema capitalista ocidental, por meio das estratégias do governo Kubitschek.

As graves conturbações sociais que acompanharam esse processo, durante os governos subsequentes, foram uma das causas do confronto político que culminou com o golpe de 1964, a partir do qual a vida nacional passou a ser regida pelo governo militar, então instalado.

Era inevitável, pois, que, nesta conjuntura de instabilidade social e crise econômica, o Estado acabasse assumindo clara proeminência sobre as forças sociais, levando a intervir cada vez mais profundamente na vida nacional, em boa parte pela própria fraqueza política dos vários grupos sociais: classe proprietária, burguesia industrial e proletariado.

A rápida escalada industrial no Brasil processou-se por meio da instalação definitiva dos grandes complexos econômicos estrangeiros, em um momento em que a produção interna e a tecnologia brasileira ainda não haviam atingido um grau de desenvolvimento suficiente.

O processo brasileiro de acumulação capitalista foi diverso, por ter partido de uma economia escravista colonial e não feudal e por já ter encontrado a economia mundial dominada pela lógica do capital.

Com a industrialização, acentuaram-se as disparidades regionais. Os centros urbanos cresceram desordenadamente em vista do deslocamento da força de trabalho do setor agrário para o setor industrial. Proliferaram as favelas e os cortiços.

A falta de infraestrutura urbana e a precariedade dos serviços oferecidos, somadas ao alto custo de vida, à inflação e às grandes aglomerações, geraram as condições para a deterioração da vida e da saúde do povo brasileiro. Tudo indicava que a industrialização do Brasil, como um país dependente dos países periféricos, conduzia à formação de uma sociedade urbano-industrial em que modernização e marginalização caminhavam juntas.

A inclinação dos centros do poder, para atender às problemáticas questões de saúde que se levantaram com o processo brasileiro de acumulação capitalista, foi direcionada, prioritariamente, para o cumprimento das funções reprodutivas da força de trabalho.

Com base nesse pressuposto e pressionada pelos movimentos dos trabalhadores em defesa de seus direitos, a ordem do sistema de saúde sofreu expansões e modificações diversas, de acordo com a conjuntura política e econômica que se expressava em cada momento.

Tendo como principal unidade administrativa da ação sanitária o Ministério da Saúde (desvinculado do MEC, em 1953), as autoridades do setor criaram uma série de programas e siglas, nem sempre inteligíveis e próximos à realidade dos usuários.

Foi promovida uma série de medidas. Estas, porém, não atacaram as causas básicas geradoras dos problemas de saúde da população, como saneamento básico e subnutrição, dispersando recursos humanos e financeiros.

Com a consolidação do processo de industrialização em nosso país, a tecnologia hospitalar e a indústria farmacêutica ocupam lugar de destaque, privilegiando a Medicina curativa que passa a ser o paradigma de um sistema de saúde que tem como principal centro de referência o hospital.

É nesse quadro nacional, sucintamente esboçado, e com a educação em Enfermagem já consolidada, pela sua integração aos programas universitários e governamentais, que vamos encontrar os enfermeiros concentrados basicamente na área hospitalar, observando-se, por esse mesmo tempo, um crescimento quantitativo de outras categorias na Enfermagem, para atender às novas exigências do mercado de trabalho.

Surge o novo hospital, incorporado de tecnologia desenvolvida e exigindo profissionais mais qualificados. As enfermeiras começam a organizar a equipe de enfermagem sob novos padrões, passando a gerenciar os serviços, conforme já vinham fazendo na área de saúde pública, além do treinamento e da supervisão dos auxiliares de enfermagem.

Identifica-se, ainda, como fator importante na mudança de rumo da Enfermagem brasileira e na desordenada expansão de seu pessoal, a reorganização da Previdência Social a partir da década de 1950. Determinada pela emergência da atenção médica individual exigida pelos trabalhadores, essa organização reforçou a política de saúde médico-hospitalar e relegou a saúde pública a uma posição secundária.

Privilegiando uma prática curativa e especializada e incorporando uma tecnologia sofisticada, o Instituto Nacional da Previdência Social, criado em 1966, a partir da unificação dos Institutos de Aposentadoria e Pensões, tornou-se hegemônico no espaço institucional do setor de saúde e consolidou o modelo de medicina previdenciária no Brasil, vindo ocupar o lugar de mediador dos interesses dos grupos privados.

O processo de privatização do setor de saúde ofereceu grandes vantagens para as empresas médicas de grupo que passaram a fazer convênios com firmas comerciais e industriais, a fim de prestar assistência médica aos seus empregados. Entretanto, a qualidade dos serviços de saúde oferecidos era duvidosa e não atendia às expectativas dos trabalhadores.

Ao estabelecer convênios com a rede privada, a Previdência, por sua vez, reforçou essa dicotomia, ao mesmo tempo em que via suas finanças serem instabilizadas pelas inúmeras distorções e irregularidades constatadas.

O crescimento do setor privado e o modelo de assistência adotado pela Previdência determinaram a ampliação do campo de prática da Enfermagem, e os profissionais de nível superior passaram a ser absorvidos em maior quantidade pelo setor público, enquanto o setor privado, como forma de reduzir os gastos com pessoal, passou a absorver auxiliares e operacionais em maior proporção.

Essa situação reflete-se na área da educação em Enfermagem, onde os currículos que, antes, enfatizavam a saúde pública, passaram a privilegiar o ensino especializado e a assistência curativa. Ocorre, também, a proliferação dos cursos para atendentes, auxiliares e, mais tarde, para os técnicos de Enfermagem, sendo a maioria mantida por entidades de direito privado.

Observa-se que a composição heterogênea da Enfermagem brasileira é sustentada pelo sistema de formação e que, ao mesmo tempo, atende às necessidades do mercado, reforça a fragmentação e a subdivisão do trabalho na área. Forma-se, assim, uma nova pirâmide, em que o vértice é ocupado pelos enfermeiros e a base pelos numerosos atendentes, estando entre ambos os auxiliares e os técnicos de Enfermagem. A divisão de funções entre esses elementos, um tanto complexa, determina aos atendentes e auxiliares o cuidado direto ao cliente, limitando os enfermeiros às funções administrativas e burocráticas da instituição.

Cabe ressaltar que a existência de várias categorias e a divisão do trabalho na Enfermagem também dificulta seu reconhecimento social, uma vez que os usuários dos serviços de saúde, por desconhecerem a existência dessa divisão hierárquica, tendem a confundir seus agentes. Este fato é reforçado, de um lado, pelas outras categorias que, genericamente, autodenominam-se **enfermeiros**; de outro, pelos próprios enfermeiros que não vêm desenvolvendo, quer individualmente, quer por meio de seus órgãos representativos, uma ação esclarecedora junto à população; e, ainda, pela divulgação distorcida de alguns veículos de comunicação que, das mais variadas formas, desprestigiam a classe, ao exibi-la de forma depreciativa, ora como grotesca e vulgar, ora como dócil e submissa, fortalecendo ideias preconcebidas e errôneas a seu respeito. Isso contribuiu para diminuir ainda mais o *status* profissional e o poder de barganha da Enfermagem na defesa de seus interesses.

Outra questão que favorece a subutilização da Enfermagem, em favor da acumulação do capital, é a fraca participação da categoria nas entidades de classe e nas lutas pelas reivindicações profissionais, além da conjuntura política que a condiciona a exercer um papel subalterno e limita seu poder de decisão, uma vez que, raramente, vamos encontrar um enfermeiro exercendo o maior comando dentro de uma estrutura hierárquica da área de saúde.

É importante acrescentar que, além da despolitização, se deve levar em conta que, sendo a Enfermagem composta, em sua maioria, por mulheres da classe média baixa e classe trabalhadora, submetidas ao regime de trabalho assalariado em empresas privadas e órgãos públicos, muitas vezes simultaneamente, é mínimo o percentual que possui condições econômicas e sociais para se engajar nas lutas reivindicatórias e atividades sindicais, o que contribui ainda mais para a situar em posição de desvantagem com relação aos grupos hegemônicos do setor da saúde.

Dessas argumentações, depreende-se que, analogamente, o trabalho da Enfermagem, inserido no sistema de produção capitalista, não diverge da regra. Como prestadora de serviços, a Enfermagem, no desenvolvimento das suas atividades, mobiliza grande parcela de bens permanentes e de consumo provenientes de investidas onerosas das indústrias farmacêuticas e de equipamentos hospitalares, que, consequentemente, envolvem interesses de grupos detentores do capital e, por isso, possuidores de forte influência político-ideológica.

A dicotômica prática profissional – representada pelo saber e fazer atribuídos aos enfermeiros e ocupacionais, respectivamente – atende, por sua vez, às expectativas dos modelos administrativos que regem as instituições, e que sugerem o fracionamento do processo de trabalho em favor da disciplina e da organização, mas que, paralelamente, conseguem promover a alienação profissional.

Embora os currículos dos cursos de graduação sejam pautados no conhecimento da totalidade do trabalho de Enfermagem, os enfermeiros encontraram-se afastados da possibilidade de reflexão e crítica sobre o **fazer**, porque, quase que totalmente, permaneceram distanciados da prática do cuidado direto ao paciente na vida profissional.

Com o pessoal auxiliar e ocupacional desvinculado do **saber**, e voltado para o **fazer** e os enfermeiros detendo o **saber**, mas afastados do **fazer**, ambas as categorias permanecem alienadas. Assim, a Enfermagem, como unidade importante do sistema de produção – não obstante ocupe uma posição secundária na estrutura de poder do setor saúde – por esta postura, comunga com os interesses das indústrias e promove, inconscientemente, a expansão do capital.

A exploração da força de trabalho na Enfermagem, representada pelos baixos salários que lhes são pagos e pelas condições adversas de trabalho a que estão sujeitos, contribui para o aumento progressivo do lucro dos investidores da área de saúde.

Décadas de 1970 e 1980

Nestas décadas, ocorrem transformações importantes na estrutura social do país, determinadas, em grande parte, pela mudança no quadro político-nacional.

A classe operária cresce em ritmo progressivo e a classe média proletariza-se gradativamente, diante da crise financeira por que passa o país. Consolida-se a aliança entre o capital monopolista e o latifúndio moderno.

A crescente demanda do setor previdenciário e a discordância verificada entre as prioridades de saúde da população e as ações efetivadas geraram a crise na esfera da saúde nesse período.

A partir de 1975, um novo modelo foi definido por meio da Lei 6.229 do Sistema Nacional de Saúde. A lei citada legitimou a pluralidade institucional no setor e identificou a Previdência Social como responsável pela assistência individual e curativa, e o Ministério da Saúde, por intermédio das Secretarias, pelos cuidados preventivos e de alcance coletivo, acarretando uma divisão entre ações tecnicamente indivisíveis.

A política então proposta para superar as crescentes dificuldades de saúde popular pautou-se na **Declaração de Alma-Ata**, cujos objetivos foram delineados na Conferência Internacional sobre a Atenção Primária de Saúde. Estes objetivos priorizavam a assistência profilática e preventiva, sem, contudo, descuidar dos aspectos curativos e de reabilitação. Sustentavam, também, a responsabilidade do governo na assistência à saúde e traçavam linhas básicas para a democratização do setor.

O final da década de 1970 e início dos anos 1980 foram marcados por crescentes movimentos de contestação e mobilização popular na área de saúde, denunciando as condições precárias de vida da população e propondo alternativas que contemplassem uma política de saúde efetivamente democrática.

Foi nesse cenário que se descortinava de forma geral em toda a América Latina, que 134 nações se reuniram em 12 de setembro de 1978 em Alma-Ata na Rússia, na Conferência Internacional sobre Atenção Primária de Saúde, cujos princípios têm norteado as políticas públicas de saúde até os dias de hoje, constituindo-se de um verdadeiro marco histórico em saúde para os governos envolvidos.

A Conferência considerou a necessidade de uma ação urgente por parte de todos os governos, do pessoal de saúde e da comunidade mundial para proteger e promover a saúde de todos os povos do mundo e, particularmente, nos países em desenvolvimento, apelando aos governos, à OMS, à UNICEF e a outras organizações internacionais, assim como às organizações governamentais e não governamentais e aos organismos de financiamento, o compromisso de promover a atenção primária à saúde e de dedicar-lhe maior apoio técnico e financeiro.

Este fórum internacional reiterou ser a saúde um direito fundamental da pessoa humana, afirmando que a obtenção do mais alto grau possível de saúde é um objetivo social extremamente importante em todo o mundo, exigindo a intervenção dos setores sociais e econômicos e não somente deste setor específico, orientou, também, as atividades a serem desenvolvidas para o alcance das metas, apontando a educação em saúde, as medidas preventivas, a alimentação, o abastecimento de água potável, o saneamento básico, imunização e prevenção das endemias como fatores fundamentais e estratégicos.

Alertou para a grande desigualdade existente entre os países desenvolvidos e aqueles em desenvolvimento, afirmando que a promoção e proteção da saúde de um povo é indispensável para que ocorra um desenvolvimento econômico e social contínuo, o que contribui para a melhora da qualidade de vida e para o alcance da paz mundial. A afirmação de que a participação popular individual e coletiva é um direito e um dever do cidadão, forçou uma nova abertura política internacional na direção da consecução dos direitos da cidadania.

Entretanto, uma das metas principais da Declaração de Alma-Ata: "Saúde para todos no ano 2000" revelava que os objetivos sociais dos governos, das organizações internacionais e de toda a comunidade mundial no curso dos próximos decênios seriam alcançar até o ano 2000 um nível de saúde adequado, por meio da adoção de medidas que contemplassem a assistência primária de saúde, sendo esta encarada como assistência sanitária essencial, com base em métodos e tecnologia práticos, cientificamente fundamentados e socialmente aceitáveis e colocada ao alcance de todos os indivíduos, famílias e comunidades, mediante sua plena participação em todas as etapas de desenvolvimento.

Cabe ressaltar o destaque dado pelo documento à inclusão da planificação da família e a assistência materno-infantil, o que foi de fundamental importância para a implantação, mais tarde, da estratégia de saúde da família, por meio do PSF (Programa de Saúde da Família.)

A partir daí a tentativa de ampliação da cobertura dos serviços de saúde coincidiu com um momento de crise financeira brasileira, o que, consequentemente, racionalizou os recursos disponíveis para o alcance das metas. Ainda que teoricamente a mudança fosse admitida, na prática, apenas algumas medidas foram tomadas para tentar superar a crise que se impôs no sistema de atenção à saúde. Assim, a atenção primária de saúde, como base para a consecução do **objetivo saúde para todos no ano 2000**, proposta em Alma-Ata, não trouxe os resultados esperados, na medida em que a ordem política, social e econômica do país não se reestruturou, no sentido de viabilizar o alcance dessa meta.

Embora nessa época a pós-graduação em Enfermagem tenha acelerado seu ritmo, com a criação de vários cursos de especialização na área, as categorias auxiliares, agora acrescidas dos **agentes de saúde** e do **atendente rural**, foram as detentoras da atenção primária, cabendo ao enfermeiro as funções de treinamento, coordenação e supervisão.

O aumento progressivo da produção científica em Enfermagem, determinado pelo incremento dos cursos de pós-graduação, estimulou a ABEn a criar, em julho de 1979, o CEPEn (Centro de Estudos e Pesquisas em Enfermagem), com o objetivo de promover e incentivar a pesquisa na Enfermagem, bem como organizar suas áreas de interesse.

Enquanto os enfermeiros se especializavam, a multiplicação dos novos ocupacionais acelerava o processo de proletarização da Enfermagem.

Na realidade, os cursos de pós-graduação – que já existiam, desde a década de 1940, mas que, somente a partir de 1974, passaram a receber atenção especial – vieram atender, não só à demanda de enfermeiros qualificados para o magistério, originada pelo aumento do número de cursos de graduação (de 41 cursos, até 1974, para 93 cursos, em 1986)[11], mas também à especialização crescente da medicina e aos padrões sofisticados da tecnologia hospitalar.

A sofisticação do ato médico forçou a crescente especialização na área, exigindo, cada vez mais, habilidades diferenciadas dos demais trabalhadores da saúde, multiplicando-se, assim, os cursos de especialização de um modo geral e, em particular, na Enfermagem.

Para acolher essas exigências, os currículos de Enfermagem, não só os da pós-graduação, mas também os da graduação, foram centrados na assistência curativa, caracterizando-se pela grande concentração de carga horária nas disciplinas ligadas a esse tipo de assistência e estágios realizados no hospital. Isto fez com que quase todas as Escolas de Enfermagem realizassem estudos, para melhorar o currículo e modificar esse quadro.

Parecia consenso que a pós-graduação e a educação continuada, imprescindíveis para a retroalimentação da prática, só seria efetiva se, em vez de estarem comprometidas com a prática curativa, voltassem os currículos também para a melhoria da qualidade da assistência de Enfermagem e, acima de tudo, para o despertar da consciência crítica dos enfermeiros, sem o que, não se operariam mudanças.

Na década de 1980, ocorreram alguns avanços para a Enfermagem, como a aprovação da Lei 7.498, em julho de 1986, que, em substituição à defasada Lei 2.604 de 1955, trouxe novas disposições sobre a regulamentação do exercício profissional, reconhecendo as categorias de enfermeiro, técnico de Enfermagem, auxiliar de Enfermagem e parteira, e determinando a extinção em 10 anos do pessoal sem a formação específica regulada em lei, delimitou as atividades específicas de cada categoria, tendo suscitado grandes polêmicas e controvérsias com relação a esse aspecto. Apesar disso, não ocorreram grandes mudanças na prática, permanecendo a Enfermagem e, principalmente, os enfermeiros, insatisfeitos e confusos com relação ao papel que desempenham na sociedade, ao seu *status* social e autonomia profissional. Ainda, o padrão de qualidade da assistência de Enfermagem como reflexo da deterioração geral do sistema de saúde brasileiro está, a cada dia, mais precário, o que, aliado à falta de condições de trabalho e aos baixos salários do pessoal de saúde e educação, contribui para o descrédito popular e para a insatisfação geral.

A partir de 1982, o Plano CONASP trouxe para uma perspectiva mais pragmática a integração do setor público, efetivada pelo programa de Ações Integradas de Saúde que nasceu como proposta institucional do INAMPS e que, em 1984, passou a ser assumido formalmente pelas Secretarias de Saúde dos Estados e pelos Ministérios da Saúde, Previdência e Educação, com vistas à ação conjunta. O programa de Ações Integradas de Saúde, por intermédio da estratégia de integração programática, entre as instituições de níveis federal, estadual e municipal, objetivava a melhoria da qualidade da assistência, tendo como linhas principais a universalização, descentralização e hierarquização dos serviços; racionalização dos recursos e aumento da produtividade; reorientação da política de recursos humanos; valorização das atividades básicas e reconhecimento da participação popular. Essas diretrizes institucionais racionalizadoras pactuam com a ideologia e com as práticas do movimento de Reforma Sanitária e do Sistema Único de Saúde, posteriormente incorporado à nova Constituição.

A partir da adoção do conceito de saúde coletiva e alicerçado na estratégia de promover a consciência sanitária, não só entre os profissionais de saúde, mas também entre usuários do sistema, visto que ambos estavam sujeitos às mesmas causas que afetavam, de um lado, o processo de trabalho e, de outro, o binômio **saúde/doença**, no movimento da Reforma Sanitária debateu-se em torno da proposta de um sistema único de saúde, público, socializado, universal, integrado e planejado de acordo com as demandas existentes, utilizando, de forma hierarquizada e regionalizada, os recursos disponíveis.

Os pressupostos do movimento reformista, em prol da universalização e da igualdade do direito à saúde, foram discutidos e consubstanciados no mais amplo e democrático fórum de representação política e social ocorrido no país, a VIII Conferência Nacional de Saúde (março/1986).

As Conferências Nacionais de Saúde têm sido realizadas no Brasil desde 1947. São instâncias colegiadas do Sistema Único de Saúde, têm caráter deliberativo, são regulamentadas pela Lei 8.142/90 e convocadas a cada 4 anos pelo Poder Executivo ou pelo Conselho Nacional de Saúde.

A partir da VIII Conferência Nacional de Saúde, a própria concepção de saúde, antes abstrata e reducionista, é redefinida, partindo-se da premissa de que a saúde merece um conceito mais abrangente e político que aquele adotado pela OMS, em 1946, que dizia ser a saúde um estado de bem-estar físico, mental e emocional. Assim sendo, frente aos propósitos da Reforma Sanitária brasileira, a saúde passa a ser entendida como resultante das condições de alimentação, habitação, educação, renda, meio ambiente, trabalho, transporte, emprego, lazer, liberdade, acesso e posse da terra e acesso a serviços de saúde. É, assim, antes de tudo, o resultado das formas de organização social, que podem gerar grandes desigualdades nos níveis de vida.

Esse passou a ser o novo paradigma do movimento sanitário, enquanto possibilidade de transformar ou criar mecanismos que atuem diretamente na organização institucional do setor de saúde, com vistas a torná-lo mais racional, eficiente e democrático.

As propostas da VIII Conferência sofreram desdobramentos posteriores até serem aprovadas e incorporadas ao texto da nova Constituição. Nessa trajetória, ocorreram sérios confrontos entre os defensores dos ideais populares e os interesses dos grupos privados que, por sua vez, usaram todos os artifícios possíveis para, por meio dos *lobbies*, interferirem a seu favor nas propostas mais progressivas. Foi visto que o texto aprovado posteriormente não refletiu, na sua totalidade, os ideais antes propostos, tendo sofrido várias modificações que beneficiaram o sistema empresarial.

Analisando o Artigo 199 da nova Constituição, vemos, porém, que apesar de garantir que a assistência à saúde seja livre à iniciativa privada, esta afirmação não encontra respaldo nos dispositivos seguintes, que a limitam a uma participação complementar no SUS – Sistema Único de Saúde, proíbem a participação de empresas ou capitais estrangeiros na prestação de serviços de saúde e impedem a destinação de recursos públicos para aquele setor.

Outros ganhos importantes foram a estatização completa da produção e comercialização de hemoderivados, a incorporação das ações de saúde do trabalhador ao SUS e a participação da comunidade como uma das diretrizes básicas do sistema, malgrado os interesses contrários.

As resoluções da Carta Magna, visando à Reforma Sanitária, implicaram em uma nova reestruturação do ensino e das práticas de saúde, cabendo à Enfermagem uma enorme parcela, uma vez que compunham 70/60% do pessoal a serviço nas unidades de saúde.

Na perspectiva da implantação do SUS (Sistema Único de Saúde), o grande desafio para a Enfermagem foi a redefinição da prática nos serviços e o redirecionamento da formação do pessoal de Enfermagem em todos os níveis, para o que se tornou necessário uma análise das bases históricas, políticas e ideológicas que condicionavam o processo de sua formação e da sua práxis.

Década de 1990

Apesar de a década de 1980 ter sido considerada como a **década perdida**, pela sucessão de crises político-econômicas ocorridas no período, houve avanços dos setores populares rumo à sua organização, ressurgindo os movimentos sociais e os partidos de esquerda.

Essa etapa transitória foi importante, criando condições para que, na seguinte, o povo exercesse seus direitos, elegendo, após três décadas, por pleito direto, o Presidente da República. O novo governo, instalado a 15 de março de 1990 com o discurso de combate à inflação e construção de um **Brasil moderno**, privilegiou o modelo político neoliberal, detonando uma série de medidas econômicas recessivas, políticas fiscais e monetárias ortodoxas que levaram o país à pior crise social de sua história, deteriorando de vez as condições de vida e saúde da população brasileira.

O sucateamento da rede pública de saúde chegou ao auge, e a iniciativa privada passou a responder por mais de 80% da prestação de serviços de saúde no país, em um antagonismo total aos preceitos constitucionais que previam a complementaridade do setor público pelo setor privado. Nessa contenda, certificamo-nos de que quem atuava de forma complementar era o setor público, já que este respondia por menos de 20% do oferecimento de serviços de saúde no Brasil, em uma relação desigual com a rede privada de serviços, que, cada vez mais, pela prática da medicina de grupo, gradativa e ostensivamente, foi dominando todo o sistema de saúde brasileiro e proletarizando a Medicina.

A Medicina perdeu a sua autonomia em razão da dependência ao seguro saúde privado no Brasil, em suas várias formas: medicina de grupo, autogestão, cooperativas médicas, seguro saúde comercial e planos de administração, todas funcionando como intermediárias entre os usuários e os médicos. Os médicos detentores do capital tinham sob seu poder uma classe médica menos favorecida economicamente, remunerando-os inadequadamente e tornando-se hegemônicos dentro do próprio grupo. Constatou-se, mais uma vez na história, o predomínio de um grupo sobre o outro dentro da mesma carreira profissional, ambos, subordinados à lógica do capital.

> "Mesmo para os profissionais que optaram pelos consultórios particulares, o velho modelo de produção liberal estava definitivamente sepultado. Sua remuneração passou a vir das empresas de seguros saúde, não dos pacientes."
>
> Morais de Sá[40]

A Enfermagem, nesse contexto, ocupa duas posições distintas: enquanto um contingente significativo de enfermeiros especializa-se cada vez mais para atender as expectativas médico-hospitalares, um outro grupo, mais reduzido, sinalizava na direção do resgate da saúde pública no Brasil, empreendendo esforços quase individuais em prol desse objetivo.

Diante das precárias condições de saúde em que o povo se encontrava, vislumbravam-se grandes possibilidades de êxito para a Enfermagem, na área de saúde coletiva. Dentre as investidas operacionalizadas por algumas enfermeiras em prol da saúde coletiva, podemos destacar aquelas em que o enfermeiro assumia seu papel por meio da Consulta de Enfermagem em determinada região ou comunidade, servindo de mediador entre esta e o sistema local de serviços de saúde, atuando com tecnologia simplificada e de baixo custo e tendo como foco principal a educação em saúde com ênfase no autocuidado. Este modelo de assistência foi posteriormente incorporado ao Programa de Saúde da Família. Também, dentro das próprias instituições de saúde, o enfermeiro já começava a assumir a prática da Consulta de Enfermagem, fazendo valer a Lei do Exercício Profissional 7.498 de 1986.

Essa nova postura da Enfermagem incentivava a inter e a multidisciplinaridade, tendo como objetivo a manutenção da saúde do homem visto como ser integral no seu ecossistema e vencia a abordagem biologista-tecnológica. Isto suscitou a reação de alguns segmentos da classe médica que, desconhecendo os reais objetivos e intenções da Consulta de Enfermagem, tentavam de várias formas, inclusive, muitas vezes sabotando o trabalho do enfermeiro, desviá-lo dessa atividade. Entretanto, tal reação não surtiu efeito, uma vez que as ações desempenhadas pela Enfermagem estavam respaldadas em lei e asseguradas pela verdadeira lição de ética que os enfermeiros demonstravam no exercício de suas funções. Cada vez mais, motivados pelos excelentes resultados alcançados com esse trabalho, os enfermeiros começam a obter o respeito dos usuários, o que servia de estímulo para a sua continuidade. Observou-se, também, o reconhecimento crescente por parte dos próprios profissionais de saúde que apoiavam essa nova forma de exercer a Enfermagem, dando, inclusive, oportunidades aos enfermeiros de crescerem em sua profissão. O máximo de produtividade foi alcançado em alguns locais, onde os médicos, enfermeiros e demais profissionais de saúde, vencendo as barreiras institucionais e pessoais, somavam seus esforços em favor dos usuários, da melhoria das condições de trabalho e da competência profissional.

A extrema dependência do setor público ao setor privado, descomprometido com as necessidades e interesses populares, deixava a população à margem do sistema de saúde. Somando-se a isto ocorre o recrudescimento de doenças evitáveis, como a tuberculose, a hanseníase, a febre amarela e a cólera. A AIDS, por sua vez, surgiu como um flagelo sem controle e em plena ascensão. Todos esses fatos evidenciavam a situação caótica do sistema de saúde brasileiro nesse início de década, traduzindo-se pelos indicadores de saúde que mostravam baixa expectativa de vida, alta mortalidade infantil, alta mortalidade materna e perinatal e elevado grau de desnutrição infantil, dentre outros. As inaceitáveis diferenças regionais dos indicadores de saúde revelavam os diversos padrões de cidadania existentes no país.

> "O Brasil possui um perfil demográfico e epidemiológico que mostra que a realidade brasileira é subdividida em minirrealidades que constituem um verdadeiro mosaico epidemiológico."
>
> *Buss*[41]

A seguir, relacionamos alguns indicadores de saúde discutidos e analisados por ocasião da IX Conferência Nacional de Saúde, ocorrida em 1992, para se ter uma ideia de como era a realidade de saúde no Brasil nessa época:

- Mortalidade infantil: 54/1.000 nascidos vivos, no Nordeste o índice era de 100/1.000 n.v.
- Desnutrição grave em menores de 5 anos. 30/1.000 n.v.
- De um total de 4.500 municípios brasileiros, apenas 655 possuíam abastecimento de água e apenas 155 possuíam tratamento de esgoto.
- Em 1991, gastou-se US$ 97 milhões para tratamento da diarreia.
- A principal causa de internação no país era o parto normal, a segunda causa os problemas psiquiátricos.
- 98% das mortes maternas eram evitáveis.
- Existiam 13 milhões de pessoas deficientes no Brasil.
- A queda de recursos para a saúde no período de 1989 a 1991 foi de 34%.

A IX Conferência Nacional de Saúde, após ter sido postergada por diversas vezes, em um processo tortuoso e conflitivo que contou com obstáculos interpostos pelo próprio Ministério da Saúde e por alguns governos estaduais, aconteceu na semana de 9 a 14 de agosto de 1992, no exato momento em que a população, perplexa diante da revelação pública dos sucessivos escândalos que envolviam os mais altos escalões da política brasileira, aguardava a conclusão dos trabalhos da Comissão Parlamentar de Inquérito que apurava os desmandos e a corrupção no governo, processo que culminou com a deposição do Presidente da República, naquele mesmo ano.

Podemos afirmar que a IX Conferência Nacional de Saúde aconteceu em um momento crucial de mudança política, e que ela constituiu uma manifestação pública representativa da população brasileira – haja vista ter contado com participantes vindos de todo o país e extraídos de todas as camadas populares – que se posicionou ferrenhamente em defesa da vida e da ética e contra o governo Collor, conclamando todas as forças democráticas do país a se mobilizarem pelo fim do governo.

Após a manifestação dos integrantes da IX Conferência Nacional de Saúde que aconteceu em Brasília, no Congresso Nacional, outras manifestações eclodiram em diversos pontos do país.

> "Em 16 de agosto, o presidente convoca a população a pendurar panos verdes e amarelos como sinal de apoio ao governo. As coisas saem ao contrário. As pessoas vão em massa para as ruas, de preto..."
> *Comentários da Revista Veja de 30/09/92*[42]

Nesse clima, como era de se esperar, a conjuntura dramática da crise ética e política vivida pelo país pairou permanentemente sobre os trabalhos da IX Conferência Nacional de Saúde, o que pode ser constatado no relatório final e na carta da IX Conferência Nacional de Saúde à sociedade brasileira.

A Enfermagem brasileira esteve presente nesses momentos, participando por meio de seus órgãos representativos, na IX Conferência Nacional de Saúde e na Plenária Nacional de Saúde. Passou, também, a ter atuação mais incisiva nas Comissões de Ética, deflagrando um processo intenso de auditoria em órgãos públicos e privados e denunciando as irregularidades encontradas, engajando-se aos demais profissionais da área na luta por melhores condições de saúde para a população.

A IX Conferência Nacional de Saúde permitiu à sociedade brasileira avaliar a situação de saúde e da oferta de serviços, a implementação dos dispositivos constitucionais e legais e propor diretrizes para a orientação, formulação e execução das políticas governamentais para o setor. Teve como tema central a municipalização e desdobrou seu temário em:

1. Sociedade, governo e saúde.
2. Implantação do SUS: municipalização, financiamento, gerenciamento do sistema e política de recursos humanos.
3. Participação e controle social no SUS.

PROCESSO HISTÓRICO DA CONSTRUÇÃO DO SUS

A partir do movimento social deflagrado no sentido de mudança do regime político centralizador, surgiu a Reforma Sanitária, pela mobilização de políticos e intelectuais que contestavam insistentemente a centralização do sistema e propunham alternativas para a construção de uma nova política de saúde efetivamente democrática. Fizeram parte desse movimento nomes de destaque no cenário político brasileiro e no setor da saúde, mobilizando, também, diversos intelectuais de todo o sistema de saúde em níveis assistencial e docente.

A Reforma Sanitária trouxe novas propostas que, em consonância com a filosofia de Alma-Ata, caracterizou-se como um processo de reformulação da política de saúde rumo à construção de um novo modelo que visava ao alcance da satisfação das necessidades de saúde populares, privilegiando, neste contexto, as classes menos favorecidas.

A proposta das AIS (Ações Integradas de Saúde), que partiu do então INAMPS (Instituto Nacional de Aposentadoria e Previdência Social), foi assumida pelas Secretarias de Saúde, Ministério da Saúde, Educação e Previdência. As AIS propunham a integração entre as instituições dos níveis federal, estadual e municipal, para ação conjunta em prol da saúde. As linhas de trabalho eram pautadas nos princípios de universalização, descentralização e hierarquização dos serviços, racionalização dos recursos e aumento da produtividade. No bojo do crescimento do Movimento Brasileiro de Reforma Sanitária ocorreu, então, a reorientação da política de recursos humanos, com valorização das atividades básicas em saúde e participação popular.

A VIII Conferência Nacional de Saúde, ocorrida em 1986, foi o loco de debate amplo e democrático das ideias do Movimento de Reforma Sanitária Brasileiro, o que repercutiu positivamente na formulação das políticas públicas do setor saúde que originaram o SUS (Sistema Único de Saúde brasileiro).

Vimos, em 1988, a incorporação dessas ideias à nova Constituição Brasileira. Consolidado através da Lei Orgânica 8.080/90 e da Lei complementar 8.142/90, o Sistema Único de Saúde no Brasil passou a constituir um grande desafio tanto para os gestores, quanto para os profissionais e usuários dos serviços de saúde que, cientes de sua responsabilidade na implantação e sedimentação deste sistema, tentaram incorporar ao cotidiano de suas práticas os princípios da universalidade, que garantia o acesso aos serviços em todos os níveis de assistência, da descentralização que transferia o poder da esfera central para os níveis estaduais e municipais e da hierarquização, que criava uma rede de serviços, partindo do nível mais simples para o nível mais complexo de assistência.

O acesso equânime e igualitário de todos os cidadãos aos serviços de saúde e a participação da comunidade por meio dos Conselhos Nacional, Estaduais e Municipais de Saúde, ficou garantida na lei complementar 8.142 de 1990, que preconiza igualmente o caráter permanente e deliberativo dos Conselhos e sua atuação na formulação de estratégias, controle e execução da política de saúde nas instâncias que lhes correspondem, também, nos aspectos econômicos e financeiros.

No contexto desta nova política de saúde, ocorre a redefinição de estratégias para a implantação de um novo modelo, em que as Unidades Básicas de Saúde são transformadas em Unidades de Saúde da Família, com o objetivo de valorizar o papel dos indivíduos no cuidado com sua saúde, com a saúde de sua família e da comunidade, com resolutividade prevista para cerca de 85% dos problemas.

A incorporação de ações programáticas de uma forma mais abrangente e a existência de ações intersetoriais, como educação, saneamento, meio ambiente, dentre outras, promovem melhor qualidade de vida e reduzem os riscos e agravos à saúde.

Existe um compromisso com a população de municipalizar as ações e os serviços de saúde, pelo trabalho em equipe, em uma busca permanente de comunicação e troca entre os saberes específicos dos profissionais e o saber popular.

Com a finalidade de contribuir para a consolidação de um modelo assistencial mais compatível às necessidades populares, tenta-se, por meio de estratégias específicas, melhorar o estado de saúde da população, mediante a construção de um modelo assistencial de atenção com base na promoção, na prevenção, na proteção, no diagnóstico precoce, no tratamento e na recuperação da saúde em conformidade com os princípios e as diretrizes do SUS e dirigido a indivíduos, famílias e comunidades.

ESTRATÉGIA DE SAÚDE DA FAMÍLIA

Em 1994, esta política foi implantada pelo Ministério da Saúde com a denominação de Programa Saúde da Família, vindo, posteriormente, a denominar-se Estratégia Saúde da Família. Entende-se que um programa tem início, meio e fim, e uma estratégia possui uma abordagem mais ampla e princípios político-filosóficos específicos e norteadores de todo um processo, tendo, com isso, uma conotação mais abrangente.

A Saúde da Família vem-se destacando como estratégia para a reorganização do modelo de assistência à saúde no setor primário em substituição ao modelo tradicional. O Programa Saúde da Família trabalha dentro de uma nova lógica, com maior capacidade de ação, para atender às necessidades de saúde da população de cada área de abrangência. A função da Equipe da Saúde da Família (ESF) é prestar assistência contínua à comunidade, acompanhando, integralmente, a saúde da criança, do adulto, da mulher, dos idosos, enfim, de todas as pessoas que vivem no território sob sua responsabilidade.

O PSF faz parte da rede distrital de saúde. Não é um serviço paralelo, separado do restante, pelo contrário, integra o sistema de saúde local, sendo que a equipe tem como principal atribuição promover a participação ativa da comunidade em seu trabalho, possibilitando bom relacionamento, bem como favorecendo a humanização do atendimento e o desenvolvimento de responsabilidades mútuas.

INVERSÃO DO MODELO DE ASSISTÊNCIA À SAÚDE

O quadro abaixo especifica a inversão ocorrida no modelo de assistência à saúde, a partir de 1990, com a implantação do Programa de Saúde da Família:

Modelo Tradicional	Modelo Novo
Doença	Saúde
Cuidados esporádicos	Cuidados contínuos
Centrado no médico	Centrado na equipe
Sem participação da comunidade	Ênfase na participação popular
Centralização no setor saúde	Descentralização e intersetorialidade

Com a finalidade de construir um novo modelo assistencial mais compatível com as necessidades da população, esta nova estratégia tem como objetivos específicos:

- Promover o conceito de saúde como um direito de cidadania, tendo a família como núcleo básico da abordagem no atendimento e enfoque comunitário.
- Prevenir doenças e identificar fatores de risco aos quais a população está exposta.
- Fornecer atenção integral oportuna, contínua e de boa qualidade nas especialidades básicas de saúde, nos níveis ambulatorial, domiciliar e hospitalar.
- Atender, preferencialmente, por agendamento, mantendo, entretanto, a possibilidade de atendimentos eventuais e domiciliares.
- Buscar a humanização do atendimento e, por meio do inter-relacionamento entre a equipe e a comunidade, proporcionar maior satisfação ao usuário.
- Racionalizar o acesso ao fluxo interno do sistema de saúde, do nível de atenção mais básico ao mais complexo.
- Estimular a extensão da cobertura e o aumento do atendimento no sistema de saúde.
- Garantir aos profissionais do programa supervisão, educação continuada, cursos de capacitação e treinamento permanente para seu aprimoramento.
- Divulgar amplamente os dados produzidos pelos serviços e informações sobre os fatores determinantes de doenças.
- Incentivar a organização da comunidade para o efetivo exercício do controle social.

A decisão política de implantar Saúde da Família no Município é, sem dúvida, um passo importante. No entanto, transformar essa decisão em ação será consequência natural de um trabalho articulado entre todos os profissionais atuantes no sistema, juntamente com a comunidade assistida.

O município deve trabalhar na intersetorialidade para poder alcançar objetivos e atingir metas. Esse trabalho é árduo e requer vontade política, principalmente com relação aos recursos humanos, que devem ser bem treinados, para atuar respeitando os princípios da universalidade, da integralidade e da equidade, propostos pelo SUS (Sistema Único de Saúde).

Para a realização desses objetivos, as ações dos profissionais devem ser humanizadas e tecnicamente competentes.

EQUIPE DA SAÚDE DA FAMÍLIA (ESF) – COMPROMISSOS, COMPETÊNCIAS E ATRIBUIÇÕES

A abordagem do contexto familiar, dentro das atividades previstas para uma equipe de saúde da família, torna-se necessária, tanto do ponto de vista do entendimento da situação-problema trazida como demanda de atendimento, como em um contexto de estratégia de promoção da saúde, em nível comunitário.

Para trabalhar na perspectiva de família, torna-se necessário que o processo saúde doença seja uma experiência que envolva toda a família. Esse pressuposto permite que os profissionais e, principalmente, os enfermeiros pensem e envolvam todos os membros desta em seu planejamento assistencial.

Existem recomendações e critérios do Ministério da Saúde para definir a população atendida por uma ESF. Cada equipe de saúde da família deve acompanhar de 600 a 1.000 famílias, o que corresponde de 2.400 a 4.500 pessoas. Cada agente comunitário de saúde será responsável pelo acompanhamento de uma microárea, onde residam de 400 a 750 pessoas.

O número total de ESF financiado pelo Ministério da Saúde é calculado, dividindo-se o número de habitantes do município por 3.450, que é a média correspondente à soma do número mínimo com o número máximo de habitantes de um município dividida por 2.

O Enfermeiro foi contemplado pelo Ministério da Saúde para fazer parte da equipe mínima da ESF, que é composta de: 1 médico; 1 enfermeiro; 1 auxiliar de enfermagem e 4 a 6 agentes comunitários de saúde.

Em algumas regiões existe, também, a Equipe de Saúde Bucal (ESB), composta de 1 dentista, 1 técnico de higiene bucal e 1 atendente de consultório dentário.

Atuar na interdisciplinaridade torna-se um desafio, em virtude de cada profissional ter sua formação específica, porém, com o treinamento introdutório (TI) – que é enfatizado no início do processo – logo que os profissionais são selecionados, os participantes tendem a compreender a forma ideal de se adequarem ao trabalho em equipe.

Compromissos da Equipe de Saúde da Família

Humanizar as práticas de saúde; praticar ações intersetoriais por meio de parcerias; reconhecer a saúde como um direito do cidadão e um dever do Estado; democratizar os conhecimentos sobre o processo de saúde – doença; praticar os princípios e as doutrinas do SUS: Universalidade, Equidade, Integralidade, Descentralização, Hierarquização e Regionalização; organizar as necessidades de saúde da comunidade, juntamente com os Conselhos de Saúde.

Atribuições da Equipe de Saúde da Família Segundo o Ministério da Saúde

Identificar problemas de saúde da população da área de abrangência; conhecer a realidade de cada família, por que são responsáveis; elaborar um plano de assistência, para atender às necessidades das famílias sob sua responsabilidade; executar esse plano de acordo com a competência de cada profissional, nos diversos ciclos vitais; valorizar o usuário, sua família e a comunidade em que o indivíduo está inserido; prestar assistência integral, contínua e racionalizada, mantendo contato com indivíduos doentes e sadios, visando à promoção da vida; desenvolver trabalhos educativos pela troca de experiências, fazendo com que cada indivíduo recupere sua autoestima; valorizar ações intersetoriais, procurando trabalhar com as organizações formais e informais de cada comunidade para, juntos, enfrentar os problemas de saúde da população; promover, pela educação continuada, a qualidade de vida, para que cada família se beneficie de um meio ambiente mais saudável; questionar, constantemente, o conceito de cidadania, junto com a comunidade, usando o conceito ampliado de saúde contemplado na Constituição de 1988; participar ativamente nos Conselhos Locais, Regionais e Conselho Municipal de Saúde.

Atribuições Específicas de Cada Membro da Saúde da Família

Atribuições Específicas do Médico

Realizar consultas clínicas em todos os ciclos vitais dos indivíduos de sua área de abrangência; fazer visitas domiciliares, sempre que necessário; participar, sempre que possível, dos grupos de pessoas com patologias específicas; realizar pronto atendimento e primeiros cuidados nas urgências; tentar solucionar 85% dos casos atendidos na atenção primária, encaminhando para atenção secundária somente quando for necessário, garantindo a continuidade do tratamento; solicitar exames complementares, quando necessário; realizar pequenas cirurgias ambulatoriais, sempre que for possível; realizar partos quando as condições locais permitirem.

Atribuições Específicas do Auxiliar de Enfermagem

Realizar procedimentos de enfermagem dentro de suas competências técnicas e legais; acompanhar as consultas de Enfermagem, sempre que possível e quando necessário; realizar busca ativa para várias doenças de cunho epidemiológico; garantir o controle de infecções por meio de limpeza e tratamento adequados dos materiais e equipamentos; realizar ações de educação em saúde, conforme planejamento.

Atribuições Específicas dos Agentes Comunitários de Saúde

Cadastrar as famílias de sua microárea e atualizar, constantemente, esse cadastro; orientar as famílias a utilizar adequadamente os serviços de saúde, sendo um elo entre a comunidade e a Unidade Básica de Saúde; identificar as microáreas de risco, onde as pessoas necessitam de maior atenção da equipe, pois, nestas áreas, as famílias estão mais expostas a situações de risco; realizar visitas domiciliares mensais em cada família sob sua responsabilidade; informar à Equipe de Saúde da Família qualquer situação de risco em sua microárea; participar, juntamente com a equipe, de grupos educativos para dar ênfase à promoção da saúde e trabalhar na prevenção de doenças.

Atribuições Específicas do Enfermeiro

Organizar as rotinas de trabalho tanto na Unidade de Saúde da Família (USF) como na comunidade; planejar, gerenciar, coordenar, executar e avaliar as atividades da USF; executar ações de assistência integral em todos os ciclos vitais: crianças, adolescentes, mulheres, adultos e idosos; capacitar, supervisionar e coordenar as ações desenvolvidas pelos auxiliares de Enfermagem e agentes comunitários de saúde.

ATIVIDADES EXECUTADAS PELAS ESF

As atividades em atenção básica executadas pelas ESF são dirigidas ao ser humano em todas as fases de seu ciclo vital, enfatizando o meio ambiente, o ecossistema e a qualidade de vida dos habitantes da área de abrangência sob sua responsabilidade.

O trabalho do agente comunitário de saúde ajuda os demais membros da equipe a atuarem de forma humanista. Não se deve confundir o trabalho do auxiliar de Enfermagem com o papel do ACS. Enquanto o auxiliar de Enfermagem tem papel fundamental para o desenvolvimento das técnicas adequadas, o agente comunitário de saúde, como membro da comunidade, funciona como elo permanente entre o saber científico e o saber popular. O ACS tende a trabalhar bem com a comunidade, pois conhece seus valores, suas crenças e as suas questões culturais. É importante não se perder de vista o papel preponderante do enfermeiro como líder da equipe em todo o processo.

São as seguintes as principais atividades das ESF:

1. Saúde da Criança
   - *Vigilância nutricional:* acompanhamento do crescimento e desenvolvimento; promoção do aleitamento materno; referência para exames laboratoriais em Centros de Saúde ou Hospitais Regionais; combate às carências nutricionais.
   - *Imunização:* controle do cartão de vacinação; busca de faltosos; participação em campanhas de vacinação.
   - *Assistência às doenças prevalentes na infância:* assistência às doenças diarreicas em crianças menores de 5 anos; assistência às infecções respiratórias agudas (IRA) em menores de 5 anos, assistência a outras doenças prevalentes, atividades educativas de promoção da saúde e prevenção das doenças; garantia de acesso à referência hospitalar e ambulatorial especializada, quando necessário, de forma programada; referência para exames laboratoriais em centros de saúde regionais.
   - *Assistência e prevenção às patologias bucais na infância:* ações de prevenção e cura das patologias bucais; garantia de acesso à referência hospitalar e ambulatorial especializada em saúde bucal; evidenciação de placa bacteriana; escovação supervisionada; bochechos com flúor e educação em saúde bucal e acesso aos meios de prevenção (escova, creme e fio dental).

2. Saúde da Mulher e do Recém-Nascido
   - *Pré-natal:* diagnóstico de gravidez; cadastramento de gestantes no primeiro trimestre; classificação de risco gestacional; acompanhamento de pré-natal de baixo risco; vacinação antitetânica; avaliação do puerpério; referência para exames laboratoriais de rotina em Centros de Saúde regionais; atividades educativas para promoção da saúde; busca ativa de faltosas; encaminhamento de gestantes de risco para ambulatório de alto risco no Hospital Regional; prevenção e rastreamento do câncer de colo de útero; coleta de material e referência para exame citopatológico; prevenção das doenças sexualmente transmissíveis e consultas médica e de Enfermagem.
   - *Saúde reprodutiva:* formação de grupos de saúde reprodutiva; atividades educativas envolvendo o grupo familiar; orientação e fornecimento de medicamentos e de métodos contraceptivos e educação para a saúde no combate às doenças sexualmente transmissíveis.

3. Prevenção e Controle da Hipertensão Arterial
   - *Diagnóstico de casos:* diagnóstico clínico; cadastramento de portadores; busca ativa de casos; aferição da pressão arterial de usuários; visitas domiciliares; inserção de usuários no Programa de Hipertensão; tratamento dos casos por meio de acompanhamento ambulatorial e domiciliar, fornecimento de medicamentos;

acompanhamento domiciliar de pacientes com sequelas de acidente vascular cerebral e outras complicações; diagnóstico precoce de complicações; referência para exames laboratoriais complementares; referência para realização de eletrocardiograma (ECG); referência para radiografia de tórax; realização de exames clínicos odontológicos; primeiro atendimento de urgência; primeiro atendimento às crises hipertensivas e outras complicações; acompanhamento domiciliar e fornecimento de medicamentos.

4. Controle do Diabetes Melito
   - *Diagnóstico de casos:* investigação em usuários com fatores de risco; cadastramento dos portadores; busca ativa e tratamento de casos; visita domiciliar; inserção no Programa de Prevenção e Controle de Diabetes (PECD); acompanhamento ambulatorial e domiciliar; educação terapêutica em diabetes; fornecimento de medicamentos e curativos; monitoração dos níveis de glicose do cliente; realização de exames de glicemia capilar na Unidade de Saúde; diagnóstico precoce de complicações; realização ou referência laboratorial para apoio ao diagnóstico de complicações; primeiro atendimento de urgência; primeiro atendimento às complicações agudas e outras intercorrências; encaminhamento ao ambulatório de referência da Regional; acompanhamento domiciliar; ações educativas sobre condições de risco (obesidade, vida sedentária); ações educativas para prevenção de complicações (cuidados com os pés, orientação nutricional, cessação do tabagismo e alcoolismo, controle da pressão arterial e das dislipidemias); ações educativas para autoaplicação de insulina; ações educativas e de controle das patologias bucais, buscando proporcionar condições para o autocuidado; ações para diagnóstico, reabilitação e controle das patologias bucais, visando prevenir os quadros de agravamento e complicações decorrentes do diabetes.

5. Controle da Tuberculose: busca ativa de casos; identificação de Sintomáticos Respiratórios (SR); notificação de casos; diagnóstico clínico de casos com exames de SR e comunicantes; acesso a exames para diagnóstico e controle laboratorial, radiológico e baciloscopia; cadastramento dos portadores; tratamento de todos os casos com fornecimento de medicamentos; busca de faltosos.
   - *Medidas preventivas na tuberculose:* vacinação com BCG – pesquisa de comunicantes, ações educativas e quimioprofilaxia.

6. Controle da Hanseníase: busca ativa de casos; identificação de sintomáticos dermatológicos entre os usuários; notificação de casos confirmados; encaminhamento dos casos suspeitos para o ambulatório de referência; diagnóstico clínico de casos; exame de sintomáticos dermatológicos e comunicantes de casos; cadastramento de portadores; acompanhamento ambulatorial e domiciliar dos casos positivos e supervisão do tratamento; avaliação dermatoneurológica; fornecimento de medicamentos e curativos; controle das incapacidades físicas por meio de atividades educativas; pesquisa de comunicantes; divulgação de sinais e sintomas da hanseníase.

SAÚDE MENTAL NO PROGRAMA DE SAÚDE DA FAMÍLIA

Desde a sua organização como especialidade médica, a psiquiatria tem estado em permanente discussão no que diz respeito à ênfase dada ao modelo biológico de compreensão do processo saúde–doença mental. Este modelo ultrapassado tinha o espaço hospitalar como local de tratamento do indivíduo doente, em uma perspectiva de cura, mediante o uso de terapias e práticas farmacológicas.

Saúde Mental é um conceito complexo na medida em que se considera os determinantes psicossociais do processo saúde–doença. No Brasil, a Reforma Psiquiátrica organiza-se com base nos pressupostos da Reforma Sanitária e da Psiquiatria Democrática Italiana, tendo como exemplo a dimensão desinstitucionalizante destes movimentos. Esse processo decorre, pois, de olhares críticos ao campo teórico-assistencial da psiquiatria, como um movimento dinâmico de proposição de práticas reformadoras ao modelo de atenção da psiquiatria clássica em várias partes do mundo.

Para a articulação necessária entre o campo da Saúde Mental e o Programa de Saúde da Família, considera-se fundamental que o profissional compreenda o seu próprio modelo de organização familiar, valores, crenças e procedimentos sociais, para que atue de modo a não julgar, mas oferecer elementos para o exame de cada situação, possibilitando que a decisão final seja prerrogativa da família. Deste modo, diminuem as possibilidades de que as atitudes pessoais afetem as relações profissionais negativamente.

O trabalho com a família não deve ser unidirecional, mas uma proposta compartilhada em que educação e orientação constituam uma parceria entre o profissional e a família, para, juntos, construírem programas de intervenção que promovam a saúde e o bem-estar de todos.

Espera-se que os profissionais da saúde mental tornem a assistência mais abrangente, oferecendo à família do cliente apoio necessário para que ela possa assumir seu papel de agente de inclusão do mesmo, como um membro familiar, inserindo-o na comunidade a que pertence.

SAÚDE DO ADULTO E DO IDOSO

A atenção da equipe estará voltada para o desenvolvimento de atividades educativas, prevenção, diagnóstico e controle das patologias mais comuns, como câncer de pulmão, doenças da tireoide, anemias, osteoartroses e artrites, úlcera péptica, colecistites, diverticulite aguda, neuropatias, queimaduras, varizes nos membros inferiores, dentre outras.

INSTALAÇÃO E EQUIPAGEM DE UMA UNIDADE DE SAÚDE DA FAMÍLIA (USF)

O município, ao optar pelo PSF, deve iniciar sua implantação por áreas periféricas, dando prioridade às microáreas de risco onde as condições socioeconômicas e culturais da população são mais precárias e, portanto, merecem maior atenção dos profissionais.

Muitos gestores optam por iniciar a implantação em áreas periféricas, depois vão ampliando a atuação para áreas mais centrais, onde os serviços de saúde são mais estruturados.

Implantar uma USF não significa construir novas unidades, mas readequar o funcionamento das já existentes. Preferencialmente, a USF deve ser instalada em uma Unidade de Saúde preexistente, seja um centro de saúde ou um posto. Poderá ser adaptada em outras unidades, desde que sejam obedecidos os critérios de referência territorial e facilidade de acesso da população. Estes aspectos são extremamente importantes para o seu adequado funcionamento.

Em termos de equipamentos, uma USF deve incorporar a tecnologia necessária à resolução dos problemas nesse nível de atenção, além de garantir o transporte para o deslocamento da equipe quando a área de cobertura for muito extensa.

O uso da tecnologia na atenção básica significa, também, a permanente revisão dos saberes e práticas de todos os profissionais envolvidos. Torna-se necessário, portanto, um processo de educação permanente que se traduza em uma atuação clínica, epidemiológica e de vigilância a saúde, em que o indivíduo, a família e a comunidade são as bases de uma nova abordagem.

Para que ocorra a transição do modelo convencional, que é centrado na figura do médico para o modelo novo, centrado na equipe, é preciso que sejam implementadas estratégias de transição. Durante um período é necessário manter as duas lógicas, de forma a possibilitar o entrosamento e a reformulação da equipe e de seus objetivos. Este período pode ser vivenciado de forma conflituosa até que os ajustes sejam realizados.

No início da implantação do PSF, é comum haver um aumento da demanda; porém, logo que os problemas emergentes que afetam a qualidade de vida e saúde da comunidade vão sendo resolvidos, por meio de estratégias de ação conjuntas entre a equipe e os órgãos públicos competentes, verifica-se que esta demanda espontânea vai diminuindo. Isto é uma consequência natural do trabalho da equipe, conseguida a médio e longo prazos, na medida em que as etapas vão sendo vencidas.

Como toda proposta inovadora, a implantação do PSF, para ser bem-sucedida, depende de firme decisão política, e o projeto de implantação deve prever a adequação física, recursos humanos treinados e os equipamentos necessários, para que a estratégia de Saúde da Família possa, efetivamente, responder aos problemas de vida e saúde da população da área.

PAPEL DO ENFERMEIRO NA ESTRATÉGIA DE SAÚDE DA FAMÍLIA

O enfermeiro tem um papel de destaque na Saúde da Família, além de ser o profissional responsável pelo treinamento e pela educação continuada dos auxiliares de enfermagem e agentes comunitários de saúde é ele que, na maioria das vezes, trabalha com promoção e prevenção da saúde, pois, em um país em desenvolvimento como o Brasil, a maioria das pessoas ainda não tem a visão desse trabalho.

O enfermeiro que deseja atuar na Saúde da Família deve procurar fazer uma especialização específica, que facilitará o desenvolvimento técnico e científico do seu trabalho. Na Unidade de Saúde da Família, deverá atuar com segurança na consulta de enfermagem, na puericultura, no exame preventivo de colo de útero e mama e no pré-natal de baixo risco.

Cabe ressaltar a importância da atuação do enfermeiro na coordenação dos diversos grupos educativos, como puericultura, atenção à saúde da criança desnutrida, direitos reprodutivos, mulheres no período gestacional e no climatério, pessoas portadoras de hipertensão arterial, diabetes, obesidade e grupos da terceira idade.

Na comunidade, seu trabalho é ainda mais relevante ao atuar nas diversas instituições existentes: escolas, creches, asilos etc. Nos domicílios, terá papel importante na assistência aos acamados e idosos, enfatizando as atividades relacionadas com as mulheres no período puerperal, no que diz respeito à orientação da importância dos cuidados com o recém-nascido, o que corresponde à realização da busca ativa de nascidos vivos.

É de grande importância o trabalho do enfermeiro na ESF, pois, ao lado de outros profissionais, terá condições de desenvolver programas e conteúdos que possibilitem desempenhar suas atribuições, cada vez mais próximas das necessidades de saúde da população.

A família não deverá ser vista de forma fragmentada, quer seja no espaço físico em que está fixada, na sua composição nuclear, ou nas suas relações com os demais subsistemas sociais. Precisa ser abordada de forma integral e articulada, sem que se perca de vista, no entanto, o estado de equilíbrio individual de seus membros.

A composição das famílias brasileiras vem passando por várias alterações estruturais nas últimas décadas; por isso, o enfermeiro deve estar preparado para atuar, também, com novos arranjos familiares, diferentes do tradicional.

O processo de cuidar da família deve ser considerado como metodologia de ação com base em um marco referencial teórico. O enfermeiro precisa ter competência para acessar e intervir com as famílias, por meio de um relacionamento cooperativo e profissional. Torna-se necessário aliar os conhecimentos científicos e tecnológicos às habilidades de observação, comunicação e intuição.

Deve-se tentar, de forma criativa, superar a dicotomia entre os saberes e as práticas do grupo universitário com os demais grupos e segmentos da população, de forma a facilitar a interação comunicativa, principalmente nas atividades de educação em saúde. Não deve haver distanciamento nem barreiras intransponíveis nessa conjugação humana, sendo fundamental a não ocorrência de ordens, mas de conselhos que serão argumentados e compartilhados entre os elementos envolvidos.

Compete aos profissionais de saúde a valorização dos momentos educativos no seu processo de trabalho, em vez de somente reconhecer como intervenção a realização de procedimentos complexos que utilizam equipamentos com sofisticação tecnológica.

É importante evitar problemas comuns, como a baixa vinculação da população aos serviços, baixa adesão aos programas e tratamentos e frustração dos profissionais. Para isso, é necessário realizar o trabalho com competência e motivação.

A Estratégia da Saúde da Família, ao apresentar-se como proposta de reorganização da atenção básica em saúde, caracteriza-se como modelo centrado no usuário, na tentativa incansável de humanizar a assistência em nosso país.

Humanizar significa reconhecer que as pessoas buscam, nos serviços de saúde, não somente a resolução de suas necessidades, mas também o estímulo para o seu autocuidado. Para isso, devem-se observar cada pessoa e cada família, em sua singularidade, com sua história particular, valores, crenças e desejos, ampliando as possibilidades, para que possam expressar-se autônoma e democraticamente no contexto em que se inserem.

FORMAÇÃO DE RECURSOS HUMANOS PARA O NOVO MODELO POLÍTICO DE SAÚDE (SUS E ESF)

No período aqui descrito, destacamos, além da política de saúde delineada e posta em prática por meio da implantação do SUS e da ESF (Estratégia Saúde de Família), a política relativa à formação de recursos humanos, pela regulamentação do art. 200, inciso III, da Constituição Federal, que atribui ao SUS a tarefa de ordenar a formação de recursos humanos e a revisão completa dos currículos profissionais, adequando-os às realidades socioepidemiológicas. Essa revisão previa, inclusive, a introdução no currículo de formação dos profissionais de saúde, de estágio na rede básica de serviços, em íntimo contato com as realidades locais, objetivando a adequação profissional à realidade social e inclusão das práticas complementares em saúde. A revisão curricular proposta visava romper a fragmentação dos currículos e a visão biologicista destes, pautando a formação dos profissionais na visão do homem como ser holístico, integrado ao seu ecossistema. Previa, portanto, a adequação da formação profissional a um novo paradigma da ciência.

Neste sentido, de 1985 a 2001, a Associação Brasileira de Enfermagem, em conjunto com a Comissão de Especialistas em Enfermagem da Secretaria de Educação Superior do Ministério da Educação, empreendeu estudos de âmbito nacional, buscando definir os parâmetros e as diretrizes básicas que deveriam nortear a formação do enfermeiro no Brasil.[43] Este estudo culminou com a instituição das Diretrizes Curriculares Nacionais dos Cursos de Graduação em Enfermagem. Resolução CNE/CES nº 3; de 7 de novembro de 2001; que veio nortear a política de formação superior na área de enfermagem no Brasil.[44] Este documento norteador, juntamente com a Portaria Ministerial 1.721 de 15 de dezembro de 1994, que regulamenta as propostas para a implantação de um novo currículo e a Lei de Diretrizes e Bases para Educação/96, determina mudanças curriculares importantes com base na realidade do mercado de trabalho e na evolução técnico-científica da Enfermagem moderna.

Na organização dos projetos político-pedagógicos, também devem ser consideradas as recomendações provenientes dos Seminários Nacionais de Diretrizes para a Educação em Enfermagem no Brasil (SENADEn), a Lei 7.498/86 do Exercício Profissional de Enfermagem e o documento elaborado durante a Reunião Nacional de Cursos e Escolas de Graduação em Enfermagem (Carta de Florianópolis) realizada no 51º Congresso Brasileiro de Enfermagem e 10º Congresso Pan-Americano de Enfermagem em Florianópolis, em 1999. A discussão coletiva a partir dos marcos referencial, conceitual, filosófico e estrutural citados e suas adaptação e utilização pelos Cursos de Graduação em Enfermagem foram imprescindíveis ao avanço deste processo.

DESAFIOS DA ENFERMAGEM CONTEMPORÂNEA

> "Os enfermeiros precisam repensar o seu papel, evitando o envolvimento com atividades exclusivamente burocráticas ou que não são de sua competência, para que se possam envolver no cuidado direto ao paciente, melhorando dessa forma a qualidade da assistência prestada".
>
> *Ribeiro e Reiners*[45]

O contexto histórico pós-moderno caracteriza-se por profundo desenvolvimento e transformação no campo tecnológico, na cultura, na produção econômica, nas formas de sociabilidade, na vida política e na vida cotidiana. Enfrentamos, hoje, desafios singulares e precisamos estar prontos para lidar com novos problemas e com situações complexas e diferenciadas que se modificam rapidamente, exigindo, a cada momento, maior participação dos atores e sistemas sociais.

Vislumbra-se uma nova cidadania que está diretamente relacionada com os movimentos sociais emergentes, reconstituindo, gradualmente, os espaços comunitários e abrindo novas dimensões para a inserção dos indivíduos, de forma a possibilitá-los serem os atores principais do processo de desenvolvimento. Esta nova cidadania é gerada pela interatividade, pela garantia de expressão para todos e pela transcendência virtual dos aspectos territoriais e culturais locais, com forte influência no setor de saúde.

Este pluralismo traz, em sua essência, o direito de ser diferente; e, por fim, a emergência de um novo tempo–espaço tecnológico e as novas formas de comunicação e informação, que alteram radicalmente nossa maneira de ser e viver no mundo, influenciando, sobretudo, as condições de vida e saúde das pessoas.

O atual contexto representa um novo e provocante desafio para a Enfermagem contemporânea, articulando-se no sentido de repensar a prática profissional, que, diante dos desafios tecnológicos, deve, analogamente, superar o exercício mecanicista, extrapolando a indústria da doença por meio do cuidado solidário, do convívio pautado na parceria e na interdisciplinaridade sensível, competente e comprometida, bem como unindo teoria e prática em prol dos indivíduos, compreendidos, holisticamente, em suas novas necessidades.

É fato inequívoco que as ações da enfermagem estão diretamente relacionadas com a prática da saúde, determinada pela totalidade social. A profissão de enfermagem, enquanto fenômeno histórico, é influenciada pelas variáveis sociopolíticas e econômicas de cada época, estando sujeita, portanto, a transformações em sua práxis no decorrer do tempo.

A política de saúde no Brasil, especialmente pós-1964, contribuiu para privilegiar a prática médica curativa, individual, assistencialista, especializada e privatista, em detrimento de medidas de saúde pública, de caráter preventivo e de interesse coletivo. Na verdade, a abordagem do autocuidado valorizando os aspectos preventivos vem sendo enfatizada pela atual vertente da enfermagem.

A enfermagem antiga respaldava-se na solidariedade humana, no misticismo, no senso comum e em crendices. Atualmente, essa profissão procura aprofundar seus aspectos científicos, tecnológicos e humanísticos, tendo como centro de suas atividades cuidar da saúde do ser humano. É uma ciência com campo de conhecimento e práticas que abrangem do estado de saúde ao estado de doença.

Apesar dos avanços técnico-científicos, observamos, ainda, uma tendência hospitalocêntrica com um "discreto" crescimento em outras áreas como na saúde coletiva, no ensino e na pesquisa. É certo que vivenciamos um processo de globalização, onde rápidas mudanças são exigidas, porém esse contexto parece não refletir na compreensão das pessoas acerca da Enfermagem; visualiza-se que o espírito de solidariedade e religiosidade ainda permeia a percepção da sociedade com relação ao SER enfermeiro, demonstrando a forte conotação das representações sociais na enfermagem.

Segundo Moscovici (1998),[46] as representações sociais podem ser definidas como um conjunto de conceitos, afirmações e explicações originados no dia a dia e no desenrolar de comunicações interindividuais. Este autor considera que as representações sociais são entidades quase tangíveis; circulam, cruzam-se e cristalizam-se incessantemente por meio de uma fala, um gesto, um encontro no universo cotidiano.

Enquanto formadores de futuros profissionais, é fundamental o entendimento crítico dos conteúdos, que podem produzir as representações sociais do enfermeiro e a realidade a que se referem, como forma de subsidiar a sua proposta de transformação da prática social.

É essencial recordar Moscovici,[46] narrando que: *"Representar uma coisa, um estado, não consiste simplesmente em desdobrá-lo, repeti-lo ou reproduzi-lo; é reconstituí-lo, retocá-lo, modificar-lhe o texto. A comunicação que se estabelece entre conceito e percepção, um penetrando no outro; transformando a substância concreta comum cria a impressão de realismo".* Além disso, Moscovici[46] ressalta que as representações sociais *"fazem com que o mundo seja o que pensamos que ele é ou deve ser"*. Nesta visão, supomos que os aspectos trabalhados na assistência, na docência e na pesquisa em Enfermagem podem colaborar na reflexão do exercício profissional, considerando as devidas contextualizações.

No campo científico, em razão do crescente desenvolvimento e aprimoramento do conhecimento na sociedade moderna, surgem as práticas baseadas em evidências, como novo paradigma das ciências na área de saúde e observa-se a inserção dessa prática no modelo profissional vigente na Enfermagem atual. Surge, assim, a Enfermagem Baseada em Evidências, como um novo modelo operacional que integra a competência clínica individual aos achados clínicos gerados pelas pesquisas científicas.

Por definição, a Prática Baseada em Evidências (PBE) compreende o uso consciente da melhor evidência atual para a tomada de decisão sobre o cuidar individual do paciente. É entendida como um processo integralizador da competência clínica individual com os achados clínicos gerados pelas pesquisas sistemáticas existentes e com base nos princípios da epidemiologia clínica. Os elementos da Prática Baseada em Evidências são constituídos pelas técnicas de tomada de decisão clínica, pelo acesso às informações científicas e pela análise da validade dessas informações, principalmente averiguando os graus de eficiência e efetividade que possuem.

No campo político, um dos maiores desafios consiste, atualmente, no desenvolvimento e aperfeiçoamento de instrumentos de gestão do SUS que concorram para a concretização das diretrizes emanadas da SUS-NOAS 01/2002 (Norma Operacional da Assistência à Saúde), aprovada pela portaria 373 de 2002. Este documento reafirma a regionalização como base para a configuração dos sistemas hierarquizados de serviços de saúde como estratégia para a equidade. Apoia-se sobre o fortalecimento do comando único do gestor do SUS sobre os prestadores de serviços e o incremento das funções de gestão frente aos novos desafios da pós-modernidade. Dentre os diversos mecanismos de controle e implementação do SUS, consideramos a avaliação como uma das atividades fundamentais, sendo, entretanto, uma das menos praticadas. Um sistema de avaliação efetivo pode reordenar a execução das ações e dos serviços, redimensionando-os de forma a contemplar as necessidades do público-alvo, dando maior racionalidade ao uso dos recursos.

Nos últimos anos, houve transferência maciça da rede de serviços de saúde para os estados e municípios, impulsionando o movimento de adesão das Secretarias Estaduais de Saúde e, principalmente, das Secretarias Municipais de Saúde para as responsabilidades de gestão dos sistemas locorregionais. Corroborando, o SUS, definido nas Leis 8.080

e 8.142/90 e na Constituição Federal, tem como diretriz fundamental a descentralização político-administrativa com direção única em cada esfera de governo, com ênfase na descentralização das ações e dos serviços de saúde para os municípios, alterando substancialmente o papel historicamente desempenhado pelos Estados e pela União. Para que estes objetivos sejam alcançados de forma satisfatória, torna-se necessário um sistema de planejamento, controle, regulação, avaliação e auditoria integrados, tanto entre os três níveis de governo, quanto em cada um dos níveis isoladamente.

A regulação da assistência tem como objetivo promover a equidade do acesso, garantindo a integralidade da assistência, bem como permitindo ajustar a oferta assistencial disponível às demandas imediatas da população de forma equânime e racional.

No campo da informação e da comunicação, encontramos reforço nas determinações da 12ª CNS (Conferência Nacional de Saúde), que deliberou em favor da elaboração e implementação de políticas articuladas de informação, comunicação, educação permanente e popular em saúde, para as três esferas de governo, garantindo maior visibilidade das diretrizes do SUS, da política de saúde, ações e utilização de recursos, visando ampliar a participação e o controle social e atender as demandas e expectativas sociais. Estas políticas deverão ser delineadas de modo a reforçar a democratização da informação e da comunicação em todos os aspectos e garantir a compatibilização, a interface e modernização dos sistemas de informação do SUS e o aperfeiçoamento da integração e a articulação com os sistemas e as bases de dados de interesse para a saúde. Cabe ressaltar, também, a importância do controle social e do financiamento do SUS como pontos prioritários para o seu estabelecimento.

No campo da prática profissional, as ações de Enfermagem tornam-se complexas e expandem-se no mundo globalizado, onde o sistema neoliberal exige dos profissionais um perfil empreendedor e autônomo em todas as áreas de atuação, determinando práticas que são essenciais para a manutenção do *status quo* político-econômico brasileiro. A necessidade de controle e de contenção dos custos na área de saúde fazem com que o enfermeiro exerça papel controlador, fiscalizador, sendo este papel bastante valorizado no mercado de trabalho, por meio da expansão da auditoria e da acreditação hospitalar. Surge a figura do enfermeiro auditor, profissional que se encarrega de organizar, dirigir, planejar, coordenar e avaliar atividades de consultoria e auditoria, regulamentado pela Resolução COFEN 266 de 2001, que dispõe sobre essas atividades.

Em seguida, vemos o campo profissional da Enfermagem ampliar-se ainda mais pela Resolução COFEN 272 de 2002, que determina a implantação da SAE (Sistematização da Assistência de Enfermagem) em todas as instituições de saúde brasileiras, como atividade privativa do enfermeiro e sustentação de metodologia científica institucionalizada, visando ao aprimoramento da qualidade da assistência. A exigência de implantação da SAE passa a ser, também, um sustentáculo para os programas de acreditação, que devem estar de acordo com os padrões da Organização Mundial de Saúde e da Organização Pan-Americana de Saúde, dentre outras organizações internacionais voltadas à área de auditoria e acreditação.

Os registros de Enfermagem passam a ser muito visados e valorizados, não apenas por seu caráter legal e documental, mas também como elemento importante nas auditorias de Enfermagem e no levantamento dos custos hospitalares. No Código de Ética dos

Profissionais de Enfermagem, reformulado pela Resolução COFEN 311 de 2007, pode-se constatar um detalhamento excessivo sobre os registros de Enfermagem. Outros documentos vêm juntar-se a este, buscando trazer garantias para a assistência à saúde de boa qualidade, como o Código de Defesa do Consumidor, os Direitos do Paciente, a Declaração Universal dos Direitos Humanos e as Normas Regulamentadoras de Biossegurança e Segurança no Trabalho.

Tudo isso leva-nos à reflexão de que, independentemente de novas legislações e do avançar do tempo, continua a existir uma subutilização da Enfermagem pelo sistema capitalista (agora neoliberal), havendo necessidade de uma atuação mais crítica e reflexiva por parte dos enfermeiros quanto ao exercício de sua profissão. Além da adoção de uma nova ética e humanização, deve-se continuar a luta pela educação continuada para os profissionais de Enfermagem, pelo respeito profissional, pela garantia de melhores salários e maiores cuidados com a saúde de quem cuida da população. Importa, também, corrigir distorções na área de auditoria que possam colocar em risco a assistência de Enfermagem prestada à clientela.

No campo da formação, vemo-nos diante de uma exacerbada proliferação de Cursos de Enfermagem em instituições particulares por todo o Brasil, efeito deletério do neoliberalismo, que coloca em risco a qualidade da formação profissional, uma vez que nem todos exibem uma boa *performance* qualitativa. Por outro lado, a política universitária vigente, sob o manto de democratização do ensino, não deixa claro quais critérios de qualidade são exigidos para a implantação e regulamentação dos cursos universitários. Cientes de que a quantidade vem na contramão da qualidade da formação dos recursos humanos, caso não ocorram mudanças nesse contexto, visualizamos, para um futuro cada vez mais próximo, a proletarização da Enfermagem e massa amorfa e acrítica exercendo a profissão.

Devemos buscar respaldo e fazer valer as Diretrizes Curriculares Nacionais para o Ensino de Graduação em Enfermagem, que definem princípios, fundamentos, condições e procedimentos da formação dos enfermeiros e estipula que o Curso de Graduação em Enfermagem tem como perfil do formando o progresso/profissional:

I. Enfermeiro com formação generalista, humanista, crítica e reflexiva. Profissional qualificado para o exercício de Enfermagem, com base no rigor científico e intelectual e pautado em princípios éticos. Capaz de conhecer e intervir sobre os problemas/situações de saúde-doença mais prevalentes no perfil epidemiológico nacional, com ênfase na sua região de atuação, identificando as dimensões biopsicossociais dos seus determinantes. Capacitado a atuar, com senso de responsabilidade social e compromisso com a cidadania, como promotor da saúde integral do ser humano.

No VI Congresso Nacional da Rede Unida de Recursos Humanos em Saúde e Reunião dos Polos de Educação Permanente em Saúde, em julho de 2005, foi reafirmada, por meio da análise crítica dos Projetos Político-Pedagógicos dos Cursos de Graduação em Enfermagem, a intenção de identificar as mudanças e organizações necessárias para que ocorra a relação coerente da formação profissional com os processos de trabalho do SUS e demandas emergentes dos serviços de saúde, optando-se por concepções pedagógicas críticas e transformadoras, ênfase na atitude investigativa e na integralidade do cuidado, como princípios pedagógicos, em consonância com as Diretrizes Curriculares Nacionais.

A Rede Unida como fórum de discussão nacional tem mobilizado diferentes organizações profissionais, entidades governamentais e não governamentais com estratégias e parcerias e, com isso, tem-se repensado, nos últimos anos, os processos de formação na área de saúde a partir do reconhecimento da necessidade de consolidação do SUS. Essas discussões sinalizam para um profissional com um novo perfil, capaz de atender as demandas de saúde da população no contexto histórico atual.

Dentre algumas estratégias de ação da enfermagem que devem ser priorizadas face às demandas de saúde da população, destacamos:

- Apoiar e inserir-se na implementação das ações da Estratégia Saúde da Família, promovendo, também, tratamentos e cuidados domiciliares, autocuidado e educação para a saúde.
- Implementar, acompanhar e avaliar o cumprimento dos planos de ação, projetos e programas.
- Colaborar na estruturação administrativa dos serviços, recursos humanos e equipamentos.
- Contribuir para a melhoria do padrão da assistência de Enfermagem.
- Avaliar os impactos das ações de Enfermagem diante do perfil epidemiológico da população, por meio de estratégias de acompanhamento sistemático da assistência de Enfermagem.
- Participar da implantação do Cartão Nacional de Saúde.
- Manter a equipe de Enfermagem constantemente capacitada.
- Colaborar no sistema de avaliação e auditoria.
- Incentivar e participar da implementação de sistemas de informação e comunicação.
- Cooperar na implantação e implementação de sistemas de interlocução com a sociedade para avaliar a satisfação dos usuários e analisar a resolutividade do sistema.
- Participar da elaboração de protocolos clínicos em seu âmbito de atuação.
- Manter-se articulado e atualizado com a vigilância sanitária.
- Colaborar para a implementação das portarias técnicas.

Muitos são os caminhos para a mudança, quase todos árduos, mas engajar-se em árduas lutas não é, nem nunca foi, novidade para a Enfermagem, que está acostumada a conviver com os contrastes da área de saúde e a se debater em sua prática cotidiana a favor da melhoria da qualidade de vida do povo brasileiro. É inegável que, historicamente, a Enfermagem sempre esteve ao lado dos pacientes, defendendo seus direitos, preocupando-se constantemente em minimizar a iatrogenia que, porventura, possa decorrer de seus atos, e até de atos de outros profissionais, optando por condutas clínicas que trazem conforto, serenidade, bem-estar e segurança para seus clientes.

Para trilhar o caminho da mudança com uma visão integral, comprometida ética, política e socialmente com o ser humano e a sociedade brasileira, devemos evitar a acomodação e a exagerada aceitação sem questionamentos de padrões arcaicos estrangeiros, que, a toda hora, nos são impostos e que não nos dizem respeito, passando a privilegiar os valores da nossa Terra, os costumes da nossa gente, valorizando o aproveitamento racional dos recursos regionais disponíveis e economicamente adequados para o cuidado com a saúde.

Para isso é necessário ampliar nossa consciência e a dimensão do cuidado para além da prática cotidiana repetitiva e sem criatividade do sistema de saúde e priorizar os recursos terapêuticos naturais dos brasileiros e suas formas de cuidado. Há que se admitir a existência de uma inteligência que permeia a coletividade, ultrapassando o saber e as corporações, por mais respeitáveis que sejam, inteligência essa que permite a compreensão e avaliação de qualquer terapêutica, que defende a liberdade individual e o direito de opção e que avoca para si o consagrado direito de decidir sobre o que é melhor para suas próprias vidas. Tanto as coletividades têm seu sistema medicinal próprio que o Governo Federal, seguindo orientações da Organização Mundial de Saúde, reconheceu e adotou práticas terapêuticas não alopáticas e não convencionais, no âmbito das políticas de saúde pública, como a fitoterapia e a homeopatia (Portaria nº 971 de 03/05/2006, do Ministério da Saúde). Devemos lembrar que os trabalhos de pesquisa nesta área têm demonstrado que, além da eficácia comprovada, a relação custo-benefício destes procedimentos torna-os mais acessíveis à população, consideram a autonomia dos cidadãos, sua história de vida, necessidades e tradições.

As ações devem ser fundamentadas no desenvolvimento do papel social da Enfermagem, que modifica a sociedade, engaja-se, influencia, interfere e muda, tendo como eixo norteador a enfermagem, o cuidado e a bioética.

Considerando a bioética, o cuidado, como função precípua da enfermagem, e a própria Enfermagem, como elementos norteadores da formação e da profissão, apresentamos, para reflexão final, os resultados parciais de recente pesquisa implementada, buscando referenciar estes conceitos. Note-se que, seja qual for o panorama externo que se desenrole, tanto global quanto setorialmente na nossa vivência profissional, se levarmos em consideração os conceitos aqui apresentados, certamente estaremos nos baseando em paradigmas apropriados, que serão sempre adequados ao alcance das metas e do sucesso na nossa inserção social frente às demandas de saúde da população:

Bioética

> "A bioética é uma nova ciência ética, que combina humildade, responsabilidade e uma competência interdisciplinar, intercultural, que potencializa o senso de humildade".
>
> *Potter*[47]

> "Estudo sistemático das dimensões morais – incluindo visão, decisão, conduta e normas morais das ciências da vida e da saúde, utilizando uma variedade de metodologias éticas num contexto interdisciplinar".
>
> *Reich*[48]

Cuidado

> "Tudo o que existe e vive precisa ser cuidado para continuar a existir e a viver, sem cuidado nada que é vivo, sobrevive – uma planta, um animal, uma criança, um idoso, o planeta Terra. O cuidado torna-se um fenômeno que se mostra em nossa experiência e molda nossa prática, representa uma atitude de ocupação, preocupação, desvelo, solicitude, diligência, zelo, atenção, bom trato, inquietação, responsabilidade e envolvimento afetivo para com o outro".
>
> *Boff*[49]

> "...Cuidado nasce de um interesse, de uma responsabilidade, de uma preocupação, de um afeto, o qual em geral implicitamente inclui o maternar e o educar que, por sua vez, implicam ajudar a crescer."
>
> *Waldow e Lopes*[50]

Enfermagem

> "Enfermagem é uma arte e uma ciência, que visa o paciente como um todo – corpo, mente e espírito; promove sua saúde espiritual, mental e física, pelo ensino e pelo exemplo; acentua a educação sanitária e a preservação da saúde, bem como o cuidado ao doente; envolve o cuidado com o ambiente e a comunidade, bem como ao indivíduo."
>
> *Elvira de Felice Souza*

> "Enfermagem é gente que cuida de gente."
>
> *Wanda de Aguiar Horta*

> "A Enfermagem é uma arte; e para realizá-la como arte, requer uma devoção tão exclusiva, um preparo tão rigoroso, como a obra de qualquer pintor ou escultor; pois o que é tratar da tela morta ou do frio mármore comparado ao tratar do corpo vivo – o templo do espírito de Deus. É uma das artes; poder-se-ia dizer, a mais bela das artes."
>
> *Florence Nightingale*

REFERÊNCIAS BIBLIOGRÁFICAS

1. Marx K. *Manuscritos econômico-filosóficos e outros textos escolhidos*. Tradução de Bruni JC et al. São Paulo: Abril Cultural, 1978.
2. Campos ES. História dos hospitais. In: *Terceiro Instituto Internacional de Organização e Administração de Hospitais*. Rio de Janeiro: OMS, Repartição Sanitária Pan-Americana, 1952. (Publicação n. 268).
3. Petit P. *História antiga. Précis d'histoire ancienne*. Tradução de Campos PM, 5.ed. São Paulo: Difel, 1983.
4. Castiglioni A. *História da medicina*. São Paulo: Cia Ed. Nacional, 1947. 2 vols.
5. Ibidem.
6. Paixão W. *História da enfermagem*, 5.ed. Rio de Janeiro: Júlio C Reis Liv, 1979.
7. Foucault M. *Microfísica do poder*, 6.ed. Tradução de Machado R. Rio de Janeiro: Graal, 1986.
8. Castiglioni A. *Op. cit.*
9. Foucault M. *Op. cit.*
10. Burns EM. *História da civilização ocidental*, 3.ed. São Paulo: Globo, 1975. v. I.
11. Sichel E. *O renascimento. "The renaissance"*. Tradução de Damasceno I. Rio de Janeiro: Zahar, 1963. p. 7-15.
12. Paixão W. *Op. cit.*
13. Illich I. *A expropriação da saúde – Nêmesis da medicina*, 4.ed. Rio de Janeiro: Nova Fronteira, 1975.
14. Castiglioni A. *Op. cit.*
15. Illich I. *Op. cit.*
16. Foucault M. *Op. cit.*
17. Castiglioni A. *Op. cit.*
18. Paixão W. *Op. cit.*
19. Rezende ALM. *Saúde: dialética do pensar e do fazer*. São Paulo: Cortez, 1986.
20. Silva GB. *A enfermagem profissional: análise crítica*. São Paulo: Cortez, 1986.
21. Illich I. *Op. cit.*
22. Anton-Solanas I, Wakefield A, Hallett CE. International nurses to the rescue: The role and contribution of the nurses of the International Brigades during the Spanish Civil War. *Jpn J Nurs Sci*. 2018 Jun 28.
23. McDonald L et al. Florence Nightingale and Mary Seacole: which is the forgotten hero of health care and why? *Scott Med J*. 2014.
24. Zhao XY. Two famous female nurses during the Crimean War. *Zhonghua Yi Shi Za Zhi*. 2013 Nov;43(6):360-2.
25. Porto F, Santos TDF. A divulgação da competência técnica em socorro das enfermeiras da cruz vermelha (SP) nas circunstâncias da Primeira Guerra Mundial (1917-1918). *Rev Eletr Enf*. 2006;8(2):273-81.
26. Cruz Vermelha Brasileira. *Histórico da Cruz Vermelha Brasileira (1908-1923)*. Rio de Janeiro: Órgão Central - Cruz Vermelha, 1923.
27. Ferreira JEGS. *A missão e acção dos enfermeiros militares portugueses. Da Guerra da Restauração à Grande Guerra*. (Tese de Doutorado em Enfermagem.) Lisboa: Universidade Católica Portuguesa, Instituto de Ciências da Saúde, 2012.

28. BBC News Brasil. Malta: A Enfermeira do Mediterrâneo. Disponível em https://www.bbc.com/portuguese/videos_e_fotos/2014/11/141107_primeira_guerra_malta_fn. Acesso em 06 de agosto de 2018.
29. Harris K. New horizons: Australian nurses at work in World War I. *Endeavour.* 2014 June;38(2):111-21.
30. Seitenfus R. *O Brasil vai à guerra: O processo de envolvimento do Brasil na Segunda Guerra Mundial.* Barueri, SP: Manole, 2003.
31. Cytrynowicz R. Serving the fatherland: the mobilization of Brazilian nurses during World War II. Hist *Cienc Saude-Manguinhos* 2000;7(1):73-91.
32. Santos LMA. Hospital Militar de Campanha Móvel, Modular e Autônomo. Artigo Científico (Especialista em Arquitetura de Sistemas de Saúde). Brasília, Universidade Católica de Brasília, Pós-Graduação Lato Sensu, 2017.
33. Grant S. Nurses across borders: displaced Russian and Soviet nurses after World War I and World War II. *Nurs Hist Rev.* 2014;22:13-36.
34. Brathwaite B. Black Asian and minority ethnic female nurses: colonialism, power and racism. *Br J Nurs.* 2018 Mar 8;27(5):254-58.
35. Elliott B. Military nurses' experiences returning from war. *J Adv Nurs.* 2015 May;71(5):1066-75.
36. Freitag B. *Escola, estado e sociedade,* 4. ed. São Paulo: Moraes, 1980. p. 45-65.
37. Souza AM, Castro CM. Mão-de-obra industrial no Brasil – Mobilidade, treinamento e produtividade. Rio de Janeiro: IPEA/INES, 1974. p. 9-74.
38. Loyola CMD. *Os doce(i)s corpos do hospital: as enfermeiras e o poder institucional na estrutura hospitalar.* Rio de Janeiro: UFRJ, 1987.
39. Garrafa V. *Contra o monopólio da saúde.* Rio de Janeiro: Achiamé, 1983.
40. Morais de Sá CA. *Corpo a corpo contra a AIDS: a história do Gaffrée.* Rio de Janeiro: Revinter, 1994.
41. Buss P. *Sumula-Radis-Fiocruz.* Rio de Janeiro: Fiocruz, 1992.
42. Revista Veja. A marca da impostura. Rio de Janeiro. 1992 Out. 30;1255:32-41.
43. ABEn. *Proposta de novo currículo mínimo para o curso superior de Enfermagem: a formação do enfermeiro.* Brasília, 1991.
44. *Ibidem.*
45. Ribeiro MRR, Reiners AAO. Interrelações entre o ensino e a assistência de enfermagem em hospitais de ensino. In: *Anais do encontro nacional de enfermeiros de hospitais de ensino,* 5.ed. Santa Catarina: UFSC, 1987.
46. Moscovici S. *A representação social da psicanálise.* Tradução de Cabral Á. Rio de Janeiro: Zahar, 1998. 291 p.
47. Potter VR. *Bioethics: bridge to the future.* Englewood Cliffs: Prentice Hall, 1971.
48. Reich WT. *Problemas atuais da bioética,* 5.ed. São Paulo: Loyola, 2000.
49. Boff L. *Saber cuidar: ética do humano.* São Paulo: Cultrix, 2001.
50. Waldow VR, Lopes MJM, Meyer DE. *Maneiras de cuidar, maneiras de ensinar: a enfermagem entre a escola e a prática profissional.* Porto Alegre: Artes Médicas, 1999.

BIBLIOGRAFIA

ABRASCO/CEBES. *Saúde é qualidade de vida. Contribuição para os debates da IX CNS*. RJ/Brasília, 1992 Jul.
Almeida MCP et al. A formação do enfermeiro frente à reforma sanitária. In: *Conferência Nacional de Saúde*, 8.ed. Brasília, 1986 Out. (mimeo).
Almeida MCP. *O saber da enfermagem e sua dimensão prática*. São Paulo: Cortez, 1986.
Almeida MH. Custos assistenciais e a enfermagem nos hospitais de ensino. *Rev Bras Enferm ABEn*. 1985 Abr.-June;38:150-5.
Alvarado NN. *Contribución de la Universidad al desarollo de los sistemas locales de salud y la atención primaria*. Chile: Sociedade Chilena de Enfermería, 1991.
Alves DB. *Mercado e condições de trabalho da enfermagem*. Salvador. Disponível em: http://oglobo.globo.com/1987.
Amaral A. *O estado autoritário e a realidade nacional*, 2. ed. Brasília: Câmara dos Deputados, 1981.
Anton-Solanas I, Wakefield A, Hallett CE. International nurses to the rescue: The role and contribution of the nurses of the International Brigades during the Spanish Civil War. *Jpn J Nurs Sci*. 2018 June 28.
Associação Brasileira de Enfermagem. Recomendações. Anais do 31° CBEn, Fortaleza, 1979 Ago.
Associação Brasileira de Enfermagem. Recomendações. Anais do 32° CBEn, Brasília, 1980 Jun.
Barreira IA. Contribuição da história da Enfermagem Brasileira para o desenvolvimento da profissão. Escola Anna Nery *Rev Enfermagem*. 1999 abril; 3(1):125-41.
Berlinger G. *A doença*. Tradução de Gawryszewski V. São Paulo: Hucitec-Cebes, 1988.
Berlinger G. *Reforma sanitária – Itália e Brasil*. Tradução de Pellegrini T. São Paulo: Hucitec-Cebes, 1988.
Bernardes MMR, Lopes GT, Santos TCF. O cotidiano das enfermeiras do exército na força expedicionária brasileira (FEB) no teatro de operações da 2ª Guerra Mundial, na Itália (1942-1945). *Rev Latino-Am Enfermagem* [online]. 2005;13(3):314-21.
Blake FG. *Enfermería pediátrica*, 8. ed. México: Interamericana, 1970. p. 1-4.
Brandão CR. *Pesquisa participante*, 6. ed. São Paulo: Brasiliense, 1986.
Brandão CR. *Repensando a pesquisa participante*, 2. ed. São Paulo: Brasiliense, 1985.
Brasil. Assembleia Nacional Constituinte. CIPLAN, 5: CIPLAN, 6. Ações integradas de saúde. Brasília, 1984 (mimeo).
Brasil. Assembleia Nacional Constituinte. CIPLAN. Bases para o aperfeiçoamento das ações integradas de saúde como estratégia para a reforma sanitária brasileira. Brasília, 1986 (mimeo).
Brasil. Assembleia Nacional Constituinte. Comissão Nacional da Reforma Sanitária. Documento I. Brasília, 1986.
Brasil. Assembleia Nacional Constituinte. Conferência Nacional de Saúde. 8. Relatório Final. Brasília, 1986.
Brasil. Assembleia Nacional Constituinte. Conferência Nacional de Saúde. 8. Conferência Nacional de Recursos Humanos para a Saúde, 1986.
Brasil. Assembleia Nacional Constituinte. Conferência Nacional de Saúde. 9. Cadernos da Nona. Brasília, 1992 Ago.
Brasil. Assembleia Nacional Constituinte. Conferência Nacional de Saúde. 9. Relatório Final. Brasília, 1992.

Brasil. Assembleia Nacional Constituinte. Conselho Federal de Enfermagem. "Dispõe sobre a regulamentação do exercício da enfermagem. Lei nº 7.498 de 25 de junho de 1986". DOU de 26/6/86, Seção I, fls. 9273-9275.
Brasil. Assembleia Nacional Constituinte. Constituição da República Federativa do Brasil, 1988 Out. 5.
Brasil. Assembleia Nacional Constituinte. Ministério da Educação – SESu. Ações integradas de saúde e a reforma sanitária brasileira. Brasília, 1986 (mimeo).
Brasil. Assembleia Nacional Constituinte. Ministério da Educação – SESu. Política para hospitais universitários e de ensino. Brasília, 1986 (mimeo).
Brasil. Assembleia Nacional Constituinte. Ministério da Educação – SESu. Os hospitais universitários nas ações integradas de saúde. Brasília, 1986 (mimeo).
Brasil. Assembleia Nacional Constituinte. Ministério da Educação – SESu. Documento nº 6. Ensino médico: bases para sua reformulação. Brasília, 1986.
Brasil. Assembleia Nacional Constituinte. Ministério da Educação – SESu. Documento da reunião plenária do Conselho de Reitores das Universidades Brasileiras, 43. Salvador, 1986.
Brasil. Assembleia Nacional Constituinte. Ministério da Educação – SESu. Financiamento da rede hospitalar universitária e de ensino. Brasília, 1986 (mimeo).
Brasil. Assembleia Nacional Constituinte. Ministério da Educação – SESu. Universidade, expectativas da sociedade e presença do estado. Brasília, 1986 (mimeo).
Brasil. Assembleia Nacional Constituinte. Ministério da Educação. "Uma Política para a Educação Superior". Relatório final da Comissão Nacional para a reformulação da educação superior. Brasília, 1985.
Brasil. Assembleia Nacional Constituinte. Ministério da Educação. O hospital de ensino e suas interrelações. Brasília, 1986.
Brasil. Assembleia Nacional Constituinte. Ministério da Educação. Pronunciamento do Sr. Ministro da Educação, Jorge Bornhausen. Seminário: Os Hospitais Universitários nas AIS, Brasília, 1986 (mimeo).
Brasil. Assembleia Nacional Constituinte. Ministério da Saúde – OPAS. Padrões mínimos de assistência de enfermagem à comunidade. Brasília, 1977. p. 19-23.
Brasil. Assembleia Nacional Constituinte. Ministério da Saúde. História e evolução dos hospitais. Rio de Janeiro, 1944.
Brathwaite B. Black Asian and minority ethnic female nurses: colonialism, power and racism. *Br J Nurs*. 2018 Mar. 8;27(5):254-8.
Brown T. Florence Nightingale, Saintly Rebel. *Am J Nurs*. 2017 Mar.;117(3):55.
Cafiero C. *O capital – Uma leitura popular*, 4. ed. São Paulo: Polis, 1981.
Campos JQ. *O hospital, a lei e a ética*. São Paulo: LTR, 1976.
Cardoso RJM, Graveto JMGN, Queiroz AMCA. The exposure of the nursing profession in online and print media. *Rev Latino-Am Enfermagem* [Internet]. 2014;22(1):144-9.
Carlos GJD *et al.* História da Enfermagem Espanhola (1953-1980): notas introdutórias. *Texto Contexto Enferm*. 2016;25(2):e1390015.
Carvalho AC. Associação Brasileira de Enfermagem 1936/1976. (Documentário). Brasília: Folha Carioca, 1976.
Castellanos BEP. *A relação entre a pesquisa e a prática em enfermagem e no setor saúde*. Seminário de Pesquisa em Enfermagem. 5. ed. Belo Horizonte: 1988 (mimeo).
Chiavenato I. *Teoria geral da administração*, 2. ed. São Paulo: McGraw-Hill, 1979. v. I e II.
Ciampone MHT. *Administração participativa: análise de uma experiência vivenciada por um grupo, na prática da enfermagem hospitalar*. Dissertação de Mestrado, Escola de Enfermagem da USP, São Paulo, 1987.
Cordeiro H. *A reforma sanitária: bases estratégicas e operacionais para a descentralização e unificação do sistema de saúde*. Rio de Janeiro: INAMPS, 1986 (mimeo).
Cordeiro H. *Estratégia de mudança na saúde e na assistência médica: bases para a reforma sanitária brasileira*. Rio de Janeiro, 1986 (mimeo).
Cordeiro H. INAMPS: dois passos adiante e um para trás. *Revista CEBES* (Paraná). 1988;22:36-38.

Crosby SS, Benavidez G. From Nuremberg to Guantanamo Bay: Uses of Physicians in the War on Terror. *Am J Public Health.* 2018 Jan.;108(1):36-41.
Cruz Vermelha Brasileira. Histórico da Cruz Vermelha Brasileira (1908-1923). Rio de Janeiro: Órgão Central – Cruz Vermelha, 1923.
Cytrynowicz R. Serving the fatherland: the mobilization of Brazilian nurses during World War II. *Hist Cienc Saude-Manguinhos.* 2000;7(1):73-91.
Demo P. *Sociologia: uma introdução crítica.* São Paulo: Atlas, 1987.
Demo P. *Teoria – Por que?* Brasília, IPEA/IPLAN/CPR, 1985 Jan. (mimeo).
Downey HL et al. Environmental uncertainly: the construct and its application. *Administrative Science Quarterly.* 1975 Dec.;20:613-29.
Elliott B. Military nurses' experiences returning from war. *J Adv Nurs.* 2015 May;71(5):1066-75.
Enciclopédia Mirador Internacional. São Paulo: Encyclopaedia Britannica do Brasil, 1980. 14 vols.
Fernandes JD. A enfermagem no ontem, no hoje e no amanhã. *Revista Brasileira de Enfermagem* (Brasília). 1985 Jan.-Mar.;38:43-8.
Ferreira JEGS. A missão e acção dos enfermeiros militares portugueses. Da Guerra da Restauração à Grande Guerra. (Tese de Doutorado em Enfermagem). Lisboa: Universidade Católica Portuguesa, Instituto de Ciências da Saúde, 2012.
Fleury SM. A análise necessária da reforma sanitária. *Revista do CEBES* (Paraná). 1988 Out.;22:25-7.
Foucault M. *História da loucura.* Tradução de José TC Netto. São Paulo: Perspectiva, 1972. p. 341-505.
Foucault M. *O nascimento da clínica.* Tradução de Machado R, 2. ed. Rio de Janeiro: Forense Universitária, 1980.
Franco LHRO. A política organizacional de serviços de enfermagem de hospitais de ensino. *Rev Bras Enfermag* (Brasília). 1985 Abr.-Jun.;38:197-204.
Freyre G. *Casa grande e sensala: formação da família brasileira, sob o regime de economia patriarcal.* Rio de Janeiro: José Olympio, 1943. 2 vols.
Furtado C. *Formação econômica do Brasil,* 7. ed. São Paulo: Nacional, 1967.
Galeano E. *As veias abertas da América Latina. (Las venas abiertas de America Latina).* Tradução de Freitas G, 25. ed. Rio de Janeiro: Paz e Terra, 1987.
Gallo E. Da reforma universitária ao reformismo: o CEBES e o movimento sanitário da ditadura à Nova República. *Revista CEBES* (Paraná). 1988;22:49-54.
Geovanini T. A participação do enfermeiro assistencial nos cursos de pós-graduação: dificuldades relacionadas à participação discente. In: Congresso Brasileiro de Enfermagem, 37. Recife: ABEn, 1986 (mimeo).
Geovanini T. *A práxis do enfermeiro no hospital universitário – Uma perspectiva histórica.* Dissertação de Mestrado. Escola de Enfermagem Alfredo Pinto. Rio de Janeiro: UNI-RIO, 1988.
Geovanini T. Como eu faço e ensino consulta de enfermagem na comunidade: pré-natal e puericultura. In: Congresso Brasileiro de Enfermagem, 43. Olinda, PE, 1993 (mimeo).
Geovanini T. *Consulta de enfermagem – Caminho para emancipação profissional – Ensino e prática na comunidade de São Carlos.* Rio de Janeiro: V EncEnf-Rio, 1993 (mimeo).
Geovanini T. Percepções e expectativas do estudante de enfermagem, em relação à Associação Brasileira de Enfermagem. In: Congresso Brasileiro de Enfermagem, 38. Rio de Janeiro: ABEn, 1987 (mimeo).
Germano RM. *Educação e ideologia da enfermagem no Brasil.* São Paulo: Cortez, 1984.
Ghishiani D. *La función de gestión en el sistema de la produción social. Organización y Gestión.* México: Cultura Popular, s.d.
González JS. *Historia de la Enfermeria.* Madrid (ES): DAE/Paradigmas; 2011.
Gramsci A. *Concepção dialética da história.* Rio de Janeiro: Civilização Brasileira, 1984. p. 82-116.
Grant S. Nurses across borders: displaced Russian and Soviet nurses after World War I and World War II. *Nurs Hist Rev.* 2014;22:13-36.
Harnecker M. *Os conceitos elementares do materialismo histórico.* São Paulo: Global, 1983. p. 16-48.
Harris K. New horizons: Australian nurses at work in World War I. *Endeavour.* 2014 June;38(2):111-21.

Jamieson E et al. *Historia de la enfermería*, 6. ed. México: Interamericana, 1968. p. 24-82.
Kast FE et al. Análise organizacional comparativa: o hospital. In: *Organização e administração – Um enfoque sistêmico*, 2. ed. São Paulo: Pioneira, 1980. p. 590-616.
Kneodler TS, Paes GO, Porto FR et al. Nursing throughout war times: political propaganda and professional valorization (1942-1945). *Rev Bras Enferm*. 2017;70(2):407-14.
Landmann J. *Evitando a saúde e promovendo a doença. O sistema de saúde no Brasil*. Rio de Janeiro: Achiamé, 1982.
Lima HF. *História político-econômica e industrial do Brasil*. São Paulo: Nacional, 1970. p. 20-62.
Lima O. *História da civilização*, 11. ed. São Paulo: Melhoramentos, 1980.
Lopes GT. *Ensino de administração aplicada à enfermagem. Análise de programas*. (Dissertação de Mestrado.) Escola de Enfermagem Alfredo Pinto da UNI-Rio, Rio de Janeiro, 1988.
Lopes JRB. *Desenvolvimento e mudança social*, 3. ed. São Paulo: Nacional, 1976.
Machado WCA. *Reflexão sobre a prática do enfermeiro*. (Dissertação de Mestrado.) Escola de Enfermagem Alfredo Pinto da UNI-Rio, Rio de Janeiro, 1988.
Manojlović Z. Red Cross war hospital in Rijeka (1914-1918). *Acta Med Hist Adriat*. 2017 Dec;15(Suppl1):47-66.
Martins AA. A enfermagem como prática social. In: Congresso Brasileiro de Enfermagem, 36. Belo Horizonte, 1984 (mimeo).
Martins W. *História da inteligência brasileira*. São Paulo: Cultrix, 1976. p. 65-88.
McDonald L et al. Florence Nightingale and Mary Seacole: which is the forgotten hero of health care and why? *Scott Med J*. 2014.
Melo CMM. *Divisão social do trabalho e enfermagem*. São Paulo: Cortez, 1986.
Mendes DC. Assistência de enfermagem e administração de serviço de enfermagem: a ambigüidade funcional do enfermeiro. *Rev Brasil Enferm*. 1985;38:257-65.
Mendes EV. A organização de saúde no país, face às demandas sociais. In: Congresso Brasileiro de Enfermagem, 36. Belo Horizonte: Anais da Associação Brasileira de Enfermagem, 1985.p. 53-60.
Moreira V. A *História da Enfermagem em Portugal – Como era, como é*. (Acesso 11de junho de 2018.) Associação Nacional de História de Enfermagem – ANHE.
MPAS. *Assistência médica na previdência social: o INAMPS na Nova República*. Brasília: Gráfica do INAMPS, 1986.
Navarro V. Classe social, poder político e o estado e suas implicações na medicina. In: *Epidemiologia da saúde e da enfermidade*. Tradução de Cançado MAML, 2. ed. Rio de Janeiro: ABRASCO, 1986. n. 83. p. 151.
Netto LFSA, Ramos FRS. Considerações sobre o processo de construção da identidade do enfermeiro no cotidiano de trabalho. *Rev Latino-Am Enferm*. 2004 Jan.-Fev.;12(1):50-7.
Nightingale F. *Notas sobre enfermagem*. São Paulo: Cortez, 1989.
Oliveira AB, Cesario MB, Santos TCF et al. Qualified nurses for the air force: the organization of a military group for the Second World War. *Texto Contexto Enferm*. 2013 May 16;22(3):593-602.
Oliveira MIR. Enfermeiros de hospitais de ensino. Contribuição ao debate. *Rev Bras Enferm*. 1985 Abr.-Jun.;38:204-7.
OPS/OMS – UDUAL. La Universidad Latinoamericana y salud de la población. Relato final. Venezuela, 1989 Nov. 4.
OPS/OMS – UDUAL. Propuesta de apoyo al desarollo de los sistemas locales de salud – Región de las Américas. *Educación Médica y Salud*. 1989;21(4).
Paradis MR, Hart EM, O'Brien MJ. The Sisters of Mercy in the Crimean War: Lessons for Catholic health care. *Linacre Q*. 2017 Feb.;84(1):29-43.
Pereira L. *Ensaios de sociologia do desenvolvimento*, 2. ed. São Paulo: Pioneira, 1975.
Plum W. *Relatos de operários sobre os primórdios do mundo moderno do trabalho*. Cadernos do Instituto de Pesquisas da Fundação Friedrich-Ebert, 1979. p. 15-27.
Porto F, Santos TDF. A divulgação da competência técnica em socorro das enfermeiras da cruz vermelha (SP) nas circunstâncias da Primeira Guerra Mundial (1917-1918). *Rev Eletr Enferm* 2006;8(2):273-81.
Prado Jr C. *História econômica do Brasil*, 228. ed. São Paulo: Brasiliense, 1983.

Retrato do Brasil. Publicações. São Paulo: Política, 1984. 2 vols.
Revista Veja. As imagens de 1987. Rio de Janeiro. 1987 Dez. 30;1008:52-61.
Revista Veja. As imagens do ano 1984. Rio de Janeiro. 1984 Dez. 26;851:52-140.
Revista Veja. Volta de 180 graus. Rio de Janeiro. 1987 Dez. 31;956:36-7.
Revista Visão. O país saindo do sufoco e retomando o crescimento. Rio de Janeiro. 1986 Jan. 1;1:23-6.
Revista Visão. Velha Nova República: mesmice e decepção. Rio de Janeiro. 1986 Jan. 1;1:8-10.
Rezende ALM. A enfermagem no contexto da saúde. In: CBEn, 36. Anais. Belo Horizonte: ABEn. 1984 Jul.-Ago.;28-33.
Ribeiro MRR, Reiners AAO. Inter-relações entre o ensino e a assistência de enfermagem em hospitais de ensino. In: *Anais do encontro nacional de enfermeiros de hospitais de ensino*, 5. ed. Santa Catarina: UFSC, 1987.
Revista Isto é Senhor. Rio de Janeiro. 1988 Jul. 18;983:52-4.
Rodrigues BA. *Fundamentos de administração sanitária*, 2. ed. Senado Federal. Brasília, 1979.
Rodrigues Neto E. A saúde na nova constituição: uma avaliação. In: *Saúde em debate*. Paraná: Revista CEBES. 1988 Set.;2:34-5.
Ropsas EJ. Os inimigos da reforma sanitária se mobilizam. In: *Saúde em debate*. Paraná: Revista CEBES. 1988 Out.;22:13-8.
Rosental M. *O método dialético marxista*. Rio de Janeiro: Vitória, 1951. p. 12-53.
Rostovtzeff M. *História de Roma*. Tradução de Dutra W. Rio de Janeiro: Zahar, 1983.
Sanare L. *La Universidad Venezolana y la salud de la población*. Venezuela: Abril, 1991.
Santana JP. *Educação médica e reforma sanitária*. Brasília: OPAS, 1988 (mimeo).
Santos CA. *A enfermagem como profissão: estudo num hospital-escola*. São Paulo: Pioneira, USP, 1973.
Santos CAF. *A enfermagem como profissão*. São Paulo: Pioneira, 1973.
Santos I. Teorias organizacionais e administração em enfermagem: pontos para reflexão. *Rev Baiana Enferm*. 1986 Dez.;2(2):74-93.
Santos LMA. Hospital Militar de Campanha Móvel, Modular e Autônomo. Artigo Científico (Especialista em Arquitetura de Sistemas de Saúde). Brasília, Universidade Católica de Brasília, Pós-Graduação Lato Sensu, 2017.
Sartre JP et al. *Marxismo e existencialismo (controvérsia sobre a dialética)*. Tradução de Pinto LS. Rio de Janeiro: Tempo Brasileiro, 1966.
Seitenfus R. *O Brasil vai à guerra: O processo de envolvimento do Brasil na Segunda Guerra Mundial*. Barueri, SP: Manole, 2003.
Silva NF. *A prática da enfermagem na Bahia*. Salvador: Gráfica Central, 1987.
Silveira EA. *A Universidade se examina: professores discutem soluções para a crise do ensino*.
Simonsen RC. *História econômica do Brasil (1500/1820)*. São Paulo: Nacional, 1967.
Souza AMA. *Desenvolvimento dos serviços de assessoria de enfermagem da Organização Pan-americana de Saúde: impacto na educação de enfermagem Latino-americana (1940-1980)*. (Tese de Doutorado.) Ohio: The Ohio State University, 1982. p. 22-58.
Teixeira FMP. *História do Brasil da Colônia à República*, 2. ed. São Paulo: Moderna, 1970.
The American Hospital Association. IOB Descriptions and organizational analysis for hospitals and related health services. Washington 1952;16:101-5.
Universidade Federal Fluminense. *Administração de enfermagem em hospital de ensino*. Niterói, 1979.
Universidade Federal Fluminense. *Aspectos atuais da administração de enfermagem em hospital de ensino*. Niterói, 1980.
Universidade Federal Fluminense. *Integração ensino/serviço no hospital de ensino*. Niterói, 1984.
Vasquez AS. *Filosofia da práxis*. Tradução de Cardoso LF, 2. ed. Rio de Janeiro: Paz e Terra, 1977.
Weber M. *Conceitos básicos de sociologia*. São Paulo: Morais, 1987.
Wright MGM et al. Avaliação e perspectivas. *SEPLAN/CNPq* (Brasília) 1983;6(38):135-90.
Zhao XY. Two famous female nurses during the Crimean War. *Zhonghua Yi Shi Za Zhi*. 2013 Nov.;43(6):360-2.

SITES

https://www.sabado.pt/vida/pessoas/detalhe/as-damas-da-alta-sociedade-na-i-guerra. Acesso em: 24 de junho de 2018.

https://pt.wikipedia.org/w/index.php?title=Mary_Seacole&oldid=52465639. Acesso em: 27 jun. 2018.

https://commons.wikimedia.org/w/index.php?curid=9826164. Acesso em: 17 jul. 2018.

https://pt.wikipedia.org/w/index.php?title=Florence_Nightingale&oldid=52686370. Acesso em: 17 jul. 2018.

Centro de Memória e Documentos da Cruz Vermelha Brasileira. Disponível em: http://memoriadacruzverme.wixsite.com/memoriacvb/servios-2. Acesso em: 20 de julho de 2018.

http://pre.univesp.br/as-mulheres-na-guerra#.W1-s2repVdg. Acesso em: 30 de julho de 2018.

https://pt.wikipedia.org/w/index.php?title=Hist%C3%B3ria_do_Comit%C3%AA_Internacional_da_Cruz_Vermelha&oldid=50644670. Acesso em: 6 agosto 2018.

Malta: A Enfermeira do Mediterrâneo. Disponível em https://www.bbc.com/portuguese/videos_e_fotos/2014/11/141107_primeira_guerra_malta_fn. Acesso em: 6 de agosto de 2018.

https://www.rtp.pt/noticias/portugal-na-1-grande-guerra/a-cruzada-das-mulheres_es953039. Acesso em: 7 de agosto de 2018.

http://www.portalfeb.com.br/relacao-nominal-das-enfermeiras-da-forca-expedicionaria-brasileira/

ÍNDICE HISTÓRICO DA ENFERMAGEM

1543	Fundação das Santas Casas de Misericórdia no Brasil
1760	Início da Revolução Industrial
1789-1799	Revolução Francesa
1805-1881	Nascimento e morte de Mary Jane Seacole, voluntária jamaicana que serviu aos combatentes na guerra da Crimeia junto com Florence Nightingale
1820-1910	Nascimento e morte de Florence Nightingale
1853-1856	Guerra da Crimeia – Florence Nightingale parte para Scutari, na Crimeia (Turquia), com 38 voluntárias
1860	Surgiu na Inglaterra, em 1860, o modelo de ensino de enfermagem "Nightingaleano", contemporâneo à ascensão capitalista. A primeira Escola de Enfermagem nasceu junto ao Hospital Saint Thomas, em Londres, organizada e coordenada por Florence Nightingale
1863	Fundação do CICV (Comitê Internacional da Cruz Vermelha) em Genebra, na Suíça, por Jean Henri Dunant e outros colaboradores, para formar voluntários e prestar socorro às vítimas de guerras e catástrofes naturais
1890	Criação da EEAP – Escola de Enfermagem Alfredo Pinto, no Rio de Janeiro – 27 de setembro de 1890, data da criação da Escola Profissional de Enfermeiros e Enfermeiras, através do Decreto nº 791, promulgado pelo então Chefe do Governo Provisório da República, Marechal Deodoro da Fonseca, para atender à demanda de pessoal de Enfermagem qualificado para o Hospital Nacional de Alienados e os hospitais civis e militares do Rio de Janeiro
1904	Introdução da Reforma Oswaldo Cruz. Por meio da reforma Oswaldo Cruz, introduzida em 1904, a Diretoria-Geral de Saúde Pública incorpora novos elementos à estrutura sanitária, como o Serviço de Profilaxia da Febre Amarela, a Inspetoria de Isolamento e Desinfecção e o Instituto Soroterápico Federal, que, posteriormente, transformou-se no Instituto Oswaldo Cruz
1907	
1912	Fundação da Cruz Vermelha Brasileira com a finalidade de prevenir e atenuar os sofrimentos humanos, em situações de guerras ou calamidades, com imparcialidade, sem distinção de raça, nacionalidade, sexo, nível social, religião e opinião política Fundação da Escola Prática de Enfermeiras da Cruz Vermelha Brasileira, em São Paulo
1914-1918	Ao ser deflagrada a I Guerra Mundial (1914), a Cruz Vermelha Brasileira (CVB) passa a preparar voluntárias para o trabalho de Enfermagem. Em 1916 criou-se o curso de enfermeiras profissionais da CVB e, em 1917, um curso extra de Socorros de Urgência em vista da iminente entrada do Brasil na Grande Guerra

1920	Reforma Carlos Chagas – Criação do DNSP (Departamento Nacional de Saúde Pública), órgão que, durante anos, exerceu ação normativa e executiva da área de Saúde Pública no Brasil. Formação do primeiro curso de Enfermeiras Visitadoras da Cruz Vermelha Brasileira no Rio de Janeiro
1923	Criação da Escola de Enfermagem Anna Nery, no Rio de Janeiro
1926	Fundação da Associação Nacional de Enfermeiras Diplomadas Brasileiras, atual ABEn – Associação Brasileira de Enfermagem, que filiou-se, em julho de 1929, ao Conselho Internacional de Enfermagem. O órgão foi juridicamente registrado em 1928
1930	Criação do Ministério da Educação e Saúde, reconhecendo-se nele a responsabilidade para com a problemática educacional, cultural e de saúde da população. Criação do Ministério do Trabalho, Indústria e Comércio
1931	As demais escolas de enfermagem deveriam funcionar dentro dos padrões da Escola Anna Nery, o que foi fixado por lei (Decreto 20.109 de 15/06/1931)
1933-1936	Criação dos Institutos de Aposentadoria e Pensões dos Marítimos, Bancários, Comerciários e Industriários
1935	Reinício das Campanhas Sanitárias
1934	Criação do Departamento Nacional de Saúde e Assistência Médico-Social, para substituir o Departamento Nacional de Saúde Pública (DNSP). A Reforma de Francisco Campos e a Constituição de 1934 coroaram o período de intensa efervescência intelectual e política que fizeram eclodir o ensino secundário e a instalação de novas escolas e universidades no Brasil
1939	Fundação da Escola de Enfermeiras Católicas Luiza de Marillac
1942	Criação da Escola de Enfermagem de São Paulo (EEUSP)
1942	Criação do Serviço Especial de Saúde Pública (SESP) por acordo bilateral entre Brasil e EUA
1939-1945	Segunda Guerra Mundial – Um grupo de 73 enfermeiras brasileiras foi encaminhado para a Itália junto à Força Expedicionária Brasileira (FEB). Seis dessas enfermeiras eram da Força Aérea Brasileira (FAB)
1949	Em 1949 foi promulgada a Lei 775 que dispôs sobre o ensino de Enfermagem no Brasil, sendo regulamentada pelo Decreto n° 27.426 do mesmo ano. Esta lei controlou a expansão das escolas de Enfermagem no Brasil e exigiu que a educação em Enfermagem fosse centralizada nos centros universitários. Adequava-se, assim, o ensino de Enfermagem às reais necessidades de qualificação profissional, abrindo-se novos campos de atuação, com perspectivas de nível superior para a profissão
1953	Lei 1.920 desdobrou o Ministério da Educação e Saúde em dois ministérios: Ministério da Saúde e Ministério da Educação e Cultura
1955-1956	O exercício profissional da Enfermagem no Brasil foi regulamentado pela Lei 2.604 de 17 de setembro de 1955 e Lei 2.822 de 14 de julho de 1956, que dispuseram sobre o registro de diplomas de enfermeiros expedidos até o ano de 1950
1957-1962	A Enfermagem passa ao nível superior. Em 1961, a partir da Lei 2.995/56, todas as escolas passaram a exigir curso secundário completo ou equivalente dos candidatos e, no ano seguinte, a Enfermagem passou ao ensino de nível superior. Ainda em 1961 foi sancionada a Lei 4.024, que dispôs sobre as Diretrizes e Bases da Educação Brasileira

1963	Em 7 de fevereiro de 1963, o Parecer 245 do Conselho Federal de Educação aprovou o regulamento da Escola de Enfermagem Alfredo Pinto, primeira Escola de Enfermagem do Brasil
1964	Foi instituído o Sistema Nacional de Saúde, que seguiu o modelo autoritário-burocrático implantado em todo o país pelo regime militar
1966	O INPS (Instituto Nacional da Previdência Social), criado em 1966 a partir da unificação dos Institutos de Aposentadoria e Pensões, tornou-se hegemônico no espaço institucional do setor saúde e consolidou o modelo de medicina previdenciária no Brasil
1967	Pelo Decreto-Lei de 27 de fevereiro, a Escola de Enfermagem Alfredo Pinto deixa de pertencer ao Serviço Nacional de Doenças Mentais e fica ligada diretamente ao Ministério da Saúde
1973	Criação do Conselho Federal de Enfermagem (CoFEn), órgão fiscalizador do exercício profissional da enfermagem em todo o território nacional, através dos CoREns (Conselhos Regionais de Enfermagem), localizados nos estados brasileiros
1972-1974	Suplemento dos cursos de pós-graduação em Enfermagem – A criação da pós-graduação *stricto sensu* (1972) na área de enfermagem veio alterar substancialmente a produção científica profissional
1975	Lei 6.229 do Sistema Nacional de Saúde – A partir de 1975, um novo modelo foi definido pela Lei 6.229, que legitimou a pluralidade institucional no setor e identificou a Previdência Social como responsável pela assistência individual e curativa, e o Ministério da Saúde, por intermédio das Secretarias, pelos cuidados preventivos e de alcance coletivo, institucionalizando a dicotomia da saúde brasileira
1978	Conferência Internacional sobre Atenção Primária de Saúde – 134 nações reuniram-se em 12 de setembro de 1978 em Alma-Ata, na Rússia. A meta principal da Declaração de Alma-Ata, "Saúde para todos no ano 2000", revelava que os objetivos sociais dos governos, das organizações internacionais e de toda a comunidade mundial no curso dos próximos decênios seria alcançar, até o ano 2000, um nível de saúde adequado, por meio da adoção de medidas que contemplassem a assistência primária de saúde
1979	Criação do CEPEn em julho de 1979, com o objetivo de promover e incentivar a pesquisa na Enfermagem, bem como organizar suas áreas temáticas de interesse
1982-1984	A partir de 1982, o Plano CONASP trouxe, para uma perspectiva mais pragmática, a integração do setor público, efetivada pelo programa de Ações Integradas de Saúde (AIS), que nasceu como proposta do INAMPS e que, em 1984, passou a ser assumido pelas Secretarias de Saúde dos Estados e pelos Ministérios da Saúde, Previdência e Educação, com vistas à ação conjunta
1985-2001	A ABEn (Associação Brasileira de Enfermagem), em conjunto com a Comissão de Especialistas em Enfermagem da Secretaria de Educação Superior do Ministério da Educação, empreendeu estudos de âmbito nacional, buscando definir parâmetros e diretrizes básicas que deveriam nortear a formação do enfermeiro no Brasil

1986	Criação da Lei 7.498 do Exercício Profissional de Enfermagem – Regulamenta o exercício profissional dos enfermeiros e trouxe grandes avanços para a profissão, instituindo, como atividades exclusivas do enfermeiro bacharel, a consulta de Enfermagem, a prescrição de medicamentos estabelecidos em programas de saúde pública e em rotina aprovada pela instituição de saúde, a execução e assistência obstétrica em situação de emergência e execução do parto sem distocia. Na área administrativa, cabe também ao enfermeiro, segundo a lei, a direção do órgão de enfermagem integrante da estrutura básica da instituição de saúde, pública ou privada, e chefia de serviço e de unidade de enfermagem, como também planejamento, organização, coordenação, execução e avaliação dos serviços da assistência de Enfermagem, consultoria, auditoria e emissão de parecer sobre matéria de Enfermagem
1986	8ª Conferência Nacional de Saúde. As Conferências Nacionais de Saúde têm sido realizadas no Brasil desde 1947. São instâncias colegiadas do Sistema Único de Saúde, têm caráter deliberativo, são regulamentadas pela Lei 8.142/90 e convocadas a cada 4 anos pelo Poder Executivo ou pelo Conselho Nacional de Saúde
1990	Promulgação da Lei Orgânica de Saúde 8.080 e da Lei 8.142, complementar ao Sistema Único de Saúde (SUS). O SUS, definido nas leis 8.080 e 8.142/90 e na Constituição Federal, tem como diretriz fundamental descentralização político-administrativa com direção única em cada esfera de governo, com ênfase na descentralização das ações e dos serviços de saúde para os municípios
2001	Instituição das Diretrizes Curriculares Nacionais dos Cursos de Graduação em Enfermagem. Resolução CNE/CES nº 3, de 7 de novembro de 2001, direciona a política de formação superior na área de Enfermagem no Brasil
2002	Resolução COFEN 272 de 2002 determina a implantação da SAE (Sistematização da Assistência de Enfermagem) em todas as instituições de saúde brasileiras
2007	Reformulação do Código de Ética dos Profissionais de Enfermagem pela Resolução COFEN 311 de 2007
2017	Aprovação do Novo Código de Ética dos Profissionais de Enfermagem pela Resolução COFEN 564/2017

Parte II A Origem da Enfermagem Brasileira

Almerinda Moreira

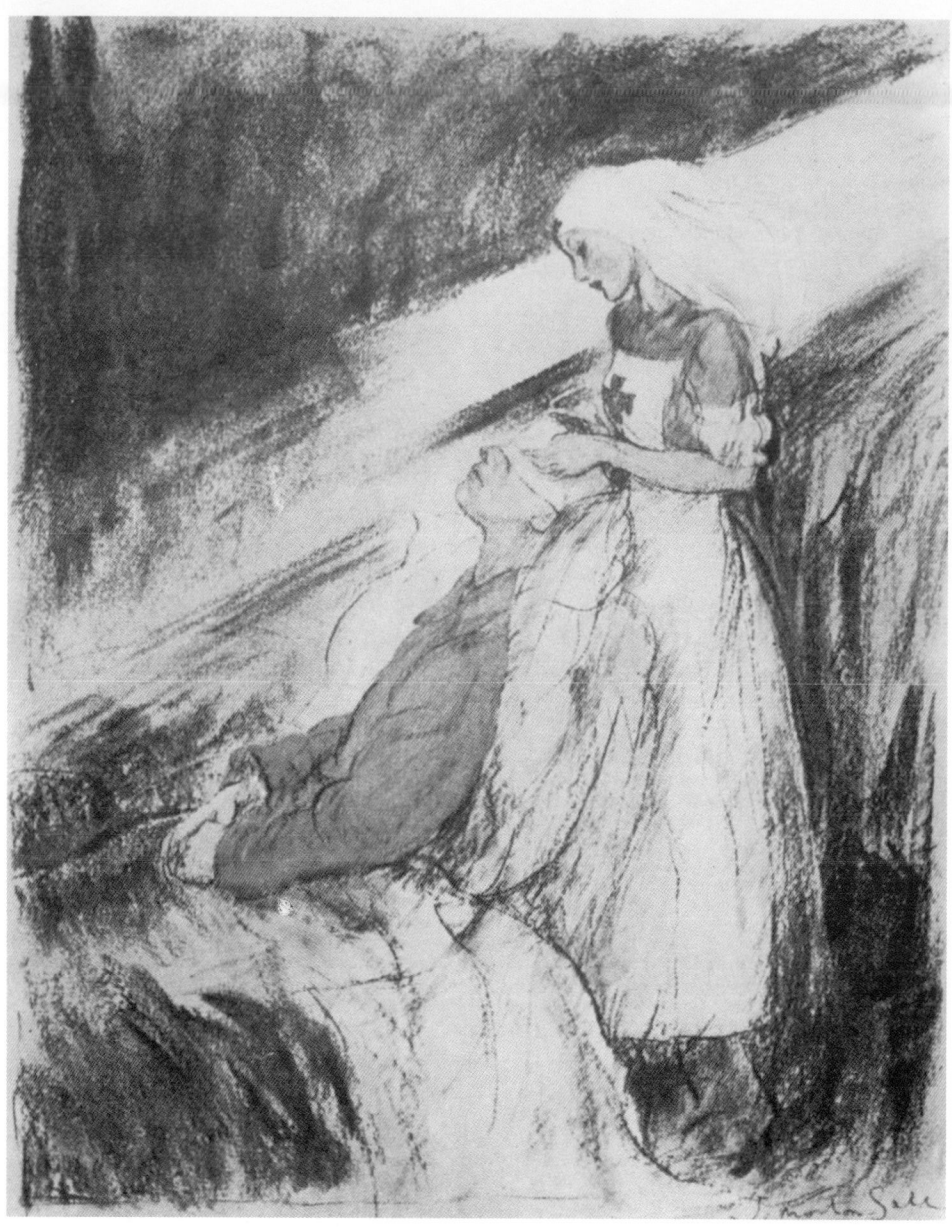

John Morton-Sale, *The Red Cross Of Comfort,* 1939. Photogravure of the original painting. Courtesy of the Artist.
Fonte: Nursing – The Finest Art: An Illustrated History, M. Patricia Donahue, The C.V. Mosby Company, 1985.

INTRODUÇÃO

A veracidade e a magnitude de fatos históricos requerem avaliação crítica de aspectos estreitamente relacionados com a variedade de eventos socioculturais e políticos da época, além do aquilatamento de valores dos elementos que configuram o todo social, a fim de detectar a importância e o grau de expressão de cada acontecimento.

Na trajetória da pesquisa, encontrei algumas dificuldades, entre as quais destaca-se a necessidade de analisar a estrutura social. Primeiro, por não ser historiadora; segundo, por não ser socióloga; e, terceiro, pela própria pretensão de estudar a Instituição – Escola de Enfermagem Alfredo Pinto (EEAP), a mais antiga do país, dentro de um período tão longo. Mas não poderia escrever sobre a EEAP isoladamente, porque, embora não seja de meu domínio de saberes e prática, sei também que não se isola o objeto de estudo de seu processo histórico.

Este estudo é um ponto de partida para outros, porque não estou preocupada apenas com as aparências dos fatos estudados: quis mais que isto, penetrar na dinâmica dos processos em que ocorreram tais fatos, com o objetivo de chegar a uma visão mais precisa do passado, visão que me ajudou a compreender o presente e nele atuar.

Fiz um estudo histórico, porque:

> "História é um estudo da dinâmica das sociedades humanas no tempo, e não um amontoado de elementos desconexos, mas, sim totalidades organizadas."[1]

E, historicamente, nas primeiras tentativas de colonização, foram incluídos programas para a abertura de Santas Casas, com o objetivo de prestar caridade aos pobres e órfãos. A primeira Santa Casa da Misericórdia foi fundada em 1543, na Vila de Santos, por Braz Cubas.

Em seguida, ainda no mesmo século 16, foram fundadas instituições similares no Rio de Janeiro, Vitória, Olinda, Ilhéus. Ainda neste século, o movimento prosseguiu com a fundação de outras Santas Casas.

Embora se suponha que essas instituições contavam com a assistência de Enfermagem, não existem dados precisos sobre a Enfermagem nessa época, a menos que se considere como tal o cuidado prestado aos enfermos pelos jesuítas.

> "No século XVII, é importante citar o trabalho de Frei Fabiano de Cristo, que exerceu durante quase 40 anos as funções de enfermeiro no Convento de Santo Antônio no Rio de Janeiro."[2]

Os religiosos utilizavam os serviços de voluntários e também dos escravos para o cuidado do doente. Assim, qualquer pessoa com pequena experiência no tratamento de enfermos podia obter o título de prático.

Eram poucas as exigências para o desempenho das funções atribuídas ao enfermeiro, por conta do pouco conhecimento científico e da própria ideia que se fazia de Enfermagem na época. Dessa forma, durante longo período, as funções de Enfermagem eram relegadas ao plano doméstico, ou religioso, sem nenhum caráter técnico ou científico. Apenas quando os psiquiatras sentiram a necessidade do preparo de pessoal para o cuidado dos doentes mentais, com o fito de resolver o problema do então Hospital Nacional de Alienados, concretizou-se o plano da fundação de uma Escola de Enfermagem, em 1890. Nesse sentido, pensei em resgatar a conjuntura social, sanitária e o processo histórico em que ocorreu a criação dessa Escola.

Considerei, para o início do estudo, o ano de 1842, data da criação do Hospício Pedro II, e tentei avançar até a década de 1990 para envolver o período que antecedeu a criação da Escola Profissional de Enfermeiros e Enfermeiras e toda sua estruturação e desenvolvimento, até seus 100 anos de existência, para poder observar suas condições prévias e suas consequências mais próximas.

Este trabalho consta, em primeira instância, de uma análise documental – técnica de pesquisa histórica que, segundo Ludke & André:

> "(...) busca identificar informações factuais nos documentos, a partir de questões ou hipóteses de interesse, possuindo como vantagens:

- O fato de que os documentos constituem uma fonte estável e rica.
- Podem ser consultados várias vezes e servir de base a diferentes estudos, o que dá mais estabilidade aos resultados obtidos.
- Os documentos constituem uma fonte poderosa de onde podem ser retiradas evidências que fundamentem afirmações e declarações do pesquisador.
- Não são apenas uma fonte de informação contextualizada, mas surgem em determinado contexto e fornecem informações sobre esse mesmo contexto."[3]

Os procedimentos metodológicos utilizados com base na análise documental já descrita levaram-me a utilizar e selecionar documentos oficiais como fontes primárias: ofícios, decretos, decretos-lei, pareceres, portarias, documentos oficiais e atas da própria Escola Profissional de Enfermeiros e Enfermeiras, dos arquivos da Escola de Enfermagem Alfredo Pinto, do Arquivo Nacional, do Arquivo Geral do Estado do Rio de Janeiro, da Biblioteca Nacional, do Arquivo Histórico do Itamaraty e da Biblioteca do Centro Psiquiátrico Pedro II, em anexo.

Analisei os determinantes de sua criação imbricados num contexto sócio-histórico-cultural, que assinala os 100 anos de existência. E, em decorrência do estudo, constatei que escrever sobre a Escola de Enfermagem Alfredo Pinto é escrever uma parte da história da Enfermagem no Brasil.

Resolvi mergulhar nas fontes, enfrentar a proposta na sociedade, encarar os riscos de interpretação e utilizar o material pesquisado, fazendo vibrar experiências perceptivas da história, diluídas na representação literária, jamais por mim percebidas em leituras mais lineares, feitas anteriormente sobre o tema deste trabalho.

Tomei ainda como referência, nesta pesquisa, toda a literatura encontrada que narrasse a história da Enfermagem, da saúde e da política no Brasil, na época da transição monarquia-república, porque foi este o período (tão conturbado) em que surgiu a escola. Essas informações foram consideradas como fontes secundárias de pesquisa.

Para tal análise, adotei divisões temáticas e cronológicas, de modo a clarificar a exposição do texto.

Na Primeira Seção, estudei o contexto histórico nacional da virada do século 19 para o século 20, procurando enfatizar os aspectos sociopolíticos e econômicos desse período de transição (da Monarquia para a República). Desta época também estudei a situação da psiquiatria no Brasil, mais especificamente na cidade do Rio de Janeiro, que enfrentava importantes reformas de urbanização e higienização.

Na Segunda Seção, detive-me na história da Escola de Enfermagem Alfredo Pinto e obedeci a uma periodização decenal. Nesse sentido, enfatizei o quadro sanitário e institucional, em que foi criada a Escola Profissional de Enfermeiros e Enfermeiras (EPEE) e um conjunto de ações e políticas estatais em saúde que marcaram, de maneira significativa, o desenvolvimento dessa Escola, suas práticas e seus saberes.

É um estudo detalhado sobre a criação e progresso da escola, sua ampliação, com a criação de novos cursos até os dias atuais.

A maior preocupação foi relatar e tentar interpretar os acontecimentos, com a máxima fidelidade possível, embora, repleta de emoção, pelo fato de ser ex-aluna do curso de graduação, licenciatura, mestrado e ainda ser docente dessa instituição.

Na Terceira Seção, estabeleci algumas considerações a partir da relação que a psiquiatria emergente estabeleceu com o Estado brasileiro, na fase de transição da Monarquia para a República, bem como com os principais acontecimentos de ordem social e política vinculados à criação e ao desenvolvimento da Escola de Enfermagem Alfredo Pinto. Além da listagem de todos os personagens desta história, ex-alunos, atuais e ex-professores relacionados nominalmente, que consta no original da dissertação de Mestrado de onde foi extraída esta publicação.

Cabe informar que todos os documentos referidos no texto compõem o Volume II da dissertação já citada que pode ser encontrada na Biblioteca Nacional, na Biblioteca Central da Universidade do Rio de Janeiro (UNIRIO), no Centro de Estudos e Pesquisas em Enfermagem (CEPEn) da Associação Brasileira de Enfermagem, em Brasília, na Biblioteca do Arquivo Histórico do Palácio do Itamaraty, no Rio de Janeiro.

SEÇÃO 1
CONTEXTO HISTÓRICO NACIONAL DA VIRADA DO SÉCULO 19 PARA O SÉCULO 20

TRANSIÇÃO MONARQUIA/REPÚBLICA

CAPÍTULO 3

No fim do século 19 e início do século 20, o Brasil viveu um momento de várias indefinições, em que diferentes projetos de grupos, classes e instituições sociais buscavam impor-se ao conjunto da sociedade.

O contexto é da transição Monarquia-República e as diferentes lutas, e os projetos aparecem na forma de "questões". A própria saúde, considerada em sua dimensão urbana, isto é, fundamentalmente naquilo que diz respeito ao Rio de Janeiro, cidade portuária e sede do regime, transforma-se em uma "questão".

Durante o período de 1860/1880, o Brasil viu-se envolvido com a divulgação das ideias republicanas, que culminaram na criação do Partido Republicano, em 1870. De maneira geral, seus líderes preconizavam a revolução popular e eram conhecidos como revolucionários ou idealistas. A revolução, no contexto da época, que também era sugerida pela própria classe economicamente dominante – isto é, a fração dos cafeicultores do Sudeste – era entendida como contragolpe, tomada de poder. Na realidade, a república foi resultante de uma aliança – entre os cafeicultores do Sudeste, articulados ao trabalho não escravo, com as frações urbanas, onde predominava o setor pragmático do exército e as camadas médias da sociedade, em um momento de crise do setor escravagista.

Nessa época, aconteceram diversas mudanças na sociedade, como a introdução do trabalho assalariado, o desenvolvimento das atividades industriais e o crescimento da população livre e das cidades. Tais mudanças, a partir de 1880, fizeram com que o movimento abolicionista se intensificasse e somasse-se ao ideal republicano. Várias associações, jornais, clubes eram encarregados de difundir as ideias. Era o caso da Sociedade Brasileira contra a Escravidão, do Clube Abolicionista dos Empregados do Comércio e da Sociedade Libertadora da Escola de Medicina.

> "O final do século XIX foi sem dúvida o momento das transformações mais importantes; marcou a decadência do escravismo no Brasil e a substituição do trabalho escravo pelo trabalho assalariado. Inovações técnicas foram introduzidas nos principais setores da economia. Engenhos mais modernos e usinas substituíram os antigos, o cultivo do café era feito com métodos mais aperfeiçoados, proporcionando o aumento da produtividade. Em outras palavras, esboçavam-se relações capitalistas dominantes no Brasil."[4]

As instituições monárquicas tinham-se tornado ineficazes, diante das transformações econômicas e sociais. A Abolição e a República foram a mesma realidade. Fizeram parte do processo de mudança, que deslocaria do poder os antigos proprietários rurais, em proveito da emergente burguesia agrária cafeeira.

A partir de 1885, o movimento republicano ganhou mais força. A conjuntura política vinha-se tornando agitada, envolvendo algumas questões como a tensão entre a Igreja e o Estado, pelo envolvimento de alguns clérigos com a maçonaria, e o progressivo descontentamento político nos meios militares.

O catolicismo era a religião oficial do Estado brasileiro. Em 1864, o Papa Pio IX proibiu a ligação de católicos com a maçonaria. D. Pedro não acatou tal decisão. Em 1873, a questão agravou-se quando os bispos de Recife e Belém, Dom Vital Maria e Dom Antônio Macedo, ordenaram a expulsão de maçons das irmandades religiosas. O Império moveu uma ação judicial contra os bispos, que foram condenados a 4 anos de prisão, com trabalhos forçados. Esta condenação serviu para abalar a relação entre o Estado e a Igreja. Apesar de ter sido concedida anistia aos bispos, os padres passaram a usar os púlpitos para condenar a monarquia. A República, na medida em que concebia a separação entre o Estado e a Igreja, ganhava mais adeptos. A questão religiosa fez com que o regime monárquico perdesse o apoio da Igreja.

Como se vê, houve a separação de poderes.

Já o descontentamento nos meios militares vinha de longe. Data de 1855 um periódico, "O Militar", redigido por jovens oficiais do Exército, que se fez claramente porta-voz das queixas existentes entre eles, sobretudo entre estudantes das academias, apontando os "legistas" como sendo os grandes e, talvez, os únicos responsáveis pelo atraso do Império. A crítica dirigia-se aos deputados e senadores, extensiva, portanto, ao sistema parlamentarista.

As queixas eram variadas, desde as condições de serviços aos soldos dos soldados, que eram irrisórios. Além disso, as promoções dos oficiais eram muito morosas: capitães havia, de 15 anos e mais de serviços no mesmo posto. Por ocasião do Ministério de Rio Branco foram ajustados os vencimentos do pessoal do Exército e da Armada e novas regras de promoção foram efetivadas. Porém, essa política não pôde ser posta em prática durante os governos posteriores. Principalmente em meados de 1881 a 1889, quando assume o Ministério Ouro Preto e a pasta da Guerra passa a ser ocupada por pessoas estranhas à carreira das armas. Nem os militares nem os civis prosseguiram à trilha aberta pelo Ministério Rio Branco.[5]

O poder civil não hesitava em envolver-se com assuntos especificamente militares, o que nunca fora visto com bons olhos pelo oficialato.

Os primeiros sinais de insatisfação começaram a surgir com as punições disciplinares, a partir de 1883, quando o governo proibiu as discussões públicas de assuntos militares, e todo aquele que o desobedecesse seria punido. Dentre as punições destacam-se: a prisão do coronel Alexandre Augusto Frias Vilar, ordenada pelo Ministro da Guerra Carlos Afonso de Assis Figueiredo, por não se conformar em ter sido preterido por Floriano Peixoto, na promoção ao generalato.[6]

Outras punições seguiram-se, o que provocou a união da Marinha e do Exército, no Clube Militar, fundado em 1887, pelo Marechal Deodoro da Fonseca e pelo Major Benjamim Constant Botelho de Magalhães.

Os protestos do Clube Militar incomodavam a Corte até que seu presidente, o Marechal Deodoro da Fonseca, foi enviado para o exílio, em 27 de dezembro de 1888 como Comandante de Armas de Mato Grosso. Assim, ficariam afastadas as suas ideias e o seu domínio sobre toda classe militar, já que, como veterano da Guerra do Paraguai, era benquisto por toda a tropa.

Outros incidentes mais graves continuaram surgindo: prisões, censuras, punições, espancamentos e a exaltação militar expandia-se.

Como pano de fundo das transformações econômicas e sociais, acontecia a transição mais importante: o Brasil deixava de ser uma sociedade escravista, para ser uma sociedade capitalista, na qual as principais relações de produção eram as de trabalho assalariado.

A escravidão foi, assim, perdendo o apoio de todos os setores da sociedade; até que, no dia 13 de maio de 1888, a Princesa Isabel, que substituía o Imperador, assinou a Lei Áurea, libertando os cerca de 750.000 negros cativos, que representavam, aproximadamente, um décimo da população negra do Brasil.

A Abolição não acarretou, como previam alguns, uma crise para a economia brasileira. Os setores mais dinâmicos já não utilizavam o trabalho escravo e, para eles, a Abolição significou o fim dos entraves à expansão do trabalho assalariado e à imigração. A Abolição só trouxe dificuldades para os setores da economia que já se apresentavam em crise, como a cafeicultura do Vale do Paraíba e as lavouras do Nordeste.

Em termos políticos, o fim da escravidão abalou a influência dos senhores de terras e de escravos e significou a emergência do poder dos fazendeiros do oeste paulista, que dominavam o país durante toda a República Velha.

Em termos sociais, a situação do ex-escravo não melhorou em nada; pelo contrário, a regra geral foi a não integração do negro à sociedade. Os negros foram atirados no mundo dos brancos, sem nenhuma indenização, garantia ou assistência.

Os ex-escravos começaram, gradativamente, a posicionar-se no mercado de trabalho livre, embora muitos tenham, ainda, continuado na situação escravista. A partir dessa nova realidade, os subempregos aumentaram. Formou-se uma situação de onde a mão de obra era constituída por grande número de pessoas em ocupação mal remunerada, ou sem ocupação fixa.

A maioria deslocou-se para as cidades, onde os aguardavam o desemprego e uma vida marginal. Nas cidades, foram submetidos à brutal – mesmo que oculta – discriminação racial, social e econômica da parte dos brancos. Em consequência, observa-se uma profunda desagregação na organização social e psíquica desses indivíduos pouco habituados à ordem competitiva das cidades, que se faz acompanhar de uma degradação moral, em todos os níveis de conduta. O que deveria ser um desajustamento transitório transformou-se em desajustamento estrutural, reforçando assim o preconceito racial.

> "A abolição, na medida em que não promoveu a integração social do escravo, reafirmou a ideia da inferioridade do negro, o que contribuiu ainda mais para a sua marginalização."[7]

Como a maior cidade e a capital econômica, política e cultural do país, o Rio de Janeiro não poderia deixar de sentir, em grau mais intenso que qualquer outra cidade, as mudanças que vinham fermentando durante os últimos anos do Império e que culminaram na abolição da escravidão e na proclamação da República. Um exemplo disso é que, por ocasião dos festejos das Bodas de Prata da Princesa Isabel e do Conde d'Eu, aproveitando-se da presença de autoridades estrangeiras vindas ao Rio de Janeiro para os festejos, o tenente-coronel Benjamim Constant, em seu discurso, defendeu o Exército da acusação de indisciplina, que lhes faziam os amigos do governo. Esse fato ocorreu em 23 de outubro de 1889.

Nessa data, o Marechal Deodoro da Fonseca já estava no Rio de Janeiro. Embora adoentado, como Presidente do Clube Militar, era capaz de reunir em torno de si o grosso da tropa. Benjamim Constant atraía Deodoro para o golpe final, mas, para isso, foi necessário unir-se aos republicanos. Em 11 de novembro de 1889, Deodoro recebeu em sua casa Quintino Bocaiuva, Aristides Lobo, Francisco Glicério e também Rui Barbosa que, sem ter feito profissão de fé republicana, mostrava-se um combatente enérgico e insistente, contra o governo e a favor das classes armadas. Nesse encontro, Deodoro declarou sua admiração e respeito pelo imperador, mas reconhecia que nada mais poderia esperar da Monarquia. Em vista disso, encarregou-se, com Benjamim Constant, da parte militar da revolta e Quintino Bocaiuva e seus amigos que cuidassem do resto.

O movimento republicano, portanto, resultou da pressão de três forças: do Exército, das camadas médias urbanas e, principalmente, da burguesia paulista.

Imagine-se um governo sem o apoio de seu Exército, criticado pela Igreja Católica, por ricos fazendeiros e por boa parte das populações das cidades, onde vive a elite intelectual e política do país.

Assim, na manhã de 14 de novembro de 1889, o Governo Imperial fora avisado de que um movimento para o derrubar deveria explodir na noite de 15 para 16, quando os ministros de Sua Majestade estivessem reunidos na conferência nacional. Era verdade; havia esse plano. As coisas precipitaram-se porque o Major Frederico Solon, receando que o golpe fosse adiado, espalhou o boato, na noite de 14, que o governo mandara prender Deodoro da Fonseca e Benjamim Constant. Nesse ínterim, o Marechal Deodoro da Fonseca, sabendo do que ocorria, apesar de doente, rumou para São Cristóvão.[8]

Aos 15 de novembro de 1889, Manoel Deodoro da Fonseca, considerado o mais prestigioso general do Exército, em nome do Exército, da armada e do povo proclamou a República.

A mudança de regime, com todas as expectativas que trazia e, também, com todas as dificuldades que implicava, como que projetou luz intensa sobre as novas realidades, tornando sua vivência também mais intensa e mais generalizada. De uma maneira ou de outra, para melhor ou para pior, grande parte dos fluminenses foi, pela primeira vez, envolvida nos problemas da cidade e do país. Essa consciência nova e ampliada e as consequências que gerava, antes mesmo das mudanças qualitativas, caracterizou o Rio de Janeiro da primeira década republicana.

O texto da proclamação, a organização do governo provisório e outras medidas iniciais foram publicadas com a assinatura de Deodoro da Fonseca, na manhã do dia 16. O país passava a se chamar Estados Unidos do Brasil e o Governo dessa República Federativa respeitaria os compromissos internacionais, contraídos durante o Império. Entre esses destacam-se os tratados e a dívida externa.

Pouco depois, adotou-se uma nova bandeira, com o lema positivista: Ordem e Progresso; decretou-se a Grande Naturalização (que facilitava a mudança de nacionalidade dos estrangeiros residentes no Brasil), a reforma do ensino Benjamim Constant, que passou a ter uma orientação positivista e separou-se a Igreja do Estado (ensino laico).

No entanto, como já foi dito que também em nome do povo foi proclamada a República, encontrei autores como Francisco Alencar, que diz:

> "Embora não se opusesse à Proclamação, a maioria da população do Rio de Janeiro e do Brasil ficou alheia ao movimento, que foi apenas um golpe militar."[9]

Aristides Lobo, em carta escrita ao "Diário Popular" de São Paulo, no dia 17, assim refere-se: "o povo assistiu bestificado à Proclamação da República."[10]

Porém, o novo regime, que chegava repleto de esperanças, não foi fácil de se consolidar. Barreiras quase intransponíveis iam sendo levantadas a cada dia de governo do velho Marechal. Entretanto, apesar de toda confusão reinante, Deodoro tentava organizar a sociedade, assessorado por personalidades como Rui Barbosa, Benjamim Constant, Floriano Peixoto, Campos Sales, Aristides Lobo e Demétrio Ribeiro. A tarefa era fabulosamente grande, mas urgia iniciá-la com determinação. E, naquela derrubada infinita de coisas, de cargos e de pessoas, o serviço de Saúde e Assistência foi transferido para a Municipalidade do então Distrito Federal, hoje, Estado do Rio de Janeiro.

A primeira fase do regime republicano caracterizou-se pela supremacia militar. O primeiro Presidente, Marechal Deodoro da Fonseca e o segundo, Marechal Floriano Vieira Peixoto, ambos do Exército, governaram em uma base em que os militares predominaram e ocorreram muitas alianças e cisões.

Apesar da oposição de alas militares e civis radicais, que pretendiam a continuação do "estado de fato", para que o governo pudesse imprimir livremente as suas medidas, são feitas eleições para a Constituinte e esta é convocada para 15 de novembro de 1890. Houve muitas divergências entre os republicanos, no período de sua elaboração.

É importante observar que, antes que findasse o ano de 1889, o Governo Provisório, a 7 de dezembro, criou o Conselho de Intendência Municipal, pelo Decreto 50-A, com a atribuição de zelar pela saúde da população da cidade.

A CIDADE DO RIO DE JANEIRO:
Urbanização e Higienização

CAPÍTULO 4

O estudo da sociedade brasileira no século 19 merece ser destacado, tendo em vista os objetivos da presente publicação.

A preocupação maior, quanto à saúde naquela época, era sanear a cidade, libertá-la da presença dos desequilibrados mentais, que perambulavam pelas ruas e eram considerados como perturbadores da ordem social. A psiquiatria desenvolveu-se, portanto, com a função de tomar para si a normalização social da cidade.

O governo provisório estava atento aos problemas de saúde da capital da República, que queria defender e reformar para torná-la a cidade mais bonita e saudável do Brasil. Assim, em 18 de janeiro de 1890, o Decreto 169 trata da organização dos serviços sanitários terrestres em todos os estados e cria o Conselho de Saúde Pública.[11]

A política sanitária interveio com relação às habitações populares, casas de comércio de gêneros alimentícios, colégios, oficinas, fábricas, drogarias, maternidades e casas de saúde.

Em 1890, o Estado ensaiou – timidamente – legislar sobre as condições de trabalho industrial, como resposta às intensas movimentações operárias que começavam a se generalizar.

Em 1893, o Estado Central regulou o Serviço Sanitário dos Portos da República, com a criação da Inspetoria Geral de Saúde dos Portos, objetivando visitas sanitárias aos navios e controle das cartas de saúde que estavam obrigadas a apresentar os navios procedentes de qualquer porto brasileiro onde houvesse inspetoria de saúde. As cidades comerciais brasileiras eram: Rio de Janeiro, Salvador, Recife e Belém.

A legislação sanitária, voltada à higiene dos portos, constituiu uma notável exceção, no período anterior à ascensão de Oswaldo Cruz. De fato, registrou-se o tipo de organização de serviço de saúde, que privilegiou o porto como alvo de intervenção, por exigências da economia agroexportadora.

A aplicação de capital no saneamento do Rio de Janeiro, segundo Prudente de Moraes, seria, em si mesma, lucrativa, pelas mudanças de julgamento que acarretaria no estrangeiro sobre as condições de saúde pública da cidade e outros pontos do território nacional.

O problema da soberania municipal, ou local, sobre questões de saúde pública, com efeito, aparecia constantemente como fonte de atritos e obstáculos à ação do Estado Central, e refletiu-se, no terreno da saúde, a contradição entre tendências políticas centralizadas e descentralizadas, que marcaram o período da Primeira República. O Distrito Federal transformava-se, adequando-se ao seu papel de capital da República, moderna e higiênica.

O Estado Central interveio onde as tentativas de melhoria das condições sanitárias falharam, mesmo rompendo as regras do jogo constitucional do federalismo, que impedia a intervenção do poder central sobre os problemas de responsabilidades dos poderes locais ou municipais. Esse fenômeno foi mais evidente na cidade do Rio de Janeiro, por ser a capital da República.

Para o Estado Oligárquico, a questão da insalubridade deveria ser resolvida com o saneamento e a remodelação do centro da cidade, o que implicava a remoção das populações pobres. Dessa forma, ia-se atender tanto às elites, que aspiravam a uma "nova capital", quanto aos interesses do capital comercial e do capital urbano.

Sendo o centro da cidade onde ocorriam os grandes negócios comerciais e financeiros, deveria estar "arrumado", de acordo com os padrões dessa burguesia. Exigiam que acabassem as ruas estreitas e escuras e os cortiços. Não que pensassem na saúde da população, mas a preocupação dirigia-se à aparência da cidade.

Organizar a nova sociedade, a sociedade moderna, significava, assim, reordená-la, construindo novas formas de dominação, em que os homens não mais se identificariam pela condição livre ou escravos (desiguais e hierarquizados). A expansão da modernidade impunha, também, entre outras, a resolução desta questão: Como dominar homens livres e formalmente iguais?[12] Determinava-se, dessa forma, a atualização das estratégias de poder.

A questão da modernização expressava e fundamentava, assim, mudanças, que se relacionavam com a expansão das relações sociais capitalistas. Tratava-se não apenas da sua instauração entre nós, mas, sobretudo, de sua reprodução, isto é, da criação de mecanismos que a mantivessem viva. Esta é a dimensão em que se pode estabelecer a relação entre esse movimento mais geral, pelo qual passava a sociedade carioca, e a questão da higiene.

A tônica era lutar contra os elementos da desordem e tudo o que ela significava – a oposição a uma sociedade arcaica, mas também a desordem, como o lixo, deveria ser recolhida e eliminada. Todavia, convém recordar que o lixo/desordem era igualmente dessa realidade, por ser exatamente a expressão de algo que a sociedade cria e rejeita.

No discurso dos higienistas, era comum que comentassem a venda de carnes, a coleta de lixo, as habitações, o vestuário ou a distribuição d'água. Eram concordes num ponto: a falta de condições higiênicas e a consequente insalubridade da cidade. Nesses termos, a cidade era a própria expressão da desordem.

O tom enfático e recorrente sobre a sujeira e a feiura da cidade redobrava-se, na medida em que se espalhavam o tifo, a cólera e a febre amarela.

Com esse cenário, era urgente o saneamento da cidade de tão decantadas belezas naturais, então comprometidas com a impureza do ar e a umidade do solo.

Os higienistas conjugavam as condições ambientais desfavoráveis aos hábitos de seus habitantes, agravando os males, produzindo a desordem. A rua era a expressão da desordem, por acumular a sujeira, seja porque as valas não eram limpas, seja porque os moradores lançavam tudo à rua: produtos excrementícios e varreduras de casas, cuspiam e escarravam.

Com o mesmo espírito, queria-se a remoção dos quiosques, pois, na localidade onde estes existiam, o mau comportamento de seus frequentadores impedia que a vizinhança chegasse à janela, além de dificultarem o trânsito, bem como o escoamento d'água, em decorrência dos grupos que se formavam, ou do lixo que se amontoava.

Com o mesmo propósito que presidia o movimento de remoção dos quiosques, respaldado por uma visão moralizante e moralizadora dos logradouros públicos, a prostituição foi tratada. Era vista como um vício, mas também como um "mal necessário"; era considerada perniciosa a liberdade ilimitada de sua prática.

Foram também identificadas as moradias das classes pobres – cortiços e estalagens – onde, em decorrência do ar infecto e pouca luz, tornavam doentio e abatido o semblante dos que lá dormiam.

Eliminar os cortiços significava combater a desordem e construir uma nova ordem, tida como limpa, bela e saudável.

O discurso sobre a higiene deixa transparecer a expectativa e o propósito de se reforçar esse poder, alocando, no Estado, a competência para agir, reservando-se aos especialistas a competência de sugerir e, aos demais, para obedecer.

A defesa da ação do Estado (do poder público), na esfera privada, liga-se a uma posição que contou, à época, com grande número de adeptos e que afirmava que "sem a higiene privada, nunca se poderá tornar salubre a cidade, por irrepreensível que seja a higiene pública". (Costa Souza, *in:* Cavalcante.)[13]

À autoridade sanitária reconhecia-se o direito de invadir casas, para inspecionar condições de higiene e arquitetura do prédio. Seu parecer decidia pela interdição ou não do local. De pouco adiantavam os protestos dos proprietários contra essa prática, realizada em nome da limpeza e da saúde.

O agente principal de toda mudança foi o engenheiro Pereira Passos, então prefeito da cidade, no governo de Rodrigues Alves (1903-1906), quando realizou uma série de obras de saneamento e urbanização na capital da República.

Abriu novas avenidas (Av. Central, atual Rio Branco, Mem de Sá, Salvador de Sá, Beira Mar, Passos, entre outras) e alargou ruas (13 de Maio, 7 de Setembro, Marechal Floriano, Visconde do Rio Branco e outras). Os morros do Castelo e do Senado foram abaixados, enquanto, na zona sul da cidade, surgiu Copacabana, com a abertura das avenidas Nossa Senhora de Copacabana e Atlântica. A demolição de muitos cortiços fez com que a população pobre ficasse entregue à própria sorte, ocupando áreas mais distantes, subúrbios e encostas de morros, onde começaram a surgir as favelas.

Não se fazia a intervenção na causa do problema, mas nos efeitos. Não se estabeleciam relações entre a saúde e as condições de vida e de trabalho.

O governo Rodrigues Alves preocupou-se com a assistência psiquiátrica, nomeando Juliano Moreira para Diretor do Hospício Nacional de Alienados. Isso porque um inquérito, em 1902, levado a cabo em seu governo, revela que

> "O Hospício Nacional era simplesmente uma casa para detenção de loucos, onde não havia tratamento conveniente, nem disciplina, nem qualquer fiscalização".[14]

Com Juliano Moreira, a psiquiatria ganha novo ímpeto e sob sua influência é promulgada, em 1903, a primeira Lei Federal de Assistência aos Alienados.

O higienista Oswaldo Cruz, que dirigia o Instituto de Manguinhos (atual Fundação Oswaldo Cruz), foi o responsável pelo saneamento da cidade. Surgiram as grandes Campanhas Sanitárias.

"A campanha de saneamento não transcorreu tranquilamente."[15] A falta de esclarecimento ao público, a vacinação obrigatória e o isolamento à força dos doentes provocaram a rebelião da população, ou seja, a forma autoritária na implementação da campanha revoltou a população.

No que toca aos métodos gerais de campanha sanitária, Oswaldo Cruz criou, em 1904, certos serviços centralizados para o ataque à peste e à febre amarela. Mas, para a higiene das habitações e a profilaxia das doenças epidêmicas em geral, organizou 10 distritos sanitários, cada qual dirigido por um delegado de saúde, representados hoje pelos Centros de Saúde.

Com a criação do Departamento Nacional de Saúde Pública, por Carlos Chagas, foram imprimidas novas diretrizes às atividades da Saúde Pública, orientadas no sentido da higiene preventiva. Com Oswaldo Cruz no Departamento Nacional de Saúde Pública, criou-se o Curso de Higiene e Saúde Pública, na Universidade do Brasil, hoje Universidade Federal do Rio de Janeiro.

> "Fundando também a Escola de Enfermagem Dona Anna Nery, igualmente em nível universitário, que foi dirigida pela missão americana, na pessoa de Miss Parsons, que organizava e dirigia a primeira escola de Enfermagem aqui aberta (1923)."[16]

Deve-se atentar para o fato de que esse dado se refere à primeira Escola de Enfermagem criada na Universidade do Brasil, porque a primeira tentativa de sistematizar o ensino de Enfermagem no país emergiu como resultado de um processo político que, ultrapassando as fronteiras do Hospício Nacional de Alienados, pôs em confronto o poder clerical, o poder do Estado e o poder da classe médica. Desse confronto foi criada, em 1890, a Escola Profissional de Enfermeiros e Enfermeiras (EPEE), em um momento histórico e político do país, iniciando, assim, a formação de um novo profissional, o(a) enfermeiro(a), abrindo também espaço para a mulher se profissionalizar.

PRIMÓRDIOS DA PSIQUIATRIA

> "Se alguém pensa, não pode ser louco. Se alguém é louco, não pode pensar."
>
> *Descartes*

No Renascimento, segundo uma análise reduzida da loucura por Foucault em "A História da Loucura", citada por Machado,[17] ficou atestado, conforme a elaboração simbólica da época, o início de um processo de dominação da loucura pela razão: o que se dá de modo conflituoso e ambíguo, na medida em que implica reciprocidade e semelhança entre elas. No entanto, o autor referido não investigou o momento da constituição do discurso teórico sobre a doença mental; isto é, não considerou os conceitos básicos das teorias de Pinel e Esquirol. Deteve-se na prática do enclausuramento do louco e na relação da teoria da loucura com a Medicina; toda a sua argumentação se organizou para dar conta da situação da loucura, na modernidade. E, na modernidade, loucura diz respeito, fundamentalmente, à psiquiatria: o louco, como doente mental.

O marco institucional da etapa do processo da dominação da loucura pela razão é a criação por:

> "Luiz XIV em 1656, em Paris, do Hospital Geral, que agrupa La Salpêtrière, Bicêtre e outros estabelecimentos, não se trata, porém, de uma instituição médica, mas de uma estrutura semijurídica, entidade de assistência e administrativa, que se situa entre a polícia e a justiça e seria como que a ordem terceira da repressão."

E, ainda, continua Machado, esse fenômeno não se limita a Paris ou à França, mas atinge toda a Europa e não se restringe somente à esfera estatal, pois a Inglaterra, por exemplo, também organizou estabelecimentos de reclusão. Essas iniciativas têm um significado social, econômico, moral e político, que é importante para se compreender a percepção da loucura na época clássica.[18]

No mundo em geral, a compreensão era de que não havia hospital ou prisão para o louco; ele vivia solto, era um errante, às vezes, expulso das cidades, frequentemente vagando pelos campos, entregue a comerciantes, peregrinos ou navegantes.[19]

Nos primeiros 300 anos da sociedade brasileira, era desconhecida uma política de saúde, implementada pelo Estado metropolitano português, para atender às demandas da sua colônia na América.

Inexistia uma política social e sanitária para o índio e para a população negra, para o louco, para o escravo ou não. O mesmo acontecia com relação aos europeus aqui residentes. Lopes[20] assinalou que:

> "(...) durante o período colonial e no Primeiro Império não havia uma política que se enveredasse para o lado da Proteção Sanitária e Social do colono e do índio, e o trato que recebiam os enfermos do espírito, deficientes mentais ou loucos, longe estava, porém, dos elevados intuitos de uma assistência, ainda que rudimentaríssima assistência médica."

Lopes[21] ressalta ainda que:

> "Os loucos propriamente ditos eram colocados nas cadeias com vagabundos, criminosos ou indiciados. Esta promiscuidade de nenhum modo foi privativa da Colônia do Vice-Reinado ou do Primeiro Império. Era universal. Contra ela é que gravou o artigo 24, da Lei Francesa de 1838, que foi e continua a ser matriz de toda a legislação mundial sobre alienados."

No referido artigo, consta que "em caso algum, os alienados poderão ser misturados com condenados, nem depositados numa prisão".

Antes dessa lei, o asilamento, bem como a morte ou a tortura, eram fenômenos eminentemente morais e instrumentos de poder político, que foram formas alternativas de fazer desaparecer de vez o doente mental, que provocava angústia, hostilidade, desordem moral e um obstáculo à ordem social.

No Brasil, a Santa Casa guardava, em suas enfermarias e seus porões, os doentes mentais, quando resolveram experimentar colocar algumas mulheres em um pavilhão anexo à lavanderia geral que foi construída na Chácara do Vigário Geral, no Caminho das Fortalezas da Praia da Saudade, hoje Praia Vermelha.

Como o desequilíbrio mental e as personalidades anormais com conduta fortemente desviadas não eram consideradas como doença, mas um desequilíbrio que perturbava a ordem social, a psiquiatria surgiu, então, com a função de tomar para si a normalização social.

Historicamente, as práticas institucionais de saúde emergiram a partir de um conjunto de intervenções do Estado com o objetivo de controlar, fiscalizar e regulamentar questões originadas da concentração crescente e caótica de população e de atividades produtivas da cidade. No caso brasileiro, essa intervenção acompanhou o processo histórico de afirmação do Estado Nacional.

Na situação específica da psiquiatria, "é possível afirmar que ela esteve ligada ao projeto de transformação do desviante (o mendigo, o louco, o criminoso, o indigente, o pobre em geral) em um ser normalizado.[22]

A partir de 1830, um grupo de médicos, higienistas na sua maioria, começa a pedir, entre outras medidas de higiene, que se construa um hospício para os alienados. Esses médicos, que foram os criadores da Sociedade de Medicina do Rio de Janeiro, serviram-se de alguns periódicos da época, para desencadear um importante movimento de opinião pública, com vistas à criação do asilo. Os nomes mais expressivos desses médicos foram: José Martins da Cruz Jobim, Joaquim Cândido Soares de Meirelles, Luiz Vicente de Simoni, Jean-Maurice Faivre e Francisco Xavier Sigaud.[23]

Embora nenhum deles tivesse uma formação psiquiátrica propriamente dita, são os verdadeiros fundadores da psiquiatria no Brasil. Até então, os loucos eram jogados de um lado para outro e, muitas vezes, encarcerados como meros delinquentes e não tinham conseguido local adequado onde fossem tratados. A enfermaria, anexa à lavanderia da Santa Casa, longe estava de atender às exigências da cidade no que se refere aos doentes mentais. Foi, então, que a Comissão de Salubridade, designada pela Sociedade de Medicina do Rio de Janeiro, protestou pela primeira vez, entre nós, contra o tratamento bárbaro dado aos alienados. Em relatório apresentado à Câmara do Rio de Janeiro, pelo relator da Comissão, Dr. José Martins da Cruz Jobim, consta:

> "No mesmo pavimento da Santa Casa estão os doidos, quase todos juntos em uma sala, a que chamam xadrez, por onde passa um cano que conduz as imundícies do hospital. Aqui vemos uma ordem de tarimbas, sobre o que dormem aqueles miseráveis, sem nada mais do que um colchão podre, algum lençol e travesseiros de aspecto hediondo; também vimos um tronco, que é o único meio de conter os furiosos, resto destes tempos bárbaros de que a medicina se envergonha hoje, quando se procurava conter os que tinham a desgraça de perder a razão com os azorragues a toda a sorte de martírios. Há alguns quartos em que se metem os mais furiosos em um tronco comum, deitados no chão, onde passam os dias e as noites, debatendo-se contra o tronco e o assoalho, pelo que se ferem todos, quando ainda não vem outro, que com eles esteja e que os maltrate horrivelmente com pancadas."

Ao Dr. José Martins da Cruz Jobim coube, também, a glória do primeiro escrito sobre as doenças mentais no Brasil.

Com a intervenção de José Clemente Pereira, então ministro da Guerra, e o apoio do jovem monarca Pedro II, mais a pressão da sociedade e dos higienistas, surgiu a ideia da criação do hospício. Esta iniciativa foi, entre outras, uma das medidas que celebrizava a maioridade do imperador.[24]

Porém, essa proteção aos alienados também se apresenta de forma ambivalente, com a organização de asilos, construídos em locais afastados das cidades, cuja real finalidade era isolar o doente do convívio social, ou melhor, proteger a sociedade.

José Clemente Pereira, com funções de ministro de Estado e provedor da Santa Casa, conseguiu esvaziar os porões desta para a instituição e a celebração do regime imperial na plenitude do soberano. Para dar corpo a todo esse trabalho, foi preciso buscar terreno e recursos.

Várias chácaras foram doadas, para se chegar ao terreno do hospício, que resultou de iniciativas sucessivas, coordenadas para prover a instituição a ser construída. Dessa integração e da iniciativa imperial, foi transformado em patrimônio nacional.

O imperador do Brasil, D. Pedro II, mediante o Decreto 82, de 18 de junho de 1841, cria, no Rio de Janeiro, o Hospício Pedro II: "Hei por bem fundar um hospital destinado primitivamente para o tratamento de alienados, com a denominação de Hospício Pedro II".[25] Utilizou-se, para tal, na Chácara do Vigário Geral, de propriedade da Santa Casa da Misericórdia, na Praia da Saudade, hoje Praia Vermelha, uma enfermaria improvisada, para atender as exigências mínimas da comunidade no que se referia à assistência aos doentes mentais. Sendo esta deficiente, quantitativa e qualitativamente, os doentes eram tratados como delinquentes, muitas vezes encarcerados, não existindo uma infraestrutura física e material para que fosse estabelecida uma assistência adequada. Esta assistência subumana, aliada a uma terapêutica primitiva, fez surgir a ideia de construção do Hospício Pedro II, projetado em moldes atualizados e específicos para o tratamento psiquiátrico da época. As obras tiveram início em 1842, no terreno da chácara, acrescido de outras áreas contínuas, provenientes de doações particulares. Foram responsáveis pela edificação os engenheiros Domingos Monteiro, José Maria Jacinto Rebêlo e Joaquim Cândido Guillobel.

Iniciada a construção, em 2 de setembro de 1842, a inauguração se fez a 30 de novembro de 1852. Começou a funcionar em 8 de dezembro de 1852, quando havia hospitalizados 144 clientes, sob os cuidados dos Drs. José Antônio Pereira das Neves e Lallemont.

Havia grades, celas de isolamento, quartos fortes, mas existia um esboço de tratamento ocupacional, com instrumentos de música, oficinas para trabalhos manuais e sobretudo, claridade e pátios arborizados. Após a construção do novo prédio, o ministro do Governo Provisório, Aristides Lobo, pelo Decreto 162-A, de 11 de janeiro de 1890, determinava a desanexação do hospício e suas colônias da Santa Casa da Misericórdia. Passou, então, a denominar-se Hospício Nacional de Alienados. Houve, também, a partir daí a reversão do patrimônio a ele pertencente.

No mesmo ano, a 15 de fevereiro, pelo Decreto 206, as colônias da Ilha do Governador foram anexadas ao hospício, ficando assim criada a Assistência Médico-Legal aos Alienados, que teve o seu regulamento aprovado pelo Decreto 508, de 21 de junho de 1890. Foi designado, para diretor geral da instituição, o Dr. João Carlos Teixeira Brandão, que estabeleceu as seguintes modificações:

1. Criação de seção masculina, cuja vigilância ficou sob a responsabilidade dos "guardas" e "enfermeiros".
2. Dispensou as irmãs de caridade e suas agregadas, até então responsáveis pelo serviço de Enfermagem e pela administração interna do hospício, que se sentiram diminuídas em sua autoridade. Em função do novo sistema, resolveram abandonar o hospício como foi noticiado na Revista *O Brazil – Medico* (Fig. 5-1).[26]

Desencadeou-se gigantesca crise, que só viria a ser solucionada alguns anos depois, quando J.J. Seabra chama, aconselhado por Afrânio Peixoto, um professor substituto da Faculdade de Medicina da Bahia, para assumir a direção do Hospital Nacional de Alienados e reformar a assistência aos doentes mentais. Criou-se, então, a primeira lei brasileira relativa a esse magno problema.[27]

no IV Rio de Janeiro, 15 de Agosto de 1890 N. 30

O BRAZIL-MEDICO

REVISTA SEMANAL DE MEDICINA E CIRURGIA

Redactor principal — Dr. AZEVEDO SODRÉ

COMMISSÃO DE REDACÇÃO, DRS.:

Benicio de Abreu | Julio de Moura | Oscar Bulhões | Martins Costa

Secretario da redacção — Dr. CARLOS COSTA

—— Hospicio Nacional de Alienados. — As irmãs de caridade, contractadas n'esse estabelecimento como enfermeiras, e a quem cabe quasi todo o serviço de administração interna, resolveram abandonal-o e no dia 11 do corrente retiraram-se todas. Muito poderosas devem ter sido as razões que motivaram esse proceder e que levaram aquellas piedosas e santas creaturas a abandonar de um momento para outro os pobres loucos confiados aos seus cuidados. Consta-nos que havia serio desaccordo entre a administração superior e as irmãs de caridade, mas ignoravamos que esse desaccordo fosse a ponto de justificar a immediata sahida das irmãs.

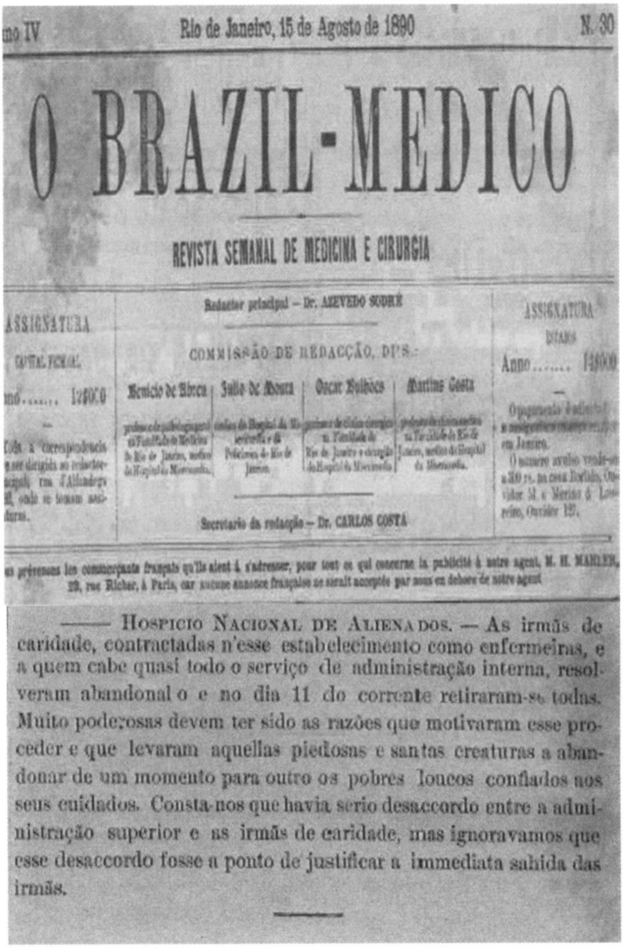

Fig. 5-1. Notícia da saída das Irmãs da Caridade do HNA. *Fonte*: Revista *O Brazil-Medico*, ano IV. Número 30, de 15 de agosto de 1890, p. 244.

Embora planejado pelo diretor geral, as

> "(...) irmãs de caridade abandonaram repentinamente o serviço e foram substituídas por enfermeiras contratadas na Europa pelo Sr. Ministro do Brasil, auxiliado pelo antigo diretor do hospício, Dr. Manuel Barbosa."[28]

Com as enfermeiras leigas, contratadas na Europa, é a vitória da moral laica, por meio das disposições do novo regulamento:

> "Deixando as irmãs de caridade os serviços econômicos, retirando-as da seção dos alienados, onde não podiam continuar, por motivos de fácil intuição, o regulamento tinha em vista incumbir ao serviço das enfermeiras pessoas idôneas, sem falsos preconceitos religiosos..."[29]

Se a moral laica era um argumento, a nova prática que se procura implantar era resultado de uma consideração política, que ultrapassava as fronteiras do asilo e punha em confronto o poder do Estado e o poder clerical: era uma questão explicitamente política.

Com os problemas políticos e financeiros que o Brasil atravessava, cada vez mais deteriorava a assistência aos alienados. Neste momento de crise de pessoal para cuidar dos doentes mentais, era criada uma Escola Profissional de Enfermeiros e Enfermeiras (1890). Tal iniciativa pretendia satisfazer uma necessidade social, pois se encontrava em estado de desamparo e desolação um grande número de pessoas, cujo desempenho era entravado por desastroso sofrimento psíquico e cuja regressão emocional exigia cuidados que elas mesmas não eram capazes de oferecer.

Nessa época, a ênfase dos positivistas era de que a educação deveria ser reformada. O ensino das profissões e a criação dessa escola é um dos primeiros esforços no sentido de desenvolver e racionalizar a "Ordem e o Progresso".

A psiquiatria no Rio de Janeiro, durante as três primeiras décadas do século 20, era produto do atraso histórico da psiquiatria no Brasil. Até Juliano Moreira, a psiquiatria tinha-se limitado a reproduzir o discurso teórico da psiquiatria francesa e, a seguir, a prática ditada pelo pessoal leigo ou religioso, encarregado da administração dos hospitais. Juliano Moreira, após as iniciativas de Teixeira Brandão e outros, tentou transformar essa situação, inaugurando a psiquiatria, cujos fundamentos teóricos, práticos e institucionais constituíram um sistema psiquiátrico coerente.

SEÇÃO 2
A PRIMEIRA ESCOLA DE ENFERMAGEM

SUA CRIAÇÃO

CAPÍTULO 6

A conformação de uma realidade social guarda uma relação de causalidade e repercute, de forma significativa, no decorrer de uma existência. Desse modo, compreendi que a criação e o desenvolvimento da escola resultaram das múltiplas aspirações e das reais necessidades de uma sociedade. Neste contexto, tais aspirações e necessidades caracterizam-se pela retratação do espaço sócio-histórico, definido pelas evidências de seus eventos e datas, determinadas pelas peculiaridades de seus personagens. Considerei que a evolução histórica, além de possibilitar o conhecimento e o reconhecimento dos precursores da história, constitui-se, sobretudo, de uma observação reflexiva sobre os caminhos percorridos pela escola, como suporte referencial para o empreendimento de novas conquistas e realizações.

> "A institucionalização do ensino de Enfermagem em nosso país é o resultado de um processo político que não se dá apenas intra-hospício, mas sim que, ultrapassando os seus muros, confronta os poderes do clero, do Estado e da medicina; portanto, a escola nasceu dentro de um contexto conflitante entre a Igreja e o Estado, dentro de uma psiquiatria que estava tentando se impor pela medicalização do espaço hospitalar, precisando para tal arregimentar aliados que levassem a cabo tal incumbência."[30]

Conforme referi no capítulo anterior, em 1890, emerge no Hospício Nacional de Alienados, antigo Hospício Pedro II, uma crise gigantesca de pessoal, sob a direção do Dr. João Carlos Teixeira Brandão, que fez grandes modificações, dentre estas a dispensa das irmãs de caridade das atividades administrativas do hospício. Elas cuidavam de todas as atividades relativas aos doentes ali internados, porém, colaboravam e acobertavam os maus-tratos sofridos pelos internos, por parte dos "guardas" e "enfermeiros" na referida instituição, conforme cita Machado.[31]

Dispensadas, "as irmãs de caridade abandonaram repentinamente o serviço, como citado anteriormente em 11 de agosto de 1890 e foram substituídas por enfermeiras contratadas na Europa pelo Sr. Ministro do Brasil auxiliado pelo antigo diretor do hospício".[32]

Com um discurso psiquiátrico de melhoria da assistência, a situação em que ficou o serviço do hospício, com a saída das religiosas e a falta de mão de obra para assumir os trabalhos, foi vislumbrada a possibilidade de se solucionar o problema. Tendo em vista a deficiência de infraestrutura no funcionamento hospitalar e na assistência exercida pelo pessoal não qualificado, apesar das medidas tomadas, frutificou a ideia da criação de uma escola para preparar o pessoal de Enfermagem para o Hospício Nacional de Alienados e os hospitais civis e militares do Rio de Janeiro.

Essa ideia foi concretizada em 27 de setembro de 1890, pelo Marechal Deodoro da Fonseca, chefe do Governo Provisório da República, que criou, pelo Decreto 791, a Escola Profissional de Enfermeiros e Enfermeiras, ficando oficialmente instituído o ensino de Enfermagem no Brasil.

A justificativa para a criação pautou-se na solução de dois graves problemas que a República estava enfrentando:

A) Suprir, no momento, a falta de mão de obra agravada com a saída das religiosas do hospício.
B) Resolver o problema das pessoas de sexo feminino, com dificuldade de profissionalização.

Foi a seguinte a justificativa do decreto da criação da escola:

> "Generalíssimo – O decreto que tenho a honra de submetter a Vossa elevada consideração e assignatura tem por fim levar a collaboração do poder público, ainda por outra face, à obra meritória emprehendida nesta capital e outros pontos da República, com benemerência acima de todos os elogios, por associações particulares e comunidades religiosas, que amparam, dirigem e educam meninas desvalidas, disputando-as à miséria, à ignorância e ao vício para torná-las creaturas uteis a si. Nas diferentes visitas que com interesse e admiração sempre crescentes tenho feito a estabelecimentos de caridade e philanthropia, mantidos uns pelo Governo e outros por associações, as quaes não tem faltado o amparo official, comprehendi que, principalmente, para as crianças do sexo feminino, havia necessidade de alargar o horizonte de aspirações que lhes deve ser desvendado. Dos internatos que o Estado mantém, quaes o Asylo de meninos desvaliados – que conta presentemente 366 menores, a casa de São José – com 120, pouco mais ou menos, e outros, sahem os educados preparados pelo ensino profissional para a lucta, levando os melhores elementos de successo, por isso é que é, e ainda há de ser por largos annos, escassíssimo o número dos operários para as urgências de pais novo e vastíssimo como o nosso, em que tudo está quasi por tentar e fazer. Para as meninas o caso é diverso. Em regra, não encontrando applicação immediata e remunerada para a sua actividade educada, ou conservam-se nos estabelecimentos que preparavam e que as não despedem, perdendo assim tempo e impedindo o recebimento de outras necessidades, ou se unem por casamen-

> tos desiguaes, que quase nunca a mútua affeição determina, pelo que se constituem novas fontes de gerações infelizes, que voltam mais tarde aos pontos de agazalho dos seus progenitores. A Escola de Enfermeiras, pois, que o decreto que vos offereço tende a crear, abre, me parece, um campo vastíssimo à actividade da mulher, onde, por sua delicadeza de sentimentos e apuro de carinhos, não terá competidores, quer junto aos leitos dos enfermos hospitalares, quer nas casas particulares onde serão o complemento do médico. O desagradável incidente occorido, ultimamente, no Hospital Nacional de Alienados, deixado de improviso pelas irmãs de caridade, que abandonaram cerca de 500 infelizes, antes que chegassem as enfermeiras de ordem secular contractadas na França, põe em evidência quanto há de urgente nas providências que proponho."
>
> José Cesário de Faria Alvim[33]

A fim de aclarar a ideia da vinda das enfermeiras francesas de ordem secular, considere-se que a França, desde os tempos mais remotos, foi o modelo das organizações hospitalares para toda a Europa e o resto do mundo, principalmente tratando-se de psiquiatria. No Brasil, quando a cidade do Rio de Janeiro necessitou de tomar posição contra os distúrbios causados pelos ociosos e loucos, atribuindo-lhes a desordem moral e um obstáculo à ordem social, o diretor do Hospício Nacional de Alienados utilizou-se de enfermeiras da Salpêtrière para vir cuidar dos doentes mentais.

Isso nos foi possível constatar no documento "Légation de France au Brésil", de 10 de abril de 1895, em que o ministro da França solicita ao ministro da Justiça no Brasil, o Visconde de Cabo Frio, a regularização da situação de sete enfermeiras francesas: as irmãs Eon, Mme. Poinchèvre, Menne, Laganne, Violland e Régard, cujos compromissos com a Assistência Médico-Legal de Alienados expiravam em 1º de fevereiro de 1893.

Outra constatação é o documento de espólio das irmãs Eon, encaminhado por Cassiano do Nascimento, cônsul do Brasil, em 13 de setembro de 1894, à Légation de France, solicitando regulamentação dos vencimentos e devolução dos pertences de ambas as irmãs Eon.

Dessa forma, tendo sido a escola criada em 1890, beneficiou-se dos préstimos e orientações das enfermeiras francesas, uma vez que, do ponto de vista da autonomia administrativa e econômica, era mantida à sombra das injunções do Hospício Nacional de Alienados, que funcionava em condições precárias. Nesta dependência, porém, não existe qualquer referência ao decreto de criação da escola, quanto à direção, dando margem ao diretor do Hospital Nacional de Alienados tornar-se o seu diretor natural.[34]

Quanto ao corpo docente, o referido documento também não faz nenhuma menção. O decreto, que fixava os objetivos da escola, currículo, duração do curso, condições de inscrição e matrícula, título conferido, garantia de preferência de emprego e aposentadoria aos 25 anos de trabalho, não traz, no seu bojo, os recursos para tal e também as normas para que esse curso fosse concretizado, conforme ata da reunião da Congregação da Escola, datada de 29 de junho de 1905.

Podemos dizer que a Enfermagem, no Brasil, teve como pano de fundo do processo de institucionalização de seu ensino as funções de preservação, manutenção e conservação da força de trabalho, constituindo-se simultaneamente, também, em força de trabalho barata, mas imprescindível à implantação do projeto de controle social, que se estabelecia com a participação da psiquiatria.

Da mesma forma que o governo constitucional do Marechal Deodoro, a Escola Profissional de Enfermeiros e Enfermeiras foi pontilhada por crises, como veremos a seguir.

PRIMEIROS PASSOS (1889-1899)

O Governo Provisório republicano, preocupado com o problema da educação

> "(...) criou o Ministério da Educação Pública, Correios e Telégrafos, em 19/4/1890, tendo como primeiro titular da pasta, o educador Benjamim Constant. Promoveu uma Reforma de Ensino "sensivelmente" influenciada pela Doutrina Positivista, severamente criticada pelos monarquistas e educadores da época, que não rezavam pela cartilha dos ensinamentos de Augusto Comte."[35]

Esse ministério foi substituído no ano seguinte pelo Ministério da Justiça e Negócios Interiores.

A reforma de ensino influenciou também profissionais de outras áreas, como ocorreu com a classe médica, que criou, no Hospício Nacional de Alienados, a Escola Profissional de Enfermeiros e Enfermeiras, possivelmente com a mesma filosofia positivista.

A escola foi criada pelo Decreto 791, de 27 de setembro de 1890, com o objetivo imediato de resolver a crise de pessoal do Hospital Nacional de Alienados. Observa-se, no Artigo 1º do referido decreto, que a escola se destinava a preparar enfermeiros e enfermeiras para os hospícios e hospitais civis e militares, pois até então não existia outra escola de enfermagem no país.

Os determinantes de sua criação fizeram perdurar a ideia de que o preparo de seus alunos se destinava apenas ao atendimento do cliente psiquiátrico. No entanto, o curso constava, segundo o decreto de criação:

1. De Noções Práticas de Propedêutica Clínica.
2. De Noções Gerais de Anatomia, Fisiologia, Higiene Hospitalar, Curativos, Pequena Cirurgia, Cuidados Especiais a certas categorias de enfermos e Aplicações Balneoterápicas.
3. De Administração interna e Escrituração do Serviço Sanitário e Econômico das enfermarias.

O decreto estabelecia a duração do curso em 2 anos, incluindo aulas teóricas e práticas, com visitas às enfermarias. Foi o primeiro decreto a referir-se à aposentadoria com 25 anos de exercício profissional, no Brasil, e dispunha ainda sobre as bolsas-emprego.

A 29 de janeiro de 1892, o Decreto 896 consolidava disposições relativas aos diversos serviços aos alienados e, no Art. 25, refere-se ao regulamento da Escola Profissional de Enfermeiros e Enfermeiras, sem alterar o Decreto 791, de 27 de setembro de 1890.

Do exposto, vê-se que, além da elaboração do currículo, outros acontecimentos importantes não ocorreram. Em um primeiro momento, o intento foi obtido, mas, com a crise econômica da República, no governo de Campos Sales, cujo ministro da Fazenda era Joaquim

Murtinho, médico homeopata que provocou uma recessão desenfreada, foram impostas drásticas reduções orçamentárias... "à assistência psiquiátrica, que começa, então, a degradar-se, levando, mais uma vez, o problema da falta de condições do asilo à sociedade que protesta".[36]

Nessa década, apesar da crise, a solicitação do diretor do Hospício Nacional de Alienados, no que diz respeito à vinda das enfermeiras de Salpêtrière, foi atendida. Elas tiveram contrato firmado entre os ministros da França e o do Brasil em fevereiro de 1893, expirando-se este contrato em fevereiro de 1895.

O relatório de Jane A. Jackson, supervisora do Hospital da Associação dos Estrangeiros, que representou a Enfermagem do Brasil no 1º Congresso Internacional de Enfermeiras em Buffalo, em 1901, relata que "... o cuidado aos clientes do hospital de doentes mentais está entregue às irmãs francesas".

Quanto à contribuição dessas enfermeiras para a Escola Profissional de Enfermeiros e Enfermeiras (EPEE), por exemplo, utilizavam-se algumas teorias para o desenvolvimento de suas atividades, como orientavam os seus auxiliares, ou como cuidavam dos doentes, não consegui uma ideia mais nítida. No entanto, o mais importante é saber que os doentes mentais receberam conforto e cuidado de profissional qualificado. Também, no espólio, não consta a causa do falecimento das duas enfermeiras Eon.

ATIVIDADES INICIAIS (1900-1909)

Durante muitos anos, a EPEE funcionou com muitas dificuldades, por falta de recursos próprios e apoio daqueles que deveriam compreender-lhe a finalidade, sobretudo em uma época de absoluta falta de enfermeiras. No entanto, não estavam alheios à situação, como podemos observar nos depoimentos que se seguem.

O médico-chefe da seção Pinel, do serviço sanitário do antigo Hospício Nacional de Alienados, em 1902, assim se referiu àquela deficiência ao depor em um inquérito:

> "O pessoal de Enfermagem, além de incompetente, é insuficiente e não está educado para o exercício da profissão. A Escola de Enfermeiras inaugurada em 1890, com resultados animadores, desapareceu. Hoje, os Artigos 48 e 55 em seus parágrafos do Decreto 896 de 29 de junho de 1892 que aprova o regulamento destinado aos Serviços de Assistência Médico-Legal de Alienados são letra morta."[37]

Verifique, por esse depoimento, que os primeiros anos da escola, criada no governo de Deodoro da Fonseca, foram realmente difíceis no sentido de concretizar os propósitos que justificavam sua criação. Certamente, o fenômeno é consequência de problemas de ordem econômica e política, decorrente da época de transição que o país atravessava.

Em janeiro de 1903, o Dr. Chagas Leite, outro médico do Hospício Nacional de Alienados, assim se referiu à mesma escola: "Acho da mais urgente necessidade a execução do regulamento, no que se refere à Escola Profissional de Enfermeiras".

Já em 1905, o professor Afrânio Peixoto, então diretor interino do hospital, em seu relatório ao ministro da Justiça, Dr. J.J. Seabra, expressa-se:

> "O Decreto 791, de 27 de setembro de 1890, criou uma Escola de Enfermeiras neste manicômio, mas daí até agora, em que o artigo 69 do regulamento vigente reiterou e detalhou ordem a respeito, nenhuma duradoura execução logrou ter a meritória empresa. Digo assim porque falhou, pouco depois de iniciada, a tentativa de 1890."

O professor Afrânio Peixoto, enquanto aguardava as providências a respeito da alteração do artigo 2º do regulamento, que considerava empecilho à viabilidade da escola, resolveu congregar os profissionais da Assistência Médico-Legal de Alienados e pedir-lhes cooperação no sentido de dar vida à escola. Todos concordaram, sendo, então, nomeados seu diretor, o secretário, os docentes e os auxiliares de ensino. Tornou-se realidade a instalação definitiva da escola, de que, conforme o relatório do professor Afrânio Peixoto, este esperava que "não fosse só em número, no tempo, a primeira do país, a Escola Profissional de Enfermeiros do Hospital Nacional de Alienados".[38]

Aos 16 de fevereiro de 1905, foi (re)inaugurada a referida escola, com a presença das seguintes autoridades, sendo testemunhas oficiais do evento o ministro da Justiça e Negócios Interiores, Dr. José Joaquim Seabra, o diretor-interino do hospital, Dr. Júlio Afrânio Peixoto, o diretor da escola, Dr. Antonio Fernandes Figueira, e o secretário da escola, o Dr. João de Melo Mattos, como se verifica na ata de instalação da escola que consta no volume II da dissertação que deu origem a essa publicação.

O evento, no entanto, não trouxe grandes transformações estruturais no que se refere ao ensino da Enfermagem, ficando clara a divisão entre o saber e o fazer. A teoria era ensinada pelos médicos, que davam ao futuro profissional noções elementares para que desempenhassem seus afazeres, numa posição de subordinação a estes, excluindo o enfermeiro que, desde o Decreto 896, de 28 de junho de 1892 já citado, fazia parte do quadro de funcionários.

No ano da (re)inauguração (1905), frequentaram a escola 23 alunos, sendo 16 homens e 7 mulheres. Pode-se dizer que, a partir dessa nova fase da vida da escola, os cuidados e as atenções das autoridades que lhe deviam dar assistência imediata e prestígio tornaram-se menos hesitantes e falhos. Outro fato importante ocorrido foi a vinda do professor Juliano Moreira, da Faculdade de Medicina da Bahia, para dirigir os Serviços Assistenciais a Alienados no Distrito Federal, que passaram por nova reorganização e, consequentemente, a Escola Profissional de Enfermeiros e Enfermeiras teve confirmadas suas funções.[39]

A duração do curso manteve-se em 2 anos, apresentando outro enfoque, ou seja, o de preparar enfermeiros, de ambos os sexos, para trabalhar nos hospícios e hospitais civis e militares, o que já constava no decreto de criação. Dispondo de um quadro de professores já devidamente reorganizado, em termos de recursos humanos e administrativos, os reflexos das novas medidas adotadas começaram a se materializar. Um dos primeiros requisitos observados foi a constatação da necessidade de um ensino sequencial, organizado e, consequentemente, a criação de um currículo adequado aos objetivos do ensino de Enfermagem, coerentes com as suas funções.[40] Dessa forma, foi elaborado um currículo mais adequado de ensino de enfermagem no Brasil, nos seguintes termos:

1. Anatomia e fisiologia elementares.
2. Pequena farmácia e administração de medicamentos.

3. Curativos e pequena cirurgia.
4. Higiene oral e tratamento aos alienados.
5. Cuidados e tratamento aos alienados.
6. Prática administrativa e disciplinar.

Com essa nova linha de ensino, as respostas com relação ao corpo discente também se fizeram presentes, transformando-se, entre outros, em uma escola de turma mista, conforme observamos na relação de alunos matriculados em 1905 e 1906.

Ainda como resultado dessa nova linha de ensino, pude constatar, pelas "notas relativas à Escola Profissional de Enfermeiros", no decurso de 1905, que os alunos matriculados em um curso primário que funcionava no mesmo prédio da Escola eram, em sua maioria, servidores do hospital (14 homens e 18 mulheres), com vistas a ingressar posteriormente no Curso de Enfermagem.

Observa-se que as influências da Escola de Enfermagem, apesar da singeleza de sua existência, se faziam sentir também de forma mais ampla no cenário educacional e econômico da nação, suscitando o desejo de crescimento intelectual e, consequentemente, de mão de obra especializada.[41]

Como ainda não havia regulamento na escola, as decisões eram tomadas em reuniões de congregação, deduzindo-se que as decisões de ordem didático-administrativa ficavam sob responsabilidade da congregação da escola, como pude comprovar em decorrência do número de convocações para as reuniões.

A escola continuou sob o impacto do processo político daquela época. Vimos que a República e a Constituição de 1891 traziam para os estados algumas funções até então exclusivas da União. O federalismo e o liberalismo encontravam, na prática, sua "expressão ideológica". À União caberia a responsabilidade dos estudos das doenças, a defesa contra surtos de doenças exóticas, capazes de atingir a capital do país. Assim é que foi criada, no Rio de Janeiro, a Diretoria Geral de Higiene e Assistência Pública, que devia prestar assistência social.

A "existência" de uma legislação dúbia, em que as funções e as competências não estavam bem definidas, tornava mais difícil o combate aos surtos e doenças.

Nos primeiros anos da década de 1900, Oswaldo Cruz e sua equipe ampliaram seus poderes sobre o conjunto da sociedade, modificando as legislações. Começou o saneamento contra a febre amarela no Rio de Janeiro,[42] enquanto a urbanização da cidade era providenciada pelo então prefeito Pereira Passos.

A fim de confirmar que o atendimento da escola era explicitamente para os doentes do Hospício Nacional de Alienados, observei que "para o atendimento às grandes endemias e epidemias, o governo contava com alguns médicos e nem um outro profissional qualificado no setor de saúde". [43]

Com pesquisas recentes, muitos dados novos foram acrescidos aos momentos iniciais da escola, como, por exemplo, o documento comprobatório dos nomes dos formados em 1906 (Moreira e Oguisso, 2005).

MOMENTOS DIFÍCEIS (1910-1919)

Pelo Decreto 8.834, de 11 de junho de 1911, que dispõe sobre a reorganização da assistência aos alienados e por seu Artigo 67, que dispõe sobre a Escola Profissional de Enfermeiros e Enfermeiras, nota-se que foram omitidos mais uma vez os aspectos relativos e necessários a seu funcionamento. Na verdade, o novo decreto em nada modificou ou inovou na área do ensino de Enfermagem, uma vez que transcrevia os artigos, na íntegra, dos dispositivos estabelecidos pelo Decreto 791, de 1890.

Vale lembrar que, nessa época, na cidade do Rio de Janeiro, as economias de divisas planejadas não se realizavam e a dependência com relação ao capital externo acentuava-se, principalmente no momento da eclosão da Primeira Guerra Mundial (1914-1918), que atingiu o Brasil, com a diminuição das importações de café e borracha.

A Primeira Guerra Mundial "atingiu de forma contundente aquilo que de mais sensível existia na economia da formação social brasileira: o setor agroexportador".[44] As camadas médias urbanas e o operariado foram assim submetidos a forte controle social e institucional, baixa salarial e constantes aumentos no custo de vida. Para resolver os problemas do cuidado ao soldado doente ou ferido na guerra, fundou-se em 1912 na cidade de São Paulo, o Curso para preparar enfermeiras da Cruz Vermelha Brasileira e em 1914, na cidade do Rio de Janeiro a Escola de Enfermagem da Cruz Vermelha Brasileira.

Inspirado em Augusto Comte, Cândido Mariano da Silva Rondon criou o Serviço de Proteção aos Índios, destinado a assegurar às populações indígenas o amparo legal do Estado e o direito de viverem segundo seus costumes.

Ainda nessa década, no plano educacional, é criada a Reforma Rivadávia Corrêa, que instituiu a liberdade de ensino, quebrando o monopólio público da educação média e superior. No final da década, foi criada por decreto (1920) a Universidade do Brasil, reunindo as faculdades de Direito, Medicina e Engenharia, para dar o título de *doutor honoris causa* ao rei da Bélgica que nos visitava.

No plano da saúde, houve o desfecho de uma campanha de erradicação da ancilostomose no Rio de Janeiro. A seguir, Gaspar Viana empregou, no tratamento da esquistossomose e de certos tipos de leishmaniose, tártaro emético, remédio tão forte que matava a maior parte dos doentes. Nessa década, destaca-se, também, a divulgação, pelo Instituto Oswaldo Cruz, da reação Machado-Guerreiro para o diagnóstico da doença de Chagas. Ainda nessa década, grassou no país a gripe espanhola, fazendo milhares de vítimas em nossa população.

Apesar de ser um período de intensa fermentação social, inclusive com constantes rebeliões militares, a Escola Profissional de Enfermeiros e Enfermeiras, por sofrer influências diretas da psiquiatria, beneficiou-se, nesses 10 anos, da autonomia que a psiquiatria recebeu, como especialidade médica autônoma. Em 1920, ocorreu um aumento importante no número de estabelecimentos destinados aos doentes mentais. Durante esse período, foram inaugurados a Colônia do Engenho de Dentro, a Colônia de Jacarepaguá e o Manicômio Judiciário que, possivelmente, serviam de "campo de prática" para os estudantes daquela escola, possibilitando, assim, maior amplitude para o desempenho das atividades da Enfermagem.

REGULAMENTAÇÃO

CAPÍTULO 7

ACONTECIMENTOS IMPORTANTES (1920-1929)

A Portaria de 1º de setembro de 1921, expedida pelo ministro da Justiça, Dr. Alfredo Pinto Vieira de Melo, aprovou o novo regimento interno da Escola, 30 anos após a sua criação. Esse regimento estabeleceu três seções na escola: a Masculina, a Feminina e a Mixta*. A Seção Masculina não vingou. A Seção Feminina, que funcionava na Colônia de Psicopatas Gustavo Riedel, no Engenho de Dentro, por ter sido patrocinada pelo Dr. Alfredo Pinto, então ministro da Justiça e Negócios Interiores, recebeu seu nome passando a chamar-se Escola Profissional de Enfermeiras Alfredo Pinto, com um curso de especialização para a formação de "Visitadoras Sociais". O seu primeiro diretor foi o Dr. Gustavo Riedel. A Seção "Mixta" funcionava no Hospital Psiquiátrico.[45]

O prédio onde funcionava a escola, na Colônia de Psychopathas em Engenho de Dentro, depois Centro Psiquiátrico Pedro II (CPP II), hoje Instituto Municipal Nise da Silveira, já não existe mais. No entanto, em foto obtida na biblioteca do CPP II, consta sua existência (Fig. 7-1).

Como já nos referimos, o currículo que vigorava nessa época obedecia ao decreto de sua criação e formava enfermeiros, não apenas para a prática em hospícios, mas também em hospitais civis e militares. Envolvia Noções Gerais de Ciências Físicas e Naturais, Noções de Anatomia e Fisiologia, Higiene e Patologia e Enfermagem Elementar, Administração, Organização Sanitária e Ética, Noções de Propedêutica Clínica e Farmacológica, Prática de Pequena Cirurgia, Ginecologia, Obstetrícia e Enfermagem Cirúrgica.

A Escola passou por várias intermitências na formação de novos enfermeiros, nos primeiros anos de seu funcionamento, conforme dissertado no Relatório de Juliano Moreira publicado na Revista Brazil-Medico, página 306, edição de 1900 "o aumento da população de pacientes internados no Hospício Nacional ultrapassava o número de mil" e, ainda, que "o pessoal sobrecarregado de trabalho obrigado à vigilância permanente de uma grande massa de pacientes, não tinha tempo suficiente para frequentar com regularidade as aulas da escola" (Moreria e Oguisso, p. 6, 2005). O que caracteriza que a escola funcionava, iniciava os períodos letivos, mas os alunos, que em sua maioria eram funcionários do Hospício não compareciam as aulas, logo não concluíam o curso.

---

*Nota: conforme escrita da época.

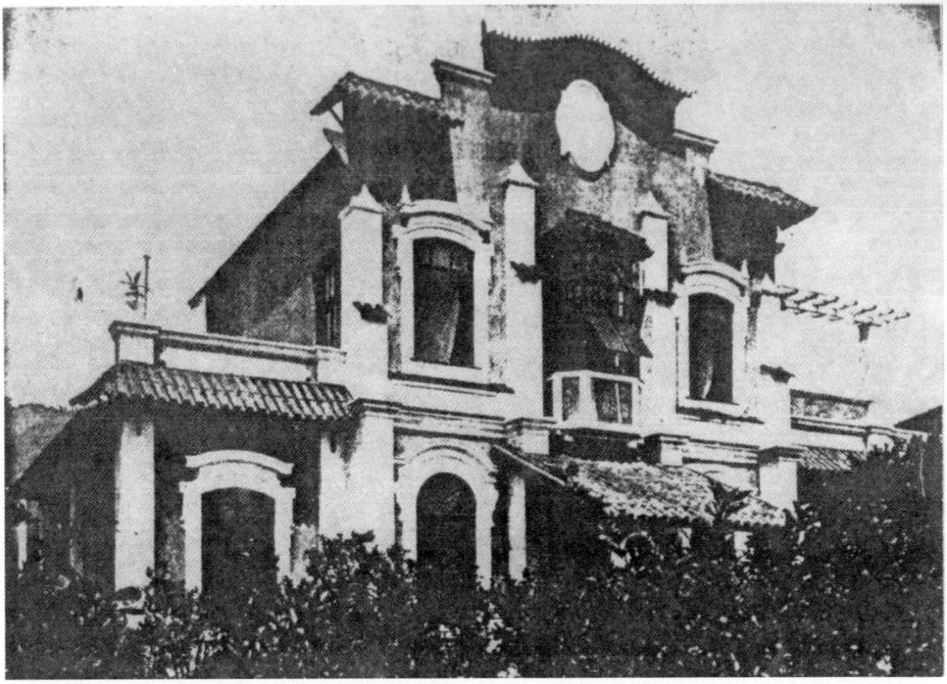

Fig. 7-1. Pavilhão da Escola Profissional de Enfermeiras Alfredo Pinto – Seção Feminina na Colônia de Engenho de Dentro. *Fonte*: Biblioteca do Centro Psiquiátrico Pedro II.

A escola funcionou com grandes dificuldades e intermitências até os anos 1920. Foi encontrado registro de diplomados de turmas anteriores a 1921, até o momento, apenas em 1906. Infere-se que a extensão e a complexidade do currículo faziam com que os alunos desistissem, antes do término do curso, assim como o número excessivo de pacientes internados no HNA, que impedia os alunos, que, em sua maioria, era de funcionários do hospício, de frequentarem as aulas, o que dificultava a formação dos profissionais pela escola.[46]

Em 1923, ao assumir a Direção da Escola, o Dr. João de Mello Mattos, professor da referida instituição, pronunciou-se da seguinte forma:

> "A escola passa por uma fase muito difícil, sem localização própria, instalações não adequadas e precariedade de recursos econômicos, havendo apenas 45 alunos matriculados."[47]

Ainda em 1923, o Dr. Gustavo Riedel, fundador da Liga Brasileira de Higiene Mental (LBHM), criou um ambulatório de profilaxia das doenças mentais, anexo à Colônia de Engenho de Dentro, da qual foi diretor. Pouco tempo depois, ele organizou um "serviço aberto" para "psicopatas", um laboratório de psicologia e a Escola de Enfermagem passou a formar **também** as "monitoras de higiene mental".

A assistência aos doentes era realizada pelas "monitoras de higiene mental" e os alunos da escola seguiam a orientação do Dr. Gustavo Riedel.

A partir de 1926, no entanto, os psiquiatras começaram a elaborar projetos que ultrapassavam as aspirações iniciais da LBHM e que visavam à prevenção, à eugenia e à educação dos indivíduos.

Durante esse período, os psiquiatras não compreendiam a prevenção da doença mental como uma extensão dos cuidados psiquiátricos às pessoas "normais". A prevenção fazia-se na medida em que a assistência aos doentes era melhorada, pelas reformas dos serviços psiquiátricos e pelo aperfeiçoamento profissional dos psiquiatras, enfermeiros e monitores de higiene mental.

> "A eugenia foi o artefato conceitual que permitiu aos psiquiatras dilatar as fronteiras da psiquiatria e abranger, dessa maneira, o terreno social."[48]

A intelectualidade brasileira enfrentava, na época, graves problemas ideológicos que a eugenia ajudou a solucionar.

O Brasil tinha como presidente Washington Luiz, que se destacou por ter governado em estado de sítio (1926 a 1930) e pela questão social que foi "um caso de polícia". Assim mesmo, em 10 de fevereiro de 1927, pelo Decreto 5.148, reorganiza a Assistência aos Psicopatas e, pelo Decreto 17.805, que regulamentava, o decreto anterior, fazia longas referências à escola, nos Artigos 86 a 102. E dá ênfase aos seguintes pontos: objetivos da escola, sua divisão em duas seções: mista e feminina; duração do curso em 2 anos, havendo uma 3ª série, para obtenção do título de Visitador Social, seriação; currículo; calendário escolar, condições de inscrição e matrícula.

Nessa década, os problemas de saúde de todo o país tomam outra dimensão, porque surgem propostas de combate e controle das epidemias e endemias. Além disso,

> "A Reforma Carlos Chagas, criada em 1920, contou com a colaboração de M. Rice, enfermeira norte-americana chefe das visitadoras da Inspetoria de Prophylactia da Lepra e das Doenças Venéreas do Departamento Nacional de Saúde Pública e o "Serviço para Tratamento Prophylactico de Prostitutas" da Fundação Gaffrée e Guinle."[49]

Vê-se, portanto, que os regulamentos e regimentos eram uma reivindicação constante entre os médicos, durante todos os "anos 20".

Fazendo parte do quadro governamental, desenvolviam-se grandes mudanças administrativas e uma das questões que se colocava para alguns administradores de saúde dizia respeito à situação das doenças transmissíveis na capital do país.

A Reforma Carlos Chagas criou o Departamento Nacional de Saúde Pública; com essa reforma, a assistência hospitalar, infantil e a higiene industrial recebiam tratamento particular. A tuberculose, a lepra e as doenças venéreas receberam órgãos especializados.

Outra iniciativa governamental

> "No campo da estruturação profissional da Enfermagem no Brasil surgiu, independente da Escola Profissional de Enfermeiros e Enfermeiras, mesmo emergindo do mesmo Ministério da Justiça e Negócios Interiores, em 1923, a Escola do DNSP, hoje Escola Anna Nery."[50]

A Escola Anna Nery, porém, ficou ligada ao Departamento de Saúde Pública, com apoio da Fundação Rockfeller.

A década de 1920 constituiu uma fase de crise na sociedade brasileira: crise do padrão exportador e crise política; como citam Braga & Paula (1981),

> "(...) a saúde pública cresce como questão social no Brasil, conjuntamente com o capitalismo, mas vai ganhando contornos novos e mais nítidos durante a década de 1920, quando a primeira fase de acumulação capitalista ultrapassa seus próprios limites com o auge da economia cafeeira, refletindo-se numa aceleração da urbanização e do desenvolvimento industrial, nos marcos da crise política da Velha República."[51]

Apesar de tantas mudanças no país, a Escola Profissional de Enfermeiros e Enfermeiras, com a reforma de 1921, continuou anexa ao Hospital Nacional de Alienados. Ao mesmo

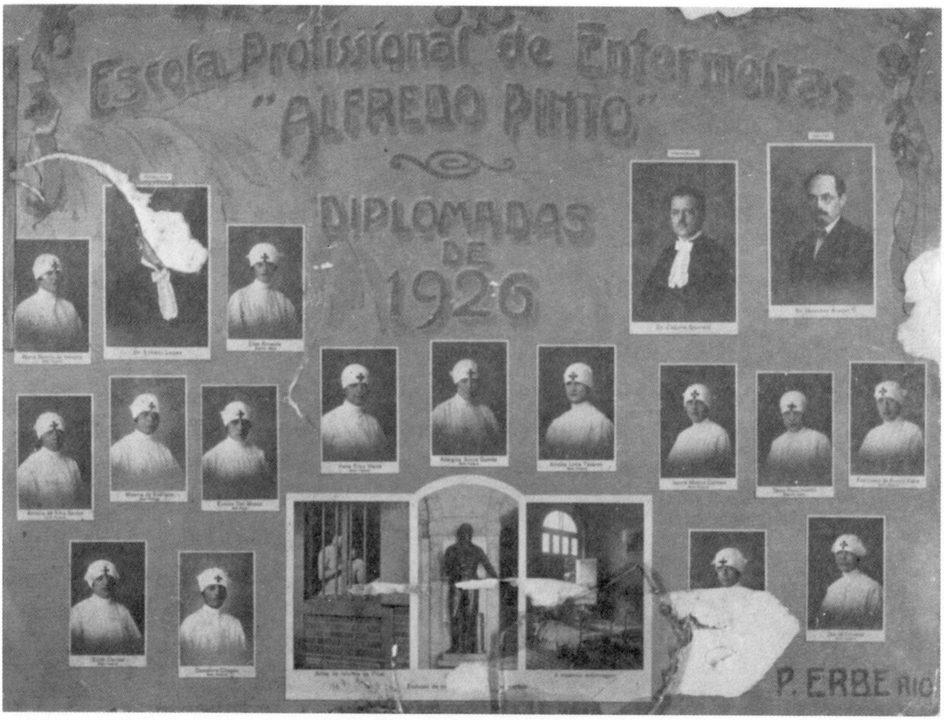

Fig. 7-2. Diplomados da Turma de 1926. *Fonte*: Arquivos da EEAP.

tempo, na área da educação, outras reformas ocorreram, como a de Lourenço Filho (1924), a de Anísio Teixeira (1925) e a de Fernando de Azevedo (1928).

Para ilustrar o estudo são apresentadas fotos da turma de formandos de 1926, da seção feminina, obtida nos arquivos da Escola (Fig. 7-2).

FIM DE UMA ETAPA (1930-1939)

Importantes eventos ocorridos na década de 1930 vieram marcar, historicamente, a trajetória da vida da escola, como uma instituição de ensino e geradora de recursos humanos de Enfermagem. É o caso do Decreto 20.109, de 15 de junho de 1931, que regulamenta o exercício da Enfermagem no Brasil. O Decreto 2.931, de 11 de janeiro de 1932, regulamenta e fiscaliza o exercício da Medicina, da Odontologia, da Medicina Veterinária e das profissões de farmacêutico, parteira e enfermeira no Brasil e estabelece penas.

Durante todo esse período, a escola ainda era dirigida por médico e vinculada ao Hospital Nacional de Alienados.

Dentro das inúmeras dificuldades financeiras e organizativas, viveu por longo tempo a contradição entre o objetivo explícito de formar enfermeiros e enfermeiras para hospícios e hospitais civis e militares e o objetivo imediato de resolver o problema da assistência do Hospital Nacional de Alienados.[52]

Com a "vitória do movimento revolucionário de outubro de 1930, é criado, pelo Decreto 19.402, de 14 de novembro, o Ministério dos Negócios da Educação e Saúde Pública,"[53] cujo primeiro titular foi Francisco Campos. Em sua gestão, foi decretado o Estatuto das Universidades brasileiras, a Reforma do Ensino Secundário e aconteceu o lançamento do Manifesto dos Pioneiros da Educação.

No setor saúde, os trabalhos e controle da febre amarela prosseguiram pelos anos 1930, nas regiões atingidas, até ser obtido um nível de controle sanitário.

Nessa época, a mulher tornava-se mais instruída e sua influência ultrapassava os limites do lar. "Jovens brasileiras ingressaram, pouco a pouco, nas escolas superiores e no serviço público".[54] Esse fato favoreceu o ingresso das jovens que, com autorização dos pais, passaram a frequentar as escolas de Enfermagem.

Verifica-se que, de 1921 a 1934, a Escola Alfredo Pinto diplomou, em seu Curso Fundamental, 215 moças, em um total de 361 matriculados. No curso de Visitador Social, havia 80 matriculadas, porém, apenas 35 diplomaram-se. Percebe-se, ainda, que a escola começa a cumprir seu papel no escrito do Dr. Ernani Lopes, quando este menciona que

> "(...) desde sua fundação a Escola Alfredo Pinto vem prestando excelentes serviços, não só aos diversos departamentos da Assistência a Psychopatas, como a inúmeros outros departamentos de assistência pública e privada no Districto Federal e nos Estados, em cujos hospitaes se encontram prestando os melhores serviços grande número de enfermeiras diplomadas por essa escola, notadamente nos diversos serviços da Assistência Pública Municipal desta Capital, o que constitui attestado vivo e brilhante do valor da sua organização e efficiencia do ensino alli ministrado."[55]

Cumpre destacar, portanto, que, segundo esse ponto de vista, a Escola Profissional de Enfermeiras Alfredo Pinto, a pioneira do ensino de Enfermagem no Brasil, proporcionou uma formação qualificada e abrangente na sua área de conhecimento, e nas especialidades de Enfermagem psiquiátrica e em outras áreas de conhecimento da Enfermagem, até o início daquela década.

Precisamente no dia 5 de setembro de 1939, foi fundada no Rio de Janeiro a Escola de Enfermeiras Católicas Luiza de Marillac, hoje Faculdade de Enfermagem Luiza de Marillac com o objetivo de dar formação de Enfermagem às irmãs de caridade.

ESCOLA DE ENFERMAGEM ALFREDO PINTO

CAPÍTULO 8

INÍCIO DE UMA NOVA FASE (1940-1949)

Em 2 de abril de 1941, o Decreto-Lei 3.171 dava maior autonomia à escola, ligando-a diretamente ao Serviço Nacional de Doenças Mentais. E o Decreto-Lei 3.189, de 10 de abril de 1941, que dispõe sobre as aulas da Escola Profissional de Enfermeiros do Serviço Nacional de Doenças Mentais, fortaleceu o espírito corporativista dos médicos e a dominação do saber.

Nesse *continuum* de alterações, a antiga Escola Profissional de Enfermeiros e Enfermeiras, já sob a égide do Ministério da Saúde, passou a denominar-se "Escola de Enfermagem Alfredo Pinto", com a fusão das seções mista e feminina, funcionando em uma única sede, na Avenida Pasteur 292, formalizada pelo Decreto 4.725, de 22 de setembro de 1942. Pelo Decreto 10.472, daquele mesmo ano, foi aprovado o regulamento da Escola, instituindo um ensino em moldes das exigências técnicas da Enfermagem da época, sendo os objetivos da escola totalmente modificados, quais sejam:

- Preparar enfermeiros auxiliares para os serviços sanitários e assistenciais.
- Promover a especialização em serviços psiquiátricos de enfermeiros diplomados.

Aos alunos que realizassem esses cursos, seriam concedidos diplomas e certificados nas suas respectivas modalidades.[53]

Até 1942, a Escola Profissional de Enfermeiros e Enfermeiras foi dirigida por médicos. A partir de 1943, a direção passou às mãos de uma enfermeira, Maria de Castro Pamphiro, formada na primeira turma da Escola de Enfermagem Anna Nery, em 1925, pós-graduada pela Fundação Rockfeller, na Filadélfia e em Toronto. Dirigiu a escola até 1956.[56] Tal medida veio abrir novos horizontes para a instituição, possibilitando maior aproximação aos requisitos legais, consignando, assim, a legitimidade de seu funcionamento.

A preocupação inicial da diretora em exercício foi dinamizar a escola, colocando-a em nível de igualdade com as demais já existentes no país.

Em reportagem para a Revista do Serviço Público, assim se expressou:

> "(...) lutando com dificuldades sérias, decorrentes da instalação precária do estabelecimento em casa velha, adaptada às pressas, mas onde felizmente se nota de forma acentuada a boa vontade do diretor do Serviço Nacional de Doenças Mentais. (...) A Escola Alfredo Pinto terá também, dentro de pouco tempo, instalação condigna, capaz de lhe proporcionar meios de tornar-se ainda mais eficiente, à altura de suas finalidades."[57]

Em 1949, foi promulgada a Lei 775, que dispõe sobre o ensino de Enfermagem no país, a qual foi regulamentada pelo Decreto 27.426 do mesmo ano. Adequava-se, assim, o ensino de Enfermagem às reais necessidades de qualificação profissional, abrindo-se novos campos de atuação, com perspectivas de nível superior para a profissão.

A diretora da escola, Maria de Castro Pamphiro, contrariando o citado Decreto 10.472/42, adotou um currículo equivalente ao da Escola de Enfermagem Dona Anna Nery.

Entretanto, não foi fácil à Escola de Enfermagem Alfredo Pinto enquadrar-se aos dispositivos da nova lei, uma vez que era vinculada, desde sua origem, ao Hospital Nacional de Alienados e, posteriormente, ao Ministério da Saúde, por meio do Serviço Nacional de Doenças Mentais. Ressentia-se dos efeitos de vários dispositivos e diretrizes básicas de ensino, fixadas pelo Ministério da Educação e Saúde Pública e cumpridas pelos Órgãos a ele subordinados.[58]

Com a Lei 775, de 6 de agosto de 1949 e do Decreto 27.426, procurou-se regulamentar o ensino de Enfermagem. Esses instrumentos legais oficializaram os cursos para enfermeiras e auxiliares de Enfermagem, estabelecendo, como pré-requisito, a conclusão do curso colegial e o período de 4 anos, para Enfermeiros, e 18 meses para Auxiliares de Enfermagem. Determinava, ainda, que, a partir de agosto de 1956 seria exigido o curso secundário para matrícula em cursos de Enfermagem. Analisando essa lei, constatou-se que seu conteúdo tem caráter essencialmente profissionalizante e é dirigido à assistência curativa.

Com relação à Escola, era de se esperar que, liderada por enfermeira, cumprisse as exigências da lei supracitada.

Nessa época, a escola já possuía um hino, cuja letra foi escrita por Dr. Ernani Lopes e a música por Nelson Laranja.

A letra é:

> Nosso ofício tão nobre e altruísta
> Enfermeiras, juremos honrar,
> Seja sempre por todos benquista
> Quem no peito este emblema ostentar,
> Em piedade, em carinho, em desvelo,
> Não nos vença no mundo ninguém
> Pratiquemos, com férvido zelo,
> Os preceitos da Ciência do bem.
> Impassíveis até sorridentes,
> Aos insultos do enfermo mental.
> E cuidemos as crianças doentes,
> Com blandícias e amor maternal.

> Seja ao pobre e malsão domicílio,
> Seja a casa de luxo e fulgor,
> Pode o médico enviar nosso auxílio
> Aonde quer que se aninhe uma dor
> Nem fortuna, nem crença, nem raça,
> Nos inspirem qualquer distinção
> Pois que a todos nivela a desgraça,
> O que sofre será nosso irmão.

A partitura é apresentada na Figura 8-1.

A escola funcionava em regime de internato e semi-internato. Os alunos internos recebiam uma ajuda de custo do governo federal e os que vinham de outros estados, quando regressavam ao término do curso, já estavam contratados como profissionais de seus serviços hospitalares e sanitários.

O regime escolar era de 10 horas diárias, compreendendo aulas teóricas e aulas práticas ministradas, também, nos hospitais.[59]

Apesar do prédio velho, a escola possuía salas de aulas arejadas e boas condições de aprendizado.

Nas aulas práticas, como hoje, eram utilizados os monitores, que são alunos de séries mais adiantadas, que auxiliam os alunos, orientados pelos professores.

Nessa época, havia um Curso de Especialização em Enfermagem Psiquiátrica, porém, formou apenas uma turma em 1943, cujos nomes se seguem:

1. Aderbal Dourato Mattos.
2. Deolinda Lourenço.
3. Maria das Dores Loreno.
4. Alceu Pereira de Andrade.
5. Francisco Xavier de Albuquerque.
6. Guilhermina Nascimento Fernandes.
7. Alzira de Britto Monteiro.
8. Irene Rodrigues Martins.

Esse curso não teve continuidade, segundo informações de antigos professores da Escola, por problemas de reconhecimento pelo Ministério da Educação e Saúde. Retornando algumas décadas depois, em 1985.

No setor da saúde, houve, no Rio de Janeiro, a ampliação do Serviço de Higiene Infantil que se transformou em inspetoria e, em 1940, houve a criação do Departamento Nacional da Criança.

Nessa década, no Rio de Janeiro, foram fundadas a Escola de Enfermagem da Universidade Federal Fluminense em 18 de outubro de 1944 e a Escola de Enfermagem Raquel Hadook Lobo, hoje vinculada à Universidade do Estado do Rio de Janeiro (UERJ), em 20 de junho de 1948.

HINO DA ESCOLA DE ENFERMEIRAS
"ALFREDO PINTO" (*)

LETRA
DR. ERNANI LOPES
Introd.

MÚSICA
NELSON AUGUTO LARANJA

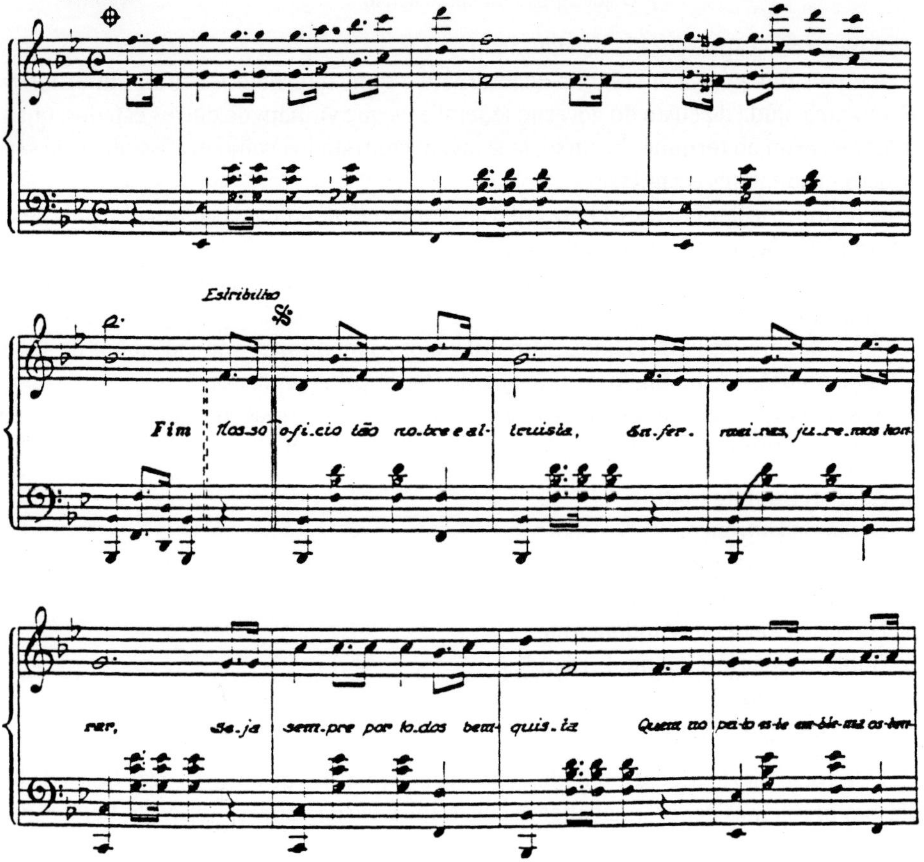

Fig. 8-1. Hino da Escola de Enfermeiras "Alfredo Pinto". Fonte: Arquivos da Escola de Enfermagem Alfredo Pinto. *(Continua.)*

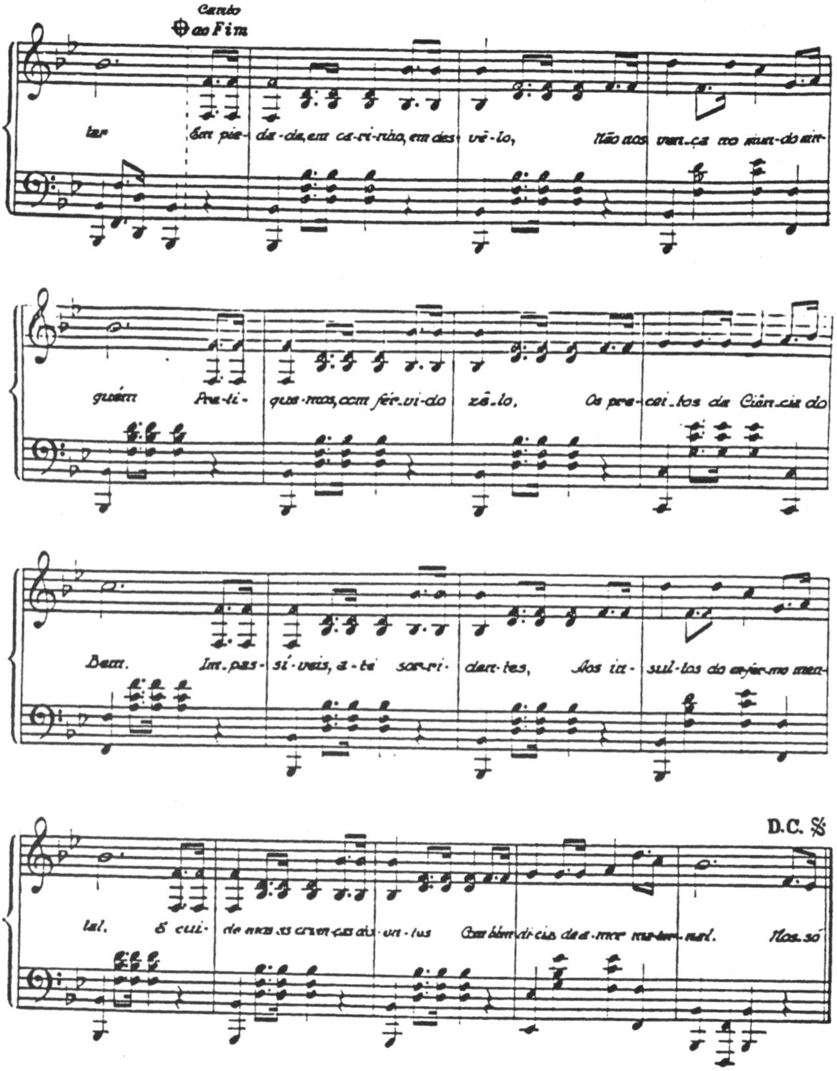

Fig. 8-1. (Cont.)

DESENVOLVIMENTO (1950-1959)

De 1957 ao início de 1961, a escola foi dirigida pela enfermeira Lydia das Dores Matta, graduada pela Escola de Enfermagem da Universidade de São Paulo, em 1948. Procurou, com seu dinamismo, atender aos dispositivos da Lei 775, de 1949, definidos pela aprovação do Regulamento da Escola de Enfermagem Alfredo Pinto, mediante Parecer 137/59, do Conselho Nacional de Educação, homologado pelo ministro da Educação e Cultura em 19 de março de 1959. Nesse regulamento foram abordados os seguintes assuntos:

1. Da escola e seus fins.
2. Da organização do curso de graduação em Enfermagem.
3. Da organização do curso de auxiliar de Enfermagem.
4. Dos órgãos diretivos.
5. Da organização didática do corpo docente.
6. Do pessoal administrativo.
7. Do regimento escolar.
8. Das disposições transitórias e gerais.

A escola passou, a partir de então, a formar enfermeiros em 36 meses, conforme estabelecia a Lei 775/49.[60]

Criou-se, também, o curso de auxiliar de Enfermagem, com duração de 18 meses.

Em 1951, houve a separação do Ministério da Saúde e da Educação, pelo Decreto 1920/53, permanecendo esta instituição de ensino subordinada ao Ministério da Saúde.

É necessário esclarecer que o exercício profissional foi regulamentado pela Lei 2.604, de 17 de setembro de 1955 e a Lei 2.822, de 14 de junho de 1956, que dispõe sobre o registro de diplomas de enfermeiros expedidos até o ano de 1950 e dá outras providências. Paralelamente, a escola ia regularizando as atividades funcionais, consoantes com o ensino de Enfermagem, com vistas ao nível superior, regulamentada pelo Decreto 27.426/49 citado anteriormente e adaptando-se à Lei 775/49.[61]

As várias iniciativas de profissionalização da Enfermagem quais sejam: a Escola de Enfermagem Alfredo Pinto, a Escola de Enfermagem Anna Nery e as outras existentes no país, conviveram até 1959, quando, somente então, a Escola de Enfermagem Alfredo Pinto foi enquadrada na legislação que norteava o ensino da Enfermagem no Brasil.[62]

Após as aulas na sala de técnica, que é o laboratório de hoje, o aluno desenvolvia o que era demonstrado (Fig. 8-2) e, nessa época, a escola já possuía um ônibus para transportar os alunos aos campos de prática (Fig. 8-3).

Com relação à saúde da população, nessa década teve início a desinsetização no Brasil, para o combate à doença de Chagas, que, além de acometer várias áreas do país já caracterizadas como áreas "endêmicas", a tendência era de crescente "urbanização" da doença, com a migração interna de grandes contingentes de portadores para os arredores das grandes cidades, de onde surgia uma nova modalidade de transmissão do tripanossoma – por transfusão de sangue.[63]

A política de saúde estava, nesse período, mais voltada ao estudo das doenças de massas, ou seja, da área preventiva. No entanto, no final da década parece não ser considerada como tal, pois podemos observar, pela própria tendência das disciplinas nos cursos de Enfermagem, já aparecendo nos currículos, como disciplinas obrigatórias, as que dizem respeito às clínicas especializadas de caráter curativo.[64]

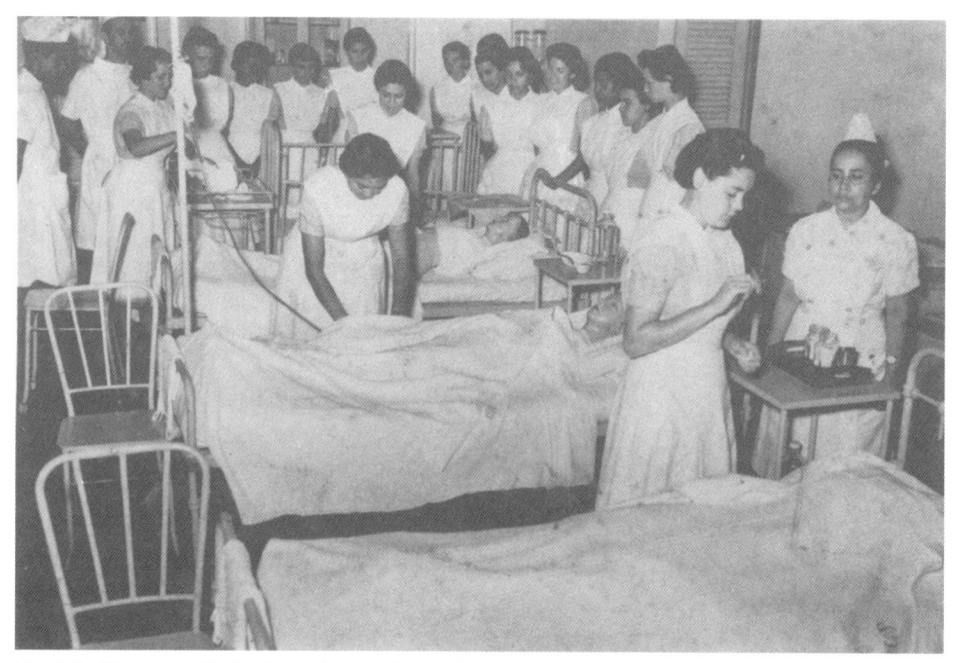

Fig. 8-2. Alunos na sala de técnica (turma de 1959). *Fonte*: Arquivos da EEAP.

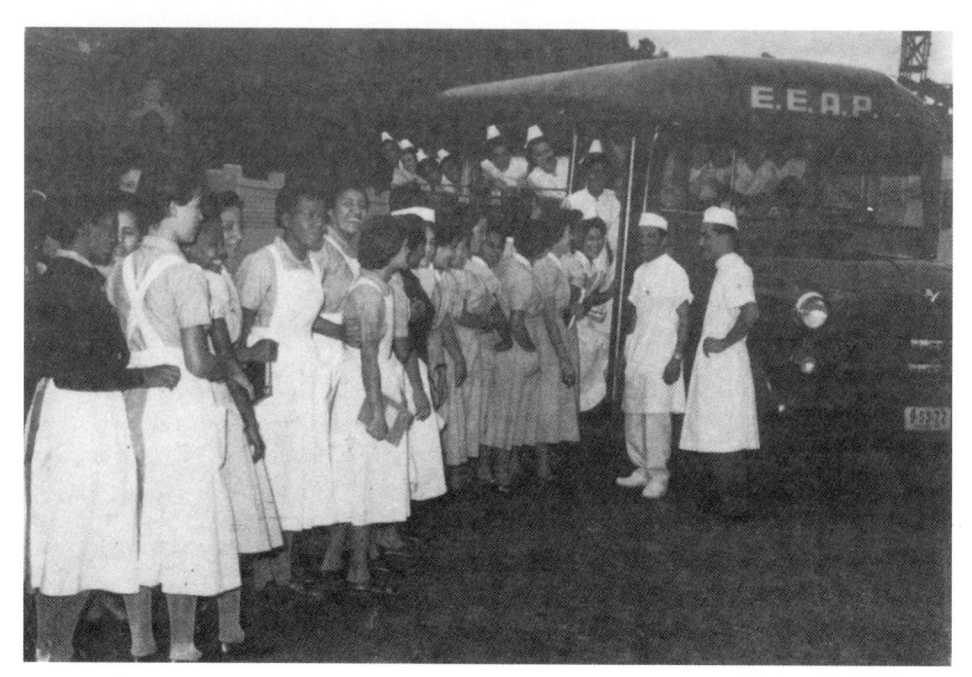

Fig. 8-3. Alunos utilizando o ônibus da escola para transporte até os campos de prática. *Fonte*: Arquivos da EEAP.

UM NOVO PRÉDIO PARA UMA NOVA ESCOLA (1960-1969)

Aos 16 de março de 1961, a professora Clélea de Pontes assume a direção da escola, e o seu espírito de luta, dedicação, inteligência e desprendimento profissional logo se fizeram presentes, integrando a escola na filosofia universitária da época.

Ainda em 1961 foi sancionada a Lei 4.024, que dispõe sobre as Diretrizes e Bases da Educação. A preocupação da professora Clélea de Pontes em situar o curso em alto nível era constante, o que se pôde comprovar em 1962, pela exigência do curso secundário completo aos candidatos inscritos no Concurso de Habilitação ao Curso de Enfermagem.[65]

Em 7 de fevereiro de 1963, o Parecer 245, do Conselho Federal de Educação, aprova o Regulamento da Escola de Enfermagem Alfredo Pinto, adaptado à Lei de Diretrizes e Bases da Educação Nacional.

Contudo, "a projeção repentina da atual diretora fez ressurgir velhas rixas, e os seus detratores mobilizaram forças para fechar a escola, baseados no Decreto-Lei 4.725/42".[66]

Vale lembrar que a escola permaneceu sem sede própria durante 75 anos, ocupando espaços que lhe eram oferecidos: desde o Hospital Nacional de Alienados, o Ambulatório Gustavo Riedel, no Engenho de Dentro, a Casa de Juliano Moreira, na Avenida Pasteur, hoje Reitoria da Universidade do Rio de Janeiro (UNIRIO) e áreas adjacentes (Fig. 8-4).

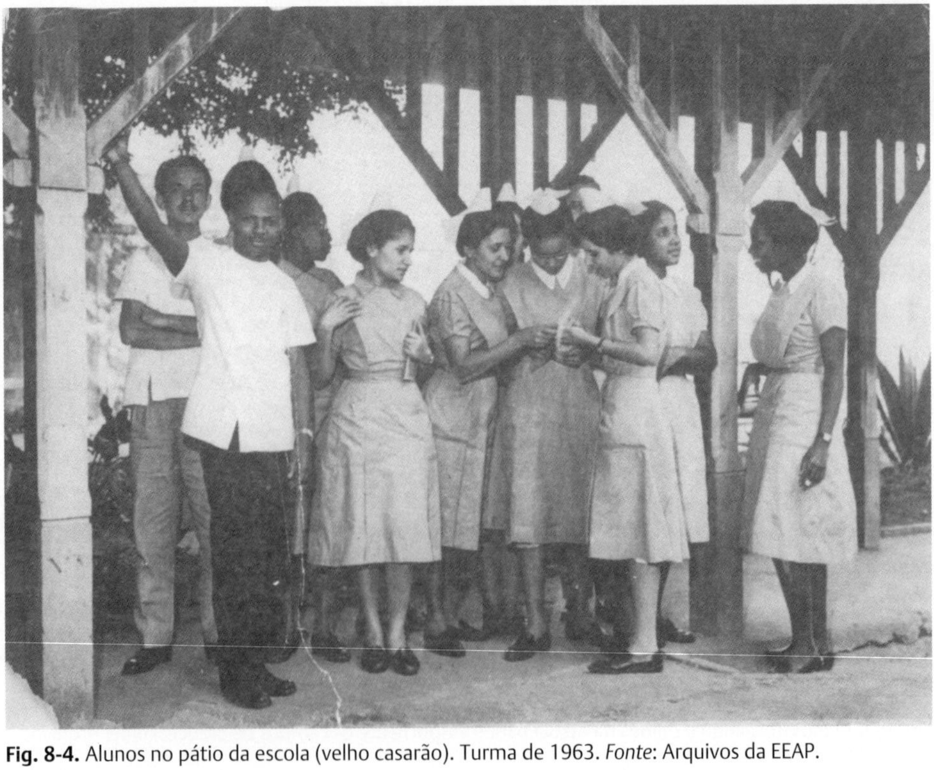

Fig. 8-4. Alunos no pátio da escola (velho casarão). Turma de 1963. *Fonte*: Arquivos da EEAP.

De importância para o setor saúde, vale lembrar, nessa década, a instituição do Sistema Nacional de Saúde, em 1964, que seguiu o modelo autoritário-burocrático, implantado em todo país.

> "(...) de cima para baixo", sem a participação dos profissionais do setor, da sociedade em geral, e de caráter privatizante... Implantado pelo regime militar, ao mesmo tempo em que ensejou o assalariamento em massa dos profissionais de saúde, agravou consideravelmente os problemas do setor... Um Sistema de Saúde que atenda à Nação como um todo só pode ser efetivado em um estado democrático e comprometido com reformas a nível global de sociedade."[67]

Quanto à educação, essa década foi marcada por várias reformas, desde o ensino de 1º e 2º graus, até a Reforma Universitária, e ainda por grandes alterações no panorama político e econômico da nação.

> "Esse contexto impulsionou a formulação de políticas de saúde, voltadas, crescentemente, para privilegiar a medicina curativa, hospitalar e privada. Ocorrem movimentos para reestruturar a previdência social no sentido de fundir os IAPs com o Serviço de Assistência Médica de Urgência – SAMDU, em um único Instituto."[68]

Essa unificação visava à constituição de um sistema único de direitos, de custeio, de administração e de prestação de serviços e benefícios. No entanto, a situação financeira dos institutos não permitiu que essa uniformização de direitos se efetivasse, mantendo-se, na prática, o sistema anterior. Cumpre ressaltar que parte do movimento sindical muitas vezes se pronunciou contra a unificação dos institutos, por considerá-la medida que viria a baixar a qualidade dos melhores serviços e, também, tornar a Previdência Social uma instituição muito grande. Nessa perspectiva, a unificação dificultaria a participação dos representantes das classes trabalhadoras, que se colocavam a favor da uniformização, na medida em que ela pudesse representar melhora para as categorias profissionais que eram cobertas por legislações mais restritas e serviços de pior qualidade.

A unificação ocorreu a partir de 1966, quando todos institutos dos trabalhadores urbanos foram reunidos, formando, então, o Instituto Nacional de Previdência Social (INPS).[69]

Nesse período de tantas mudanças e reformas no país, a professora Cléea de Pontes conseguiu a transferência da escola do velho casarão para um prédio com arquitetura moderna. Assim é que, em 25 de abril de 1966, foi inaugurado o atual prédio da Escola de Enfermagem Alfredo Pinto (EEAP) (Fig. 8-5), com a presença do Exmo. Sr. Presidente da República, Marechal Humberto de Alencar Castelo Branco, conforme consta em placa afixada na entrada principal do prédio, situado à rua Dr. Xavier Sigaud, nº 290, na Praia Vermelha.

Houve uma valiosa colaboração dos órgãos governamentais para a aquisição desse prédio, sendo na época Ministro da Saúde o Dr. Raimundo de Brito e Diretor do Departamento Nacional de Saúde o professor Achilles Scorzelli Junior, presentes à inauguração do novo prédio da EEAP (Fig. 8-6).

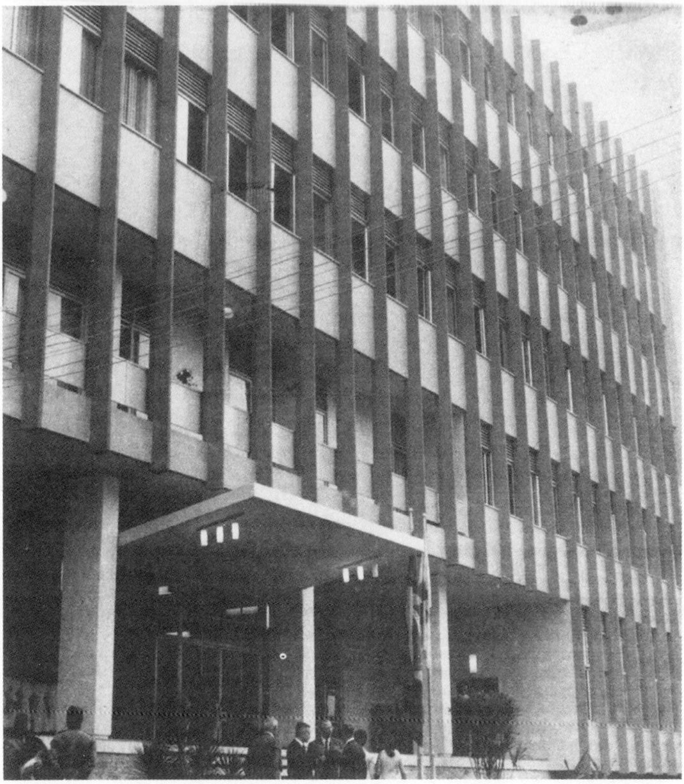

Fig. 8-5. Novo prédio da escola. *Fonte*: Arquivos da EEAP.

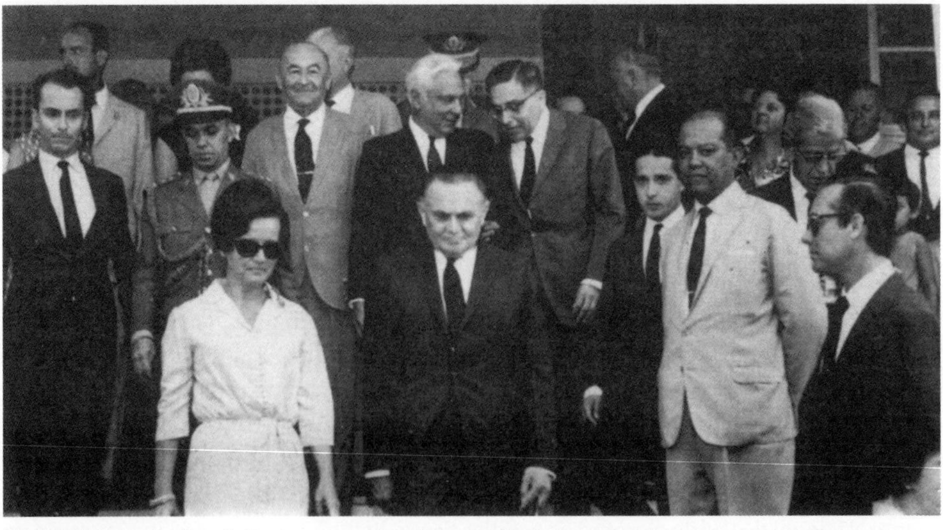

Fig. 8-6. Diretora Clélea de Pontes com autoridades no dia da inauguração do novo prédio da Escola. *Fonte*: Arquivos da EEAP.

A conquista do prédio deu grande impulso, atraindo maior número de jovens para o curso de Enfermagem.

Em 1967, pelo Decreto-Lei 27 de fevereiro, a EEAP deixa de pertencer ao Serviço Nacional de Doenças Mentais, ficando ligada, diretamente, ao Ministério da Saúde. Esse decreto mostra a garra e desprendimento da professora Cléa de Pontes que, junto aos órgãos governamentais, empenhou-se e conseguiu a promulgação do mesmo, regularizando definitivamente a escola. Atingido esse objetivo, volta-se a referida diretora para o aperfeiçoamento didático-administrativo, impulsionando-o também.

Como citado, nessa década ocorreu a Reforma Universitária, precisamente pela Lei 5.540, de 28 de novembro de 1968, e o Decreto-Lei 464, de 11 de fevereiro de 1969, que vieram reafirmar os princípios já adotados em legislação anterior e a estrutura já em implantação. Quanto à organização, a lei exige que o ensino superior passe a ser ministrado em universidades e, só excepcionalmente, em estabelecimentos isolados.

Essa política de aglutinação faz parte da política de concentração de esforços e recursos, materiais e humanos, para obtenção de maior economia de aplicação desses recursos e maior produtividade. A menor fração de estrutura universitária passa a ser o departamento o qual congrega disciplinas afins. Quanto à administração, além do reitor, que responde pelo executivo na universidade, a administração passa a ser exercida por um órgão central de Coordenação do Ensino e da Pesquisa e por um Conselho de Curadores quando é uma autarquia, composto de membros da universidade, representantes do Ministério de Educação e Cultura e membros da comunidade. Compete-lhe a fiscalização econômico-financeira da universidade. No âmbito das unidades, além do diretor, deve haver um Conselho Departamental, ou uma Congregação, com funções deliberativas e um Colegiado de Coordenação Didática.

Em todos os órgãos da direção superior das unidades e da universidade, haverá sempre representação de todas as categorias docentes, bem como a representação discente.

A universidade deve promover cursos de Graduação, Pós-Graduação, Extensão, Aperfeiçoamento e Especialização. Os cursos de Graduação compõem-se de: um ciclo básico comum, para áreas afins, e um ciclo profissional, composto de cursos de curta e de longa duração, respectivamente.

Além dessa estrutura, a legislação tratou, ainda, da unificação do vestibular, por universidade e por região, da extinção da cátedra e da previsão de mais de um professor em cada nível de carreira por departamento e da submissão das decisões do Conselho Federal de Educação ao ministro da Educação.[70]

Seguindo sua trajetória e por força da Reforma Universitária, pelo Decreto-Lei 773, de 20 de agosto de 1969, a Escola de Enfermagem Alfredo Pinto passa a ser uma das unidades integradas da Federação de Escolas Federais Isoladas do Estado da Guanabara (FEFIEG), depois Federação das Escolas Federais Isoladas do Estado do Rio de Janeiro (FEFIERJ) – cuja finalidade era reunir e integrar estabelecimentos isolados, do Sistema Federal de Ensino Superior, sob forma jurídica de fundação.

A professora Cléa de Pontes criou e implantou o currículo experimental do curso de Auxiliar de Enfermagem da EEAP, autorizado pelo Decreto 64.519, de 15 de maio de 1969.

Em 22 de dezembro de 1969, após uma gestão de dedicação e garra, faleceu bruscamente Clélea de Pontes, vítima de um acidente automobilístico, assumindo interinamente a direção da escola a professora Anna Grijó.

Apesar de a professora Anna Grijó ter dirigido a escola apenas por 2 anos, procurou mantê-la dentro dos padrões de ensino, norteados sempre nos ideais de desenvolvimento.

CRESCIMENTO ACADÊMICO (1970-1979)

Em 1971, assume a direção da EEAP a professora Leda Santos Pires, que a dirigiu até 1975.

Abrindo novos caminhos para a Enfermagem, e tentando normatizar e caracterizar como uma escola própria, em 1º de abril de 1970, a EEAP admitiu auxiliares de ensino, de acordo com a Reforma Universitária. Em 1972, instituiu o uso de uniformes para docentes, em classe e em campo de prática. Mudou, também, o uniforme dos alunos nos campos de prática.

A professora Leda Santos Pires deu continuidade à capacitação do corpo docente, promovendo seus professores por intermédio do curso de Especialização em Didática da FEFIEG, criado pelo então presidente, professor Alberto Soares de Meirelles. Em seguida, estruturou o concurso para livre-docência sem, no entanto, descuidar-se do aperfeiçoamento técnico-científico dos docentes.

Em 1972, criou o curso de Licenciatura em Enfermagem da EEAP, tendo como sua primeira coordenadora a professora Simone Fom Rivera. Nessa época, o curso contava com 28 alunos, em sua maioria professores da escola. Posteriormente, pelo Decreto 78.318, de 26 de agosto de 1976, do Conselho Federal de Educação o curso foi reconhecido. O curso de Auxiliar de Enfermagem constituía o campo de prática didática para os alunos do curso de Licenciatura.

Projetando-se cada vez mais, a escola, em maio de 1973, adaptou seu currículo ao Parecer 163/72 – Resolução 4, do Conselho Federal de Educação assim como as Habilitações em Enfermagem em Obstetrícia, Enfermagem Médico-Cirúrgica e Enfermagem de Saúde Pública.

Em 1973, a escola passa a ter 267 alunos matriculados no 1º período.[71] Nesse mesmo ano, realizou concurso para Professor Assistente, em que foram aprovados aproximadamente 15 professores.

Promovendo-se, ainda em 1973, a escola patrocinou o I Encontro de Enfermeiros Psiquiátricos no Rio de Janeiro.

Ao integrar-se à FEFIERJ, pelo Decreto 76.832, de 12 de setembro de 1975, por força da Reforma do Ensino Universitário, a Escola de Enfermagem Alfredo Pinto passa ao Centro de Ciências da Saúde, denominando-se curso de Enfermagem do Centro de Ciências Biológicas e da Saúde (CCBS).

Expirado o mandato da professora Leda Santos Pires, mediante Portaria 22, do Excelentíssimo Sr. Presidente da FEFIERJ, passa a responder pelo expediente da escola, a professora Dra. Zélia Sena Costa. A partir de 5 de março de 1976, por Decreto do Exmo. Sr. Presidente da República Ernesto Geisel, é nomeada diretora da escola, escolhida em lista sêxtupla.

A professora Zélia Sena Costa procurou desenvolver um sistema de ensino superior aliado à pesquisa e à extensão, ajustado à política de desenvolvimento do país. Manifestou-se imbuída da filosofia desenvolvimentista, vividamente explicitada pelos programas de educação e saúde que norteavam a nação, e cônscia da responsabilidade que lhe coube, na obra educativa a que se propôs. Apresentou novo ritmo de atividades, com diferentes perspectivas para a qualificação de pessoal docente, técnico e administrativo. Procurou sempre, para o corpo discente, dinamizar e fortalecer o processo ensino-aprendizagem, aliando a teoria à prática de maneira sempre humanizada, apesar de seu estilo baiano, às vezes explosivo. Era, entretanto, evidente o intuito de fazer as "coisas" funcionarem bem. Em novembro de 1975, realizou o concurso interno de Livre-Docência para três professores da escola.

Desenvolveu, junto ao então presidente da FEFIERJ, em 1976, a abertura de concurso para provimento de cargos de Professores Assistentes e Adjuntos e a efetivação da segunda fase do concurso de Livre-Docência para um professor da escola que, nessa época, já contava com 30 professores no seu quadro.

Em 1979, pela Lei 6.655, de 5 de junho de 1979 a FEFIERJ transformou-se em Universidade do Rio de Janeiro (UNIRIO), que é uma Instituição Federal de Ensino Superior, constituída como fundação, vinculada ao Ministério da Educação; com isso, a EEAP passou a denominar-se Curso de Enfermagem da UNIRIO, sendo, na ocasião, designado reitor, o professor Guilherme de Oliveira Figueiredo.

Pelo novo estatuto da universidade, as antigas escolas passaram a ser denominadas cursos e seus dirigentes passaram a ser Coordenadores de Curso.

Ainda nessa década, os alunos do curso de Enfermagem da UNIRIO "participaram do Projeto Rondon, desde a primeira vez que este levou assistência médica e social aos mais esquecidos cantos do Brasil". [72]

A Enfermagem brasileira já firmada no cenário educacional e de saúde fundava mais duas escolas, no Rio de Janeiro, nessa década: a do Departamento de Enfermagem da Universidade Gama Filho, em 2 de junho de 1976, e a Faculdade de Enfermagem da Universidade Católica de Petrópolis, em 20 de fevereiro de 1978.

Na segunda metade dos anos 1970, a sociedade brasileira viveu o processo de redemocratização, incluindo a luta por uma reforma sanitária e pela instituição de um novo sistema nacional de saúde.

O projeto da reforma sanitária visava atender principalmente às necessidades das classes subalternas, ao mesmo tempo em que feria interesses das grandes empresas privadas e das multinacionais da área de saúde, motivo pelo qual encontrou grandes dificuldades em sua implementação. A escola esteve sempre presente nesse processo, por meio dos seus professores, atuando como representantes nas entidades de classe.

A ESCOLA CENTENÁRIA (1980-1990)

No âmbito administrativo/escolar, várias modificações ocorreram por força da reestruturação da UNIRIO; por exemplo, a Secretaria Técnica de Ensino e Pesquisa (SETEP) sofreu sensível transformação. Procurou-se racionalizar o trabalho, de acordo com as normas vigentes no Estatuto e no Regimento Unificado da Federação, passando este setor a denominar-se, posteriormente, Secretaria de Curso.[73]

Em prosseguimento às suas metas, a coordenadora do curso de Enfermagem, professora Zélia Sena Costa, com o apoio dos dirigentes e do corpo docente, conseguiu a ampliação do corpo docente, técnico e administrativo, com vista à melhoria e ao aperfeiçoamento das atividades fins.

Participou de várias comissões de trabalho, dentre elas ressalta-se a de reestruturação e de criação de novos cursos de Licenciatura, pela Portaria 372/78, tendo na ocasião sido reestruturado o de Enfermagem e criado pela Portaria 178, de 28 de dezembro de 1979, o curso de Licenciatura em Nutrição que também funcionou no Curso de Enfermagem, até 1988.

Em 16 de dezembro de 1980, foi criado o curso de Especialização em Metodologia do Ensino, da Pesquisa e da Assistência de Enfermagem, aprovado pela Resolução 209, direcionado ao aprimoramento do próprio corpo docente.

Em 1981 foi criado o curso de Mestrado em Ciências da Enfermagem, sendo a professora Doutora Zélia Sena Costa sua primeira coordenadora, exercendo a função até abril de 1988, conforme resolução do magnífico reitor.

O curso de Mestrado tem a finalidade precípua de preparar recursos humanos para o magistério superior, atendendo aos dispositivos legais estabelecidos na política educacional do país, com os seguintes objetivos: preparar docentes em nível de excelência; aprimorar o docente no exercício do magistério superior e formar pesquisadores. Esse curso teve início em 15 de março de 1982, sendo o primeiro curso de Mestrado da UNIRIO.

Em 1982, o curso de Auxiliar de Enfermagem entrou em recesso, conforme depoimento da professora Solange Sánchez, chefe do Departamento de Enfermagem Fundamental, que acompanhou de perto todo o processo:

> "Os Certificados do Curso de Auxiliar de Enfermagem não poderiam ser registrados no Conselho Federal de Enfermagem (COFEN), sem antes ser registrado na Delegacia Estadual do Ministério da Educação e Cultura (MEC). Foi feito um "dossiê" com toda a documentação necessária e, após estudo, a Delegacia Estadual do MEC, entendeu não ser de sua competência este registro, por estar o Curso vinculado a uma Instituição Federal e não Estadual. Outro processo foi feito e encaminhado a Brasília para o Conselho Federal de Educação (CFE). Após este estudo, algumas exigências foram solicitadas. Cumpridas todas as exigências, o Curso de Auxiliar de Enfermagem poderia continuar funcionando no âmbito da Universidade. No entanto, por falta de recursos humanos, continua em recesso até os dias de hoje."

No setor da saúde no país, era dada continuidade ao projeto do Sistema Nacional de Saúde e promovida a VIII Conferência Nacional de Saúde, com a proposta de democratizar a saúde com o lema – "a saúde é um direito de todos e um dever do Estado".

No setor educacional específico da Enfermagem nesses 10 últimos anos, foram fundadas, no Rio de Janeiro, cinco escolas de graduação em Enfermagem: a Faculdade de Enfermagem da Sociedade Barramansense de Ensino Superior, em 13 de abril de 1981; a Faculdade de Enfermagem da Associação Fluminense de Educação em 1981; a Escola de Enfermagem da Fundação Técnico-Educacional Souza Marques, em 8 de maio de 1985;

a Escola de Enfermagem e Obstetrícia de Vassouras em 14 de novembro de 1987 e a Faculdade de Enfermagem de Teresópolis, ligada à Fundação Educacional Serra dos Órgãos em 1984.

Na Escola de Enfermagem Alfredo Pinto, a professora Zélia Sena Costa criou, ainda, dois cursos de especialização, em 1985, o de Enfermagem Psiquiátrica, sob a responsabilidade do professor Dyocil Menezes Silva e, posteriormente, da professora Célia Antunes Chrisósthomo de Souza; e em 1988 o curso de Especialização em Atenção Terciária à Saúde – Unidade de Terapia Intensiva, sob responsabilidade da professora Luiza Muniz da Costa Vargens.

Desde a criação da escola, foi possível observar que seu nome sofreu várias alterações. A partir de 10 de agosto de 1988, pela ordem de serviço GR-N008 do Magnífico Reitor Osmar Teixeira Costa, o curso de Enfermagem da UNIRIO voltou a denominar-se Escola de Enfermagem Alfredo Pinto.

Em 30 de outubro de 1989, pelo Parecer 813 do CFE, o curso de Mestrado foi credenciado, tendo nessa época como Coordenadora a professora Doutora Joséte Luzia Leite.

No período de tramitação do processo de credenciamento, pude acompanhar de perto, como mestranda, os contatos frequentes com a Comissão de Aperfeiçoamento de Pessoal do Ensino Superior (CAPES), a fim de que fosse designada a Comissão de Avaliação.

Durante a permanência dessa Comissão no Curso de Mestrado, tive a oportunidade de ser ouvida com relação ao curso, bem como acompanhei de perto as dificuldades, os obstáculos, as exigências e as diligências do CFE para o alcance desse objetivo.

Nessa época, o curso já havia formado 29 mestres, entre brasileiros e estrangeiros.

A professora Zélia Sena Costa aposentou-se após 13 anos na direção do curso de Enfermagem, assumindo interinamente pela segunda vez a professora Anna Grijó no período de setembro de 1989 a 1° de janeiro de 1990.

A 2 de janeiro de 1990, assume a coordenação da escola a professora Luci Mobilio Gomes Pinto, por designação do magnífico Reitor, escolhida em lista tríplice pela Portaria 690, de 28 de dezembro de 1989.

A professora Luci Mobilio Gomes Pinto, ao assumir, manteve o mesmo dinamismo das diretoras e coordenadoras que a antecederam, considerando-as, atualmente, responsáveis pela situação de reconhecimento público da escola.

Sendo a primeira ex-aluna a dirigir a escola, a professora Luci Mobilio Gomes Pinto, com espírito alegre e humanitário, implementou enfaticamente o centenário da EEAP, convocando para tal todo corpo docente, funcionários e ex-alunos para, juntos, celebrarem a primeira escola de enfermagem do país.

Esse reconhecimento já vinha sendo colhido, quando, por ocasião da Semana de Enfermagem, a escola recebeu, da Associação Brasileira de Enfermagem-RJ, uma placa comemorativa pelo seu centenário.

No decurso do ano do centenário, durante o Encontro de Enfermeiros do Rio de Janeiro, I Encontro de Profissionais de Enfermagem de Centro Cirúrgico e Centro de Material e Encontro Nacional de Fiscalização do Exercício da Profissão, no dia 21 de maio, a professora Luci Mobilio recebeu, em nome da escola, uma placa comemorativa e palavras elogiosas e de agradecimento do presidente do Conselho Regional de Enfermagem do Rio de Janeiro, enfermeiro Gilberto Linhares Teixeira, pelos relevantes serviços que a escola presta ao país, formando profissionais de Enfermagem de alto nível.

Em 25 de julho daquele mesmo ano foi oferecida uma placa também comemorativa aos 100 anos da EEAP, pela coordenação do II Encontro de Enfermagem do Rio de Janeiro, na pessoa do enfermeiro Ronaldo Ribeiro Sampaio, ex-aluno da escola.

Ainda nessa década, a Escola de Enfermagem Alfredo Pinto, cumprindo seu papel na formação qualificada de profissionais de Enfermagem, realizou o concurso de Livre-Docência nas seguintes áreas de conhecimento: Introdução à Enfermagem; Administração Aplicada à Enfermagem; Exercício de Enfermagem; Enfermagem em Saúde Pública; Enfermagem Materno-Infantil; Enfermagem Médica; Enfermagem Pediátrica; Enfermagem Obstétrica e Ginecológica; Enfermagem Cirúrgica; Enfermagem Psiquiátrica e Administração em Serviços de Enfermagem Hospitalar, contribuindo com um total de 38 livres-docentes para todo o Brasil.

Durante essa longa, difícil, porém histórica trajetória da Escola de Enfermagem Alfredo Pinto, os professores e alunos que passaram por essa instituição estão relacionados no documento que deu origem a esta publicação.

CONSIDERAÇÕES FINAIS

O foco principal desta publicação constituiu-se na análise e identificação da relação que a Psiquiatria estabeleceu com o Estado brasileiro, na fase de transição Monarquia/República, assim como da relação entre os principais acontecimentos vinculados à criação e ao desenvolvimento da primeira Escola de Enfermagem do Brasil, desde sua origem até os 100 anos de existência.

A intenção foi colocar em evidência a relação referida, de modo que ficassem bem claros os propósitos da criação do Hospício Pedro II, da criação da Escola de Enfermagem Alfredo Pinto e da urbanização e higienização da cidade do Rio de Janeiro.

A análise histórica mostrou que a psiquiatria, em seus primórdios, estava voltada para a manutenção da ordem social, ou seja, o doente mental era considerado pernicioso, feio, intolerante, desagradável à elite da sociedade da época e tornava feia a cidade. Em consequência, a psiquiatria teve como função primordial sanear a cidade do Rio de Janeiro, que estava em processo de crescimento, pelas relações de capital estrangeiro que circulava. Com isso, instalou-se a higienização e urbanização da cidade, com a paralela segregação dos loucos e o afastamento dos pobres para os subúrbios, deixando a cidade limpa, para as elites da sociedade e as relações de negócios.

Ainda no período Imperial, junto ao discurso para celebrizar a maioridade de Pedro II, foi criado o hospício, que teve seu nome para homenageá-lo. O hospício localizava-se afastado do centro da cidade.

No início do período republicano, com a saída das irmãs de caridade que cuidavam dos doentes mentais e a psiquiatria já com novos rumos, foram contratadas enfermeiras, na França, para ocupar o lugar deixado pelas irmãs. Paralelamente, houve a ideia da criação de uma escola que formasse profissionais para atender às necessidades decorrentes da crise de mão de obra, pois o contrato firmado com a Europa tinha tempo determinado.

A Enfermagem, no início, foi sistematizada seguindo o modelo francês pela influência das enfermeiras da França e dos próprios psiquiatras que se guiavam pelos princípios existentes em termos de psiquiatria. No entanto, a Enfermagem esteve subordinada ao poder médico e aos dirigentes de instituições de saúde por longo tempo, até que a escola de Enfermagem fosse reconhecida, fato que teve grande influência na criação de outras escolas de Enfermagem no Brasil.

Utilizei a análise histórica, partindo do princípio de que o evoluir da Escola de Enfermagem Alfredo Pinto esteve e está ligado à estrutura social, política e econômica do país. Com esse procedimento, pude evidenciar os fatores que influenciaram a dinâmica de seus acontecimentos, clareando o quadro geral da escola, na sua criação, crescimento, reconhecimento e desenvolvimento até os 100 anos.

Com este estudo, pude observar e esclarecer que a Escola de Enfermagem Alfredo Pinto, apesar de ter sido criada com o objetivo primeiro de solucionar o problema da assistência aos alienados, não se restringiu a essa formação aos estudantes que por ela passaram. Isto é comprovado pelo decreto de sua criação, pelos currículos que desenvolveu e desenvolve até os dias de hoje, deixando bem claro que essa escola sempre formou enfermeiros para as várias áreas de conhecimento e prática da Enfermagem.

Não resta dúvida que hoje a centenária EEAP é exemplo vivo de dedicação, espírito de luta, de bem servir e entusiasmo dos seus atuais e ex-dirigentes, que têm vencido todos os obstáculos encontrados. Que esse exemplo sirva de estímulo a quantos militam no campo da Educação e da Enfermagem.

Desenvolvi uma investigação histórica, que revelou ser fecunda, menos interessada em julgar, embora ciente da quase inevitabilidade desse procedimento nas investigações históricas que tratam de compromissos. Preocupei-me em registrar os fatos, a partir de seus antecedentes, para apreender mais claramente certos elementos conjunturais, visando acompanhar-lhes as consequências. Para isso, dilatei um tanto os limites temporais do período estudado, em favor de maior consistência.

A tarefa foi bastante árdua, principalmente em razão da corrida contra o tempo e da dificuldade na procura de atas, portarias, decretos, fotos – um sem-número de documentos, alguns dos quais sintomaticamente difíceis de serem encontrados.

De qualquer modo e sem maiores pretensões, procurei apenas abrir espaço para que sejam realizados outros estudos, levando a um conhecimento cada vez mais profundo e preciso da História da Enfermagem Brasileira.

A primeira limitação foi evidenciada por não ser historiadora e de que seria impossível esgotar o assunto de tal magnitude. A segunda, a carência e mesmo a falta de conservação de documentos da fase de planejamento e dos primeiros anos da escola que se estende até a década de 1920, que me deixou apreensiva, mas enfrentei o desafio.

Hoje, com a criação do Laboratório de Pesquisa em História da Enfermagem (LAPHE), a preocupação em preservar a memória da primeira escola de Enfermagem do Brasil é efetiva. No entanto, ainda encontramos algumas dificuldades, ou não existem documentos, ou quando existem estão em condições de difícil manuseio, desgastados pelo tempo. Apesar disso, creio ter conseguido uma soma de informações e dados de interpretação que não apenas esclareceram minhas dúvidas iniciais, como lançaram alguma luz sobre um campo de tanta significação para o conhecimento da escola e da história de Enfermagem e para o início da profissionalização desta no Brasil.

A intenção é de que esta publicação traga real contribuição aos estudantes e profissionais de Enfermagem, no sentido de apontar as origens da Enfermagem no Brasil e que possa ser um documento efetivo, fazendo parte, dentre outros, dos que contam a trajetória da Escola de Enfermagem Alfredo Pinto e da Enfermagem no país.

O objetivo parece ter sido alcançado, pois a mola mestra para tal publicação foi a exigência constante dos alunos de Enfermagem, dos colegas professores de diversas universidades onde tal conteúdo, por convite, foi apresentado, e da própria Escola de Enfermagem Alfredo Pinto, da qual tenho a honra de ter sido aluna da Graduação ao Mestrado e, atualmente, docente.

À minha querida escola, deixo os meus agradecimentos pela oportunidade de poder discorrer sobre sua trajetória, relacionando-a com as origens da profissão em termos formais no país. Utilizei sua história para contribuir ao acervo de produção literária e científica, a ser consultado pelas futuras gerações de enfermeiros, técnicos e auxiliares de Enfermagem, que também, certamente, assumirão o compromisso de delinearem inúmeros outros episódios e feitos honrosos na evolução grandiosa da promissora Enfermagem brasileira, por que tantos lutaram e hoje representa nosso ideal de luta e de compromisso social enquanto cidadão participativo e construtor de um futuro melhor à nossa população.

REFERÊNCIAS BIBLIOGRÁFICAS

1. Neves GP. Da história como memória da nação – A história enquanto crítica da memória nacional. In: *Revista do Patrimônio Histórico e Artístico Nacional* 1987;22:54.
2. Paixão W. *História da enfermagem*. Rio de Janeiro: Júlio C Reis Livraria, 1979. p. 104.
3. Ludke M, André MEDA. *Pesquisa em educação: abordagens qualitativas*. São Paulo: EPU, 1986. p. 38.
4. Alencar F et al. *História da sociedade brasileira*. Rio de Janeiro: Ao Livro Técnico SA, 1984. p. 169.
5. Enciclopédia Mirador Internacional. Encylopaedia Britannica do Brasil Publicações Ltda. São Paulo, Rio de Janeiro, Brasil, 1987. p. 1572. v. 4.
6. *Op. cit.,* 1572.
7. Alencar F *et al., op. cit.,* p. 168.
8. Enciclopédia Mirador Internacional, *op. cit.* p. 1573.
9. Alencar F *et al., op. cit.,* p. 174.
10. SUSEME. *Assistência pública. 80 Anos de história*. Guanabara, Março, 1972. p. 7.
11. Ibidem., p. 9.
12. Cavalcante BO. Beleza, limpeza, ordem e progresso: a questão da higiene na cidade do Rio de Janeiro, no Final do Séc. XIX. *Revista Rio de Janeiro,* 1985 Dez.;1:98.
13. Ibidem, p. 99.
14. Costa JF. *História da psiquiatria no Brasil*. Rio de Janeiro: Campus, 1981. p. 22.
15. Alencar F *et al. op. cit.,* p. 198.
16. Silva Jr M. As grandes campanhas sanitárias no Rio de Janeiro. *Quatro Séculos de Cultura: o Rio de Janeiro*. Rio de Janeiro: Universidade do Brasil, 1966. p. 465.
17. Machado R. *Ciência e saber – A trajetória da arqueologia de Foucault*. Rio de Janeiro: Graal, 1988. p. 63-64.
18. Ibidem, p. 6.
19. Ibidem, p. 59.
20. Lopes JL. A Psiquiatria e o velho hospício. Rio de Janeiro: *Jornal Brasileiro de Psiquiatria* 1965 Jan.-Jun.;14(1-2):177 -130.
21. Idem. A psiquiatria e o velho hospício. *Quatro séculos de cultura: Rio de Janeiro*. Rio de Janeiro: Universidade do Brasil, 1966. p. 334.
22. Gussi MA. *Institucionalização da psiquiatria e do ensino de enfermagem no Brasil*. Dissertação de Mestrado. Escola de Enfermagem de Ribeirão Preto, São Paulo, 1987. p. 44.
23. Costa JF. *op. cit.,* p. 21.
24. Lopes L. *op. cit.,* p. 335.
25. *Ibidem*, p. 336.
26. Machado R *et al. Danação da norma – Medicina social e constituição da psiquiatria no Brasil*. Rio de Janeiro: Graal, 1978. p. 466.
27. Universidade do Brasil. *Quatro séculos de cultura. O Rio de Janeiro, estudados por 23 professores.* Brasil, 1966. p. 342.
28. Brandão JCT. *Questões relativas à assistência médico-legal a alienados e aos alienados*. Rio de Janeiro: Imprensa Nacional, 1897. p. 53.
29. Machado R. *et al., op. cit.,* p. 467.

30. Gussi MA. *op. cit.*, p. 46.
31. Machado R *et al. op. cit.*, p. 462.
32. Brandão JCT. *loc cit.*
33. Gussi MA., *op. cit.*, p. 38-40.
34. Pontes C. Contribuição à história da enfermagem – Escola de Enfermagem Alfredo Pinto – A pioneira das escolas de enfermagem no Brasil. *Rev Bras Enferm.* 1971 Abr.-Jun.;24(3-4):200.
35. Niskier A. *A pedagogia dos trópicos – Educação no Brasil. Retrospecto das políticas brasileiras de educação.* Rio de Janeiro: ADESG, 1986. p. 7.
36. Costa JF., *op. cit.*, p. 22.
37. Ribeiro AM. A Escola de Enfermagem Alfredo Pinto – Reportagem. *Revista do Serviço Público* 1946 Jun.;2(3):80 Ano IX.
38. Ibidem. *p.* 80.
39. Brasil, Ministério da Educação e Cultura. Departamento de Assuntos Universitários – *Federação das escolas federais isoladas do Estado do Rio de Janeiro* (FEFIERJ). Brasília, 1976. p. 66.
40. Costa ZS. *Curso de enfermagem da UNIRIO.* Rio de Janeiro, 1984. p. 11 Mimeo.
41. Ibidem., p. 12.
42. Moraes NA. *Saúde e poder na República Velha – 1914-1930.* (Tese de Mestrado). Instituto de Filosofia e Ciências Sociais. Universidade Federal do Rio de Janeiro, 1983. p. 74.
43. Pires D. *Hegemonia médica na saúde e a enfermagem.* São Paulo: Cortez, 1989. p. 129.
44. Moraes., *op. cit.*, p. 40.
45. Ribeiro AM., *loc cit.*
46. Moreira A e Oguisso T. *Profissionalização da enfermagem brasileira.* Rio de Janeiro: Guanabara Koogan, 2005. p. 105.
47. Costa ZS, *op. cit.*, p. 15.
48. Costa JF. *História da psiquiatria no Brasil.* 3. ed. Rio de Janeiro: Campus, 1980. p. 45.
49. Moraes NA. *op. cit.*, p. 79.
50. Pires D. *Hegemonia médica na saúde e a enfermagem.* São Paulo: Cortez, 1989. p. 125.
51. Braga J, Paula SG. *Saúde e previdência.* São Paulo: Cebes/Hucitec, 1981. p. 42.
52. Pires D. *op. cit.*, p. 125.
53. Niskier A., *op. cit.*, p. 10.
54. Paixão W. A enfermagem no Rio. *Quatro séculos de cultura: o Rio de Janeiro.* Universidade do Brasil, 1966. p. 431.
55. Lopes E. A Escola Profissional de Enfermeiras Alfredo Pinto. *Annaes da Colonia de Psychophatas.* Rio de Janeiro: Heitor Ribeiro, 1936. p. 163.
56. Costa ZS., *op. cit.*, p. 16-17 Mimeo.
57. Ibidem, p. 17.
58. Ribeiro AM. A Escola de Enfermagem Alfredo Pinto – Reportagem. *Revista do Serviço Público* 1946 Jun.;2(3):79 Ano IX.
59. Costa ZS., *op. cit.*, p. 20.
60. Ribeiro AM., *op. cit.*, p. 85.
61. Costa ZS., *op. cit.*, p. 22.
62. Pires D. *loc cit.*
63. Guimarães R, Sayd J. *Saúde e medicina no Brasil – Contribuição para um debate.* Rio de Janeiro: Graal Biblioteca de Saúde e Sociedade, 1979;3:62.
64. Germano RM. *Educação e ideologia da enfermagem no Brasil.* São Paulo: Cortez, 1985. p. 39.
65. Costa ZS., *op. cit.*, p. 122.
66. Ibidem, *op. cit.*, p. 23.
67. Teixeira SF *et al. Reforma sanitária – Em busca de uma teoria.* São Paulo: Cortez, 1989. p. 92-3.
68. Alves DB. *Mercado e condições de trabalho da enfermagem.* Bahia: Gráfica Central Ltda, 1987. p. 31-2.
69. Campos JQ *et al. Assistência médico-hospitalar no Brasil – Resumo histórico. Situação atual e perspectivas.* São Paulo: IPCC, 1986. p. 40-1.

70. Romanelli OO. *História da educação no Brasil*. Rio de Janeiro: Vozes, 1982. p. 228-9.
71. Brasil. Ministério da Educação e Cultura. *Federação das escolas federais isoladas do Estado do Rio de Janeiro – FEFIERJ*. Departamento de Assuntos Universitários. Brasília, 1976. p. 68.
72. Ibidem.
73. Costa ZS., *op. cit.,* p. 28.

BIBLIOGRAFIA

Alencar F, Carpi L, Ribeiro MV. *História da sociedade brasileira*. Rio de Janeiro: Ao Livro Técnico SA, 1984.
Alves DB. *Mercado e condições de trabalho da enfermagem*. Bahia: Gráfica Central Ltda, 1987.
Assistência Pública e Privada no Rio de Janeiro. *Brasil – História e estatística. Comemoração do centenário da independência nacional*. Rio de Janeiro: Typographia do Annuário do Brasil, 1922.
Bastos LR, Paixão L, Fernandes L. *Manual para a elaboração de projetos e relatórios de pesquisas, teses e dissertações*. Rio de Janeiro: Zahar, 1981.
Braga JC, Paula SG. *Saúde e previdência*. São Paulo: Cebes/Hucitec, 1981.
Brandão JCT. *Questões relativas à assistência médico-legal a alienados*. Rio de Janeiro: Imprensa Nacional, 1987.
Brasil. Decreto nº 50-A de 7/12/1889. *Decretos do Governo Provisório da República dos Estados Unidos do Brasil*. Primeiro fascículo de 15 Nov. a 31 Dez. 1889. Rio de Janeiro: Imprensa Nacional, 1890.
Brasil. Decreto nº 508 de 21/06/1890. *Decretos do Governo Provisório da República dos Estados Unidos do Brasil*. Sexto fascículo de 1 a 30 Jun. 1890. Rio de Janeiro: Imprensa Nacional, 1921.
Brasil. *Decretos do Governo Provisório da República dos Estados Unidos do Brazil*. Nono fascículo de 1 a 30 Set. 1890. Rio de Janeiro: Imprensa Nacional, 1890.
Brasil. *Diário Oficial da República dos Estados Unidos do Brazil*, Anno XXIX – 2º da República, N-167. Rio de Janeiro: terça-feira, 24 Jun. 1890.
Brasil. Decreto nº 896 de 29/06/1892. *Collecção das Leis da República dos Estados Unidos do Brasil de 1892*. Partes I e II. Rio de Janeiro: Imprensa Nacional, 1893.
Brasil. Decreto nº 8834 de 11/06/1911. *Collecção das Leis da República dos Estados Unidos do Brazil de 1911*. Vol. II. Rio de Janeiro: Imprensa Nacional, 1915.
Brasil. Decreto nº 5148-A de 10/01/1927. *Collecção das Leis da República dos Estados Unidos do Brazil de 1927*. Vol. 1. Actos do Poder Legislativo. Rio de Janeiro: Imprensa Nacional, 1928.
Brasil. Decreto nº 17805 de 23/12/1927. *Collecção das Leis da República dos Estados Unidos do Brazil de 1927*. Vol. II, Actos do Poder Executivo (janeiro a dezembro). Rio de Janeiro: Imprensa Nacional, 1928.
Brasil. Decreto nº 20109 de 15/06/1931. *Collecção das Leis da República dos Estados Unidos do Brazil de 1931*. Vol. II. Actos do Governo Provisório (maio a agosto). Rio de Janeiro: Imprensa Nacional, 1932.
Brasil. Decreto Lei nº 3189 de 10/04/1941. *Collecção das Leis da República dos Estados Unidos do Brazil de 1941*. Vol. III. Actos do Poder Executivo. Rio de Janeiro: Imprensa Nacional, 1941.
Brasil. Decreto Lei nº 4725 de 1942. *Collecção das Leis da República dos Estados Unidos do Brazil, de 1942*. Vol. 5. Actos do Poder Executivo. Rio de Janeiro: Imprensa Nacional, 1941.
Campos JQ, Fernandes A, Rozenbojm J. *Assistência médico-hospitalar no Brasil. Resumo histórico, situação atual e perspectiva*. São Paulo: IPCC, 1986.
Cardoso CF. *Uma introdução à história*. São Paulo: Brasiliense, 1984.
Carvalho AC. *Associação Brasileira de Enfermagem, 1926-1976*. Brasília: Documentário, 1976.
Carvalho JM. O Rio de Janeiro e a República. *Revista Brasileira de História*. Rio de Janeiro: Marco Zero, 1985. v. 5. n. 8 e 9, ANPVH.

Cavalcante BO. Beleza, limpeza, ordem e progresso: a questão da higiene na cidade do Rio de Janeiro no final do século XIX. *Revista Rio de Janeiro*, n. 1, Dez. 1985.
Colégio Pedro II. *Sesquicentenário de D. Pedro II no Colégio D. Pedro II*. Rio de Janeiro, 1979.
Costa JF. *História da psiquiatria no Brasil*. Rio de Janeiro: Campus Ltda, 1980.
Costa ZS. *Curso de enfermeiros da UNIRIO*. Rio de Janeiro, 1984.
Demo P. *Metodologia científica em ciências sociais*. São Paulo: Atlas, 1981.
Enciclopédia Mirador Internacional – *Encyclopaedia Britannica do Brasil Publicações Ltda*. Rio de Janeiro. Brasil, 1987 v. 4.
Fazenda ICA. *Educação no Brasil anos 60 – O pacto do silêncio*. São Paulo: Loyola, 1985.
Foucault M. *O nascimento da clínica*. Rio de Janeiro: Forense Universitária, 1987.
Germano RM. *Educação e ideologia da enfermagem no Brasil*. São Paulo: Cortez, 1985.
Gomes LM. *As políticas sanitárias e a revolta da vacina*. Monografia apresentada ao Curso de Museologia da UNI-RIO. Rio de Janeiro, Jun. 1989.
Guimarães R. *Saúde e medicina no Brasil – Contribuição para um debate*. Graal Biblioteca de Saúde e Sociedade. Rio de Janeiro, 1979. v. 3.
Gussi MA. *Institucionalização da psiquiatria e do ensino de enfermagem no Brasil*. Dissertação de Mestrado. Escola de Enfermagem de Ribeirão Preto, São Paulo, 1987.
Holanda SB. *História geral da civilização brasileira – A época colonial*. São Paulo: Difusão Européia do Livro, 1960. Tomo I, v. 2, administração, economia e sociedade.
Lopes E. *Annaes da colonia de psychophatas*. Rio de Janeiro: Heitor Ribeiro & Cia, 1936.
Lopes MB. *Práticas médico-sanitárias e remodelação urbana na cidade do Rio de Janeiro – 1890/1920*. Tese de Mestrado, IFCH/UNICAMP, Ago. 1988.
Loyoello W. *Para uma psiquiatria da libertação*. Rio de Janeiro: Achiamé Ltda, 1983.
Ludke M, André MEDA. *Pesquisa em educação: abordagens qualitativas*. São Paulo: EPU, 1986.
Machado RCM, Loureiro A, Luiz R et al. *Danação da norma. Medicina Social e a constituição da psiquiatria no Brasil*. Rio de Janeiro: Graal, 1978.
Machado R. *Ciência e saber. A trajetória da arqueologia de Foucault*. Rio de Janeiro: Graal, 1985.
Maia E. Visão panorâmica da assistência psiquiátrica no Brasil. *Revista Brasileira de Saúde Mental* (Rio de Janeiro) 1961 Dez 14.
Ministério da Educação e Cultura, Fefieg. Escola de Enfermagem Alfredo Pinto. Manual do Aluno.
Ministério da Educação e Cultura, Fefieg. Departamento de Assuntos Universitários – *Federação das Escolas Federais Isoladas do Estado do Rio de Janeiro – FEFIERJ*, Brasília, DF, 1976.
Ministério da Saúde. *Enfermagem (Leis, Decretos e Portarias)*. Serviço especial de saúde pública. Rio de Janeiro, 1959.
Ministério da Saúde. *Enfermagem – Legislação e assuntos correlatos*, 3.ed. Fundação Serviços de Saúde Pública. Rio de Janeiro, 1974. vols. I, II e III.
Moraes NA. *Saúde e poder na República Velha. 1914-1930*. (Tese de Mestrado.) Instituto de Filosofia e Ciências Sociais. Universidade Federal do Rio de Janeiro, 1983.
Moreira A, Oguisso T. *Profissionalização da enfermagem brasileira*. Rio de Janeiro: Guanabara Koogan, 2005. p. 105.
Mota CG (Ed.). *Corpo e alma do Brasil. Brasil em perspectiva*. São Paulo: DIFEL/Difusão, 1987.
Neves GP. Da história como memória da nação – A história enquanto crítica da memória nacional. *Revista do Patrimônio Histórico Nacional* 1987;22.
Niskier A. *A pedagogia dos trópicos – Educação no Brasil – Retrospecto das políticas brasileiras da educação*. Rio de Janeiro: ADESG, 1986.
Paixão W. *História da enfermagem*. Rio de Janeiro: Julio C Reis Livraria, 1979.
Pechman S, Fritsch L. A reforma urbana e o seu acesso: algumas considerações a propósito da modernização do Distrito Federal na virada do século. *Revista Brasileira de História* (São Paulo), 1985;5(8 e 9).
Pires D. *Hegemonia médica na saúde e a enfermagem*. São Paulo: Cortez, 1989.
Rabha NMCE. Cristalização e resistência no Centro do Rio de Janeiro. *Revista Rio de Janeiro* 1985 Dez.;1(1).

Ribeiro Darcy. *Aos trancos e barrancos como o Brasil deu no que deu*. Rio de Janeiro: Guanabara Koogan, 1985.
Ribeiro AM. Reportagem – A escola de enfermagem Alfredo Pinto. *Revista do Serviço Público* Ano IX, 1946 Jun.;2(3).
Riedel G. *Annaes da Colonia de Psychophatas*. Rio de Janeiro: Papelaria e Livraria Gomes Pereira, 1928.
Santos ER. *A Escola Ana Néri e o ensino de Enfermagem no Brasil*. (Dissertação de Mestrado). Faculdade de Educação, UnB, 1984.
Silva GB. *A enfermagem profissional brasileira, análise crítica*. (Tese de Doutorado). Departamento de Ciências Sociais. Faculdade de Filosofia, Letras e Ciências Humanas, USP. São Paulo, 1984.
Suseme – Secretaria de Saúde do Estado da Guanabara – *Assistência Pública – 80 anos de História*. Guanabara, 1972.
Teixeira SF et al. *Reforma sanitária, em busca de uma teoria*. São Paulo: Cortez, 1989.
Trivinos ANS. *Introdução à pesquisa em ciências sociais*. São Paulo: Atlas, 1981.
Universidade do Brasil. *Quatro séculos de cultura – O Rio de Janeiro, estudado por 23 professores*. Editado pela Universidade do Brasil, 1966.

Parte III Processo de Trabalho e Organização Trabalhista

Soraia Dornelles Schoeller

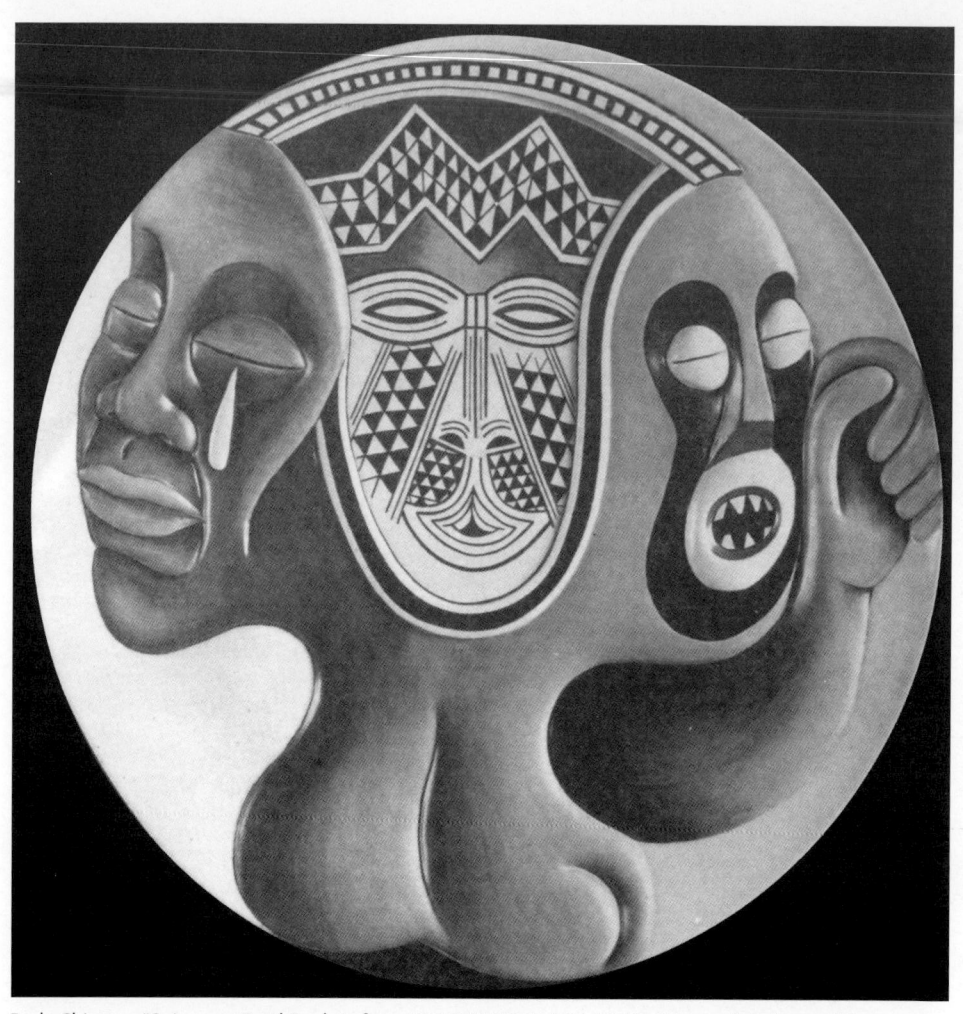

Body Chicago, "Sojourner Truth", plate from THE DINNER PARTY, 1979. China-painted porcelain, 35.6 cm diameter. Through the Flower, Benicia, California.
Fonte: Nursing — The Finest Art: An Illustrated History, M. Patricia Donahue, The C.V. Mosby Company, 1985.

INTRODUÇÃO

O presente texto fez parte da minha dissertação de mestrado, com tema central versando sobre a **Organização Trabalhista de Enfermagem no Brasil**, no período histórico de 1925 a 1989, confrontada com o processo de trabalho em Enfermagem nesse mesmo período, especialmente no tocante às relações travadas entre os diversos agentes da equipe para a realização desse processo.

As considerações tratadas neste texto fundam-se no entendimento de que, para estudarmos a organização trabalhista da Enfermagem em nosso país, é necessário que levemos em conta o processo de trabalho em Enfermagem. Refletimos sobre a atuação das entidades associativas nacionais representantes dos diversos agentes dessa equipe – sejam elas de caráter sindical, fiscalizador do exercício profissional ou de aprimoramento técnico-científico, situando-as nas realidades sócio-históricas em que se inseriram e analisando as relações que travaram entre si.

Este trabalho de pesquisa contou com a colaboração valiosa de duas pessoas, meu co-orientador, professor Edmundo Fernandes Dias, da UNICAMP, e minha orientadora, Yara de Moraes Xavier, da UNIRIO.

CONSIDERAÇÕES SOBRE A METODOLOGIA DO ESTUDO

Para que analisássemos a história da organização trabalhista da Enfermagem no Brasil frente ao processo de trabalho em Enfermagem, fez-se necessário fundamentarmo-nos em uma metodologia e referencial teórico que possibilitasse apreendermos os (des)caminhos da nossa profissão. A história da Enfermagem deveria ser vista a partir do entendimento de que ela é construída por pessoas concretas, sociais e históricas, e que a história não é algo dado, definitivo e imutável:

> "Não há na história, na vida social, nada de fixo, de enrijecido, de definitivo. E não existirá nunca. Verdades novas aumentam o patrimônio da sabedoria; necessidades novas, superiores, são suscitadas pelas novas condições de vida; novas curiosidades intelectuais e morais pressionam o espírito e obrigam-no a renovar-se, a melhorar-se. (...) todo desenvolvimento histórico é "indivíduo"; o desenvolvimento é governado pelo ritmo da liberdade." (Dias, 1984, p. 245)

Os homens são seres históricos, e "devem estar em condições de viver para poder fazer a história" (Marx & Engels, 1984, p. 8), o que realizam por meio das relações que travam com outros homens. O homem se transforma, continuamente, com as transformações das relações sociais. Neste modo de conceber e atuar na realidade, a história adquire importância crucial, já que "não existe uma "realidade" em si mesma, em si e por si, mas apenas com relação histórica com os homens que a modificam etc." (Gramsci, 1986, p. 89) No estudo da realidade, é necessário que todas as coisas sejam levadas em consideração, em seu contínuo desenvolvimento. Tudo no mundo se desenvolve e modifica-se. Não existe a possibilidade de pensarmos em fenômenos estáticos ou em situações idealizadas.

A dialética marxista afirma que o mundo se encontra em contínua mudança e desenvolvimento, e que as contradições profundas da realidade concreta constituem a origem do próprio desenvolvimento do homem. Para a dialética, "todo pensamento avança graças às contradições que contém, examina e supera" (Lefebvre, 1983, p. 34). É necessário, então, que o pensamento se torne móvel através das contradições. O fenômeno que estudamos como parte integrante da realidade (e que, como ela, apresenta contradições) é móvel e transforma-se historicamente. Coube-nos apreender suas transformações e seus momentos de passagem de um estado qualitativo a outro.

Para a dialética, não existe dicotomia entre a quantidade e a qualidade, pois uma determina e é um momento da outra. Por isso foi fundamental, em nossa investigação, determinarmos os momentos de crise da organização trabalhista da Enfermagem no Brasil, que foram os momentos em que as ações implementadas (não necessariamente determinadas por profissionais de Enfermagem) produziram resultados decisivos criando algo novo, qualitativamente diferente do já existente, do velho.

Buscamos, também, apreender as contradições internas da nossa profissão, particularmente no tocante às relações travadas entre as diversas entidades da Enfermagem e entre seus diversos profissionais; e externas, dadas entre essas entidades e a totalidade social, representadas aqui pelas políticas sociais implementadas pelo movimento sindical ou outros aspectos importantes detectados em cada momento histórico. Pela análise dessas contradições, tentamos determinar os momentos de ruptura ocorridos não só na sociedade, mas também, e especialmente, na estrutura da organização trabalhista da Enfermagem.

O universo de estudo foi composto das entidades pertencentes à organização trabalhista da Enfermagem no Brasil: o Sindicato Nacional dos Enfermeiros Marítimos, a Associação Brasileira de Enfermagem, o Sindicato dos Empregados em Estabelecimentos de Saúde, a Federação dos Enfermeiros, a União Nacional de Auxiliares e Técnicos de Enfermagem, o Conselho Federal de Enfermagem; e trabalhadores da saúde de um Hospital-Escola e de um Centro de Saúde do município do Rio de Janeiro.

CONSIDERAÇÕES SOBRE AS FONTES DE PESQUISA

Grande parte de nosso trabalho centrou-se na análise de documentos produzidos e divulgados pelas entidades representantes da Enfermagem. A pesquisa histórica é recente na nossa profissão, fato que dificultou enormemente a nossa tarefa. Para que o leitor possa contextualizar esses estudos, citamos, a seguir, algumas fontes pesquisadas:

- Associação Brasileira de Enfermeiras Diplomadas – Revista Annaes de Enfermagem; Revista Brasileira de Enfermagem; livros de atas de assembleias gerais, reuniões de

delegados e reuniões de diretoria; relatórios de diretorias; anais de assembleias de delegados, anais de congressos brasileiros de enfermagem; informativos.
- União Nacional de Técnicos e Auxiliares de Enfermagem – livros de atas de assembleias gerais, de assembleias de delegados e de reuniões de diretoria; boletins informativos; revistas; anais de congresso.
- Conselho Federal de Enfermagem – Revista Normas e Notícias; relatórios de gestão.
- Entidades sindicais e pré-sindicais de enfermeiros – boletins, relatórios de encontros, teses, informativos, atas de assembleias gerais e de reuniões de diretoria, entre outros.

Além desses, também foram examinados diversos documentos de outras entidades, leis, decretos e panfletos governamentais.

Ressaltamos, ainda, que o exame exaustivo de tais documentos partiu da convicção de que só é possível construirmos a nossa profissão a partir do conhecimento profundo de nosso passado.

ECONOMIA E POLÍTICA DA ORDEM MÉDICA

CAPÍTULO 9

Aparentemente, a ordem médica parece ocorrer harmoniosamente, voltada à finalidade de curar o indivíduo (isolada ou coletivamente) e prevenir a ocorrência de doenças. Obedecendo a essa finalidade, o trabalho médico seria parcelado, e cada profissional envolvido, necessário à sua consecução, teria por funções um conjunto de atividades detalhadas e condizentes com sua formação profissional. O doente seria a moradia temporária da doença, e sua cura dar-se-ia pela volta à normalidade, fosse ela dada pelo restabelecimento das funções biopsicossociais afetadas, pela redução das incapacidades geradas ou, ainda, pela prevenção dos agravos ocasionados pelo mal.

A visão dominante na medicina moderna é a de que sua ação deve voltar-se ao corpo ou objetivá-lo, já que a doença explicitar-se-ia no espaço corporal. Sobre isso, Foucault coloca que

> "Para nossos olhos já gastos, o corpo humano constitui, por direito da natureza, o espaço de origem e repartição da doença: espaço cujas linhas, volumes, superfícies e caminhos são fixados, segundo uma geografia agora familiar, pelo atlas anatômico" (Foucault, 1987:01).

Essa concepção, mesmo sendo hegemônica, não é a única e explicita, na questão saúde, as relações sociais da sociedade em que ocorre. O próprio Foucault reflete que "esta ordem do corpo sólido e visível é, entretanto, apenas uma das maneiras da Medicina especializar a doença. Nem a primeira, sem dúvida, nem a mais fundamental. Houve e haverá outras distribuições do mal" (*ibidem*). Isso porque a medicina se realiza em sociedades concretas e detém relações dialéticas com as práticas e concepções de mundo vigentes na mesma. A medicina é parte integrante da sociedade e constitui um campo de ação teórico-prático permeado das contradições sociais. Ao internalizar os conflitos sociais, a medicina os remodela, utilizando-se de linguagem própria para interpretá-los e solucioná-los. A medicina é, também, um dos momentos da sociedade, quando, além de refletir as relações que os homens travam entre si, contém internamente relações sociais conflituosas. A medicina é, enfim, um dos resultados da sociedade, quando sintetiza suas contradições, recebendo dela a incumbência de solucionar alguns de seus problemas.

Tendo isso como pressuposto, desenvolvemos este capítulo dividindo-o em três partes distintas e interligadas, quais sejam: o nascimento da medicina moderna, medicina e capitalismo, e processo de trabalho em Enfermagem.

Na primeira parte, preocupamo-nos em detectar alguns determinantes da atual racionalidade médica hegemônica, buscando as principais transformações ocorridas na prática médica, situando-as historicamente. Nesse tópico, procuramos evidenciar que essa medicina, para atingir sua finalidade de curar e/ou prevenir doenças, desagrega o indivíduo, dividindo-o em órgãos e sistemas, reagrupando-o posteriormente segundo a racionalidade própria e que o processo de estabelecimento, tanto de sua finalidade quanto das formas utilizadas para alcançá-la, é social e histórico.

Na segunda parte, medicina e capitalismo, centramo-nos na análise das relações existentes entre a medicina e a sociedade capitalista, direcionando nossa atenção particularmente para o processo de trabalho em saúde, um dos aspectos da relação medicina/capitalismo e fundamento de nosso objeto de estudo central, a organização trabalhista da Enfermagem no Brasil.

Na terceira parte, tentamos nos aproximar mais de nosso objeto de estudo, analisando o processo de trabalho em Enfermagem, a inserção de cada agente da Enfermagem nesse processo e as relações travadas entre os diferentes agentes para a concretização do trabalho em Enfermagem.

NASCIMENTO DA MEDICINA MODERNA

Referimo-nos à medicina moderna ou científica como aquela fundamentada na anatomia patológica e outras disciplinas que permitiram a manipulação do corpo de forma individualizada. Essa medicina passa a predominar no período de desorganização – organização das relações sociais e econômicas da ordem feudal para a ordem capitalista, e pode, a **grosso modo**, ser caracterizada pela mudança da pergunta do médico ao paciente de "o que você tem?", para "onde lhe dói?".

Fundamentada na anatomia patológica, biologia, fisiologia e outras ciências afins, a medicina descobre no corpo a localização do mal, através do olhar clínico, detentor do direito irrefutável da verdade. Para isso há intensa classificação das doenças, como o estudo de seu nascimento, desenvolvimento e morte. No limite extremo dessa concepção, o doente é o que perturba o andamento natural da doença:

> "Para conhecer a verdade do fato patológico, o médico deve abstrair o doente (...). O olhar do médico não se dirige inicialmente ao corpo concreto, ao conjunto visível, à plenitude positiva que está diante dele – o doente –, mas a intervalos da natureza, a lacunas e a distâncias em que aparecem como em negativo os "signos que diferenciam uma doença de uma outra, a verdadeira da falsa, a maligna da benigna" (Foucault, 1986, p. 102).

Antes disso, o cuidado dos doentes não estava institucionalmente separado da assistência social. Era prestado essencialmente pela Igreja, e o objetivo era o de salvar as almas tanto do doente quanto de quem cuidava dele. Sobre isso, Gramsci (1975, p. 846) mostra a ligação da medicina com a Igreja até os dias atuais, que se expressa na visão do médico "grande terapeuta", associada à ideia de milagre frente à doença e à morte.

Nessa época, os hospitais funcionavam como hospedaria, abrigando pobres sem casa, doentes, moribundos, loucos, ladrões. O hospital não era instrumento terapêutico: era um meio de exclusão, conforme Foucault.

> "O pessoal hospitalar não era fundamentalmente destinado a realizar a cura do doente, mas a conseguir sua própria salvação. Era um pessoal caritativo – religioso ou leigo – que estava no hospital para fazer uma obra da caridade que lhe assegurasse a salvação eterna. Assegurava-se, portanto, a salvação da alma do pobre no momento da morte e a salvação do pessoal hospitalar que cuidava dos pobres. Função de transição entre a vida e a morte, de salvação espiritual mais do que material, aliada à função de separação dos indivíduos perigosos para a saúde geral da população" (1987, p. 4).

A prática médica não passava por experiências hospitalares, mas pelo conhecimento de textos e receitas feitos pela corporação médica. As medidas de saúde restringiam-se à ação sobre o meio e a concepção reinante era a de que as doenças eram trazidas por miasmas, independentemente de ocorrerem individual ou coletivamente. A atividade médica era exercida no que convencionamos, atualmente, como molde liberal, prestada quase exclusivamente a pessoas das classes mais abastadas. O médico diagnosticava, prescrevia e administrava o tratamento, além de fabricar ele mesmo os medicamentos necessários.

Havia, também, a Enfermagem, cujo trabalho era independente do trabalho do médico. Era prestado essencialmente por religiosos ou leigos de posição social inferior, "pessoas além de caritativas, mui compassivas e maviosas, para acompanhar os enfermos, e os ajudar a bem morrer" (Nightingale, 1989, p. 14). A formação dos enfermeiros era realizada na prática cotidiana da assistência espiritual, psicológica e física dos internos.

A ordenação médica vigente era adequada às necessidades da ordem feudal. A visão sobre a vida e a morte, os conhecimentos sobre saúde existentes e a importância dada à própria vida humana atuavam como determinantes da prática médica. A ordem feudal, com pouca concentração populacional nas cidades e um número relativamente pequeno de marginalizados – doentes, ladrões, pobres, desocupados, mendigos etc. –, não necessitava de intervenção médica mais sistemática.

Essa necessidade passa a dar-se a partir do mercantilismo (final do século 16 e início do século 17), quando foi preciso ampliar a produção da população, que passou a ser encarada como um dos mais importantes recursos produtivos, pois, além de produtora, torna-se, também, consumidora para o comércio ascendente. O aumento populacional seria concretizado, entre outros, com redução da mortalidade, tarefa que caberia à medicina.

O hospital – outro elemento componente da ordem médica –, antes do século 18, era uma instituição de assistência social e de exclusão. Era altamente nocivo, tanto do ponto de vista da saúde quanto dos pontos de vista econômico e político. Representava uma fonte de propagação de epidemias, dados os poucos conhecimentos de assepsia e antissepsia. Nele, os enfermos eram amontoados sem nenhum critério, normalmente dois em cada leito e, às vezes, os cadáveres permaneciam na mesma cama de outros enfermos vivos durante várias horas. Outro problema situava-se no fato de que o hospital era o centro de contrabando e desordens sociais, especialmente os hospitais militares e marítimos, onde os soldados ficavam de quarentena após as viagens e usavam esse momento para vender as mercadorias trazidas dessas viagens. Igualmente importante para a reformulação dos hospitais, foi o maior custo dos soldados, pois, com o aprimoramento da tecnologia de guerra, houve necessidade de maior investimento para a formação dos soldados. Por isso, a perda de um soldado passa a representar um ônus maior para o Estado, e tornou-se imperdoável sua morte devido às más condições hospitalares.

Nessa época, hospital e médico só se encontravam eventualmente. O primeiro "não é uma instituição médica, e a medicina é (...) uma prática não hospitalar" (Foucault, 1986, p. 102). Não é de estranharmos, então, que a reorganização do hospital tenha ocorrido, não a partir de uma técnica médica, mas de uma técnica política de controle do espaço dos indivíduos, a disciplina. O encontro do médico com o hospital acontece paulatinamente, e esses dois processos, deslocamento da intervenção médica para o hospital e organização do espaço hospitalar, potencializam-se dando origem ao hospital médico.

A disciplinarização do hospital dá-se pela readequação do espaço do hospital: onde deve localizar-se? Como deverá ser dividido de modo a propiciar ventilação e iluminação adequadas? Como o doente deverá ser disposto, de forma a que possa ser mais bem vigiado e controlado? O hospital passa a ser, em sua estrutura espacial, um meio de intervenção sobre o doente, que, para Foucault, é essencialmente parecido com o ocorrido nos exércitos e prisões, pois se baseia no controle:

> "Não se trata de cuidar do corpo, em massa, grosso modo, como se fosse uma unidade indissociável, mas de trabalhá-lo detalhadamente: de exercer sobre ele uma coerção sem folga (...). Implica numa coerção ininterrupta, constante, que vela sobre os processos da atividade mais que sobre seu resultado e se exerce de acordo com uma codificação que esquadrinha ao máximo o tempo, o espaço, os movimentos (...). O momento histórico das disciplinas é o momento em que nasce uma arte do corpo humano, que visa não unicamente o aumento de suas habilidades, nem tampouco aprofundar sua sujeição, mas a formação de uma relação que no mesmo mecanismo torna tanto mais obediente quanto é mais útil, e inversamente" (1986, p. 91).

Paralelamente, ocorre no hospital uma mudança de finalidade, que de morredouro torna-se local de cura. Com isso, a figura do médico entra no hospital e assume a coordenação da medicina. Muda, desse modo, a hierarquia hospitalar, indo do clero para o médico a responsabilidade de organizar o hospital. O hospital é medicalizado, o que quer dizer que em seu espaço físico se encontram, sistematicamente, as figuras do médico – cujo objetivo é curar – e do hospital – que serve como instrumento para essa cura, no qual o médico detém o monopólio do saber e da prática da medicina moderna. Por seu turno, o trabalho de Enfermagem, até então independente do trabalho médico, segue um rumo contrário ao deste profissional e paulatinamente se desliga do doente para centrar-se no espaço hospitalar, como nos mostra a seguinte citação de Nightingale sobre a Enfermagem:

> "Utilizo a palavra Enfermagem por falta de outra melhor. Seu sentido foi limitado e passou a significar pouco mais que a ministração de medicamentos e aplicação de cataplasmas. Deveria significar o uso apropriado de ar puro, iluminação, aquecimento, limpeza, silêncio, e seleção adequada tanto da dieta quanto da maneira de servi-la" – tudo com um mínimo de dispêndio da capacidade vital do paciente" (1989, p. 14).

O hospital transforma-se no campo de exercício da prática médica, por meio do estudo metódico dos doentes e de suas enfermidades e da centralização de dados. Constitui-se em um campo documental para o acúmulo do saber médico. Enfim, torna-se o local de formação e transmissão do saber. A clínica, que já havia incorporado anteriormente o conhecimento de outras disciplinas (anatomia, botânica, fisiologia etc.), renova-se novamente, saindo do conhecimento enciclopédico e tornando-se mais pragmática, adaptada agora aos novos tempos.

Para Foucault (1986, p. 111),

> "A clínica aparece como dimensão essencial do hospital. Clínica aqui significa a organização do hospital como lugar de formação e transmissão do saber. Mas vê-se também que, com a disciplinarização do espaço hospitalar que permite curar, como também registrar, formar e acumular saber, a medicina se dá como objeto de observação um imenso domínio, limitado, de um lado pelo indivíduo, e, de outro, pela população. Pela disciplinarização do espaço médico, pelo fato de se poder isolar cada indivíduo, colocá-lo em um leito, prescrever-lhe um regime etc., pretende-se chegar a uma medicina individualizante. Efetivamente, é o indivíduo que será observado, seguido, conhecido e curado. O indivíduo emerge como objeto do saber e da prática médicos. Mas, ao mesmo tempo, pelo mesmo sistema do espaço hospitalar disciplinado se pode observar grande quantidade de indivíduos. Os registros obtidos cotidianamente, quando confrontados entre os hospitais e nas diversas regiões, permitem constatar os fenômenos patológicos comuns a toda a população."

Nessas bases, centra-se a lógica dominante na medicina moderna, em que a atuação médica se volta ao indivíduo para curá-lo e o estudo das enfermidades de cada indivíduo, isoladamente, possibilita o conhecimento – e consequente intervenção – das enfermidades comuns, que ocorrem coletivamente. Esse aspecto será desenvolvido posteriormente.

A reformulação completa do hospital como instituição de assistência de saúde deu-se com o monopólio do cuidado à saúde por parte do profissional médico, formado em uma faculdade dita científica, o médico regular, científico ou oficial, seja qual for a sua designação.

Nesse período também é criado o direito moderno, a economia, e há consolidação da noção de sociedade e de indivíduo. Com o fim das relações sociais feudais, os trabalhadores são despojados de seus instrumentos de trabalho, tornando-se livres – de suas terras, de suas ferramentas de trabalho e da condução de seu destino –, aptos a vender sua força de trabalho aos donos dos meios de produção – os capitalistas. Nessa ótica, há o avanço da medicina e a transformação do hospital em instrumento terapêutico. A individualização da doença pela elaboração de modelos de conhecimento e intervenção médica sobre o processo saúde/doença, que se localiza no indivíduo, só é possível devido à individualização das relações sociais e econômicas que passaram a predominar na sociedade capitalista.

Ao refletirmos sobre as transformações ocorridas na ordem médica, cujo marco pode ser colocado na Revolução Industrial, chegamos a algumas considerações, entre elas:

1. Há uma ligação umbilical entre a medicina moderna e o poder estatal capitalista, aparente pela elaboração de modelos de intervenção médica na sociedade com o objetivo de minimizar os danos causados pela industrialização abrupta e péssimas condições de vida e, ao mesmo tempo, proteger as classes ricas dos perigos ocasionados pelas relações sociais que suscitavam desde revoltas populares até epidemias das mais diversas. Essa medicalização da sociedade assume caráter progressivo, estendendo-se até os nossos dias, extrapolando a simples intervenção médica, tornando-se um campo de produção teórico-prático sobre normas de comportamento e inserção dos indivíduos na sociedade. Pela medicina, apresenta-se uma das facetas do Estado "capaz de vigiar e punir, mas também de organizar e representar" (Foucault, 1987, p. 91).
2. A medicina transforma-se, adequando-se à realidade, e incorpora conhecimentos de disciplinas como anatomia, fisiologia, patologia e estatística. Sua finalidade de curar e prevenir doenças desdobra-se especialmente em dois aspectos, que são, em última análise, "lados da mesma moeda": um lado de individualização da enfermidade – espacialização da doença no espaço corporal – e o seu oposto, de estado ideal de saúde – a não existência de doenças.
3. A reorganização do hospital do ocidente aconteceu de fora para dentro, da sociedade para o hospital. A entrada do médico no hospital é parte desse movimento. Primeiro, a sociedade foi medicalizada e, posteriormente, o hospital. Ele havia se tornando um foco de atraso, de retrocesso, destoando da realidade social existente, que caminhava para um controle mais intenso da medicina sobre si e da institucionalização dos serviços de saúde. Os conhecimentos propiciados pelas ciências já permitiam maior domínio sobre as condições de vida, e, logicamente, dos que a viviam. O hospital deveria tornar-se parte deste domínio.

As questões colocadas anteriormente convergem para o monopólio do profissional médico sobre o cuidado à saúde. Esta é uma questão delicada, que analisaremos mais detidamente ao tratarmos da divisão do trabalho em saúde. Ressalta-nos o fato de que esse monopólio deve ser encarado como uma via de mão dupla: ao mesmo tempo em que as condições sociais assim o possibilitaram, houve, necessariamente, mudança na própria prática e concepção de medicina e o profissional médico foi o que melhor representou e incorporou essas transformações.

MEDICINA E CAPITALISMO

Utilizamos o século 18 como marco das mudanças estruturais da sociedade europeia e consequentes transformações na medicina, sem esquecer, porém, que as mudanças ocorreram em um contínuo durante séculos, para convergirem em uma ruptura estrutural, em que a nova ordem apresentou-se qualitativamente diferente da "velha" mesmo que conservando alguns de seus traços.

A construção de uma nova ordem é, ao mesmo tempo, a desconstrução da velha e acontece em todos os níveis da sociedade, transformando desde as relações econômicas até as políticas, jurídicas e ideológicas, interferindo nas artes, medicina, educação etc. A construção da nova ordem se dá pelo embate hegemônico, entendido como "lutas entre modos de ver a realidade" (Dias, 1991, p. 35) entre os diferentes grupos sociais, no qual uns defendem a situação vigente e outros lutam por sua transformação.

Nesse embate, os intelectuais desempenham papel crucial, na medida em que sua atividade teórico-prática dá homogeneidade, tanto a cada grupo social, isoladamente, quanto às concepções de mundo do grupo social hegemônico na sociedade. Assim,

> "Cada novo modo produtivo é uma maneira não apenas de resolver a materialidade, mas é a construção das condições necessárias para tal. (...) Cria também intelectuais que expressem e ampliem essa nova racionalidade em ação. Produção material, produção simbólica, articulação de direito, tudo isto é no essencial a nova Civita. Para que seja possível uma dada maneira de resolver a materialidade, é, pois, fundamental produzir uma nova "Weltanschauung", uma nova concepção de mundo que fecunde e alimente a cultura de uma era histórica" (Dias, 1984, p. 19).

Ao relacionarmos as afirmativas anteriores com o nosso estudo a ordem médica no Modo de Produção Capitalista, surgem algumas perguntas: seriam os trabalhadores do setor de saúde considerados intelectuais? Se forem, como se expressa sua contribuição na produção da racionalidade no modo de produção capitalista (MPC)?

No MPC, há uma aparente dicotomia entre as relações travadas pelos sujeitos econômicos, abstração de uma determinada atividade econômica ainda de uma dada estrutura econômica (Gramsci, 1975, p. 1423), e aquelas realizadas entre os cidadãos, abstração política. Nas primeiras, a relação é a de apropriação do trabalho, relações travadas entre desiguais, em razão da propriedade dos meios de produção. Aqui, o trabalhador, como dono de sua força de trabalho e livre dos meios de produção, vende sua capacidade de trabalho para sobreviver. Nas últimas, as relações são entre iguais.

> "A violência aberta na economia, está oculta na política. No entanto, é o ocultamento na política, que permite a transformação da clareza da economia em ocultamento. A economia e a política não são apenas solidárias, mas também, mutuamente necessárias" (Dias, 1984, p. 217).

A medicina, nas sociedades cujas relações sociais são capitalistas, atua no momento da reprodução da força de trabalho e, para isso, segue a lógica dominante na sociedade. Assim, se a lógica dominante é calcada na individualização das pessoas, processo que oculta as relações de classe, a medicina também teria como característica central ser individualista, reproduzindo e recriando as relações sociais. O problema é que a relação entre a medicina e o MPC não é imediata, nem possibilita a transcrição mecânica das relações sociais de produção para as relações específicas na saúde. Isso fica ainda mais claro se levarmos em conta a questão dos intelectuais. Para Gramsci (1975, p. 37),

> "Por intelectual é preciso entender não somente as categorias entendidas com esta denominação, mas em geral, toda a massa social que exerce funções organizativas em sentido mais amplo, seja no campo da produção, seja no campo da cultura, seja no campo administrativo político."

Desse ponto de vista, a medicina e seus trabalhadores podem ser considerados como camada intelectual. Seja ao ter como finalidade a cura e a prevenção de doenças e como objeto de trabalho o corpo dos indivíduos (isolada ou coletivamente), seja ao organizarem e controlarem os indivíduos para que permaneçam nos limites da normalidade de saúde.

A partir daí, deparamo-nos com diversas questões relativas à inserção dos intelectuais na sociedade em geral, e na sociedade capitalista em particular. Gramsci analisa, ainda, a problemática dos intelectuais sob a seguinte ótica:

> "1) Um grupo social, nascendo sob a base originária de uma função essencial no mundo da produção econômica, cria para si, organicamente, uma camada ou mais de intelectuais que lhe dão homogeneidade e consciência da própria função no campo econômico (...);
> 2) Mas um grupo social "essencial", emergindo à história precedente da estrutura econômica e como expressão de seu desenvolvimento (desta estrutura), encontra categorias sociais preexistentes e que aparecem como representantes de uma continuidade histórica ininterrupta" (Gramsci, 1975, p. 475-476).

Fica aparente a ligação entre intelectuais e grupo social, dominante ou subalterno. Mas não existe uma relação imediata entre intelectuais e mundo da produção. Esta relação é mediada pelas organizações privadas da sociedade (sociedade civil) e pelo Estado (sociedade política). Cabe aos intelectuais

> "(...) a função de organizar a hegemonia social de um grupo e seu domínio estatal, isto é, o consenso dado do prestígio da função no mundo produtivo e o aparato de coerção sobre os grupos que não "consentem" nem ativa nem passivamente, ou na previsão dos momentos de crise no comando e na direção na qual o consenso espontâneo fracassa" (Gramsci, 1975, p. 476).

A medicina, enquanto camada de intelectuais e campo de produção teórico-prático, estabelece relações com a visão de mundo do(s) grupos(s) dominante(s) por meio de seus modelos de conhecimento do processo saúde/doença e das propostas de intervenção na sociedade. O nascimento da medicina moderna é paralelo ao da ordem capitalista e os dois – medicina e sociedade – estabeleceram relações de mútua determinação.

Mas, da elaboração de propostas de intervenção na sociedade até sua concretização, seja pelo consenso ou pela imposição, há um longo caminho percorrido tanto pelo conjunto das organizações privadas da sociedade civil – associações trabalhistas, grupos de estudos, escolas, partidos políticos etc., quanto pela participação, direta ou representada, de seus membros na sociedade política, o Estado (elaborando e implementando políticas sociais e de saúde etc.).

Interessa-nos analisar a atual ordem médica mais detidamente por meio de alguns aspectos relacionados com seu processo de trabalho e alguns elementos constitutivos, ou seja, sua finalidade, objeto(s) de trabalho, meio(s) de trabalho e divisão do trabalho. Esperamos, com isso, aproximarmo-nos mais do trabalho em saúde e, consequentemente, da ordem médica na sociedade capitalista.

Na sua dimensão mais geral, o trabalho em saúde é semelhante a qualquer outro. Em seu aspecto mais abstrato, trabalho é "uma atividade produtiva de um determinado tipo, que visa a um objetivo determinado" (Marx, 1983, p. 154). É pelo trabalho que os homens transformam a natureza e a si próprios. Nesse processo de transformação, o produto final traz em si as potencialidades dos elementos que o compõe. Isso significa dizer que seus diversos elementos – objetos de trabalho, meios de trabalho e produto final – são, na realidade, momentos de um mesmo processo e só se compreendem em sua relação mútua. Vejamos:

> "O meio de trabalho é uma coisa ou um complexo de coisas que o trabalhador insere entre si mesmo e o objeto de trabalho e lhe serve para dirigir a atividade sobre esse objeto.(...) Os meios de trabalho servem para medir o desenvolvimento da força humana de trabalho, e, além disso, indicam as condições sociais em que se realizam os trabalhos" (Mendes Gonçalves, 1985, p. 7).

O objeto de trabalho são todas as coisas que o trabalho apenas separa de sua conexão imediata com seu meio natural. O objeto de trabalho traz em si o projeto do produto e, ao entrar no processo de trabalho, já sofreu a influência do homem, pois a sua separação da natureza e o modo como esta ocorreu já foram guiados pelo olhar que antevê, em certo fragmento da natureza, um certo resultado potencial.

Mendes Gonçalves (1985), fundamentando-se em Marx, diz que o objeto de trabalho é a matéria-prima idealizada em um produto, e que, para a transformação do objeto de trabalho em um produto, é necessário o instrumento de trabalho. Para ele, a finalidade é a consciência que preside o processo de trabalho. O objeto de trabalho, os meios de trabalho e o produto final são momentos de um mesmo processo, condicionados pela finalidade, colocada por quem o planeja.

É um processo coletivo e histórico. Coletivo na medida em que os homens se relacionam entre si para satisfazerem suas necessidades; histórico, quando as necessidades a serem satisfeitas são condicionadas historicamente, isto é, dependem da época, do lugar, das relações sociais travadas e da complexidade da própria sociedade.

> "Dadas as características do trabalho humano, por produzir sempre face a necessidades sociais, por relacionar os homens através de seus produtos, por relacioná-los conforme o grau de domínio que têm (ou deixam de ter) das condições de trabalho, o processo de trabalho humano é antes de tudo o mais o processo de produção e reprodução do homem social, historicamente determinado, através da produção de bens e serviços" (Mendes Gonçalves, 1985, p. 10).

Admitindo a dimensão geral do trabalho em saúde, pressupomos que há, também, dimensões particulares do mesmo, que o enriquecem e singularizam. É na dimensão particular que percebemos o que torna o trabalho em saúde específico, e que poderemos captar suas semelhanças e diferenças com outros trabalhos, inserindo-o em uma sociedade concreta, vivida por homens concretos.

Na sua dimensão particular, o trabalho em saúde aparece como um trabalho nobre, em que a maioria das ações desempenhadas tem cunho predominantemente intelectual. Seu objeto de trabalho e o produto final ocupam o mesmo espaço: o corpo do indivíduo, que deve ser trabalhado de forma a possibilitar a permanência ou à volta à normalidade. Mesmo a Saúde Pública se insere nessa lógica. Ao ter como objetivos atingir o coletivo dos indivíduos, o faz com base no corpo biológico, e suas ações, ainda que diferentes das da medicina curativa, o são no aspecto puramente quantitativo – em vez de serem direcionadas a um indivíduo, o são a vários.

Ao ser um trabalho nobre, a medicina serviria como escada para a ascensão social, permitindo a seu produtor uma participação mais rápida na fatia de poder e de recursos econômicos do conjunto da sociedade. Essa aparência esconde uma das facetas do trabalho em saúde: a de que seu processo de trabalho se materializa como valor de uso, predominantemente na esfera de consumo privado, ocorra ele individual ou coletivamente.

Em outras palavras: o produto final do trabalho em saúde é um serviço. Como tal, deve ser visto por sua utilidade, pelas necessidades que satisfaz, seja para recuperar bens, para preservá-los, ou para uso pessoal. Para Marx (1987, p. 96), serviço "não é, em geral, mais do que uma expressão para o valor de uso particular do trabalho, na medida em que este não é útil como coisa, mas como atividade". O produto final do trabalho em saúde é a própria atividade do trabalhador e não se materializa sem ele, como ocorre com uma mercadoria.

Se, por um lado, o processo de trabalho em saúde só se concretiza com a presença de seu(s) produtor(es), por outro, para completar-se ele precisa do usuário – que incorpora o objeto de trabalho e, de certo modo, o produto final. Ainda mais: ele se realiza predominantemente pela relação trabalhador da saúde × usuário do serviço. A princípio, essa relação trabalhador × usuário era atribuída, exclusivamente, ao médico ou ao enfermeiro. Mas a análise mais detalhada mostra que a maioria da equipe de saúde realiza seu trabalho ou por meio desta relação, ou visando esta relação.

Encontramos aí uma particularidade: diferentemente de outros processos de trabalho, no processo de trabalho em saúde há a participação do consumidor no próprio processo, que ocorre por contato entre prestador da assistência e usuário do serviço. No entanto, essa particularidade não é suficiente para explicar outras facetas do trabalho em saúde e uma das conclusões que poderíamos chegar, se parássemos aqui, seria a de que o trabalho em saúde se concretiza em uma relação de ajuda entre o prestador da assistência e o usuário (aquele que deve ser ajudado a solucionar seus problemas). Na prática cotidiana, essa é a visão predominante entre os trabalhadores da saúde e usuários e expressa-se em uma relação de dominação sobre o usuário (cliente, paciente), na qual o primeiro tem a capacidade – formal, oficial e legal – de decidir sobre o melhor para o paciente, que deverá aceitar as decisões passivamente, ou, quando muito, cooperar para que as decisões sejam mais bem implementadas. Nesse raciocínio, o indivíduo, ao entrar em um serviço de saúde, ao mesmo tempo em que está exercendo seus direitos de cidadão (o de assistência à saúde), perde-os ao não ser mais dono de seu próprio corpo.

Mesmo sabendo que as relações de subordinação são uma constante nas sociedades capitalistas (médico × enfermeiro, professor × aluno, operários × engenheiro etc.), cada uma delas expressa-se com particularidades. Na questão saúde, essa subordinação remete-nos especialmente a uma das características da medicina moderna, a clínica, que tem como um de seus primados o de que a doença se manifesta no corpo do doente.

O doente, na concepção da medicina moderna, clínica, científica, é a moradia da doença. Nela, o ato médico, ao objetivar a cura do doente, atua no corpo deste visando à eliminação da doença. A finalidade da medicina de curar e/ou prevenir doenças, estabelece uma relação direta entre o prestador da assistência e a doença – mal, desequilíbrio, patologia –, na qual o portador dela participa como mediador dessa relação, porque é nele que a relação se realiza. A neutralidade da medicina tem aí uma de suas justificativas mais fortes, que, ao ser aceita e incorporada pelo conjunto dos indivíduos nela envolvidos, torna-se um de seus fundamentos.

Reside aí uma das grandes contradições da medicina moderna: a de seu estatuto de neutralidade científica por um lado e de crescente intervenção e medicalização da sociedade por outro. A primeira abstrai toda e qualquer determinação social dos agravos à saúde e a segunda responde às demandas sociais, organizando espaços e comportamentos.

Se a medicina vigente no feudalismo possuía sua própria concepção de totalidade social e consequente intervenção, a medicina moderna, ao individualizar a doença, decodificou essa totalidade social a partir de indicadores próprios e mensuráveis. É científico e médico o que pode ser visto, tocado, palpado e medido. E é a partir disso que se dará a intervenção social. A medicina preventiva não é nada mais do que a utilização da estatística juntamente com outras disciplinas afins para que a doença seja curada ou prevenida coletivamente.

A medicina moderna, ao se colocar acima da história, produz, por seus modelos de conhecimentos, propostas concretas de intervenção, em que uma de suas facetas é a relação de dominação do prestador da assistência sobre o usuário. Alcança, com isso, o privilégio de universalizar concepções de mundo – de corpo e comportamentos – pertencentes a uma classe social. Pois, como afirma Foucault (1986, p. 80)

> "O controle da sociedade não se opera simplesmente pela consciência ou pela ideologia, mas começa no corpo. Foi no biológico, no somático, no corporal que, antes de tudo, investiu a sociedade capitalista. O corpo é uma realidade biopolítica. A medicina é uma estratégia biopolítica."

Retomemos a discussão sobre o processo de trabalho em saúde. Relembrando a afirmação de Mendes Gonçalves (1985, p. 96) sobre a finalidade do trabalho (consciência que preside o processo) e direcionando-a à medicina, chegamos à assertiva de que o processo de trabalho em saúde é voltado à sua finalidade de curar e/ou prevenir doenças. A realização dessa finalidade pressupõe ações concretas: a separação do objeto de trabalho da natureza sob um determinado ponto de vista, a utilização de certos instrumentos de trabalho e a manipulação do objeto de trabalho pelo uso desses instrumentos. Mas nada disso ocorre sem a força de trabalho, a capacidade de produzir, que é propriedade do homem, que, por sua vez, a consome com outros homens, que, ao usarem e consumirem os instrumentos de trabalho, têm como objetivo global transformar o objeto de trabalho para atingir a finalidade proposta (ou imposta).

O processo de trabalho em saúde é a aplicação da força de trabalho em saúde, que, ao utilizar instrumentos de trabalho específicos, visa à transformação de seu objeto de trabalho, objetivando a cura e/ou prevenção de doenças. Porém, essa afirmativa precisa ser complementada, e a primeira questão que surge é a necessidade de definirmos claramente os termos utilizados: força de trabalho em saúde, instrumentos de trabalho em saúde e objeto de trabalho em saúde.

Segundo Nogueira (1991), força de trabalho é um termo consagrado pela economia política. Quem o emprega, "pensa essencialmente no caráter do trabalho como único meio de criar riqueza e excedentes" (1991, p. 12), tendo que refletir sobre questões como produção, emprego/desemprego, renda, divisão do trabalho, setor de emprego, salário etc. Nessa ótica, podemos identificar três grupos principais de componentes da força de trabalho em saúde:

> "a) indivíduos ocupados em atividades do setor (com ou sem formação ou preparação técnica específicas); b) indivíduos ocupados em outros setores, porém com formação ou preparação específicas e socialmente legitimados para o exercício de atividades em saúde; c) indivíduos desocupados, com ou sem formação ou preparação específicas em saúde, que buscam ativamente, mediante ações objetivas, ocupar-se em atividades do setor" (Nogueira, 1991, p. 12/13).

É visível a importância crescente do setor saúde no Brasil. Conforme alguns autores, as atividades do setor tiveram uma expansão, entre 1970 e 1980, de mais de 100%, e em 1990 o emprego em saúde representou 5% dos empregos da economia formal e 4% do total da população economicamente ativa. Esse crescimento ocorreu desordenadamente, com concentração da força de trabalho nos centros urbanos, especialmente no eixo Rio de Janeiro–São Paulo.

A estruturação da equipe de saúde é caracterizada pela polaridade entre dois profissionais: o médico, com 18% do total e o atendente, com 22% do total (Médici, 1987). Entre esses dois, há uma gama imensa das profissões, como: odontólogos, enfermeiros, bioquímicos, fonoaudiólogos, nutricionistas, psicólogos etc., com formação dada em nível de graduação universitária; técnico de Enfermagem, técnico em análises clínicas, técnicos em geral, auxiliares de Enfermagem etc., com formação de primeiro e segundo graus; e, no mesmo nível elementar do atendente, os serventes, auxiliares de cozinha, de lavanderia etc. Esses dados, na particularidade da equipe de Enfermagem, mostram: o enfermeiro representa 8,3% da equipe; o técnico em Enfermagem 6,8%; o auxiliar de Enfermagem 21,1%; e o atendente de Enfermagem 63,8% (COFEn, 1985). Segundo o Ministério do Trabalho, em 1987, 1% dos empregos de Enfermagem eram exercidos por pessoas analfabetas; 60% por pessoas com instrução máxima de primeiro grau.

Costuma-se associar a predominância de profissionais com pouco preparo formal à renda salarial da equipe de saúde, concluindo-se por um círculo de mútua determinação entre baixa qualidade do atendimento, formação dos profissionais e baixos salários. Consideramos que, além disso, há outras questões envolvidas, o que passamos a analisar neste momento.

A primeira consideração diz respeito à alta concentração dos profissionais médicos (o nível mais alto da hierarquia), e profissionais de nível elementar (a base da pirâmide). Aparentemente, tal fato demonstra, além dos aspectos histórico-culturais, a primazia às atividades médico-assistenciais e curativo-hospitalares. A isso se soma o modelo teórico da medicina sobre o processo saúde/doença, pautado na anatomia patológica, que situa a doença no corpo dos indivíduos. Para isso a clínica, semiologia, anatomia, patologia etc., como componentes do referido modelo, conformam aspectos dessa totalidade, cujo saber é monopólio do médico oficial, alopata: o mais habilitado a intervir sob esse prisma.

Ainda nessa linha de raciocínio, todas as atividades da medicina devem contribuir para que o ato de cura – monopólio do médico –, ocorra mais rápida e eficazmente. Esta seria uma das possíveis, mas não a única, explicações para a gama de profissionais que circundam o médico e, coletivamente, atingirem a finalidade da medicina.

Nesse raciocínio, o poder do médico sobre a equipe de saúde está intimamente ligado à concepção hegemônica na medicina moderna sobre o processo saúde/doença.

Para nós, a discussão acerca da equipe de saúde, apesar de ter de contemplar esta delicada questão, não se deve centrar na figura desse profissional, mas no modelo hegemônico de medicina, que torna possível a dominação do médico sobre a equipe.

O exame da outra categoria predominante na equipe de saúde, os atendentes, mostra-nos a segunda face da mesma moeda: a priorização das atividades médico-assistenciais e curativo-hospitalares com menores custos. Sobre isso existem contradições aparentes, pois os custos da medicina moderna, curativa, individualista e hospitalar são crescentes, devido ao incremento de tecnologias (equipamentos e medicamentos) sempre mais sofisticadas. Tanto é que atualmente a indústria farmacêutica e de equipamentos médico-hospitalares tornou-se um braço da medicina, sujeita às leis de mercado como qualquer indústria. Um braço muito rentável, pois o Estado brasileiro por meio das políticas sociais implementadas nas últimas décadas, estimulou e subsidiou o consumo crescente das mercadorias oferecidas por esse setor, aprofundando ainda mais o modelo médico-hospitalar vigente no país.

Frente a isso, o alto número de profissionais não qualificados na equipe não pode ser justificado somente pela necessidade de diminuição dos custos da assistência. Contribui, também, a racionalidade da medicina que faz do médico o principal prestador da assistência, cuja ajuda para a sua realização pode ser dada por profissionais com pouca formação (haja vista que suas tarefas são predominantemente rotineiras e de execução de atividades planejadas por outros). Essa explicação também corre o risco de ser reducionista, pois são comuns os casos em que os atendentes de Enfermagem desempenham atividades mais complexas. Resta ainda considerarmos a inserção histórica dessa categoria, que é a primeira da Enfermagem a ser institucionalizada, possuindo, especialmente em nível hospitalizar, um espaço próprio de atuação. Faremos maiores considerações sobre o assunto quando analisarmos o processo e divisão do trabalho em Enfermagem.

Em que pese a possibilidade de sermos superficiais na nossa análise, precisamos nos deter sobre o grande número de profissões que compõe a equipe de saúde, cujos determinantes residem, sob nosso ponto de vista, no acúmulo de conhecimentos na área e no ajustamento do setor à crescente divisão do trabalho nas sociedades capitalistas.

É inegável o acréscimo de conhecimentos obtidos pela medicina nos últimos séculos. Não podemos negar, também, que devido a isso, é impossível para um profissional abranger todos os avanços tecnológicos e científicos conquistados pela humanidade até o momento. Mas isso não é o suficiente para explicar a divisão do trabalho em saúde. A aproximação às respostas para os questionamentos acima está na análise histórica da divisão do trabalho em saúde.

Os serviços de saúde na sociedade brasileira são cada vez mais perpassados pela racionalidade hegemônica – diga-se concepção de mundo das classes dominantes –, reproduzindo internamente, em seu processo de trabalho, a crescente divisão e tecnificação do trabalho industrial. Nessa perspectiva surgem as divisões horizontal e vertical.

A divisão horizontal é dada pelas diversas especialidades e setores hospitalares. Responde, por um lado, ao acúmulo de conhecimentos científicos – fisiologia, neurologia, psiquiatria, genética, medicina nuclear, epidemiologia, neurofisiologia etc. que, ao serem aprofundados, delimitam não somente especializações médicas, mas também o surgimento de novas profissões. Aí o processo de trabalho volta-se à especificidade em questão, e os diversos profissionais nele envolvidos possuem (ou deveriam possuir), além de sua formação básica, também a especialização (formal ou em serviço) condizente com o referido setor. Por outro lado, é fruto da integração crescente da racionalidade médica e dos serviços de saúde à ordem capitalista, o que pode ser explicitado de dois modos: (1) ao conceber novos conhecimentos sobre o homem e sua inserção no mundo, a medicina moderna baseia-se no modelo médico-científico que esquarteja o homem, subdivide-o, prioriza órgãos e funções, para reagregá-lo num segundo momento, seguindo a racionalidade e a linguagem da ordem médica. As relações sociais capitalistas que fragmentam os homens em sujeitos econômicos e cidadãos, expressam-se aqui como racionalidade. Para Gramsci (*in* Dias, 1984, p. 89) "o que é prática para a classe fundamental se torna racionalidade e especulação para os seus intelectuais". (2) Há a tendência nas sociedades capitalistas à subdivisão progressiva do trabalho, criando especializações e subespecializações, afastando, cada vez mais, o produtor direto do produto final do processo de trabalho.

A divisão vertical pode ser explicitada pela hierarquia da equipe de saúde, com a existência de profissões cujo trabalho é considerado mais intelectual em contraposição a outras, mais manuais. Devemos, aqui, relembrar a consideração de Gramsci (1975, p. 92) sobre intelectual enquanto "organizador da hegemonia social e do domínio". Nessa perspectiva, este autor afirma que

> "(...) não há atividade humana da qual possa se excluir uma intervenção intelectual, não se pode separar o "homo faber" do "homo sapiens" (...). Isto significa que, se pode falar de trabalho intelectual, não se pode falar de trabalho não intelectual, porque trabalho não intelectual não existe" (Gramsci, 1975, p. 92).

Esse enfoque extrai a distinção existente entre trabalho intelectual × trabalho manual dada pelas atividades desempenhadas pelo trabalhador, para centrar-se nas relações travadas entre os trabalhadores para a concretização do processo de trabalho. Assim, "o operário não é especificamente caracterizado pelo trabalho manual ou instrumental (...), mas (pela realização) deste trabalho em determinadas relações sociais" (Gramsci, 1975, p. 92). Então, "todos os homens são intelectuais (...); mas nem todos os homens têm, na sociedade, a função de intelectuais" (*ibidem*).

Esse ponto de vista coloca dificuldades e a maior delas decorre de que

> "(...) a função organizativa da hegemonia e do domínio tem vários graus, e que estes graus não são puramente manuais ou instrumentais, de ordem e não de conceito, de agente e não de funcionário ou oficial etc. Mas, evidentemente, nada impede de fazer esta distinção (enfermeiro e médico em um hospital, sacristão e padre em uma igreja etc.)" (Gramsci, 1975, p. 92).

Então:

> "Do ponto de vista intrínseco, a atividade intelectual pode ser dividida em graus, que nos momentos de extrema oposição dão uma verdadeira e própria diferença qualitativa: no mais alto grau encontramos o "criador" das várias ciências, da filosofia, da poesia etc. No mais baixo, o mais "humilde administrador e divulgador" da riqueza intelectual tradicional, mas neste encadeamento, todas as partes se sentem solidárias. Há, antes, que os estratos mais baixos sentem mais esta solidariedade de corpo e demonstram um certo orgulho" (Gramsci, 1975, p. 92-93).

O referencial acima colocado faz-nos pensar que a hierarquia existente na equipe de saúde e exemplificada aqui através do médico e do atendente de Enfermagem, não pode ser vista unicamente como uma distinção entre trabalho intelectual e trabalho manual. A divisão hierárquico-política e organizativo-funcional da equipe de saúde deve, isto sim, ser analisada a partir do entendimento de que todos os trabalhadores do setor saúde, como organizadores da hegemonia social e do domínio, são intelectuais, apesar dos vários graus existentes.

É interessante notarmos que essa relação de solidariedade de corpo dos estratos mais baixos, a que Gramsci se refere, quando dirigida aos agentes da Enfermagem mostra, muitas vezes, uma ligação destes com o profissional médico e não com o enfermeiro, como deveríamos esperar. Isso nos leva a pensar que a hierarquia existente na equipe de saúde se mantém e é reforçada, também, pelas relações travadas entre os profissionais envolvidos no processo de trabalho em questão, que incorporam e reproduzem a racionalidade médica hegemônica, assumindo-a como universal e verdadeira.

A partir daí as relações travadas entre a equipe de saúde para a realização do processo de trabalho em saúde, passa a ser um dos determinantes da própria hierarquia, que deixa de ser exclusivamente a contradição entre trabalho intelectual e trabalho manual. Quer dizer: a divisão do trabalho em saúde deixa de ser a expressão linear das tarefas desempenhadas pelo trabalhador específico (mais manuais ou mais intelectuais) e torna-se dialeticamente determinada, tanto pela divisão do trabalho (nos seus vários graus de atividade intelectual), quanto pelas relações travadas concretamente para a realização dessas atividades.

Ainda sobre a divisão do trabalho e intelectuais, devemos considerar que:

> "Como em todos os outros setores o capitalismo padronizou os intelectuais. E ampliou enormemente o seu número. Se suas funções não podem "ser justificadas pelas necessidades sociais da produção", elas o são "pelas necessidades políticas do grupo fundamental dominante". Burocratizaram-se essas funções e determinaram-se os mesmos efeitos que ocorrem em todas as outras massas padronizadas: a concorrência que coloca a necessidade da organização profissional de defesa, desemprego, superprodução escolar" (Dias, 1984, p. 89).

A partir dessas reflexões, podemos concluir que a divisão do trabalho em saúde nas sociedades capitalista decorre, entre outros, da integração do setor à ordem capitalista. Se admitirmos que o trabalho em saúde é um trabalho intelectual – organizador da hegemonia social e do domínio –, chegaremos à mesma assertiva. Igualmente, se considerarmos os trabalhadores do setor saúde como camada intelectual, também concluiremos que a divisão do trabalho em saúde decorre especialmente de sua integração à crescente divisão do trabalho que ocorre nas sociedades capitalistas.

Some-se a isso, na sociedade brasileira, as políticas sociais implementadas, que resultaram em um modelo organizacional da equipe de saúde que polariza as atividades da equipe entre o profissional médico e o atendente, o que, por um lado, acentua a racionalidade da medicina moderna que objetiva a cura do doente e que tem no médico seu principal agente. Por outro, favorece os gastos crescentes em equipamentos e medicamentos. Tem como principal consequência um modelo médico individualista, oneroso e que não atende às necessidades mínimas de atenção à saúde, seja devido à não prestação de serviços pura e simplesmente, seja pela baixa qualidade dos que são prestados.

Outro elemento do processo de trabalho em saúde que temos de examinar são os instrumentos de trabalho, ou meios de trabalho. O meio de trabalho

> "(...) é uma coisa ou um complexo de coisas, que o trabalhador insere entre si mesmo e o objeto de trabalho e que lhe serve como condutor de sua atividade sobre esse objeto. Ele utiliza as propriedades mecânicas, físicas, químicas das coisas, para fazê-las como meios de poder sobre outras coisas, conforme o seu objetivo" (Marx, 1983, p. 96).

O instrumento deve adequar-se ao objeto de trabalho e visar à transformação deste conforme a finalidade do processo. São considerados como instrumentos de trabalho em saúde, o hospital e o centro de saúde, como instrumento terapêutico voltado à cura ou prevenção da doença; os diversos equipamentos médicos, seringas, medicamentos, equipamentos dos mais diversos; e os modelos de conhecimento sobre o processo saúde-

-doença, pois permitem a atuação profissional sobre o objeto de trabalho em saúde para transformá-lo com vistas à obtenção da finalidade do processo de trabalho.

A partir do que vínhamos examinando, a ciência de um modo geral tem contribuído para a manutenção das relações sociais fundamentadas na apropriação privada dos meios de produção. A capacitação da força de trabalho em saúde – de seus intelectuais –, ocorrerá, portanto, segundo essa lógica.

Para Gramsci, a diferença no processo de construção dos intelectuais reside em que:

> "A burguesia constrói sistematicamente estes intelectuais, seja na escola, seja no mundo da produção. Identificando produção capitalista e sociedade humana, sem qualificativos, abstratamente, esse processo se torna para os burgueses, imensamente mais fácil (...). Para as classes subalternas, contudo, o processo é distinto. Na produção e no conjunto da sociedade, elas e seus intelectuais são elementos organizados a partir da lógica do dominante (...). Em todo o conjunto da sociedade, o processo de formação destes intelectuais é extremamente diferenciado. Desde o processo lento, gradual, cumulativo, feito pela escola ao longo de até 20 anos de escolarização (fordização do intelectual) até a impossibilidade de acesso à escola. Deve-se notar que a elaboração das camadas intelectuais na realidade concreta não ocorre num terreno democrático abstrato, mas segundo processos históricos muito concretos" (*in* Dias, 1984, p. 89-90).

A esse respeito, devemos tecer algumas considerações. A primeira, e mais óbvia, é a de que a formação da camada intelectual ou dos trabalhadores da medicina ocorre seguindo a concepção de mundo das classes hegemônicas, e é a expressão particularizada das relações sociais fundamentadas na apropriação privada dos meios de produção. Reproduz internamente as relações de domínio e coerção, como podemos ver, por exemplo, na relação médico × enfermeiro. Outra consideração necessária à análise da formação dos intelectuais da medicina é a de que a afirmação anterior se concretiza historicamente, dependendo das especificidades da sociedade em que ocorre.

É mais fácil para a burguesia formar os intelectuais da medicina, que reproduzirão as relações sociais hegemônicas, tanto no que diz respeito aos modelos de conhecimento sobre o processo saúde-doença que os mesmos adotarão, quanto nas propostas de intervenção profissional, ou nas relações que desenvolverão com outros profissionais para a execução de seu trabalho.

Há, ainda, outra questão: a da formação diferenciada dos diversos intelectuais. No setor saúde essa problemática aparece claramente. Silva (1986) mostra as vinculações de classe das diversas categorias de trabalhadores da equipe de saúde. A formação do médico, por exemplo, é dada em curso universitário com duração média de 6 anos, enquanto o atendente de Enfermagem tem sua formação profissional proporcionada no próprio serviço. E, ao desempenharem o seu trabalho, tanto médico quanto atendente considerarão ser o profissional médico o mais capacitado, devido a sua formação profissional oficial.

O último elemento componente do processo de trabalho é o objeto de trabalho. Deixamo-lo para o final propositalmente, devido às polêmicas existentes sobre o objeto de trabalho em saúde.

Os objetos de trabalho "são todas as coisas que o trabalho apenas separa de sua conexão imediata com seu meio natural" (Marx, 1983, p. 96). Para a sua separação da natureza, é necessário que a finalidade do trabalho já esteja colocada, pois ela condicionará a forma e a parcela que será isolada.

A medicina moderna tem como finalidade curar e prevenir doenças. Para isso, utiliza-se de sua força de trabalho que, ao consumir coletivamente os instrumentos de trabalho – equipamentos, medicamentos, hospitais, centros de saúde, formação de seus intelectuais etc. –, visa transformar seu(s) objeto(s) de trabalho de forma a atingir essa finalidade. Porém, a finalidade da medicina moderna é histórica e socialmente determinada. O que quer dizer que a noção do que seja curar e prevenir doenças está condicionada pelas relações sociais concretas. Do mesmo modo, curar é um verbo transitivo. Curar, significa curar alguém de alguma coisa: prevenir significa antecipar-se à ocorrência de algo, que se explicitará também em alguém.

A finalidade de curar e prevenir doenças pressupõe, portanto, o entendimento de sua outra face: curar o quê, prevenir o quê. Isto já vimos no decorrer deste capítulo: a cura, para a medicina, é a cura da doença. A prevenção é a de doenças.

Nesse ponto, os estudos desenvolvidos por Foucault vêm-nos auxiliar para o esclarecimento desse assunto. Segundo esse autor, a medicina moderna sai do meio para centrar-se no indivíduo. A medicina que antes era baseada na intervenção do meio – água, ar etc., passa, gradativamente, a especializar a doença em um local sólido, visível e palpável: o corpo humano.

Um corpo humano não existe sozinho, como algo inanimado. Não podemos isolar o corpo de seu dono, o indivíduo concreto, o homem social. Isso torna o homem a moradia da doença, que precisa ser prevenida ou curada. Nesse raciocínio, é o indivíduo, o homem, o objeto de trabalho, sobre o qual a força de trabalho em saúde atuará, consumindo os instrumentos de trabalho, com vistas à obtenção da finalidade de curar e prevenir doenças.

Essa posição tem sido questionada sob a argumentação de que parcelas da força de trabalho em saúde nem sequer entram em contato com o idealizado objeto de trabalho. De fato, a complexificação do trabalho em saúde nas sociedades capitalistas tem colocado outros elementos em jogo, como a crescente divisão do trabalho, o acúmulo de conhecimentos com novas especializações e profissões, ou ainda a produção de novos equipamentos etc., mas isso não significa que todos esses avanços não visem, em última instância, à cura e à prevenção das doenças. Falando de outro modo: no nosso entendimento, o que determina ser o homem o objeto de trabalho em saúde é, entre outros fatores, o fato de a doença ser espacializada no espaço corporal e da medicina ter como finalidade curar e prevenir doenças.

No entanto, temos clareza dos limites do presente estudo e consideramos serem necessários outros estudos que aprofundem essa questão de vital importância para o conhecimento do processo de trabalho em saúde na atualidade.

Mostra-se aqui mais uma das especificidades do processo de trabalho em saúde: a de que seus produtores têm como objeto de trabalho o indivíduo que participa, ativa ou passivamente, desse processo e que incorporará, também, o seu produto final, porém, o aprofundamento dos conhecimentos científicos, a intensa especialização médica, com a fragmentação cada vez maior do indivíduo em órgãos e funções, estabelecem objetos de trabalho imediatos que dependem da especificidade e especialização do processo de trabalho em questão.

Até aqui analisamos a força de trabalho em saúde, a divisão do trabalho em saúde, seus instrumentos de trabalho e seu objeto de trabalho. Assumimos que a divisão entre trabalho manual e trabalho intelectual deve ser examinada sob o prisma das relações travadas entre os produtores e das condições dadas à execução do trabalho. Precisamos agora debruçarmo-nos sobre essas relações, já que está claro que o processo de trabalho em saúde é um processo coletivo, realizado por diversos trabalhadores ao mesmo tempo.

Segundo Nogueira, o processo de trabalho em saúde fundamenta-se na cooperação, o que é mais aparente no caso dos hospitais:

> "Por exemplo, a divisão entre médicos, pessoal de Enfermagem e outros auxiliares técnicos. Cada um executa uma tarefa parcial, porém integrada com a dos demais e, em princípio, concorrem para a chegada a um fim comum. Daqui surge a hierarquia técnica e gerencial; assim, as funções mais complexas e intelectuais são atribuídas aos médicos e outros profissionais de maior qualificação, de quem emanam as ordens de diagnóstico e tratamento, onde uma base ampla de auxiliares executa tarefas rotineiras. Para algumas categorias de Enfermagem, coloca-se a missão de velar pelo correto cumprimento das ordens, exercendo a supervisão imediata de acordo com parâmetros tecnicamente consagrados ou normas institucionais particulares" (Nogueira, 1991, p. 98-99).

Para Marx, a cooperação é a forma de trabalho em que muitos trabalham planejadamente, lado a lado e conjuntamente, no mesmo processo de produção ou em processos de produção diferentes. A cooperação só existe quando os trabalhadores estão juntos, sob o regime de pagamento por salários, e sua origem é característica do MPC. Sua grande transformação baseia-se no fato de que nela o processo de trabalho economiza os meios de trabalho, que são agora consumidos coletivamente, e potencializa o trabalho individual, pois cria a jornada de trabalho combinada, que, "em comparação com uma soma igual de jornadas de trabalho isoladas individuais, (..) produz maiores quantidades de valor de uso, diminuindo por isso o tempo de trabalho necessário para produzir determinado efeito útil" (Marx, 1983, p. 96).

Em vista disso, o que o capitalista paga ao trabalhador é, não a jornada de trabalho combinada, a potenciação das jornadas de trabalho individuais, mas somente a força de trabalho individual. A cooperação coloca também a necessidade de novas profissões que visem coordenar as atividades exercidas pela força de trabalho individual.

> "Todo trabalho diretamente social ou coletivo executado em maior escala requer, em maior ou menor medida, uma direção que estabelece harmonia entre atividades individuais e executa as funções gerais que decorrem do movimento do corpo produtivo total, em contraste com o movimento de seus órgãos autônomos. Um violonista isolado dirige a si mesmo. Uma orquestra exige um maestro. Essa função de dirigir, superintender e mediar, torna-se função do capital, tão logo o trabalho a ele subordinado torna-se cooperativo. Como função específica do capital a função de dirigir assume características específicas" (Marx, 1983, p. 97).

Ao ter como fundamento a cooperação, o processo de trabalho em saúde é exercido por seus diversos agentes, que, de forma hierarquizada, executam tarefas voltadas à cura e à prevenção da doença no indivíduo. Nesse processo estabelecem relações entre si, cuja lógica calca-se na hegemonia da medicina científica, que tem como expoente o profissional médico, a quem cabe diagnosticar e tratar. Aos demais profissionais cabe a responsabilidade de executar e planejar as ações que possibilitem, tanto o diagnóstico mais eficaz, quanto o bom andamento do tratamento e a criação de condições ideais que possibilitem a cura precoce.

As relações sociais e técnicas entre a força de trabalho em saúde se fundamentam nessa hierarquia, que aparentemente é uma distinção somente entre trabalho manual e trabalho intelectual, mas que consideramos ser mais do que isso, pelo fato de terem-se tornado racionalidade, em que até os mais subalternos assumem-na como universal e verdadeira, reproduzindo-a na relação trabalhador da saúde x usuário do serviço.

Nogueira afirma que:

> "Em todo este contexto de relações de subunidades com seus gerentes, supervisores, ordenadores técnicos e executores, os estabelecimentos de saúde reproduzem o comportamento das indústrias modernas. Aqui não há nada original do lado do processo de trabalho, porém não se pode perder de vista o lado do consumidor, e, neste caso, os serviços de saúde alcançam uma lamentável originalidade. O usuário está obrigado a viver, psicológica ou fisicamente, esta profunda fragmentação, na medida em que, como objeto vivo, submete-se a todos estes atos parciais cujo objetivo e prioridade escapam-lhe totalmente" (1991, p. 99).

PROCESSO DE TRABALHO EM ENFERMAGEM

Passemos agora à análise do processo de trabalho em Enfermagem, cabendo, pois, situá-lo ante o processo de trabalho em saúde.

O trabalho em saúde é coletivo, tendo finalidade comum aos diversos trabalhadores envolvidos no processo de trabalho, em que cada produtor, isoladamente, contribui para a obtenção dessa finalidade.

Sob esse ponto de vista, no processo de trabalho em saúde não há uma finalidade específica para o trabalho de cada profissional. A finalidade do trabalho em saúde é recriada pelo profissional ou grupo de profissionais envolvidos no processo, que travam relações entre si para a realização desse trabalho e a concretização dessa finalidade. Isso equivale dizer que o prevenir e curar doenças é apropriado e construído de forma diferenciada pelo trabalhador da equipe. Consequentemente, os meios de trabalho e o(s) objeto(s) de trabalho serão consumidos e manipulados seguindo a finalidade coletiva, porém, conforme abordagem particular.

Ao realizarem o trabalho em saúde, os diversos trabalhadores envolvidos no processo travam relações conflitantes entre si, na medida em que a hierarquização desse trabalho pressupõe profissões hegemônicas e profissões subalternas, profissionais mais e menos essenciais, mais ou menos importante.

Já vimos anteriormente que a visão hegemônica na medicina moderna é a de cura e/ou prevenir doenças, cujo profissional mais habilitado a intervir sob esse enfoque, pautado na anatomia patológica, é o profissional médico e que, em decorrência disso, os outros profissionais gravitam em torno deste para melhor possibilitar a cura e a prevenção das doenças.

No entanto, essa afirmação deve ser enfocada, não sob o prisma da dominação do médico sobre os outros profissionais pura e simplesmente, mas à luz dos determinantes dessa hegemonia. A finalidade de curar e/ou prevenir doenças realiza-se pelo ato médico, que compreende a atuação dos diversos profissionais da equipe de saúde, os quais, coletivamente, consumirão os meios de trabalho e manipularão o(s) objeto(s) de trabalho sob um ponto de vista particular, dependente de sua inserção no trabalho da equipe de saúde. Por sua vez, a inserção de cada profissional no processo de trabalho em saúde decorre, entre outras questões, do modo como sua profissão se apropria da, e recria a finalidade do trabalho em saúde.

Há uma aparente confusão entre ato médico, elemento unificador do processo de trabalho em saúde, e ato do médico, ato do profissional hegemônico do trabalho em saúde. No senso comum, é correntemente aceito que, ao determinar o momento da doença, sua gravidade, seu tratamento e o momento da cura, o trabalho em saúde seja associado prioritariamente ao trabalho do médico, somente um dos profissionais da equipe. A própria identificação entre ato médico e ato do médico traduz de forma cristalina essa hegemonia-subalternidade. Daí falar-se em ordem médica, paramédica etc.

O ato médico pressupõe a atuação das diversas profissões de forma diferenciada. Nesse sentido, a Enfermagem configura um modo particular de abordagem à finalidade do processo de trabalho em saúde e consequente atuação para a sua obtenção. Aqui ressaltam duas questões relativas à Enfermagem. A primeira é que não podemos falar de finalidade do trabalho de Enfermagem, pois sua finalidade é a mesma do trabalho em saúde. A segunda é que se torna necessário verificarmos como se dá a apropriação e recriação da finalidade do trabalho em saúde pela Enfermagem, ou seja, como ela é trabalhada na particularidade do trabalho de Enfermagem, assuntos que abordaremos no decorrer desse item.

Com as considerações feitas até esse momento, tornou-se possível descartarmos dois polos sobre os quais a prática de Enfermagem tem sido majoritariamente estudada e discursada. O primeiro que a considera arte e vocação, centrando-se na relação de ajuda existente entre Enfermagem e paciente, desvinculando este último (e, consequentemente, a Enfermagem) da realidade social e histórica. O segundo, que busca transformar a

Enfermagem em ciência, tentando atingir, através de um corpo próprio de conhecimentos o *status* da neutralidade científica.

Não é nossa intenção julgar cada uma dessas posições e sua contribuição para o avanço da Enfermagem, porém, ambas têm em comum fundamentarem-se e concretizarem-se pelo descolamento da realidade social e histórica, por um lado do paciente (a moradia da doença) e, por outro, da própria prática de Enfermagem, que, em vez de prática, torna-se arte ou ciência. Almeida diz que essas duas formas de encarar a Enfermagem – ciência ou arte – não resolvem o seu problema. "Estas duas maneiras de entender a Enfermagem isoladamente das outras práticas sociais retiram-lhe seu caráter histórico, que é essencial, inclusive, para entender a especificidade interna deste trabalho" (1986, p. 16). A Enfermagem é uma prática social, historicamente determinada e, portanto, inserida em relações sociais concretas. É realizada por trabalhadores cujo exercício profissional ocorre perpassado de conflitos entre os diversos componentes da equipe (enfermeiro, técnico, auxiliar e atendente), membros de diferentes classes sociais.

Nosso estudo tem como base o processo de trabalho sob o ponto de vista da participação de seus diferentes agentes nesse processo, ou seja, com relação a:

Finalidade do Trabalho de Enfermagem

A Enfermagem, como parte do coletivo de profissionais do setor saúde, não tem finalidade específica para o seu trabalho, seguindo a finalidade do trabalho em saúde, que é curar e/ou prevenir doenças. Como parte responsável pela implementação do ato médico, a Enfermagem apropria-se da finalidade do trabalho em saúde sob seu ponto de vista específico, direcionando sua atuação à obtenção dessa finalidade.

O ato médico, no nosso entendimento, é o conjunto das práticas necessárias para a realização da finalidade do processo de trabalho em saúde e compreende a apropriação diferenciada dessa finalidade pelos diversos profissionais da equipe, que consumirão os meios de trabalho e manipularão o(s) objeto(s) de trabalho sob um ponto de vista particular (dependente de sua inserção na equipe). E, em uma relação de múltiplas determinações, a inserção de cada profissão no processo de trabalho em saúde decorre, entre outras questões, do modo como esta se apropria da, e recria a finalidade do processo de trabalho em saúde.

Então, como ocorre essa apropriação e recriação pela Enfermagem, e como isso se concretiza nas ações de cada componente da equipe?

Tal questão parece relativamente simples e, para estudá-la, poderíamos fazer uma descrição das tarefas executadas pela Enfermagem, comparando-as, posteriormente, com as desenvolvidas pela equipe de saúde. Porém, o problema é mais complexo, já que as tarefas a serem executadas o são dentro de uma realidade concreta, onde seus agentes travam relações com outros profissionais; relações que são conflituosas e contraditórias e que determinam (em uma relação dialética de condicionamentos) a própria inserção da Enfermagem no trabalho desenvolvido pela equipe de saúde e a recriação da finalidade do trabalho em saúde pela Enfermagem.

A apropriação e recriação da finalidade do trabalho em saúde pela Enfermagem está determinada por (e determina a) sua inserção no trabalho da equipe de saúde. E, também, a inserção da Enfermagem na equipe de saúde está determinada pela (e determina a) forma como se dá aquela apropriação e recriação.

Mesmo correndo alguns riscos, façamos algumas considerações sobre esse assunto, começando pelas relações travadas entre a equipe de saúde e sua influência no trabalho de Enfermagem. Já vimos que a Medicina calcada na anatomia patológica tem como referencial a atuação do profissional médico, detentor do direito irrefutável do diagnóstico e da terapêutica. Assim, as relações travadas entre a equipe de saúde no processo de trabalho seguem essa racionalidade. Mesmo considerando que as relações desenvolvidas pela equipe de saúde estão em constantes transformações e mudam historicamente, esse fato é ainda incontestável. Desse modo, cabe à Enfermagem dentro da organização político-hierárquica e organizativo-funcional do trabalho da equipe de saúde, ocupar espaço de profissão subalterna, pelo menos com relação à profissão do médico. Na medicina moderna, a Enfermagem está, portanto, sujeita à direção e iniciativas dadas por outra profissão. É subalterna frente ao conceito de hegemonia, da direção intelectual e moral, exercida por uma classe, no contexto de uma sociedade historicamente situada.

Para Gramsci,

> "A história do grupo subalterno é necessariamente desagregada e episódica. É indubitável que na atividade histórica deste grupo haja a tendência à unificação, mesmo que seja no plano provisório, mas esta tendência é continuamente quebrada pela iniciativa dos grupos dominantes, e, portanto, pode ser demonstrada somente em um ciclo histórico completo, se este se conclui com sucesso. Os grupos subalternos sujeitam-se sempre às iniciativas dos grupos dominantes" (1975, p. 485).

A Enfermagem, além de possuir a mesma finalidade do trabalho em saúde, vive relações de sujeição e subalternidade, pelo menos ao profissional médico, hegemônico na equipe. Essas relações são pontuadas por conflitos e contradições constantes, e são reproduzidas internamente na equipe de Enfermagem. Gramsci (1975) salienta que entre os grupos subalternos um tenderá a exercer a hegemonia sobre aos outros, o que podemos perceber na Enfermagem pela luta histórica entre a Enfermagem moderna, representada pela Enfermagem nightingaleana e a Enfermagem tradicional, a dos profissionais que já atuavam no país quando a Enfermagem moderna se tornou hegemônica. Atualmente, esta questão é explicitada nas contradições e conflitos existentes entre os diversos agentes da Enfermagem (enfermeiro, técnico, auxiliar e atendente), fato que será analisado no presente estudo especificamente na questão da organização associativa da Enfermagem no Brasil.

A apropriação da finalidade do processo de trabalho em saúde de curar e prevenir doenças pela Enfermagem se dá, tanto pela relação direta profissional de Enfermagem × cliente, quanto pela criação das condições ideais para que o ato médico seja melhor implementado pelos diversos profissionais da equipe de saúde (psicólogos, médicos, nutricionistas, assistentes sociais etc.)

A relação direta (assistência) tem sido a mais reforçada e assumida pelo conjunto dos trabalhadores da Enfermagem. Tal fato decorre, entre outras questões da concepção vigente de que a assistência direta ao paciente confere a este trabalho um caráter mais nobre do que a simples criação de condições para que outros profissionais atuem com maior eficácia.

Sob o ponto de vista da assistência de Enfermagem, essa apropriação da finalidade do processo de trabalho em saúde concretiza-se no planejamento e execução de técnicas e ações voltadas ao conforto e recuperação do paciente ou à prevenção de doenças. Para o seu desenvolvimento há uma formação educacional. São desempenhadas por todos os agentes da Enfermagem. Traduzem-se na consulta de Enfermagem, administração de medicamentos, planejamento da assistência de Enfermagem, orientações das mais diversas, técnicas simples ou complexas etc.

Correntemente, há a associação linear entre o trabalho de Enfermagem e a assistência de Enfermagem, sendo as demais atividades desenvolvidas por essa equipe não assumidas pelo conjunto de seus trabalhadores. No entanto, vimos que a assistência de Enfermagem é apenas parte do trabalho realizado pela equipe.

Nesse aspecto, há ainda a hierarquização do trabalho a ser desenvolvido pelos diversos agentes da equipe de Enfermagem. Aí, a assistência é, mais uma vez, parcelada, onde cada agente da equipe é responsável por fragmentos dela. E, percorrendo o caminho de volta, a assistência de Enfermagem é uma das formas como se dá a apropriação da finalidade do processo de trabalho em saúde pela equipe e também, um dos determinantes de sua inserção no processo de trabalho em saúde.

Outra questão sobre o trabalho de Enfermagem frente o ato médico diz respeito à criação das condições ideais para que parcelas desse ato sob a responsabilidade de outras profissões sejam mais bem implementadas pelos respectivos profissionais. Aqui, a apropriação da finalidade do processo de trabalho em saúde pela Enfermagem, concretiza-se pelas ações direcionadas a possibilitar a atuação de diversos profissionais da equipe de saúde.

O trabalho de Enfermagem aparenta ser composto por pelo menos três frentes de atuação (ou aspectos da mesma):

1ª) A preocupação com o ambiente terapêutico. Nightingale (1989, p. 93) afirmava que Enfermagem

> "(...) deveria significar o uso apropriado de ar puro, iluminação aquecimento, limpeza, silêncio, demonstrando, já naquela época, que a criação de um ambiente terapêutico ideal deveria nortear as atividades destes profissionais. Este ambiente é entendido desde a limpeza: verificar a limpeza e a ordem nas diversas dependências sob sua supervisão, orientando a sua execução."

Até o conserto de equipamentos e manutenção do patrimônio: "controlar e zelar pelo material, providenciar consertos dos equipamentos ou instalações, pedindo a substituição quando necessário." E ainda: "manter o controle do patrimônio, notificando as alterações necessárias" (Nightingale, 1989, p. 93).

Ao direcionar parte de sua atuação para a criação desse ambiente, a Enfermagem o faz visando atingir a finalidade do processo de trabalho em saúde sem, necessariamente, estabelecer uma relação direta com o cliente. As ações são voltadas desde a limpeza do local até o conserto de equipamentos ou manutenção e defesa do patrimônio ou, ainda, esterilização e manutenção dos estoques. Todo serviço executado pela equipe de Enfermagem relacionado com isso objetiva não somente a assistência de Enfermagem, mas também proporcionar a atuação de outros profissionais da equipe de saúde com maior segurança e eficácia. Assim, ao desenvolver tarefas voltadas ao ambiente, a Enfermagem proporciona a atuação e concretização de parcelas do ato médico por parte de outros profissionais. É uma atuação que objetiva o paciente num segundo momento, pois, ao criar o ambiente ideal, procura-se criar as condições ideais, tanto para o diagnóstico precoce e terapêutica adequada, quanto para a atuação dos profissionais da equipe de saúde, incluindo aí a Enfermagem.

2ª) A administração de parcelas do ato médico, incluindo a administração da assistência de Enfermagem. As tarefas de cunho administrativo são desenvolvidas por todos os agentes da Enfermagem. O enfermeiro as desempenha ao direcionar parte de suas atividades à supervisão do trabalho de Enfermagem, ao administrar os recursos humanos e materiais para a concretização da assistência de Enfermagem. O técnico e o auxiliar implementam as atividades administrativas ao organizarem arquivos, distribuir prontuários, preencher mapas e boletins, realizar marcação de consultas e de exames laboratoriais etc. As atividades administrativas desenvolvidas pela Enfermagem, objetivam, assim, proporcionar a assistência de Enfermagem e a atuação de outros profissionais da equipe de saúde.

3ª) Assistência de Enfermagem. Em oficina de trabalho realizada pela Associação Brasileira de Enfermagem (1987), a assistência de Enfermagem foi categorizada nos seguintes elementos: ações de natureza propedêutica e terapêutica complementares ao ato médico e de outros profissionais; ações de natureza propedêutica e terapêutica de Enfermagem; ações de natureza complementar de controle de risco; ações de natureza administrativa; ações natureza pedagógica. Apesar desse trabalho definir ato médico de forma diferente ao nosso entendimento, mostra que a assistência de Enfermagem se explicita, também, pelas ações propedêuticas e terapêuticas complementares ao ato médico e de outros profissionais. Quer dizer: mesmo a assistência de Enfermagem objetiva possibilitar a concretização de parcelas do ato médico sob a responsabilidade de outros profissionais.

Ainda assim, gostaríamos de questionar qual o significado colocado naquele estudo para a expressão ações complementares, pois, se considerarmos a Enfermagem como um trabalho subalterno, cuja apropriação da finalidade do processo de trabalho em saúde ocorre, também, pela criação de condições para que os diversos profissionais da equipe de saúde possam atuar, seu trabalho deixa de ser complementar para tornar-se essencial, na medida em que dele dependerá a qualidade da atuação de uma gama de profissionais e, finalmente, da assistência prestada ao cliente.

Por isso reforçamos que, mesmo a assistência de Enfermagem (já analisada), apesar de possuir especificidades, direciona-se, também, a possibilitar a intervenção da equipe de saúde com maior segurança e eficácia.

O trabalho da Enfermagem transcende as ações eminentemente técnicas, administrativas ou assistenciais, e que os profissionais de Enfermagem têm sua formação voltada quase exclusivamente para o aspecto assistencial. Com isso há a atuação empírica, aprofundada e desenvolvida na prática cotidiana, sem fundamento teórico para seu desenvolvimento. Tal fato se explicita na tentativa dos trabalhadores da Enfermagem em preencher espaços de atuação, ou delegados por outros profissionais à Enfermagem (como no caso de algumas técnicas mais sofisticadas que eram executadas inicialmente por médicos e atualmente por enfermeiros), ou ainda não ocupados por outros profissionais. Este é um dos determinantes da situação da Enfermagem como um grande alicerce dos serviços de saúde, como trabalho possibilitador da atuação de outros profissionais.

A Enfermagem é um trabalho que perpassa a maioria das ações desenvolvidas pelo setor saúde, sejam estas de cunho assistencial ou de suporte ao trabalho de outros profissionais. Seu trabalho é fluido (de difícil delimitação), auxiliar (possibilita a atuação de outros profissionais) e essencial.

Todas as considerações levantadas anteriormente nos permitem inferir que:

A participação da equipe de Enfermagem na concretização do ato médico é essencial, no sentido em que o ato médico não se concretiza sem a sua participação. O trabalho de Enfermagem é um dos determinantes da qualidade do ato médico, o que ocorre pelo menos de três formas: primeiramente, a assistência de Enfermagem possibilita a participação de outros profissionais de forma mais segura e eficaz. Assim, podemos colocar a Enfermagem como alicerce do ato médico, e isto se concretiza pelo cuidado com o ambiente terapêutico, da administração de parcelas do ato médico e da assistência de Enfermagem. Tanto é que a Enfermagem perpassa a maioria das ações desenvolvidas pelos serviços de saúde (de qualquer nível), pertençam elas à relação direta trabalhador da saúde × usuário do serviço, ou à criação das condições necessárias para o desenvolvimento e sucesso dessa relação. O trabalho de Enfermagem é parte integrante da infraestrutura dos serviços de saúde.

Também, e este é o segundo aspecto, cabe à Enfermagem a administração do processo de trabalho desenvolvido pela Enfermagem, que contempla tanto o item abordado anteriormente quanto a assistência de Enfermagem propriamente dita. Nesse sentido, é muito intenso o trabalho da Enfermagem voltado à administração da assistência.

E, em terceiro lugar, mas de igual importância, há a assistência específica da Enfermagem, com a realização de tarefas voltadas à recuperação do doente ou à prevenção da doença, agora pela relação direta trabalhador da Enfermagem × cliente. Nesse aspecto há a delimitação mais clara do trabalho da Enfermagem, o que se explica pelo desenvolvimento dos cuidados de Enfermagem.

Cabe à Enfermagem um espectro de atuação bem maior do que a assistência propriamente dita e, esse amplo leque de atividades desempenhadas, determina, inclusive, a qualidade das ações desenvolvidas por outros profissionais da equipe de saúde.

Instrumentos de Trabalho em Enfermagem

Em linhas gerais, os trabalhadores da Enfermagem consomem os mesmos instrumentos de trabalho que a equipe de saúde: o hospital e o centro de saúde; os diversos equipamentos médicos e medicamentos; os modelos de conhecimento sobre o processo saúde-doença e disciplinas específicas que conformam a base científica para a atuação profissional.

Apesar de haver um modelo de conhecimento hegemônico sobre o processo saúde--doença (a medicina científica), a formação dos diversos agentes da Enfermagem é diferenciada e hierarquizada. Esses agentes, por serem preparados diferenciadamente, atuarão, também, diferenciada e hierarquicamente. Ainda que se utilizando praticamente dos mesmos instrumentos de trabalho, cada agente da equipe os consome sob um ponto de vista particular, compatível com sua preparação e inserção na referida equipe.

Objeto(s) de Trabalho em Enfermagem

A medicina moderna especializou a doença no corpo humano, estabelecendo, implicitamente e de modo geral, o objeto do processo de trabalho em saúde, como sendo o indivíduo proprietário de um espaço corporal, local onde a doença se manifesta e que deverá sofrer a intervenção e manipulação da força de trabalho em saúde para que a finalidade da cura e prevenção de doenças possa ser atingida.

O que chamamos de indivíduo é a representação mítico-jurídica que cristaliza as relações sociais vigentes na sociedade capitalista. Na sua forma clássica, ele é pensado como *homo oeconomicus*. Devemos superar esta aparência e afirmar que o indivíduo é a forma das múltiplas determinações da racionalidade vigente em cada sociedade. A esse respeito, o debate gramsciniano sobre o homem-massa e sobre o conformismo é muito rico. Atualiza e aprofunda o conceito de trabalhador coletivo, forma de sociabilidade operária na sociedade capitalista e que se contrapõe ao *homo oeconomicus*, forma fetichizada do pensamento burguês.

Porém, nem todos os trabalhadores do setor saúde estabelecem uma relação direta com o idealizado objeto de trabalho. Parte do contingente da força de trabalho em saúde tem como objetivo imediato criar as condições necessárias para que a relação trabalhador da saúde × usuário do serviço se concretize da forma mais eficaz e segura possível. E, assim, realizar a finalidade do processo de trabalho em saúde. Além disso, o aprofundamento das ciências que fundamentam a medicina e a racionalidade médica fragmentadora, colocam novos elementos em jogo, determinando objetos de trabalho imediatos que não necessariamente o indivíduo.

A Enfermagem, ao se inserir, tanto na relação direta trabalhador da saúde × usuário do serviço, quanto na criação de condições para que o ato médico seja mais bem implementado, não tem um objeto de trabalho único, apesar de que, em linhas gerais, o objetivo de trabalho em saúde é o indivíduo.

Ao apropriar-se da finalidade do processo de trabalho em saúde planejando e executando a assistência de Enfermagem e criando as condições necessárias para a atuação de outras profissões, a Enfermagem tem, inicialmente, como objeto de trabalho o indivíduo. Mas, esta relação não é mecânica ou linear. Mesmo objetivando o indivíduo, o processo de trabalho em Enfermagem manipula objetos imediatos que não são necessariamente esse indivíduo. É isso que ocorre quando o trabalho de Enfermagem se volta à construção do ambiente terapêutico ideal para a recuperação do doente ou a prevenção de doenças; ou, quando esse trabalho se direciona à administração de parcelas do ato médico. Desse modo, os objetos de trabalho da Enfermagem dependerão da especificidade do processo de trabalho em questão. A saúde preventiva manipula objetos de trabalho distintos da saúde hospitalar, ou altamente tecnificada. As diferentes especializações médicas manipulam objetos particulares. E a totalidade dessas frentes de atuação da medicina moderna conformam o processo de trabalho em saúde. Sob este ponto de vista os objetos de trabalho da Enfermagem são a administração (de parcelas do ato médico e da assistência da Enfermagem), o cuidado de Enfermagem, o ambiente terapêutico, a educação em saúde etc.

Diferentemente de outros estudos realizados que tentam delimitar o objeto de trabalho da Enfermagem (definindo-o como sendo, ou o cuidado, ou o indivíduo, ou a administração da assistência), pensamos que a Enfermagem possui diversos objetos de trabalho, estando todos eles direcionados (direta ou indiretamente) ao indivíduo e que são dependentes da especificidade do processo de trabalho em questão (epidemiologia, clínica cirúrgica, terapia intensiva, medicina nuclear, saúde pública etc.).

Essa afirmação vale, também, para a análise do objeto de trabalho dos diferentes agentes da Enfermagem. Isso significa que tanto o enfermeiro quanto o técnico, auxiliar ou atendente consomem os mesmos instrumentos de trabalho e manipulam os mesmos objetos de trabalho, porém, de modo diferenciado. Explicitaremos essa questão a seguir.

Divisão do Trabalho em Enfermagem

Relembremos as afirmações de Gramsci sobre divisão entre trabalho manual e trabalho intelectual:

> "Não há atividade humana da qual se possa excluir uma intervenção intelectual, não podemos separar o "homo faber" do "homo sapiens"(...). Isto significa que, se pode falar de trabalho intelectual, não se pode falar de trabalho não intelectual, porque trabalho não intelectual não existe" (1975, p. 489).

Assim, "o operário não é especificamente caracterizado pelo trabalho manual ou instrumental (...), mas pela (realização) deste trabalho em determinadas relações sociais" (1975, p. 489). Se refletirmos sobre a divisão do trabalho em Enfermagem a partir dessas afirmações, veremos que sob a aparência de divisão entre trabalho intelectual (representado pelo exercício profissional do enfermeiro) e trabalho manual (o desenvolvido pelo atendentes e auxiliares de Enfermagem) escondem-se as relações sociais travadas entre a equipe de Enfermagem para a realização do processo de trabalho de Enfermagem. E, quando falamos de relações sociais, temos de falar em luta pela hegemonia, em que um dos agentes, ao ser o hegemônico na equipe (e, por isso mesmo), tenderá a representar ou delinear as iniciativas que representarão a totalidade dela.

Na Enfermagem moderna esse papel é realizado pelo enfermeiro, aquele que possui a formação legal e oficial para o planejamento da assistência de Enfermagem e chefia da equipe, como podemos ver na atual Lei do Exercício Profissional 7.498 de junho/86/DL 94.406 de junho/87.

No caso das relações travadas entre o enfermeiro e demais agentes da Enfermagem, ao mesmo tempo em que há hegemonia do primeiro (na acepção de direção intelectual e moral), ocorre também uma relação direta de mando entre o primeiro e os últimos. Isso quer dizer que na equipe de Enfermagem cabe ao enfermeiro limitar o espaço de atuação dos outros agentes da equipe. Essa posição de gerente ocupada pelo enfermeiro já foi bastante estudada. E, como qualquer gerente, a posição do enfermeiro é bastante delicada, pois, ao mesmo tempo em que limita e gerencia o trabalho dos outros agentes da Enfermagem, esse profissional tem o seu trabalho limitado e fiscalizado pela lógica dominante na medicina e pelos proprietários dos estabelecimentos de saúde. Na medida em que a equipe de Enfermagem possui um profissional com características gerenciais, o conflito se estabelece cotidianamente entre este e os demais agentes da equipe.

Reforçando: as relações travadas entre a equipe de Enfermagem para a realização do trabalho de Enfermagem são caracterizadas pela dominação do enfermeiro sobre os demais agentes da equipe, dominação está constantemente combatida e questionada. Essas relações de subalternidade e de domínio nada mais são do que a particularização das relações travadas entre as classes dominantes e as classes subalternas na sociedade em geral e, entre os profissionais (e profissões) hegemônicos(as) e os profissionais (e profissões) subalternos(as), na particularidade do processo de trabalho em saúde.

A partir do exposto, buscaremos explicitar e analisar na organização trabalhista da Enfermagem no Brasil as relações travadas entre a equipe de Enfermagem, respeitando as especificidades de cada entidade e de cada momento histórico e pressupondo que as relações desenvolvidas pelas diversas entidades trabalhistas e associativas da Enfermagem em nosso país refletem e reproduzem, a seu modo, aquelas relações travadas durante a concretização do processo de trabalho em Enfermagem.

SINDICALISMO E ENFERMAGEM NO BRASIL

CAPÍTULO 10

No capítulo anterior, analisamos a racionalidade médica e situamos a Enfermagem e seu processo de trabalho no contexto da ordem médica, o que nos permitiu dar mais concretude e realidade ao trabalho "Enfermagem", desnudando algumas relações de determinação entre o processo de trabalho em saúde e o processo de trabalho em Enfermagem. Isso nos possibilitou fundamentar a reflexão que ora se inicia sobre como e quais atitudes foram assumidas coletivamente pela Enfermagem frente a essa realidade e, dialeticamente, sobre as ações coletivas da Enfermagem, agora pelo estudo de suas entidades representativas.

Neste capítulo estudaremos as formas associativas da Enfermagem no Brasil, sob o prisma da(s) história(s) de sua(s) entidades corporativas (de defesa de seus interesses), sejam eles imediatos ou não, trabalhistas ou de aprimoramento técnico-científico. Para isso, obedeceremos à ordem cronológica dos acontecimentos, refletindo sobre eles à medida em que forem ocorrendo, relacionando-os aos fatos mais relevantes de nossa sociedade, procurando desvendar suas relações e determinações, seus momentos de ruptura e de continuidade. Assim, a análise da organização trabalhista da Enfermagem no Brasil será dividida em períodos que contemplem esses momentos de transformações ou de continuísmo.

Assumimos para este estudo, como participantes da organização trabalhista da Enfermagem no Brasil, tanto as entidades que expressem o movimento livre associativo quanto as organizadoras-disciplinadoras do exercício profissional, o que nos coloca as seguintes entidades: Associação Brasileira de Enfermagem; Conselho Federal de Enfermagem; União Nacional de Auxiliares e Técnicos de Enfermagem; Sindicato dos Profissionais em Enfermagem, Técnicos, Duchistas, Massagistas, Empregados em Hospitais e Casas de Saúde, o Sindicatão; e Federação dos Enfermeiros.

Nosso entendimento parte da visão de que a ação dessas entidades (isolada ou coletivamente) expressa no campo específico da Enfermagem, a globalidade de sua organização trabalhista em nosso país, reproduzindo, a seu modo, as relações contraditórias e conflituosas de subordinação e dominação travadas cotidianamente entre os diversos agentes da equipe. As entidades representativas da Enfermagem recriam a luta hegemônica e as relações de poder existentes na profissão, em que o enfermeiro, um dos agentes da equipe, ao ocupar o espaço de planejador das ações que serão prestadas por outros agentes e, de domínio sobre as mesmas, tenta tornar seu discurso universal na equipe, objetivando representar os interesses e aspirações de todos os agentes de Enfermagem. Com isso, transforma em problemas da Enfermagem o que seriam problemas do enfermeiro.

A afirmativa do parágrafo anterior deve ser submetida e mediatizada pelas relações e condicionamentos próprios da organização trabalhista no Brasil, o que estabelece outro patamar para a análise desse problema, que será feita posteriormente.

Outro problema que surge da escolha das entidades já referidas como representantes da organização trabalhista da Enfermagem no Brasil, diz respeito à divisão existente em nossa sociedade entre os objetivos de cada organização específica. Assim, pela legislação vigente, cada entidade das que relacionamos tem finalidades diferentes. A associação profissional pode ser definida como:

> "(...) agremiação para fins de estudo, coordenação e defesa dos interesses profissionais de todos que, como empregadores, empregados ou trabalhadores por conta própria (intelectuais, técnicos ou manuais), exerçam a mesma profissão ou profissões similares conexas" (SC, 1984, p. 12).

A associação teria como finalidade o aprimoramento técnico-científico, voltada ao crescimento profissional. Sua diferença com o sindicato estaria no fato de que a associação "representa apenas os interesses de seus sócios individualmente, ao passo que o sindicato representa os interesses de todos os membros de uma categoria profissional, sejam ou não associados" (SC, 1984, p. 13)

Isso acontece porque o sindicato é um órgão legalmente constituído, obedecendo critérios fixados em lei, vinculado ao Ministério do Trabalho, para o qual presta contas não somente econômicas, como o Imposto Sindical, imposto descontado automaticamente de cada trabalhador da base, cuja parcela de 5% é de propriedade deste Ministério, mas também políticas, como a Lei de Greve, que estabelece normas para a convocação e deflagração de uma greve. É o sindicato que tem o respaldo legal para negociar com os patrões as questões relativas às condições de trabalho, sejam elas salariais ou não, em épocas estabelecidas pelo Estado, como os períodos de dissídio coletivo.

Já os Conselhos Profissionais obedecem a finalidades diferenciadas, tanto das associações quanto dos sindicatos. Cabe a eles a regulamentação e fiscalização do exercício profissional. Também são órgãos vinculados ao Ministério do Trabalho, seguindo as normas impostas por estes para que possam exercer sua finalidade com respaldo legal.

Caberia à Associação Brasileira de Enfermagem (ABEn), o aprimoramento técnico-científico dos profissionais de Enfermagem (enfermeiros, técnicos e auxiliares); ao Sindicatão, a defesa dos interesses trabalhistas dos atendentes de Enfermagem e de toda a equipe onde não existam outros sindicatos; à UNATE, a defesa dos interesses trabalhistas dos auxiliares e técnicos de Enfermagem; à Federação dos Enfermeiros, a defesa dos interesses trabalhistas dos enfermeiros; e ao Conselho Federal de Enfermagem (COFEn), a regulamentação e a fiscalização do exercício profissional de Enfermagem.

Aparentemente, as três formas organizativas (associação, sindicato e conselho) complementam-se, abarcando a totalidade do exercício e prática profissional de Enfermagem: o seu desenvolvimento teórico, a defesa de seus interesses e a regulamentação de seu exercício. Aparentemente há, também, uma convivência harmoniosa e permanente entre elas.

No entanto, maior aproximação mostra-nos que o fundamento da existência de diversas organizações com distintas finalidades, quando a questão central é única, reside em um dos pontos centrais das sociedades capitalistas, o de relações sociais apoiadas na fragmentação dos indivíduos, a separação dos homens em indivíduos – isolados ou não em classes. O modo de produção capitalista aparentemente isola as relações econômicas das relações políticas, como se uma ocorresse sem nenhuma ligação com a outra. O sujeito econômico, "abstração da atividade econômica de uma dada forma de sociedade, ainda de uma determinada estrutura econômica" (Gramsci, 1975, p. 89), seria a base do sindicato, cujo objetivo deveria estar voltado à defesa deste sujeito econômico e às questões relativas à sua força de trabalho, respeitando a legalidade fundada nas relações sociais capitalistas, calcadas na apropriação privada dos meios de produção. Cabe ao sindicato a negociação de melhores preços para a força de trabalho que representa, como o vendedor que tenta barganhar melhores preços para a sua mercadoria. Dias, citando Gramsci, esclarece que o sindicato

> "(...) organiza os operários não como produtores, mas como assalariados, isto é, como criaturas do regime capitalista, da propriedade privada, como vendedores da mercadoria trabalho (...), o sindicalismo une os operários a partir da forma que lhes imprime o regime capitalista, o regime do individualismo econômico" (Dias, 1984, p. 19).

Esse mesmo raciocínio nos permite refletir sobre a finalidade das associações, que pressupõe o aprimoramento técnico-científico como algo distinto da defesa dos interesses trabalhistas de seus profissionais, como se isso fosse possível. Todos sabemos da importância das associações na formação de uma moral homogênea entre os profissionais que representa, seja ela voltada ao perfil do profissional ideal, ou a concepções de mundo e de relações sociais desejadas para esse perfil profissional.

Germano (1983, p. 77) demonstrou esse processo, na particularidade da prática de Enfermagem. Ao analisar a Revista Brasileira de Enfermagem no período 1955-1980, órgão de divulgação da Associação Brasileira de Enfermagem (ABEn), a autora mostra que a ABEn, por meio de sua revista, procurava "manter o vínculo com suas bases (estudantes, professores, enfermeiros), visando estabelecer uma moral homogênea para toda a categoria".

Ainda relacionado com a finalidade distinta de associações e sindicatos, percebemos também que a separação de finalidades e objetivos entre essas entidades contribui para a alienação do trabalhador com relação ao seu próprio trabalho e ao produto desse trabalho. A distinção acentua a fragmentação do indivíduo, que passa a refletir sobre seu trabalho pelo menos de dois modos separados e em dois momentos distintos e independentes, reforçando a dicotomia existente entre a luta econômica e a luta política, portanto, entre sujeito econômico e sujeito político. Esta dicotomia transparece nesse caso pelos termos utilizados na forma de organização: profissional, empregado, intelectual, estudante etc., como amplamente utilizados pelas associações; e, força de trabalho, categoria, trabalhadores etc., mais utilizados pelos sindicatos.

Essa fragmentação também contribui, em uma relação de determinação dialética, para limitar a ação de cada entidade, cabendo às associações um espaço de atuação que supostamente seria diferenciado do espaço dos sindicatos, cuja ação deveria estar voltada, como já dissemos antes, especialmente aos aspectos econômicos. Assim, o economicismo, entendido aqui como a dicotomia entre sujeito econômico e sujeito político e, portanto, entre luta econômica e luta política, seria mais uma vez reforçado, e existiria tanto nas associações quanto nos sindicatos.

Na prática, os limites entre a atuação de cada entidade não são tão nítidos. A proibição aos funcionários de se sindicalizarem, fez com que no Brasil, as associações assumissem, muitas vezes, a luta dita trabalhista, o que seria a finalidade dos sindicatos. Tanto é que na Constituição de 1988 as associações passam a ser legalmente constituídas enquanto entidades de defesa dos interesses de seus associados (os casos da Associação de Funcionários da Previdência Social, ou dos professores das universidades bem mostram esse fato), conforme o enunciado do artigo 8º do capítulo II – Dos Direitos Sociais – diz que: é livre a associação profissional ou sindical, observado o seguinte: (...) III – Ao sindicato cabe a defesa dos direitos e interesses coletivos ou individuais da categoria, inclusive em questões judiciais ou administrativas.

Na Enfermagem não foi diferente e a ABEn, especialmente a partir da década de 1980, torna-se mais uma entidade de defesa dos interesses trabalhistas, técnico-científicos e econômicos de seus associados e passa a refletir sobre o trabalho em Enfermagem, seu processo e sua organização, utilizando para isso os congressos de Enfermagem que ocorrem anualmente e concentram grande número de profissionais. Também na sua prática cotidiana, essa entidade assume o caráter de refletir e encaminhar lutas que seriam de domínio dos sindicatos, como é o caso da participação na VIII Conferência Nacional de Saúde, ou da luta pela regulamentação da lei do exercício profissional, entre outras.

Apesar disso e respeitadas as reduções contextuais e suas consequências, essas associações, muitas vezes, fundaram sua atuação na fragmentação entre as lutas econômicas e políticas, um dos aspectos centrais do economicismo.

Para Gramsci, o economicismo tem muitas facetas, uma das quais pode ser associada ao liberalismo econômicos (movimento de livre câmbio), que se baseia sobre um erro teórico e prático "sua distinção entre sociedade política e sociedade civil, que de distinção metódica vem transformada qualitativamente e é apresentada como distinção orgânica. Assim se afirma que a atividade econômica é própria da sociedade civil e que o Estado não deve intervir na sua regulamentação" (1975, p. 1589).

Segundo esse autor, na prática, tanto a sociedade civil quanto o Estado se identificam, o que tornaria o liberalismo um programa político (e não econômico), já que sua regulamentação seria estatal, fosse ela dada por via legislativa ou coercitiva.

Outro aspecto relativo ao economicismo diz respeito à subordinação de todos os momentos da sociedade e de suas relações sociais às causas econômicas mais imediatas, numa transposição linear e mecanicista do econômico sobre o político. Para o mesmo autor, alguns pontos característicos dessa visão (economicismo histórico) são:

> "Na busca da história não se distingue o que é "relativamente permanente" das flutuações ocasionais e se entende por fato econômico o interesse pessoal e de pequenos grupos no sentido imediato e "sordidamente judaico". (...) 2. A doutrina pela qual o desenvolvimento econômico vem reduzido ao suceder-se de mudanças técnicas nos instrumentos de trabalho (...) a doutrina pela qual o desenvolvimento econômico vem, de fato, depender imediatamente das mudanças em qualquer elemento importante da produção, a descoberta de uma matéria-prima, um novo combustível etc., que trariam consigo a aplicação de novos métodos" (Gramsci, 1975, p. 1593).

Para esse autor, os intelectuais do economicismo esquecem que os homens se desenvolvem em consequência dos conflitos que se verificam no mundo econômico, mas sob o terreno da ideologia e que, as crenças populares têm a legitimidade das forças materiais. Por isso a análise deve conter em si a reflexão conjunta sobre as relações entre sociedade civil e sociedade política (Estado) e sobre o embate hegemônico, as lutas entre os modos de ver a realidade, pois essas relações realizam-se em sociedades concretas e históricas, onde:

> "Há uma multiplicidade de sociedades particulares, de caráter dúplice, natural e contratual ou voluntário. Uma ou mais prevalecendo relativa ou absolutamente, constituindo o aparato hegemônico de um grupo social sob o resto da população (ou sociedade civil), base do Estado entendido estritamente como aparato governativo-coercitivo" (Gramsci, 1975, p. 1596).

O grupo social que exerce a hegemonia tem o fundamento dominação na esfera econômica, mas a exerce em todas as esferas da sociedade e, para isso, deve contemplar os interesses dos grupos sobre o qual a hegemonia será exercida.

> "O fato de hegemonia pressupõe indubitavelmente que sejam levados em conta os interesses e as tendências dos grupos sobre os quais a hegemonia será exercida, que se forme um certo equilíbrio de compromissos, que o grupo dirigente faça sacrifícios de ordem econômico-corporativa, mas é também indubitável que tais sacrifícios não podem atingir o essencial, pois se a hegemonia é ético-política, não pode não ser antes econômica, não pode não estar o seu fundamento na função decisiva que o grupo dirigente exerce no núcleo decisivo da atividade econômica" (Gramsci, 1975, p. 751-752).

Nessa perspectiva, o embate hegemônico ocorre cotidianamente em todas as esferas da sociedade e é um processo dinâmico, em que as diversas concepções de mundo chocam-se continuamente e são negadas ou afirmadas, elaboradas e reelaboradas, incorporadas e reproduzidas. Ele é mediado por organizações da sociedade civil, nas quais se incluem todas as entidades associativas, desde os partidos políticos até os sindicatos, associações de moradores ou clubes de futebol.

Essas organizações, entre as quais nos interessam particularmente as associativas de caráter trabalhista profissional, desempenham papel fundamental no embate hegemônico, na medida em que sua atuação reforça ou destrói as concepções de mundo hegemônicas na sociedade. Ao fundamentarem sua ação na dicotomia entre sujeito econômico e sujeito político, restringindo-se a lutas estanques, essas entidades não colocam a perspectiva da construção de uma nova visão de mundo ou de novas relações sociais como algo inerente à própria luta desenvolvida, isto é, situam-se na luta como organização de classe subalterna, não representando uma alternativa de classe. Tornam-se, no mais das vezes, reprodutoras da ordem vigente.

Para Dias, a transformação radical da estrutura de uma sociedade passa "por construir uma nova hegemonia, uma reforma intelectual-moral que deve estar ligada à econômica" (1991, p. 2) e, a capacidade de uma classe social em construir essa hegemonia advém, entre outras questões, da criação de "uma leitura da história com a qual e pela qual pode apresentar-se como projeto. Esta leitura não apenas permitirá dar uma lógica ao novo projeto, mas, e fundamentalmente, permitirá destruir as bases de sustentação do projeto anterior" (Dias, 1991, p. 2).

Também, a construção dessa hegemonia não é simplesmente um movimento teórico. "A destruição do velho deve ocorrer não no abstrato, (mas) no concreto: sob a base do real" (*ibidem*).

Ao particularizarmos essas afirmações com relação à Enfermagem e sua organização, coloca-se a importância de uma análise global da organização trabalhista da Enfermagem no Brasil, já que cada entidade específica (seja sindical, associativa ou de fiscalização profissional) nega ou não, elabora ou reelabora, incorpora ou reproduz concepções de mundo relacionadas tanto com as questões específicas da Enfermagem (finalidade do processo de trabalho, condições de trabalho etc.), quanto com as mais gerais (inserção da Enfermagem na sociedade, concepção de corpo, de doença, de doente e de indivíduo, visão das relações sociais ideais etc.).

Do mesmo modo, cada entidade específica da Enfermagem busca o consenso nas suas bases sobre a legitimidade de suas propostas e a universalidade de suas concepções de mundo, objetivando criar uma cultura homogênea entre os seus membros, que muitas vezes se choca com as propostas e cultura de mundo das outras entidades, cujo objetivo é também homogeneizar o pensamento de seus componentes. Cada entidade, além de ser mediadora de concepções de mundo mais gerais existentes na sociedade, ainda tem a tarefa de repassar e particularizar essas concepções, a princípio para seus membros e, se possível, para toda a categoria.

Resta, ainda, mais uma questão mencionada, a de que a hegemonia, mesmo sendo ético-política, não pode não ser antes econômica, não pode não ter o seu fundamento na esfera econômica, nas relações entre as classes sociais. Para Gramsci,

> "(...) uma classe é dominante de dois modos: é "dirigente" e "dominante". É dirigente das classes aliadas, é dominante das classes adversárias. Por isso uma classe, antes de chegar ao poder pode ser "dirigente" (e deve sê-lo). Quando chega ao poder, torna-se dominante, mas continua a ser antes dirigente (e) a direção política torna-se um aspecto do domínio" (Gramsci, 1975, p. 53).

De fato, as organizações de Enfermagem no Brasil são mediadoras de concepções de mundo que têm sua origem nas classes sociais fundadas no mundo econômico, das quais essas organizações serão aliadas ou adversárias. Portanto, aliam-se (mesmo que implicitamente e com classes sociais diferentes), às classes sociais existentes na nossa sociedade, por mais que isso seja negado ou ocultado sob o discurso da neutralidade científica ou da finalidade de cada entidade – puramente econômica, de aprimoramento técnico-científico ou de fiscalização do exercício profissional.

PRINCIPAIS TRANSFORMAÇÕES OCORRIDAS NO BRASIL ANTES DO SÉCULO 20

A colonização de nosso país ocorreu sobre a base de uma economia voltada ao mercado externo, cuja característica central foi a de fundamentar-se em relações sociais escravistas e a de desenvolver ações predatórias sobre o meio ambiente. A colonização do Brasil ocorreu com base na espoliação da mão de obra e do meio ambiente, perpassada pelo atraso social. Para Junior, isso ocorreu em razão da

> "(...) natureza do colono português, e sobretudo (o) regime político e administrativo que a metrópole impôs à sua colônia. Este fora sempre, pelo menos no último século (XVIII), de isolar o Brasil, mantê-lo afastado do mundo, impedindo que aqui chegasse outra coisa qualquer que os reflexos do já baixo nível intelectual do Reino. Doutro lado, não supria do isolamento em que vivia a colônia o mais rudimentar sistema de educação e instrução que fosse" (1976, p. 56).

Ao se posicionar no mercado internacional como colônia submissa, suprindo-o de produtos primários a preços baixos, não houve estímulos em nosso país para a criação de um mercado interno calcado nas necessidades da população, ocasionando a importação maciça de gêneros essenciais (alimentação, vestuário etc.), o que tornava o custo de vida extremamente caro.

A escravidão também foi algo muito marcante na nossa colonização, já que perdurou durante praticamente 400 anos, deixando cicatrizes e distorções que permanecem até os nossos dias. Acrescentou à expropriação da força de trabalho (e, portanto, do trabalhador) inerente às relações sociais capitalistas, o toque de truculência e conservadorismo por parte da nossa classe dominante.

O estado de saúde da população era decorrente de suas condições de vida, miserabilidade, falta de saneamento etc., do atraso científico a que estava colocado o país e da inexistência de políticas públicas. Até 1808 não existiam escolas de medicina, e os poucos médicos eram formados na Europa, onde os melhores formados permaneciam, vindo exercer a medicina no país, particularmente, os profissionais menos preparados. As ações de saúde desenvolvidas pelos governos visavam dar suporte à economia agroexportadora, limitando-se, até o final do século 19, ao saneamento dos portos, para que as relações comerciais mantidas entre o Brasil e outros países não fossem interrompidas ou diminuídas em decorrência das epidemias que assolavam a população, posição que mais uma vez reforça a "situação de dependência e subordinação orgânica e funcional da economia brasileira com relação ao conjunto internacional de que participa" (Junior, 1976, p. 56).

Segundo Braga e Paula (1985), é somente no final do século 19 que a saúde emerge como questão social, o que ocorre em dois níveis, refletindo o avanço da divisão do trabalho e, dessa forma, vinculando-se à emergência do trabalho assalariado e assumindo, sob o ponto de vista do Estado, mesmo que de maneira embrionária, a forma de política social.

Ao nível de poder estatal, isso se reflete em: criação, em 1890, do Conselho de Saúde Pública; em 1897 a criação da Diretoria Geral de Saúde Pública; de 1902 a 1907 as campanhas sanitárias desencadeadas por Oswaldo Cruz contra febre amarela, peste e varíola; elaboração, em 1918, de uma política de medicamentos, em especial do quinino; e, a criação do Departamento Nacional de Saúde, em 1920, entre outras.

Várias questões contribuíram para que isso ocorresse, entre elas a necessidade da captação de mão de obra estrangeira para trabalhar nas lavouras de café, a ascensão de movimentos trabalhistas, especialmente os anarcossindicalistas na primeira década desse século, a incipiente industrialização e o crescimento das cidades.

1º Período: da Institucionalização da Enfermagem e da Criação de Sua Primeira Entidade – Década de 1920

A Enfermagem moderna veio para o Brasil em meados da década de 1920 do século 20 e significou a entrada no país do modelo de Enfermagem hegemônico dos Estados Unidos da América, baseado nos princípios nightingaleanos da Inglaterra do século anterior. Foi introduzida no país via convênios travados entre o governo brasileiro e a Repartição Internacional de Saúde Pública da Fundação Rockefeller. Carlos Chagas,

> "Conhecedor profundo dos resultados de um serviço técnico de Enfermagem moderna de saúde pública, grande patriota e idealista, sonhava introduzir aqui, o que vira na Europa, e acompanhava com interesse nos Estados Unidos onde se encontrava naquela ocasião. A fim de poder levar avante o seu desejo, pediu auxílio ao International Health Board, o qual, atendendo ao seu apelo enviou Mrs. Ethel Parsons, técnica especializada no assunto e que aqui chegou em 2 de setembro de 1921, com o intuito de estudar o problema e apresentar uma solução adequada" (DNSP, Escola de Enfermagem Anna Nery 1921).

O estudo realizado por essa enfermeira constatou que a Enfermagem no Brasil estava atrasada em um século: "igualava à da Inglaterra antes de Florence Nightingale (...) época em que esta profissão era ainda do tipo servil" (DNSP, Escola de Enfermagem Anna Nery 1921/1931).

As organizações sanitárias da época necessitavam de um profissional que auxiliasse no combate às doenças transmissíveis, especialmente a tuberculose, pela "vigilância domiciliar permanente e eficaz, destinada a evitar a difusão do contágio e a impedir a contaminação dos comunicantes" (DNSP, Escola de Enfermagem Anna Nery 1921/1931).

Para isso não bastavam a dedicação das mulheres que exerciam a Enfermagem no Brasil até aquele momento. Eram necessários, ainda,

> "(...) conhecimentos técnicos exatos, que habilitem a providências urgentes, na ocorrência de incidentes, e que facultem o desempenho consciente da alta missão da enfermeira. Assim o compreenderam os povos de maior cultura médica no mundo, e, de acordo com esse critério, souberam atuar eficazmente na organização moderna dos seus serviços de enfermeiras; assim o compreendemos nós, e depressa atuaremos com decisão, a fim de mais aperfeiçoar em nossa terra a medicina prática e mais ampliar seus benefícios" (DNSP, Escola de Enfermagem Anna Nery 1921).

Por isso,

> "Organizando o serviço de enfermeiras no Brasil, de acordo com os modernos moldes adaptados em outros países cultos, o Departamento Nacional de Saúde Pública mereceu o apoio decisivo da Rockefeller Foudation, Instituto de Benemerência sobre o qual recaem, desde muito, as benções de todos os povos" (DNSP, Escola de Enfermagem Anna Nery 1921/1931).

Para solucionar esses dois problemas – a falta de pessoal preparado para atuar como elo entre os doentes e seu domicílio e a falta de uma escola moderna que preparasse esse pessoal – foi criado, em 1922 (apesar de ser formalizada no ano seguinte), o Serviço de Enfermagem do Departamento Nacional de Saúde Pública, sob a justificativa de modernização dos serviços de saúde, como podemos perceber no discurso do então diretor do DNSP – acima citado.

Contraditoriamente, nessa época já haviam no país quatro escolas de formação de enfermeiras: a Escola Alfredo Pinto, no Rio de Janeiro, fundada em 1890 sob moldes franceses; a Escola de Enfermeiras do Hospital Samaritano de São Paulo, fundada em 1901 baseada no modelo inglês de Florence Nightingale; a Escola da Cruz Vermelha no Rio de Janeiro fundada em 1916; e Escola do Exército, fundada em 1921 (DNSP, Escola de Enfermagem Anna Nery 1921 e 1931).

A Enfermagem dos Estados Unidos originou-se no final do século XIX, calcada no modelo nightingaleano inglês, dentro do hospital. Visava melhorar a assistência ao enfermo hospitalizado, vinculando-se desde o seu início a hospitais particulares, visando diminuir os custos da assistência prestada. Nasceu, das necessidades impostas pela realidade social existente naquele país, que diferia completamente da realidade brasileira.

Ressalvadas as reduções históricas e contextuais, devemos tentar analisar esses fatos mais detidamente, já que é paradoxal que o Brasil da década de 1920, apesar de já possuir escolas formadoras de enfermeiras tenha necessitado de enfermeiras norte-americanas para organizarem os serviços e escolas de Enfermagem moderna, especialmente quando a necessidade de enfermeiras para atuarem em nossa realidade decorria de questões diversas daquelas existentes na sociedade norte-americana. Infelizmente, essa problemática mereceria um estudo à parte, dada a complexidade e a importância do tema.

Na década de 1920 (década da vinda da Enfermagem moderna), ocorre no Brasil o esgotamento do modelo de dominação consolidado na Velha República: o predomínio no poder governamental das oligarquias rurais, especialmente os cafeicultores paulistas. A chamada Política dos Governadores, ou política do café com leite, garantia a solidariedade entre o Governo Federal e os grupos dominantes locais (particularmente São Paulo e Minas Gerais), pelo estabelecimento de um pacto entre esses grupos, que garantisse sua perpetuação e alternância nos poderes central e local. Nesse acordo, os grupos regionais dominantes se comprometeriam a apoiar o presidente da República, que, por sua vez, legitimaria as maiorias estaduais.

O processo de esgotamento desse modelo pode ser atribuído entre outras questões a: (1) às novas necessidades sociais oriundas do rearranjo nas relações internacionais pós-guerra, como a substituição da Grã-Bretanha pelos Estados Unidos da América Latina, ou a queda na exportação do café brasileiro e suas consequências, dada a vulnerabilidade histórica da economia nacional em face do mercado externo e ao protecionismo governamental à oligarquia cafeeira; (2) a incipiente industrialização dos locais de escoamento do café, que propiciou a participação no jogo político de novas forças sociais (proletariado, camadas médias urbanas, burguesia industrial); (3) o descontentamento de grupos representantes de frações da classe dominante alijadas dos privilégio governamentais, como, por exemplo, frações das oligarquias gaúchas.

A década de 1920 é, também, a década de fatos importantes ocorridos na nossa sociedade, como a Semana de Arte Moderna, as revoltas tenentistas, a Coluna Prestes e a fundação do Partido Comunista. Nesse período, é fundado o Sindicato dos Médicos, primeiro sindicato de profissionais liberais da América Latina.

Esse sindicato teve suas origens no Congresso Nacional de Práticos, em 1922, que não se propunha, como as associações organizativas dos médicos existentes até aquele momento, "a discutir apenas as questões controversas da ciência" (Sindicato dos Médicos do Rio de Janeiro, 1992) e, no discurso do orador oficial afirmava-se que o sindicato deve ser "forte pela união dos seus membros, para lutar contra as coletividades que intentem prejudicar os interesses dos práticos" (*ibidem*). O Sindicato dos Médicos, criado em 1927, tinha três objetivos explícitos:

> "Promover iniciativas de caráter assistencial e previdenciário (...), "a sociabilidade da classe e velar pela sua situação econômica" no momento em que o modelo de prática médica profissional liberal, hegemônico até então, estava sendo ameaçado pela assistência hospitalar gratuita que se difundia no país, (...) organizar um código de ontologia e ética profissional" (*ibidem*).

Mesmo considerando a importância de cada elemento acima mencionado, interessam-nos particularmente aqueles relacionados com a participação de novas forças sociais no embate político e à entrada do capital americano no país, sobre as quais passaremos a tecer algumas considerações.

O proletariado emergente nos centros urbanos, apesar de numericamente pequeno, até o momento em questão já havia desenvolvido lutas importantes, como a sucessão de greves da segunda década. Estima-se que entre 1915 e 1929 tenha ocorrido 107 greves somente no estado de São Paulo (Pinheiro, 1977), a maioria reivindicando redução da jornada de trabalho, pagamento e reajuste salarial.

As relações travadas entre as classes dominantes, configuradas na emergente burguesia industrial e nas tradicionais oligarquias rurais e, as classes trabalhadoras, imigrantes europeus, ex-escravos, mestiços etc., fundavam-se na superexploração da força de trabalho. Os baixos salários, as precárias condições de vida, com alta incidência de doenças infectocontagiosas (tuberculose, varíola, peste, febre amarela etc.) e doenças carenciais (desnutrição) originadas das más condições de vida e trabalho dão uma ideia da situação vivida pelos trabalhadores na época e da forma como ocorreu acumulação de capital em nosso país.

O Estado brasileiro, dominado pela fração oligárquica cafeeira e aliado à burguesia industrial emergente, enfrenta esses novos problemas da relação capital × trabalho, reduzindo-os a problemas policiais, reforçando a violência historicamente dispensada por nossas classes dominantes aos movimentos que, de alguma forma questionassem a ordem vigente.

Ainda assim, o ascenso do movimento trabalhista da primeira década do século 20 é considerado bastante intenso. A população economicamente ativa, após a abolição da escravatura passa a contar com grande número de imigrantes, em razão do estímulo dado pelos governos (central e estaduais) à imigração, como forma de suprir a carência de mão de obra assalariada. Os imigrantes aqui chegados para trabalhar nas lavouras de café e nas indústrias, eram, na sua maioria, portugueses e italianos e trouxeram consigo, os costumes e as ideias dominantes no proletariado europeu da época. As péssimas condições de vida e trabalho que encontraram aqui colocou a necessidade de sua organização para resistirem ao aumento da exploração de nossa classe dominante, acostumada às relações sociais escravativas. Para Singer,

> "(...) a manutenção da escravatura no Brasil durante a maior parte do século passado, produziu o imenso atraso sócio-econômico, que singularizou o país na América Latina até meados do século XX. E os trabalhadores brasileiros pagam um preço pesado pelas profundas marcas que a escravatura deixou na cultura e no relacionamento social, sobretudo sob a forma de um racismo pertinaz, que, nem por ser em geral inconfessado, é menos efetivo" (Singer, 1988, p. 22).

As classes dominantes brasileiras, traziam, à época, e podemos dizer que conservam alguns desses traços até a atualidade, a concepção de relações sociais escravistas, considerando o salário e garantias sociais não como dever ou pagamento, mas como benefício dado ao trabalhador.

Isso se explicitaria a total falta de amparo às classes mais pobres até meados da primeira década desse século, fosse essa dada pela inexistência total de políticas sociais mais gerais, ou pelas condições concretas de trabalho, onde por exemplo, a jornada de trabalho atingia até 16 horas diárias, sem descanso semanal ou férias.

O movimento operário era dirigido basicamente por anarcossindicalistas, que rejeitavam a ação parlamentar e repudiavam os partidos políticos; eram antimilitaristas e anticlericalistas. Para eles, "o meio empregado para a derrubada do regime capitalista é o sindicato; o método, a ação direta: sabotagem, boicote, greves parciais e a insurreição pela greve geral" (Mendonça, 1990, p. 17). Os anarcossindicalistas consideravam de suma importância a circulação das informações e, uma das características desse período, foi o grande número de informativos, jornais e publicações operárias criados, de cunho informativo, formador e doutrinário.

Alguns autores analisam esse período (que varia da última década do século 19, à segunda do século 20), como o período de resistência do movimento operário brasileiro, um período de grande efervescência e agitação social, caracterizado justamente por um esforço para resistir ao capitalismo emergente no Brasil (Rodrigues, 1968). A importância desse período reside no fato de que, pela primeira vez na nossa história, novas forças sociais participariam do embate político mais efetivamente, criando novas necessidades sociais, às quais o Estado tentaria responder, especialmente a partir da década de 1920.

A partir da intensa movimentação operária das primeiras décadas do século 20, o Estado, a seu modo, tentaria resolver alguns dos problemas colocados, fosse esboçando o embrião de políticas públicas, fosse assumindo sua faceta autoritária e excludente, fosse ainda conjugando esses dois fatores.

A legislação sindical no país começou a ser instituída em 1903, pelo Decreto-Lei 979, de 6 de janeiro, e tratou da criação dos sindicatos (Ribeiro, 1952), apesar de ser revista em 1926. Em 1921, foi criada uma lei de expulsão dos imigrantes envolvidos em ações consideradas subversivas. Em 1926, a reforma da Constituição brasileira deu ao Congresso competência para legislar sobre o trabalho. E, em 1923, foram instituídas as Caixas de Aposentadoria e Pensões (CAPs), que estipulavam

> "(...) a criação obrigatória, em cada companhia ferroviária, de um fundo de aposentadoria e pensões (...), com o financiamento tripartite: os empregados contribuíam com um percentual sobre seus vencimentos, (...) o empregador com um percentual da renda bruta anual da empresa (...), e (o Estado) com os recursos provenientes de uma taxa adicional sobre os serviços prestados pelas empresas a que as caixas pertenciam" (Cohn, 1980, p. 1980).

Essa lei, chamada de Lei Elói Chaves, estabeleceu, também, a prestação de serviços médicos aos filiados às caixas e, gradativamente, foi estendida a outros trabalhadores. Ela representa o embrião da previdência social no Brasil.

As leis acima, anteriormente, independentemente de terem ou não sido aplicadas, evidenciam a gestação de mudanças qualitativas na relação Estado × sociedade, inerentes ao processo de industrialização e à participação de novos grupos sociais no jogo político.

Nesse contexto, situa-se, também, a criação do Departamento Nacional de Saúde Pública em 1923, que une em um aparelho estatal as questões de saúde que eram tratadas separadamente, como a organização do espaço urbano e rural, a fiscalização de alimentos e bebidas, a intervenção nas endemias rurais, a regulamentação sobre o trabalho da mulher e da criança etc. Para Costa,

> "A criação do Departamento Nacional de Saúde Pública seria assim consequência desses movimentos que marcaram a sociedade brasileira em fins da década de 1910. Através do Departamento Nacional de Saúde Pública, as classes dirigentes objetivaram enquadrar, em um único aparelho de estado, determinadas questões sociais e sanitárias que a ordem republicana compreendera, ou através de experiências isoladas, ou simplesmente em questão policial" (Costa, 1985, p. 12).

Mas a instituição de políticas públicas não pode ser associada somente a questões internas à nossa sociedade. A economia brasileira agroexportadora fez com que as ações governamentais objetivassem a manutenção das relações comerciais internacionais e, para que isso ocorresse, eram necessárias as mínimas condições de saúde pública nos locais de escoamento da produção. A implementação de algumas políticas públicas nesse período tinha como objetivo implícito a criação das condições mais gerais de acumulação e reprodução de capital inerentes às sociedades capitalistas em geral e, às necessidades colocadas pelo modelo econômico agroexportador e pela crescente intervenção internacional na sociedade brasileira.

A interferência de outros países na sociedade brasileira transformou-se após a Primeira Guerra Mundial, onde o predomínio econômico passa da Grã-Bretanha para os Estados Unidos da América. Muda o país dominante e a natureza da presença estrangeira.

> "Os capitais ingleses destinavam-se preferencialmente ao setor terciário (estradas de ferro, companhias de seguro etc.) ou eram emprestados aos governos. Os capitais norte-americanos majoritariamente são aplicados em atividades produtivas, quer no setor secundário, quer no setor primário" (Junior, 1976, p. 115).

Para termos uma ideia, de 1912 a 1929, são instaladas no Brasil 32 empresas norte-americanas.

A dominação econômica, para ser mais eficiente, deve estar acompanhada da dominação política e ideológica. Nesse sentido, analisamos a entrada e o grande interesse que o nosso país suscitou em uma das instituições responsáveis pela institucionalização da Enfermagem moderna no Brasil, a Fundação Rockefeller, cujas ações acompanharam a penetração do capital americano na economia brasileira, servindo como suporte político e ideológico, "como mecanismo de criação de condições institucionais favoráveis aos investimentos e empresas americanas em uma etapa de feroz competição imperialista" (Costa, 1985, p. 119).

A institucionalização da Enfermagem moderna no Brasil ocorreu paralelamente à criação das condições gerais de reprodução do capital, no momento em que se inicia na sociedade a participação mais efetiva de novas forças sociais (proletariado e burguesia industrial) e, em que o Estado incorpora e responde, a seu modo, as demandas sociais ocasionadas pela participação dessas novas forças. Desse modo, pode ser associada ao avanço da divisão social do trabalho, vinculada à efetivação do trabalho assalariado e à transformação da relação Estado × Sociedade daí decorrente.

Por outro lado, a Enfermagem fundada em moldes norte-americanos, veio acompanhada da intensificação dos investimentos econômicos daquele país sobre o nosso, e foi intermediada pela Fundação Rockefeller, instituição cujos objetivos intervencionistas já foram explicitados e analisados em outros estudos.

Como podemos perceber na cláusula 14^a do contrato firmado entre o Departamento Nacional de Saúde Pública e Fundação Rockefeller em 1926, há a tentativa de que a Enfermagem moderna se consolide no país: "obriga-se o departamento a empregar toda a sua influência para conseguir a criação de uma lei federal estabelecendo determinadas exigências para a profissão de enfermeira, como já existem para as de médico, farmacêutico, dentista, parteira etc". (Escola de Enfermagem Anna Nery, 1926). Essas exigências seriam estipuladas pela Superintendência de Enfermagem do Departamento Nacional de Saúde Pública (DNSP), cuja chefia era exercida por enfermeira pertencente à delegação norte-americana. Era também de responsabilidade dessa superintendência, a implementação e fiscalização da Escola de Enfermeiras recém-criada no então Distrito Federal, a futura escola-padrão para o ensino superior de Enfermagem.

Sem dúvida nenhuma, a Enfermagem moderna diferenciava-se da já existente no país, e caracterizava-se por:

> "1. Uma grande preocupação com a conduta pessoal das alunas, traduzível em exigências expressas quanto à postura física, maneiras de trajar e de se comportar; 2. a recomendação para que as escolas fossem dirigidas por enfermeiras e não por médicos; 3. a exigência de ensino teórico sistematizado e de autonomia financeira e pedagógica" (Silva, 1986, p. 102).

Além disso, havia também

> "A exigência do diploma de normalista às candidatas (embora possibilitasse a admissão das que, mesmo sem este diploma, provassem capacitação) e pela obrigatoriedade do estágio de 8 horas diárias no Hospital São Francisco de Assis (*ibidem*).

Sem querer minimizar essas inovações colocadas pelo advento da Enfermagem moderna em nosso país, chamamos a atenção para outra característica inerente a essa Enfermagem, a criação de uma entidade organizativa, com a tarefa de representar os interesses de seus profissionais e de fiscalizar o exercício da profissão, a então denominada Associação Nacional de Enfermeiras Diplomadas, cuja primeira tentativa de criação ocorreria em 1925, sendo concretizada efetivamente no ano seguinte.

Essa não foi uma particularidade da Enfermagem moderna brasileira. Nos países onde havia a hegemonia da Enfermagem moderna, o fenômeno da criação de entidades organizativas se repetia (respeitados, é claro, as especificidades nacionais). Tanto é que no início do século 20 já havia sido criado o Conselho Internacional de Enfermeiras, que congregava associações de enfermeiras de diversos países, especialmente Inglaterra e Estados Unidos, fato que pode ser associado ao de que a Enfermagem moderna nesses países tenha surgido há mais tempo.

Em outras palavras: a implantação da Enfermagem moderna no Brasil deu-se como prática profissional, por um novo modelo de exercício da profissão de Enfermagem pautado nos princípios nightingaleanos, com um órgão formador voltado a essa nova prática, a criação de uma Escola de Enfermagem que deveria servir de padrão para a formação dos futuros enfermeiros e, com uma entidade que representasse os interesses da nova profissão e fiscalizasse o seu exercício, a Associação Nacional de Enfermeiras Diplomadas.

A esse respeito, Carvalho (1976) afirma que após a formatura da primeira turma da Escola de Enfermeiras, em 1925, houve a tentativa de se organizar uma associação de enfermeiras, semelhantes às associações de antigas alunas existentes nos Estados Unidos.

Essa concepção sobre os aspectos importantes formadores de uma profissão foi bem fotografada por Carvalho, quando esta mostra que uma integrante da delegação americana de 1925 no Brasil, Lilian Clayton, costumava afirmar que para uma profissão se desenvolver e progredir, precisava ter uma associação e uma revista.

Isso nos leva a constatar que o processo de hegemonização da Enfermagem moderna no Brasil se deu fundado em três aspectos: a prática profissional, a formação dos profissionais e o controle de qualidade do exercício profissional, sendo todos eles transplantados da Enfermagem vigente nos Estados Unidos da América nessa época, processo que passamos a analisar.

Após o relatório da enfermeira norte-americana (Ethel Parsons) sobre a Enfermagem no Brasil, realizado em 1921, veio dos Estados Unidos uma delegação de enfermeiras com os objetivos de criar uma escola de enfermeiras e instituir o serviço de Enfermagem nos aparelhos governamentais. Esse serviço possuía o *status* de superintendência, estando subordinado somente ao diretor do DNSP, então o Doutor Carlos Chagas. A escola de Enfermagem a ser criada estaria também subordinada à superintendência de Enfermagem. Essa delegação de enfermeiras dividiu-se entre a escola e o serviço, cabendo a chefia da superintendência à enfermeira Ethel Parsons.

Na medida em que as alunas da escola foram sendo formadas, algumas passaram a trabalhar no DNSP e outras conseguiram bolsas de estudos para se aperfeiçoarem nos Estados Unidos.

A concretização da criação de uma associação de ex-alunas aconteceu em 1926, com uma diretoria provisória que atuaria até 1927, quando então foi eleita a primeira diretoria, cuja presidente permaneceria até 1938. A presidente eleita, Edith Fraenkel, foi também assessora de Ethel Parsons na Superintendência de Enfermagem do DNSP de 1928 a 1930 e superintendente de 1930 a 1940, acumulando, no período 1930 a 1938, os cargos de superintendente de Enfermagem do DNSP e presidente da Associação Nacional de Enfermeiras Diplomadas. Esse fato, por si só, já coloca a proximidade da entidade associativa de Enfermagem ao poder gerado pelo aparelho de Estado, reforçando a visão de que a Enfermagem moderna foi implantada no nosso país abarcando os aspectos prático-profissionais, formadores e associativos fiscalizadores. Abriu, ainda, a possibilidade de que as reivindicações dessa associação fossem atendidas mais facilmente pelo governo, dada a estreita relação existente entre a associação e os aparatos governamentais.

Nesse período, a principal questão colocada para as pessoas envolvidas no processo de implantação da Enfermagem no Brasil era a hegemonia da Enfermagem moderna, calcada nos moldes já citados, com a interferência direta das enfermeiras norte-americanas, como podemos apreender pelo ofício enviado por Ethel Parsons à presidente provisória dessa associação em janeiro de 1926, no qual a superintendente de Enfermagem do DNSP sugeria algumas mudanças no estatuto da associação.

A tentativa de hegemonia da Enfermagem moderna explicitou-se por seu primeiro estatuto, que admitiam como sócias da entidade somente as enfermeiras diplomadas pela Escola de Enfermeiras do DNSP e na luta desenvolvida para a regulamentação do exercício profissional antes de 1931, em que a presidente da Associação Edith Fraenkel, tentava defender as verdadeiras das supostas enfermeiras, as primeiras, nessa época, representadas somente pelas diplomadas da Escola Anna Nery" (Carvalho, 1976).

Percebemos, ainda, esse fato pelo estatuto aprovado em 1929 que diz nos itens c e d do artigo 2º: cabe à Associação:

> "c) manter uma profícua vigilância contra supostas enfermeiras, defendendo a classe de acusações tendenciosas. d) promover a votação e sanção de leis, regulamentando a profissão de enfermeira" (Carvalho, 1976, p. 175).

Reforçamos que a Associação de Enfermeiras Diplomadas nasceu com a Enfermagem moderna e fez parte do processo de hegemonia da Enfermagem moderna fundada nos modelos nightingaleano inglês e norte-americano. Foi implantada seguindo a realidade vigente nos Estados Unidos e isso ocasionou uma série de paradoxos inerentes à origem da Enfermagem moderna brasileira, que, para Silva, fundamentam-se no seguinte:

> "Em primeiro lugar buscou-se atingir o objetivo de atender a problemas imediatos de saúde pública de país pobre implantando-se um modelo de escolarização de país rico. Em segundo lugar, (...) o escopo primordial da fundação das primeiras escolas de Enfermagem dos Estados Unidos foi o atendimento, a baixo custo, da demanda de mão de obra de instituições hospitalares privadas, enquanto que no Brasil, a sua finalidade básica foi responder a interesses governamentais. Finalmente, (...) é paradoxal o tempo dependido pelas alunas no estágio hospitalar" (Silva, 1985, p. 86).

É também paradoxal o papel desempenhado pela entidade associativa, a Associação Nacional de Enfermeiras Diplomadas, que trouxe em sua essência o corporativismo e a intensificação da divisão do trabalho em Enfermagem, separando as verdadeiras enfermeiras das falsas enfermeiras, as profissionais das ocupacionais. Trouxe, ainda, em seu bojo a aliança da Enfermagem moderna no Brasil com as classes dominantes, o que podemos aprender pela análise da origem da Enfermagem moderna e de sua entidade associativa. E, como afirma Carvalho (1976), os enfermeiros começaram a participar da resolução dos problemas profissionais afetos aos ministérios logo depois da instalação definitiva da Enfermagem no Brasil como profissão de elevado padrão técnico.

Enquanto a Enfermagem representada pela Escola Anna Nery tentava consolidar-se como a mais científica, alguns profissionais de Enfermagem, não formados pela escola acima citada, tentavam organizar-se em entidades que defendessem e representassem seus interesses.

Esse foi o caso dos enfermeiros que trabalhavam na Marinha Mercante. A Associação dos Enfermeiros da Marinha Mercante foi fundada em 1929, e 3 anos mais tarde transformou-se no Sindicato Nacional dos Enfermeiros da Marinha Mercante. Os enfermeiros da Marinha Mercante

> "(...) eram contratados e embarcados pelo Serviço de Saúde dos Portos, para dar assistência às tripulações dos navios mercantes, que em decorrência da alimentação, trabalho estafante e longas travessias, eram acometidos de vários tipos de doenças, tais como: desnutrição, tuberculose, doenças venéreas etc. Na tentativa de solucionar estes problemas, o Ministério da Saúde determinou ao Serviço Nacional de Saúde dos Portos que contratasse enfermeiros para atender o pessoal de bordo, surgindo daí uma associação, que mais tarde se transformaria no Sindicato Nacional dos Enfermeiros da Marinha Mercante" (SNEMM, 1945, p. 2).

A organização dos enfermeiros da Marinha Mercante nunca se envolveu diretamente nas lutas específicas da Enfermagem, atuando sempre ao lado dos sindicatos de trabalhadores dos portos. Mesmo assim, travou lutas importantíssimas e muito contribuiu para a organização sindical dos portuários e dos trabalhadores em geral.

Outro aspecto interessante com relação a esse sindicato diz respeito à sua estrutura organizacional. Esse sindicato aceitava como filiados todos os profissionais que desenvolvessem ações de Enfermagem na Marinha Mercante, fossem ou não formados por escolas oficiais. Contrariou a tendência então nascente na Enfermagem de as organizações associativas e trabalhistas reproduzirem a luta interna entre as subcategorias de Enfermagem existentes na época (enfermeiro-padrão formado na Escola Anna Néry, enfermeiro prático, enfermeiro formado em outras escolas), concretizada nos nossos dias pela existência de várias entidades associativas e sindicais – UNATE, ABEn, SINDICATO, Federação dos Enfermeiros etc.

Resumindo: pudemos ver até aqui duas entidades da Enfermagem que foram criadas na década de 1920. Uma associação representante de uma Enfermagem totalmente inserida na racionalidade da medicina moderna, e isso quer dizer, fundada na divisão do trabalho aparentemente explicitada entre trabalho manual e trabalho intelectual, cuja luta principal era a busca da hegemonia no seio da equipe de Enfermagem e da sociedade. E, um sindicato corporativo, colado ao movimento sindical existente, em que a preocupação central dirigia-se às condições de trabalho.

Entre os dois, vemos que o sindicato é o único que mantém a unidade dos trabalhadores da Enfermagem frente ao patronato e por isso afirmamos que o mesmo teria mais condições de realizar um movimento transformador na Enfermagem. Porém, isto não ocorreu e foi a primeira entidade (Associação) aquela que se tornaria hegemônica.

2º Período: de 1930 a 1955 – Consolidação da Enfermagem Moderna

Esse período histórico pode ser caracterizado, **grosso modo**, como aquele de consolidação da Enfermagem moderna em nosso país. Por ser um período muito rico da nossa história, subdividimo-lo em três subperíodos que correspondem, respectivamente, aos três governos de Getúlio Dornelles Vargas, ou seja: 1930 a 1937; 1937 a 1945; 1945 a 1955.

Anos de 1930 a 1937

O ano de 1930 marca um momento de ruptura nas relações sociais e econômicas de nosso país, explicitada pela ascensão ao poder federal de Getúlio Dornelles Vargas, candidato derrotado nas eleições presidenciais havidas pouco antes, e que ascendeu ao cargo de presidente da República via golpe. A partir dessa mudança no poder político, uma série de desdobramentos ocorreu, transformando, estruturalmente, as relações travadas entre o Estado e a sociedade civil brasileira. Como afirma Mendonça, no período imediatamente posterior a 1930,

> "(...) estavam em gestação uma modificação na própria estrutura e forma de atuação do Estado, cujos produtos viriam a ser não apenas a superação das formas tradicionais de expressão política dos interesses de classe, como também a alteração no próprio processo de reprodução das classes, inscrito na ossatura do Estado" (In: Linhares, 1990, p. 56).

A entrada em cena de novos atores sociais (proletariado e burguesia industrial incipientes), a crise da economia agroexportadora (e, consequentemente, das oligarquias rurais), originou no período de 1930 a 1937 um vazio de poder, permitindo ao Estado uma relativa margem de autonomia, já que nenhuma das frações de classe envolvidas conseguiu tornar-se hegemônica nesse processo. A ação do Estado, nesse período, caminhou paulatinamente na direção da centralização e nacionalização dos instrumentos de controle e decisão (Mendonça, *In*: Linhares, 1990, p. 56).

Tentemos ver um pouco mais de perto esse caminho, enfocando-o sob os aspectos que nos interessam para o andamento de nosso estudo, o das políticas sociais implementadas, as políticas trabalhistas e a inserção e atuação das entidades representativas da Enfermagem.

A formação de uma política social mais sistematizada e centralizada é de fácil constatação. Em 1930, são criados o Ministério da Educação e Saúde e o Ministério do Trabalho, Indústria e Comércio. Há entre esses dois ministérios estreita relação, dada não somente pelo fato de terem sido criados simultaneamente, como também na concretização das políticas adotadas por ambos. Políticas que se mesclam e ocorrem nos mesmos locais, visando atingir os mesmos indivíduos e classes sociais, servindo, momentaneamente, como instrumento de coerção e cooptação das classes subalternas. O sistema trabalhista brasileiro é fruto desse período. Para Cohn:

> "Essa interdependência da legislação trabalhista, da organização sindical, e da organização previdenciária é fundamental, pois não se processa somente no nível da organização e do entrelaçamento que a política estatal do período iniciado em 30 engendrou, mas também no da própria atuação, no caso específico dos sindicatos e das instituições previdenciárias. Sindicatos mais atuantes estão estreitamente relacionados com uma melhor cobertura previdenciária, e vice-versa. E, assim sendo, previdência social passa também a ser elemento de mobilização política" (Cohn, 1982, p. 118).

Uma das principais facetas das transformações ocorridas a partir de 1930 nas relações travadas entre o Estado e a Sociedade civil é exatamente essa capacidade que o aparato estatal adquiriu de atuar de forma mais global, sistemática e entrelaçada, em que este, ao mesmo tempo em que acenava na direção de atender a algumas reivindicações das classes trabalhadoras, tornava essa concepção de direitos sociais e trabalhistas instrumentos de controle e cooptação delas. Vejamos:

O Ministério do Trabalho, Indústria e Comércio, criado em 1930, a princípio simplesmente agrupou instituições já existentes no governo anterior (Secretaria da Agricultura, Indústria e Comércio, Secretaria da Fazenda, Secretaria da Viação e Obras Públicas, Secretaria das Relações Exteriores). Para o então ministro do Trabalho (Lindolfo Color), "a criação do Ministério do Trabalho veio substituir o antigo conceito de luta de classes pelo conceito novo, orgânico, construtor, humano e justo, de cooperação entre as classes" (Oliveira, 1987, p. 7). Também, o Ministério da Educação e Saúde, criado em 1930, era composto por um Departamento Nacional da Educação e um Departamento Nacional da Saúde. Para Braga e Paula "é possível afirmar que a partir de 1930 emerge e toma forma uma política nacional de saúde e, mais precisamente, instalam-se os aparelhos necessários à sua efetivação" (Braga e Paula, 1985, p. 116).

Tanto o Ministério do Trabalho quanto o da Saúde, recém-criados, adotam e fazem parte da política geral implementada pelo governo Vargas, de centralização, quebrando a excessiva federalização existente no país, aliada à cooptação e ao controle das classes subalternas. Porém, como já vimos no item que trata do período composto pelas primeiras décadas desse século, a implementação de políticas sociais foi também uma tentativa de resposta governamental aos movimentos sociais existentes nas décadas anteriores.

É assim que, já em 1931, é elaborado e sancionado o Decreto-Lei que rege a organização sindical no país. Este decreto (19.770) tentava "incorporar o sindicalismo no Estado e nas leis da República" (Costa, 1985, p. 119), onde "os sindicatos, ou associações de classe, seriam os para-choques dessas tendências antagônicas entre capital e trabalho" (*ibidem*). A partir dele, havia normas legais a serem respeitadas para a criação de sindicatos, definidos como "órgãos de colaboração com o poder público" (*ibidem*).

Apesar de essa legislação não ser obrigatória, na prática, para que um sindicato pudesse pleitear o atendimento às reivindicações de sua categoria, ele deveria ser legalizado, sujeitando-se, então, às normas exigidas pela lei. Além disso, o governo criou mecanismos de cooptação dos trabalhadores, inserindo-os dentro de aparelhos governamentais de fiscalização das relações capital × trabalho, ao mesmo tempo em que editava leis fundamentais para estes (como as 48 horas semanais de trabalho, proteção ao trabalho da mulher, licença-maternidade etc.) e só permitia a reivindicação do cumprimento dessas leis pelos sindicatos legais e oficiais.

Oliveira mostra que,

> "De acordo com a legislação vigente, montou-se uma estrutura administrativa de comando piramidal, na qual o sindicato incorporava-se como organismo de base, passando pelas federações e pelas confederações, até chegar ao Ministério, o qual detinha uma posição de vértice. Nesta estrutura, a entidade representativa dos trabalhadores perdia sua autonomia e passava a caracterizar-se simplesmente como mais uma agência do Ministério de Trabalho. Os sindicatos (...) tinham a incumbência de fiscalizar a aplicação da legislação do trabalho, compor os órgãos da justiça e intermediar a aplicação dos dispositivos intermediários. Além disso os funcionários do ministério, sejam delegados, ou outros representantes, viviam no desempenho de suas funções cotidianas, no interior dos sindicatos como se fossem membros da diretoria dos mesmos" (1987, p. 12).

As mudanças instituídas no movimento sindical foram tão profundas que mereceriam um estudo à parte, assim, visto não ser o principal objetivo de nosso estudo, apenas citamos algumas delas para demonstrar como o Estado passou a controlar o movimento operário. Tanto é que o período de 1930 a 1945 é denominado por Rodrigues (1968) como o de controle do movimento sindical, consolidado em 1934 com a edição de uma nova lei sindical e de uma nova Constituição, em que o movimento sindical, então controlado pelo Estado, voltou-se, predominantemente, à luta para implementação de benefícios legais já concedidos. Mudou o eixo de atuação das organizações trabalhistas, que deixaram de lutar por reivindicações próprias, para centrar-se na fiscalização e cooperação com o poder público para a implementação de benefícios legais.

Se pudéssemos sintetizar as transformações ocorridas no movimento sindical desse período, diríamos que os sindicatos, antes donos de um espaço próprio de atuação, ditado por suas necessidades e vontades, passaram à atuação circunscrita ao espaço oficial e legal, em que os mesmos tiveram, não somente sua estrutura funcional delimitada, mas também os objetivos de sua própria organização trabalhista, que passou a reivindicar e fiscalizar sobre benefícios já concedidos pelo Governo, tornando-se um órgão de colaboração de classes.

O caminho trilhado na direção do controle e cooptação do movimento sindical brasileiro encontrou resistências no seio das organizações já existentes. Os anarcossindicalistas, corrente até então majoritária no movimento, resistiram ferrenhamente a tal intervenção estatal. Igualmente o fizeram os comunistas e trotskistas. Koval (1978) nos mostra que em 1931 e 1932 foram realizadas mais de 224 grandes greves, envolvendo em torno de 221.500 trabalhadores, e que a maioria delas reivindicava:

> "Aumento de salários na base de 30%; observância de 8 horas de trabalho; pagamento igual por trabalho igual; redução dos preços; revogação da lei de sindicalização; respeito à liberdade dos sindicatos e da imprensa operária; libertação de todos os presos políticos etc."
> (Koval, 1978, p. 178).

Mesmo assim, o movimento não foi capaz de hegemonizar esse processo e teve um descenso. Sua atividade foi bem menor do que a vista na década anterior. A sociedade civil ensaiou tentativas de traçar novos rumos políticos e sociais, o que culminou com a criação da Aliança Nacional Libertadora, composta pela

> "(...) liga anti-imperialista, o Comitê Popular de Investigação, (...) os tenentistas revolucionários, algumas uniões de camponeses, organizações progressistas juvenis e femininas, parte do Partido Socialista e grupos estudantis democráticos. (...) A Federação dos Marinheiros e a Federação Nacional dos Ferroviários" (Koval, 1978, p. 179).

A Aliança Nacional Libertadora possuía mais de 1.100 núcleos que atuavam em 17 estados. Reuniu mais de 1.500.000 ativistas. Combatia o fascismo e era contra o pagamento da dívida externa. Defendia a nacionalização da economia, a proteção aos pequenos e médios proprietários e lavradores e a reforma agrária, as liberdades políticas. Pregava a constituição de um governo popular. Foi sangrentamente reprimida e fechada quatro meses após sua criação. Em apenas 2 meses foram presas mais de 17.000 pessoas, algumas destas torturadas até a morte. A partir daí o movimento popular entra em uma fase extremamente complicada.

Também houve, alguns benefícios concedidos pelo governo nesse período: 48 horas semanais de trabalho e um dia de descanso semanal para os trabalhadores do comércio e da indústria; salários iguais para trabalhos iguais; licença maternidade; criação do Departamento Nacional do Trabalho e, logo após, do Conselho Nacional do Trabalho, composto paritariamente por representantes dos patrões, dos operários e do Ministério do Trabalho; direito de voto às mulheres, entre outros. Tais benefícios são frutos das lutas desenvolvidas pelas organizações da sociedade civil durante a década, às quais o Estado interpretou e respondeu a seu modo.

Com relação às políticas de saúde, o caminho trilhado é muito semelhante; o aparelho estatal atuou de modo sistemático e centralizado na tentativa de responder às demandas sociais de modo coerente ao novo pensamento reinante no seio do aparato estatal.

Assim é que de 1933 a 1936 são criados Institutos de Aposentadoria e Pensões dos Marítimos, Bancários, Comerciários e Industriários. Em 1935 são reiniciadas as campanhas sanitárias interrompidas desde 1930. E, em 1937, consolidando parte do poder central, os Departamentos Estaduais de Saúde dos estados de fraco poder político e econômico são transferidos para a alçada do Departamento Nacional de Saúde e Assistência Médico-social, criado em 1934 para substituir o Departamento Nacional de Saúde.

Esse período de 1930 a 1937 foi, também, caracterizado por diversas revoltas ocorridas na sociedade civil, sendo a mais proeminente a Revolução Constitucionalista de 1932, em São Paulo. Houve, ainda, em 1934, a promulgação de uma Constituição.

Mendonça (*In*: Linhares, 1990, p. 77) define esses anos "como de crise política aberta, onde nenhuma das frações de classe envolvidas logrou tornar-se hegemônica em sucessão à burguesia cafeeira e, que "por extensão, a ação estatal far-se-ia de modo contraditório, como que respondendo, concomitantemente, à multiplicidade das demandas em pugna". Tal definição só ocorreria em 1937, com o advento da ditadura do Estado Novo.

Aparentemente, a Enfermagem passou esse período alheia a esses fatos. Aparentemente porque, infelizmente, muitos documentos sobre a Enfermagem elaborados à época em questão desapareceram (como o caso do livro de atas nº 1 da ABEn e o livro de atas nº 1 do Sindicato Nacional do Enfermeiros Marítimos), ou foram destruídos (como o caso de todos os documentos do Sindicato dos Enfermeiros Terrestres), tornando a análise relativa a esses tempos extremamente difícil. Mesmo assim, tentemos.

Em 1931, foi sancionado o Decreto 20.109, que instituiu a Escola Anna Nery como escola-padrão e de referência nacional para a formação de enfermeiros. Não se tem registro sobre qual foi a atuação concreta da entidade representativa dos enfermeiros diplomados para que tal decreto fosse elaborado e sancionado, a não ser em texto divulgado pela Revista da Associação Nacional das Enfermeiras Diplomadas Brasileiras em outubro de 1934, que afirma:

> "O fato de maior alcance futuro, em 1931, foi a assinatura pelo chefe do Governo Provisório de um decreto oficializando a Escola de Enfermeiras Anna Nery (...) e tornando-a escola-padrão; definindo as condições indispensáveis a escolas de Enfermagem para poderem expedir diplomas que sejam reconhecidos pelo governo; providenciando sobre a fiscalização de tais escolas; restringindo desse modo o uso do título de enfermeira diplomada. (...) Há muito se reconhecia a necessidade desta medida para a nova profissão e, logo após a formatura da primeira classe, em 1925, foram envidados esforços procurando obter leis federais regularizando o registro dos diplomas das enfermeiras. Essas tentativas foram repetidas inúmeras vezes, sendo finalmente o presente decreto aprovado pelo Ministro de Educação e Saúde Pública, e assinado pelo Chefe de Governo Provisório em 15 de junho de 1931" (ABED, 1935).

Tal artigo não permite a constatação e definição sobre qual foi a atuação dessa entidade. Mas Carvalho diz que:

> "Neste decreto já se tornava visível o papel que a associação de classe iria representar daí por diante, principalmente pela Comissão de Educação, tanto em termos de cooperação solicitada com o MES (Ministério da Educação e Saúde), como em termos de persistentes esforços para conseguir o que considerava necessário ao desenvolvimento da profissão" (1976, p. 120).

Sem desconsiderarmos tal afirmação, pensamos que a elaboração e sancionamento desse decreto teve também outros determinantes. Entre eles, evidenciamos: (a) a proximidade da Associação Nacional de Enfermeiras Diplomadas Brasileiras com o poder federal, dada especialmente pelo fato de a mesma pessoa (Edith Fraenkel) ocupar, simultaneamente, os cargos de presidente desta entidade e chefe da Superintendência de Enfermagem do

Departamento Nacional de Saúde, (b) o contrato travado entre a Fundação Rockefeller e o Departamento Nacional de Saúde Pública em 1926, cuja cláusula 14 afirma:

> "Obriga-se o Departamento a empregar toda a sua influência para conseguir a criação de uma lei federal estabelecendo determinadas exigências para a profissão de enfermeira, como já existem para as de médico, farmacêutico, dentista, parteira etc." (Carvalho, 1976, p. 120).

(c) a tendência recém-inaugurada de centralização progressiva dos aparelhos estatais. Tal fato ocorreu ao nível das políticas sociais e econômicas implementadas, inclusive as de saúde e educação. A despeito das especificidades regionais (culturais, econômicas, sociais etc.), neste caso relacionadas com a formação profissional, o Governo Vargas estabeleceu paulatinamente a unificação nacional. Veremos que essa tendência – relativa à questão educacional – se acentuará e culminará, em 1942, com a regulamentação do ensino secundário no país.

Além disso, uma das características do governo da época era a de tentar atender concomitantemente às diversas demandas sociais, desde que elas não rompessem com os limites considerados de normalidade social. Tanto é que, um ano após a promulgação desse decreto, outros aparentemente contraditórios a ele foram também sancionados, estabelecendo uma grande confusão na Enfermagem e, na prática, concedendo a enfermeiros não formados pela Escola Anna Nery os mesmos direitos de exercício da profissão, inclusive abolindo algumas escolas de enfermeiros da fiscalização do Ministério da Educação e do respeito às normas estabelecidas para a escola-padrão de enfermeiros.

Ainda assim, não podemos negar a importância da entidade representativa dos enfermeiros diplomados pela escola-padrão. Consideramos, porém, que esta residia, predominantemente, a uma atuação interna, voltada aos enfermeiros diplomados e visava criar uma conduta homogênea entre seus profissionais, necessária porque a profissão recém-instituída competia com outras cujo exercício profissional era muito parecido.

Pudemos constatar tal questão em texto publicado na Revista Annaes de Enfermagem, de dezembro de 1933, que instituía os "10 mandamentos da enfermagem". Segundo o texto, a enfermeira deve ter consciência, ser leal para com todos e com a instituição, ser obediente e seguir as regras, e acatar, sem discutir, as ordens dadas. Deve ser alegre, bem-disposta, pontual, paciente, bem-humorada, cuidar de seu modo de andar, vestir e se comportar.

Em 1933, foi criado o Sindicato dos Enfermeiros Terrestres, entidade corporativa dos enfermeiros, diplomados ou não, que estavam exercendo a profissão. Todos os documentos desse sindicato foram destruídos por decisão da sua diretoria e, consequentemente, as considerações que traçaremos sobre a entidade são fruto de dados colhidos indiretamente e em entrevistas realizadas com membros de sua diretoria. Criado por enfermeiros não diplomados, e estruturado segundo a legislação sindical do Governo Vargas, foi denominado de Sindicato dos Enfermeiros Terrestres em razão da existência do Sindicato dos Enfermeiros Marítimos.

Conforme sua denominação nos mostra, a ele caberia representar em questões trabalhistas todos os enfermeiros, diplomados ou não, que exercessem atividades fora do serviço público. Isso significa que ele foi fundado para defender corporativamente os interesses da equipe da Enfermagem. Mas não podemos esquecer que a Enfermagem fundada na divisão hierárquica do trabalho (moderna), era ainda incipiente. Predominava aquela tida como tradicional, cujo processo de trabalho possuía características próprias, diferentes do atual, em que todos eram enfermeiros. Nada mais justo que um sindicato congregasse a todos.

Paralelamente, iniciou-se, nessa época, na especificidade associativo-trabalhista, o conflito entre os agentes de Enfermagem, representado, de um lado pelos enfermeiros práticos e o seu sindicato e, de outro, pelos enfermeiros diplomados e sua associação. O que estava em jogo nesse conflito era a direção intelectual e moral da Enfermagem, sua hegemonia.

Assim foi que a atuação do Sindicato dos Enfermeiros Terrestres esbarrou nos interesses da Associação Nacional de Enfermeiras Diplomadas Brasileiras, que não aceitavam que profissionais não formados em escolas-padrão estivessem no mesmo nível hierárquico, ou tivessem os mesmos direitos de suas representadas. A esse respeito, é interessante analisarmos artigo publicado na Revista Annaes de Enfermagem cujo texto diz:

> "Um de nossos maiores perigos é de consentir que a profissão venha a ser explorada pelas necessidades econômicas. Se permitirmos que os hospitais abram escolas de Enfermagem com o objetivo de obter um processo barato de assistência aos doentes internados, ou se nos permitirmos trabalhar em instituições, onde pessoas de instrução deficiente tenham remuneração equivalente, forçosamente auxiliaremos a escravização da profissão e a exploração econômica, ao mesmo tempo que criamos tal empecilho ao seu desenvolvimento, que serão precisas muitas gerações para vencê-lo" (ABED, 1935).

A luta da Associação das Enfermeiras Diplomadas, ao mesmo tempo em que se voltava à criação de uma moral homogênea sobre a profissão entre suas associadas (e que posteriormente se estendeu à sociedade), dirigia-se também à busca da hegemonia da Enfermagem moderna sobre a tradicional. E, para que tais objetivos fossem alcançados, era necessário, além de uma conduta coerente e homogênea de seus profissionais, a destruição dos adversários, nesse momento representados pelo Sindicato dos Enfermeiros Terrestres. Tal fato ocorreria com a diferenciação entre os enfermeiros diplomados e aqueles tradicionais. Os primeiros autodenominando-se incorporadores de uma assistência científica e, portanto, mais nobre e elevada do que a prestada pelos últimos.

A conduta da Associação das Enfermeiras Diplomadas pode ser vista por meio do seguinte texto, também da Annaes de Enfermagem:

> "Examinando o estatuto constato que o fim principal da organização da Associação Nacional de Enfermeiras Diplomadas Brasileiras é o de elevar o padrão da profissão e também: a) trabalhar incessantemente pelo progresso da educação de enfermeiras e pelo estabelecimento de escolas de Enfermagem que tenham os mesmos requisitos da Escola Oficial do Governo Federal; b) incitar o espírito de união e de cooperação entre as enfermeiras diplomadas; c) manter profícua vigilância contra suposta enfermeiras, defendendo a classe de acusações tendenciosas; d) promover a votação e sanção de leis regulamentando a profissão de enfermeiras."

O inverso também vale, quer dizer, também o Sindicato dos Enfermeiros Terrestres visava a destruição da outra Enfermagem e sua sobrevivência e hegemonia.

Esse foi o início dos conflitos explicitados entre as duas entidades, conflitos que permanecem até os nossos dias e que, apesar de assumirem facetas diferenciadas no decorrer dos anos, na sua globalidade são uma das expressões dos conflitos cristalizados nas relações travadas cotidianamente durante a concretização do processo de trabalho.

Paralelamente à divisão do trabalho em Enfermagem, ocorre a divisão das suas entidades representativas. Na medida em que foram sendo criadas as subcategorias profissionais (ou ocupacionais), a tendência foi de se formar entidades representativas de cada uma delas, isoladamente. Essa análise não vale, no entanto, para o primeiro sindicato existente na Enfermagem, o Sindicato dos Enfermeiros Marítimos, que continuou a representar, perante o patronato, todas as subcategorias de Enfermagem sob sua responsabilidade.

Gostaríamos, ainda, de registrar alguns textos da época acima referida publicados na Revista Annaes de Enfermagem, que consideramos importante para o entendimento da organização associativa da Enfermagem.

O primeiro se relaciona com a questão salarial, em que associa à maior qualidade do trabalho prestado pelas enfermeiras diplomadas aos salários que recebem (ou deveriam receber): "É indispensável uma remuneração suficiente que permita à enfermeira procurar alguma compensação pelo seu trabalho". Podemos perceber aí a posição da Associação em defender uma remuneração mínima para as enfermeiras diplomadas. Tal preocupação é reafirmada 3 anos após:

> "As nossas casas de saúde e hospitais de um modo geral, não podem estar providos de pessoal competente, mormente de enfermeiros, porque além de faltar um reservatório de onde se supram, pagam ordenados tão minguados às suas enfermeiras que naturalmente só poderão atrair pessoas pouco capazes e muito necessitadas de ganhar a vida. (...) Os horários são estafantes, trabalham 12 e mais horas sem nenhum conforto material (...). As refeições, fazem-nas na maior parte das vezes às pressas, numa pequena copa ou cozinha, de pé, porque sala para este fim é coisa secundária. O número de doentes é sempre grande, e o de enfermeiras, por questões econômicas, sempre diminuto (...). A consequência é atenderem mediocremente a todos ou então um pouco melhor àqueles que podem dar boas gratificações.

Mesmo excepcionalmente, já há a preocupação da entidade com as condições de trabalho das enfermeiras. Porém, tal preocupação, em vez de servir como estímulo à luta por melhores condições de vida e de realização do próprio trabalho, tendo como um aliado o usuário dos serviços de Enfermagem, serviu, de certo modo, para desculpar a realização de um trabalho medíocre e discriminatório.

O segundo diz respeito ao *status* da Enfermagem, considerado na Revista Annaes de Enfermagem sob o aspecto legal, analisando qual o grau legal e ético de autonomia da enfermeira, assumindo que a enfermeira (ou Enfermagem, conforme a autora) desenvolve um trabalho auxiliar ao médico, mas que não deve executar determinadas ordens que coloquem em risco a vida do paciente: "O médico pode dar à enfermeira ordem para qualquer coisa, mas é óbvio que, mesmo como assistente do médico, ela não deveria executar qualquer ordem, a não ser que esteja enquadrada nos preceitos da lei". Como podemos ver, já nessa época, existem indefinições sobre o trabalho da enfermeira e sua autonomia para a execução desse trabalho.

O terceiro relaciona-se com o papel social da enfermeira. É publicado na referida revista de 1936, que mostra claramente as influências do nazifascismo italiano e alemão no seio das enfermeiras diplomadas brasileiras. O referido artigo defende a eugenia da raça, colocando as enfermeiras como "obreiras infatigáveis, trabalhando incessantemente na construção de uma raça forte", pregando inclusive punições às pessoas que tivessem filhos mais fracos, anêmicos ou mirrados.

> "(...) e uma vez criada essa consciência, ninguém mais teria o direito de trazer à vida seres infelizes e doentios; seria um crime de lesa pátria, um crime de lesa humanidade, que deveria estar sujeito a penalidades previstas por lei."

Salta aos olhos o reacionarismo de tal artigo, especialmente quando analisa o papel social da enfermeira, como algo alheio às relações sociais vigentes, tendo, entre outras consequências, a não responsabilização do Estado pelo provimento de condições de vida à população, desviando essa responsabilidade aos cidadãos comuns e a cada enfermeira isoladamente.

Não podemos esquecer, ainda, que nesse período há a incorporação da Escola de Enfermagem Anna Nery à Universidade do Brasil, fato que representa um passo a mais na consolidação da Enfermagem moderna sobre a tradicional. Também, a associação representante desta Enfermagem (ANEDB) melhora sua organização, inclusive com a edição de uma revista (Annaes de Enfermagem), publicada desde 1932, totalizando até 1937 a edição de 11 números.

Período de 1937 a 1945

Os anos que precederam 1937 e que estavam sob o Governo Vargas caracterizaram-se pela indefinição política, em que nenhum dos grupos sociais envolvidos (oligarquias rurais, proletariado e burguesia industrial incipientes) sagrou-se hegemônico.

Em 1937, essa indefinição é resolvida e, um golpe de Estado, implanta o Estado Novo, ditadura de Vargas, que extinguiu o Parlamento, as Assembleias Estaduais e as Câmaras Municipais. Isso ocorreu sob a argumentação de criar-se um regime democrático, pois

> "A prática do regime democrático só seria possível onde as massas populares espontaneamente aceitassem uma hierarquia de valores e submetessem-se sem relutância à direção espiritual e política de chefes implicitamente reconhecidos como guias e orientadores da coletividade" (Alencar, 1985, p. 147).

A implantação do Estado Novo tornou-se possível em razão das diversas questões, entre elas o impulso industrial dos anos precedentes e a fragilidade dos movimentos sociais, duramente atingidos desde 1930. O Estado brasileiro, sob o governo de Vargas, aprofundou, então, sua ação reguladora e controladora da vida social, o que se expressou mais claramente na sua política sindical e trabalhista, iniciada em 1931 e reafirmada em 1943 pela edição da Consolidação das Leis Trabalhistas. Conforme Mendonça (*In*: Linhares, 1990, p. 125) "a política sindical e trabalhista foi a verdadeira "pedra de toque" do modelo econômico então definido". Isso pode ser explicitado, especialmente, na criação do salário mínimo:

> "A fixação do salário mínimo em 1940 – além da obrigatoriedade do sindicato único atrelado ao Estado – é a sua melhor ilustração. (...) É necessário enfatizar o salário mínimo enquanto instrumento de acumulação urbano-industrial. E isso por duas razões: por um lado, porque ao substituir o mercado como instância formadora do preço da força de trabalho, o Estado evitava o confronto direto entre capital e trabalho; por outro, porque ao fixar este mínimo em níveis biológicos, a lei garantia aos empresários expressiva redução com a folha de pagamento" (Mendonça, *in*: Linhares, 1990, p. 125).

Essa autora reafirma o acima colocado ao dizer:

> "(...) pela durabilidade de seus efeitos, a marca mais específica do Estado Novo foi sua política sindical e trabalhista. A preocupação em institucionalizar as relações entre Estado, empresários e operários assumiu, no pós-1937 – em plena emergência da industrialização e da sociedade de massas –, o caráter de produção de uma verdadeira "visão de mundo", consubstanciada no corporativismo e sua concepção orgânica do todo social" (*ibidem*).

A sociedade de massas incipiente, dada pelo impulso à industrialização e o crescimento das cidades, determinou a implantação de políticas sociais condizentes com a nova realidade. Assim, em 1937 é criado o Serviço Nacional de Febre amarela; em 1939, o Serviço de Malária do Nordeste; em 1940, o Departamento Nacional da Criança; em 1941, o Departamento Nacional de Saúde (órgão do Ministério da Educação e Cultura) incorpora vários serviços de combate às endemias, assume o controle da formação de técnicos em saúde pública e institucionaliza as campanhas sanitárias. Além disso, é criado o Serviço Nacional de Educação Sanitária. O modelo conferido por essas mudanças serviria, em 1953, de base à implantação do futuro Ministério da Saúde.

Como medidas sociais e econômicas mais gerais implantadas, temos: em 1938, criação do Conselho Nacional do Petróleo; 1939, nacionalização de empresas das indústrias petrolífera, elaboração e publicação do plano quinquenal, com priorização à indústria pesada; elaboração de nova lei sindical (Decreto-Lei 140.239, que consolida a tendência inaugurada pelos decretos de 1931 e 1933). Essa lei estabeleceu que:

> "(...) caberia representar os interesses individuais dos associados relativos às suas atividades profissionais, ou seja, como órgãos técnicos e consultivos, cabendo, também a elas a cooperação com o governo no tocante aos problemas que se relacionassem com a profissão" (Pinheiro, 1977, p. 118).

O período Vargas implantou um processo de descaracterização do sindicato como instrumento de luta da classe trabalhadora.

> "Os sindicatos tornam-se organismos tolerados, desde que se contenham dentro das suas atribuições legais. (Surge o peleguismo), (...) isto é, o fenômeno gerador de dirigentes sindicais que se contentam com as atribuições legais e tornam-se instrumentos dóceis para que a organização atue menos no interesse de sua classe do que no interesse particular da empresa econômica e da ordem política do momento. (...) O pelego é uma figura típica deste período" (Rodrigues, 1968, p. 98).

A organização trabalhista da Enfermagem em nosso país adequou-se plenamente à lógica explicitada na legislação, residindo aí um dos determinantes da fragmentação da organização associativa e sindical dos trabalhadores da Enfermagem. Além da tendência já instaurada pela institucionalização da Enfermagem nightingaleana de divisão da organização trabalhista, as entidades representantes da Enfermagem então existentes (sindicato e associação) respaldaram-se na lei para aprofundarem tal divisão. Assim, a legislação sindical tornou-se mais um elemento a contribuir para a fragmentação e a divisão da Enfermagem, agora na especificidade associativa e sindical.

Ainda sobre as medidas mais gerais implantadas no Estado Novo, é importante salientarmos a criação dos Tribunais do Trabalho (encarregados de resolver conflitos entre patrões e empregados) e a edição da Consolidação das Leis Trabalhistas (que reuniu leis aprovadas desde 1930, legislando sobre a relação capital × trabalho, a organização de sindicatos e as conquistas sociais e trabalhistas obtidas nesse período).

O movimento social autônomo, independente do Estado e combativo, praticamente inexistente desde 1935, retoma alguma importância a partir de meados da década de 1940. Na sua maioria, eram movimentos de estudantes e trabalhadores que se posicionavam contra a ditadura Vargas e pela democratização do país, culminando, em 1945, com a criação do Movimento Unificador dos Trabalhadores, e a anistia aos presos políticos.

A sociedade brasileira estava permeada de uma contradição fundamental: enquanto a Segunda Guerra Mundial apoiava na prática os países contrários ao nazifascismo, vigia internamente uma ditadura com nuanças fascistas. Tal contradição, estimulada pela euforia democratizante com a provável vitória dos países ditos democráticos, determinou a abertura política de nosso regime e foi um dos condicionantes do fim da ditadura do Estado Novo. Em 1945, Vargas já havia convocado eleições gerais, suspensas desde 1937.

Enquanto isso, a Associação Nacional de Enfermeiras Diplomadas Brasileiras e o Sindicato dos Enfermeiros Terrestres aprofundaram as relações conflituosas, nas quais cada um buscava ser o verdadeiro e único representante da Enfermagem.

No ano de 1939, o Sindicato de Enfermeiros Terrestres protesta junto ao Ministério do Trabalho, pela designação que esses enfermeiros recebem de enfermeiros práticos e envia anteprojeto que regulamenta a profissão de enfermeiro. Por seu lado, a associação representante das enfermeiras diplomadas busca manter contatos com as autoridades competentes, no sentido de garantir tal denominação, participando de uma comissão do Ministério do Trabalho responsável pela regulamentação da profissão.

> "Tendo o Sindicato de Enfermeiros Terrestre mandado um protesto pela designação que lhes foi atribuída de "enfermeiros práticos" a presidente da associação obteve uma audiência com o Sr. Dr. (...) prefeito desta capital, e aí discutido o assunto. O Sindicato de Enfermeiros Terrestres pediu ao Ministério do Trabalho a regulamentação da profissão enviando um anteprojeto e por isso a Sra. presidente obteve conferências com o secretário do ministro de Educação e do Trabalho para ser incluída na comissão que estudasse e decidisse sobre esta regulamentação" (ANEDB, livro de atas nº 2, 1939).

O resultado dessa comissão, ocorrido em 1940, é um anteprojeto de regulamentação, assinado pela comissão do Ministério do Trabalho, cujo teor é combatido pelo Sindicato dos Enfermeiros Terrestres, que não o subscreve. É interessante que durante o processo de elaboração do referido anteprojeto, a presidente da ANEDB realiza visitas de cortesia ao sindicato, relatando posteriormente "que foi muito bem recebida" (*ibidem*). Paralelamente, essa associação aprova a necessidade de lutar pela criação de uniforme exclusivo às enfermeiras diplomadas, como podemos ver no seguinte trecho:

> "A presidente mostra a necessidade de serem registrados os uniformes, broche e anel usados pelas enfermeiras diplomadas pela Escola Anna Nery, a fim de evitar que pessoas não diplomadas pela mesma escola os possam usar. (...) Pedirá aprovação do ministro, a fim de evitar a continuação de abusos semelhantes" (*ibidem*).

Esses fatos nos mostram que a associação estabeleceu uma política global de hegemonização da Enfermagem moderna sobre a tradicional, política explicitada tanto na distinção simbólica entre os diversos agentes da Enfermagem, dada pelos uniformes, broches e anéis, quanto na busca de respaldo legal para essa distinção.

Ainda sobre esse mesmo assunto, nesse ano, as enfermeiras diplomadas obtêm uma conquista importantíssima: a inclusão delas no rol dos profissionais liberais do Ministério do Trabalho. Essa situação traria como consequência imediata a distinção das enfermeiras diplomadas, com a perspectiva de criação de sindicato próprio, fato até então impossibilitado pela legislação sindical (em razão da unicidade sindical), mas o Sindicato dos Enfermeiros Terrestres não permitiria a consolidação dessa situação e solicitou a retirada da profissão de enfermeiro dessa lista. Resulta temporariamente vitorioso 3 anos após, quando, a seu pedido, a enfermeira é retirada do quadro de profissionais liberais. Com isso está garantida a representação sindical dos enfermeiros diplomados pelo Sindicato dos Enfermeiros Terrestres.

Nos anos que se seguem, ocorrem, ainda, outras vitórias desse sindicato, como a realização de concursos abertos por alguns ministérios para a carreira inicial de enfermeiros sem a exigência de que os candidatos tivessem cursado a Escola de Enfermagem Anna Nery, ou outra a ela equiparada. A Associação de Enfermeiras Diplomadas tentou barrar esses concursos, mas não conseguiu. Assumiu, então, a tática de preparar suas representadas para tais exames, ministrando cursos preparatórios.

Sem um sindicato próprio, a entidade representante das enfermeiras diplomadas também se preocupava com questões relativas às condições de trabalho. No ano de 1940, solicitou ao Ministério do Trabalho, a aposentadoria aos 25 anos de serviço para as enfermeiras de saúde pública. A palavra "solicitou" mostra-nos que a entidade mantinha relações de submissão com o poder público, não considerando boas condições de trabalho como direito a ser conquistado, e sim concessão dos governantes.

Antes de seguirmos, devemos mencionar alguns fatos importantes para a Enfermagem ocorridos nesse período: a institucionalização do dia do enfermeiro (1938); a passagem da Superintendência de Enfermagem do DNS do nível federal para a responsabilidade do Distrito Federal – municipal – (1939); a criação do primeiro curso de auxiliar de Enfermagem na Escola Anna Nery (1941).

Houve, ainda, em 1942, a criação de uma associação representante de ex-alunas da Escola de Enfermagem Anna Nery. Esta associação se propôs a ser:

> "(...) o órgão representativo da escola na entidade máxima de Enfermagem no Brasil, isto é, a Associação Nacional de Enfermeiras Diplomadas Brasileiras, ao mesmo tempo trabalhando pelo bem da escola e pela causa de Enfermagem no Brasil, (...) pois é claro que a Escola Anna Nery, não pôde prescindir de uma associação só dela, que seja o porta-voz das aspirações do nosso grupo bem como um elemento ativo para que a Associação Nacional de Enfermeiras conserve a sua finalidade" (AEAEEAN, 1942, p. IV-3 V).

O material consultado não nos permitiu saber com exatidão, quais os motivos da criação de mais essa entidade. No entanto, ela é aceita como a precursora das seções da Associação de Enfermeiras Diplomadas, o que ocorreria efetivamente 3 anos após, com a criação da seção de São Paulo. De qualquer forma, pensamos que tal associação de ex-alunas serviria sob muitos aspectos, pois já existiam algumas escolas de enfermeiras além da Anna Nery, e a entidade das ex-alunas deveria ser um elo de ligação entre as enfermeiras formadas por esta escola e a entidade nacional, tornando-se instrumento de representação, na medida em que a atuação conjunta dos membros da referida escola tenderia a ocupar um espaço de maior importância na totalidade das ações e posturas assumidas pela Associação Nacional de Enfermeiras Diplomadas.

Em 1944, a Associação Nacional envolve-se com a Segunda Guerra Mundial, realizando reuniões com o conjunto de enfermeiras diplomadas, visando à busca de voluntárias que oferecessem seus serviços no *front*. Conforme a Presidente da ANEDB que havia estado com o Ministro da Guerra e oferecido a cooperação das enfermeiras diplomadas, "é necessário que a enfermeira diplomada domine todos os setores e esta é uma oportunidade para se defender os direitos de nossa classe" (ANEDB, 1938, p. 41).

Mais uma vez, parece haver uma confusão entre a defesa dos direitos de uma categoria específica (no caso as enfermeiras diplomadas) e a submissão ao poder vigente. Isso porque a cooperação das enfermeiras diplomadas brasileiras no *front* de guerra, muito pouco serviria para a melhoria concreta de condições de vida ou trabalho daquelas enfermeiras que aqui permaneceriam. Além disso, tal argumentação escamoteou a análise sobre as razões da guerra e a participação das enfermeiras diplomadas nela. Isso nos mostra o modo de atuar da direção da Associação Nacional de Enfermeiras Diplomadas Brasileiras, sempre aliada ao poder vigente.

Nesse mesmo ano, o Sindicato dos Enfermeiros Terrestres passa por alterações, para adequar-se à realidade. Havia, por parte de seus dirigentes, a tentativa de torná-lo mais representativo. Sua denominação é alterada para Sindicato dos Enfermeiros e Empregados em Hospitais. Com isso, a base da entidade é ampliada, tornando-se seus filiados não somente os enfermeiros (diplomados ou não), mas também todos os empregados em Hospitais. Essa mudança trouxe sérias preocupações para a Associação Nacional de Enfermeiras Diplomadas Brasileiras (que, por meio de mudanças nos estatutos havidas nesse mesmo ano passa a denominar-se Associação Brasileira de Enfermeiras Diplomadas – ABED). Essa preocupação vincula-se ao fato de que profissionais menos qualificados e nobres fariam parte do mesmo sindicato das enfermeiras diplomadas, podendo ocupar, inclusive, sua direção. Tanto é que, em reunião de diretoria da Associação discute-se tal assunto, chegando-se à conclusão de que "desse modo, todos os empregados em hospitais, como sejam: lavadeiros, cozinheiros etc. farão parte do mesmo sindicato de enfermeiros. Isso é uma grave ameaça à profissão e urge que sejam tomadas providências" (ABED, livro de atas nº 2, 1945). Igualmente, essa associação forma comissão para estudar um dos maiores problemas da época: "Sindicato dos Enfermeiros nas mãos dos Enfermeiros Práticos" (Carvalho, 1976, p. 120). Infelizmente, veremos que tal postura elitista por parte dos enfermeiros perdurará até a atualidade, dificultando a unificação dos trabalhadores da Enfermagem.

A ABED, ao mesmo tempo em que se aliava aos governantes sem questionamentos sobre suas posturas, rejeitava qualquer perspectiva de organizar-se com o conjunto dos trabalhadores da Enfermagem, considerando tal unificação como uma ameaça à profissão. Essa posição fazia com que a associação tivesse de lutar também por questões que, em tese, seriam da alçada de um sindicato. Assim, mais uma vez, a ABED encaminha a luta pela defesa do salário da enfermeira diplomada, solicitando, através de reuniões com as autoridades competentes, a sua melhoria. Paralelamente, encaminha no Ministério do Trabalho e, futuramente, na Câmara Federal o anteprojeto de regulamentação da profissão, "a única solução" para o problema das enfermeiras (ABED, livro de atas nº 2, 1945)

O período 1937 a 1945 é também caracterizado pela primeira tentativa das enfermeiras diplomadas em criar um Conselho de Enfermagem, órgão fiscalizador do exercício profissional do enfermeiro, que seria concretizado somente em 1973, praticamente 30 anos após.

E, finalmente, em 1945, é reorganizado o Sindicato dos Enfermeiros Marítimos, fechado desde 1941, por força de lei, pelo fato de seus filiados serem empregados de empresa paraestatal, portanto, proibidos de sindicalizarem-se durante a ditadura Vargas.

Anos de 1945 a 1955

O período de 10 anos, que compreende 1945 a 1955 é permeado de acontecimentos importantes, seja de ordem política, econômica ou social. Temos a volta de Getúlio Vargas à presidência e a retomada do modelo de industrialização por ele implantado anos antes.

Vemos, também, a ocorrência de uma série de conflitos no início da década de 1950 que culminam com o suicídio de Vargas em agosto de 1954. O movimento social, apesar dos momentos de repressão por que passa, adquire importância crescente. E a Enfermagem moderna consolida-se. As contradições ocorridas tanto em seu processo de trabalho quanto em sua organização trabalhista, já tendencialmente explicitadas nos anos precedentes, tornam-se ainda mais aparentes.

A vitória dos aliados na Segunda Guerra Mundial mudou os cenários políticos nacional e internacional. "Os brasileiros tinham-se dado conta da anomalia de lutar pela democracia no exterior, enquanto persistia uma ditadura no seu próprio país" (Skidmore, 1976, p. 42). Instalou-se aqui a euforia democratizante: foram realizadas eleições gerais, o Partido Comunista foi legalizado e foi elaborada nova Constituição. Nessas eleições, Vargas tornou-se deputado por nove estados e Senador por São Paulo e pelo Rio Grande do Sul, fato que demonstra sua penetração política, e que determinaria sua volta à presidência em 1951. Também, Dutra foi eleito Presidente, governando o país até o retorno de Vargas.

O Governo Dutra, **grosso modo**, pode ser caracterizado pelo liberalismo econômico. Houve um bloqueio à tendência estatizante instaurada por Vargas:

> "Durante a gestão Dutra, embora não se tenha concretizado o desmantelamento da capacidade intervencionista do estado, procedeu-se a uma relativa paralisia da tendência centralizadora dos comandos econômicos. Isto foi particularmente verdadeiro no tocante à continuidade do esforço de implantação das indústrias como bloco complementar de investimentos no setor de bens de produção e infraestrutura" (Mendonça, 1990, p. 125).

São acontecimentos importantes dessa época: (a) a criação do Plano SALTE, plano quinquenal de coordenação de gastos público, aplicado em 1949 e que vigorou efetivamente durante um ano, sendo em seguida abandonado. Esse plano não conseguiu abarcar a totalidade dos problemas existentes de infraestrutura, energia ou transportes, setores claramente deficitários. Apesar disso, apresentou a questão saúde como prioridade; (b) a criação da Comissão do Vale de São Francisco e da Superintendência do Plano de Valorização da Amazônia (1948); (c) o restabelecimento da cooperação econômica entre Brasil e Estados Unidos.

Apesar do discurso de democratização da sociedade brasileira, a estrutura política permaneceu essencialmente a mesma do Estado Novo. De fato, em 1947, o Partido Comunista voltou à ilegalidade, dezenas de sindicatos sofreram intervenção federal, entre eles o Sindicato dos Enfermeiros Marítimos. Houve a dissolução via decreto da Confederação Geral dos Trabalhadores, e o governo rompeu relações com a União Soviética.

> "A estrutura política, portanto, permanece a mesma na essência, revestida de uma nova roupagem permaneceram a legislação trabalhista, sindical e previdenciária (...) Todo o corpo de normas do período anterior a 1945 regulamentando as relações capital-trabalho, e definindo assim a atuação política das classes assalariadas, terá, portanto, que mostrar sua eficácia neste novo contexto" (Cohn, 1980, p. 124).

Em 1951, Vargas volta à Presidência, eleito pelo PSD e PTB. Seu retorno foi possível graças à rede de apoios criada por ele nos anos precedentes, estando aí incluída a massa operária. Skidmore afirma que:

> "A classe operária, em rápido crescimento, estava relativamente desarticulada dentro da política. Votava mais como massa do que como classe. Suas aspirações eram exploradas pelos políticos populistas que, ao invés de lançar os seus apelos em termos de antagonismos de classes, apenas garantiam mais garantias e benefícios" (1976, p. 131).

Com a volta de Vargas, tem-se a retomada do projeto de industrialização como base para o desenvolvimento social, sob a liderança da empresa estatal. Mendonça diz que os elementos básicos de agilização dessa industrialização foram quatro:

> "(...) a criação de uma rede de centralização efetiva dos comandos – expressa na colaboração de um plano de desenvolvimento que, pela primeira vez, integrava a agricultura, indústria pesada e a emergência das massas; a afirmação da empresa pública como fator de dinamização do desenvolvimento – em face da notória fragilidade da empresa privada nacional diante das tarefas impostas pelo salto industrializante; a fundação de um banco de investimentos (o Banco Nacional de Desenvolvimento Econômico – BNDE) – constituído enquanto agente do tesouro para as operações financeiras de longo prazo previstas no Plano de Reaparelhamento Econômico; e, finalmente, o delineamento de uma nova articulação entre empresários e estado – não mais nos moldes corporativistas de representação vigente até então" (1990, p. 125).

O Governo Vargas, evidenciou possuir facetas fortemente marcadas por um conteúdo populista e nacional-popular. Fundava-se na conciliação entre "a satisfação de diversas demandas populares, a manutenção do ritmo acelerado do crescimento e as contraditórias alianças integrantes da cúpula do pacto político" (Mendonça, 1990, p. 125). Sua atuação vista por meio das políticas adotadas expressa tal conteúdo, como podemos perceber na criação da Petrobras (1953) e no estabelecimento do monopólio estatal no ramo petrolífero; e, em seguida, na criação da Eletrobrás.

Com relação às políticas de saúde, é nesse período que seus aparelhos atingem a estrutura que vigiria até a atualidade, composta de dois subsetores: um de saúde pública, e outro de medicina previdenciária. Assim é que houve: a criação em 1953 do Ministério da Saúde, com caráter secundário com relação a outros ministérios; a primeira tentativa de unificação dos institutos previdenciários (que se concretizaria somente em 1966); a tendência aí instaurada de concentração dos gastos em saúde na rede hospitalar e a crescente importância do tema previdência social.

Cabe, ainda, ressaltarmos o I Congresso Previdenciário, ocorrido em 1953, com a participação de sindicatos cuja base possuísse institutos de aposentadorias e pensões. Esse congresso, inicialmente apoiado e incentivado pelo Estado, reuniu representantes de sindicatos e federações de todo o território nacional, eleitos em assembleias gerais. Deliberou, entre outras, pela necessidade de os sindicatos administrarem os institutos de aposentadorias e pensões, ao mesmo tempo em que foi contrário à unificação desses institutos.

No sistema previdenciário, é a partir desse período que a relação entre despesas e receitas tende a tornar-se desequilibrada, o que contribuirá para gerar, na década de 1970, graves crises econômico-financeiras. Para Braga e Paula (1985, p. 116) isso ocorreu porque, "por um lado, cresceu a prestação de assistência médica; por outro, a situação econômico-financeira do sistema previdenciário sofreu grave crise". Além disso, a rede hospitalar privada (já superior à rede pública) teve maiores taxas de crescimento e abandonou, paulatinamente, seu caráter filantrópico em favor do lucro, fato que se aprofundou nas décadas seguintes, especialmente após o golpe de 1964, dados os financiamentos e repasses de verbas públicas ao setor privado.

A ligação estabelecida entre as políticas de saúde e as políticas trabalhistas já iniciada na década de 1930, aprofundou-se ainda mais. Caberia aos sindicatos a prestação da assistência à saúde de seus trabalhadores, o que seria realizado com o dinheiro oriundo do imposto sindical, rigidamente regulamentado e que, deveria servir "somente para as atividades assistenciais – jurídicas, de saúde, educacionais e de lazer" (Cohn, 1980, p. 75). Com isso, os sindicatos passaram a complementar e substituir as falhas deixadas pela não ação da previdência social:

> "À medida que se avança nos anos 1940, e sobretudo nos 1950 – em pleno período, portanto, da democracia populista – as inter-relações entre previdência social e política sindical vão acentuando esse reforço pela organização sindical das ineficiências da cobertura previdenciária às massas assalariadas menos mobilizadas; o que, de resto, não significa ineficiência do ponto de vista dos interesses das classes dominantes" (Cohn, 1980, p. 76).

O movimento sindical entra no que Rodrigues chama de período competitivo, em que "diversas correntes políticas disputam o controle do movimento sindical, sem que nenhuma delas consiga senão momentâneos domínios de alguns setores mais importantes" (1968, p. 54). Mesmo assim, o movimento sindical cresce. Para termos uma ideia, em 1948 o movimento grevista abrangeu 250 mil pessoas, entre eles ferroviários e funcionários urbanos; em 1949 e 1950 houve 200 mil e 250 mil grevistas, respectivamente; em 1951, 360 mil; em 1952 esse número subiu para 410 mil, a maioria reivindicando aumento salarial e salários atrasados. Nesses dois últimos anos, foram realizados vários congressos de unificação sindical (união entre sindicatos corporativos); em 1953, foi realizada greve geral com a participação de 300 mil grevistas. Nesse ano, o movimento grevista atingiu entre 800 mil e 1 milhão de trabalhadores. Entre eles, houve a greve dos marítimos, da qual o Sindicato dos Enfermeiros Marítimos participou ativamente; em 1954, houve a participação efetiva dos trabalhadores agrícolas nos movimentos paredistas, que contaram com mais de 1 milhão de participantes (Koval, 1978).

As condições de trabalho e de vida da classe operária deterioravam-se dia a dia. O salário mínimo, instituído em 1943 foi reajustado somente oito anos após (1951). Para esse reajuste foram considerados apenas os aumentos de preços mais recentes, e um novo reajuste de 100% ocorreria em 1954, fruto da tentativa de Vargas em criar uma base de apoio popular durante a crise política vigente.

Há, nesses anos, a complexificação da sociedade brasileira. Novos elementos entram no jogo político e a economia cresce. Paralelamente, surge uma nova fração de classe, a classe média, composta especialmente de funcionários públicos, burocratas e comerciantes, que, com a promulgação da Constituição de 1946 adquire importância política, na medida em que limita o direito de voto aos brasileiros alfabetizados.

Seguindo o intrincamento das relações sociais, também a Enfermagem amplia sua divisão de trabalho e o número de entidades representativas. São criadas a Associação de Ex-alunas da Escola de Enfermagem Anna Nery (1942), a União dos Auxiliares de Enfermagem (1951) e a Associação dos Enfermeiros e Servidores em Hospitais (1954). Além disso, a Associação Brasileira de Enfermeiras Diplomadas (ABED) amplia sua representatividade com a criação de diversas seções estaduais; e o Sindicato dos Enfermeiros Marítimos realiza a primeira greve abrangendo o pessoal de Enfermagem que se tem notícias em nosso país.

Em 1946, é sancionado decreto que cria o curso de auxiliar de Enfermagem (implantado desde 1941 na Escola Anna Nery). Segundo a ABED, o pouco número de enfermeiras diplomadas e a necessidade de muitos profissionais fizeram com que fosse procurada uma solução emergencial, dada pela criação de um profissional hierarquicamente subordinado ao enfermeiro diplomado e que pudesse ser formado em menor tempo. Na realidade, a busca dessa solução emergencial, fundou-se na concepção reinante entre as enfermeiras, baseada na Enfermagem nightingaleana dos Estados Unidos, que já previa a existência de mais um nível profissional na equipe de Enfermagem. Tanto é que, após a criação do auxiliar, haviam no país pelo menos seis agentes de Enfermagem (o prático de Enfermagem, o enfermeiro prático, a visitadora sanitária, a parteira, a parteira prática, as irmãs enfermeiras etc.), mas, e esta é a questão central, todos os agentes anteriormente mencionados representavam uma Enfermagem combatida pela ABED. Restava à entidade contrapor-se não só atacando, como também propondo uma solução global para o problema, onde a equipe seria composta de novos agentes, com novas relações entre si.

Apesar de a categoria ter sido planejada e criada por enfermeiras da Escola Anna Nery, diretoras da ABED, estabeleceu-se na associação uma grande polêmica sobre qual relação deveria existir entre a enfermeira e a auxiliar. Ainda em 1946, a ABED enviou memorial ao presidente da República solicitando "reconhecimento da profissão e separação da carreira de enfermeira da de auxiliar de Enfermagem". E, como não poderia deixar de acontecer, novos conflitos originaram-se, agora entre o enfermeiro e o auxiliar. É muito expressivo o artigo de autoria do presidente da Sociedade Brasileira de Tuberculose divulgado pela revista da ABED, em 1954, que diz:

> "A auxiliar de Enfermagem é uma inquieta, não se sente à vontade na profissão. Está em permanente conflito consigo mesma e com as enfermeiras, porque se considera frustrada e considera a enfermeira a maior causa desta frustração. Desamando a profissão, porque não pode atingir o seu acme, raramente imprime no seu trabalho o idealismo e o amor ao próximo e a instituição."

A despeito disso, paulatinamente, a enfermeira diplomada assume a tutela do auxiliar de Enfermagem, passando, inclusive, a representar seus interesses, como podemos ver na seguinte recomendação do VI Congresso de Enfermagem (1952), dirigida às instituições de saúde:

> "(...) que seja recomendado aos órgãos assistenciais do país, observarem o parecer do ministro do Trabalho acerca da nomenclatura a usar na organização de seus quadros de pessoal, concedendo à auxiliar vencimentos de acordo com o atual padrão de vida."

Essa recomendação surgiu como consequência de outras tomadas no Congresso de 1951, no qual as enfermeiras decidiram que "nos países onde a Enfermagem necessitar de organização, poderá haver dois grupos de profissionais com uma só legislação, e que a liderança seja dada às diplomadas". Inicia-se aí processo que se estende até os nossos dois: o de as enfermeiras tornarem universal na equipe de Enfermagem suas concepções e necessidades e, dos demais agentes reagirem a tal processo, estabelecendo-se, então, mais uma fonte de conflitos.

Notemos que as relações instituídas entre a enfermeira e a auxiliar são diferentes daquelas travadas entre a enfermeira e os demais agentes da Enfermagem. Nestas, há o predomínio do tutelamento; nas outras, da competição. Tanto é que, a União Nacional dos Auxiliares de Enfermagem, criada em 1951 foi, conforme seu atual presidente, originada por pessoas da Escola de Enfermagem Anna Nery. Sua estrutura organizativa é muito semelhante à da Associação Brasileira de Enfermagem, com as seções regionais e a realização de Congressos anuais. Atuou no decorrer dos anos de forma parecida à da Associação das Enfermeiras, ou seja, encaminhando documentos com as recomendações dos Congresso às autoridades competentes e ao Legislativo e encaminhando anteprojetos a alguns deputados ou apresentando emendas a outros, conforme a necessidade. Do mesmo modo, seu primeiro estatuto segue, em linhas gerais, o estatuto da ABED, como podemos apreender através de alguns seus itens:

> "Art. 3º – a Associação terá como finalidade:
> a) incentivar o espírito de cooperação e de união entre os auxiliares de Enfermagem, portadores de certificado concedido por escolas e cursos reconhecidos ou autorizados pelo MES;
> b) trabalhar incessantemente pelo progresso da educação dos auxiliares de Enfermagem; (...)
> f) esclarecer os auxiliares de Enfermagem quanto à sua posição e funções na organização dos serviços de saúde – e por outro lado – esclarecer o público em geral, quanto à contribuição trazida pela classe à reestruturação em bases modernas e científicas, dos serviços de Enfermagem no Brasil; (...)
> É composto de: diretoria (...) conselho consultivo: eleito em assembleia geral, é composto de:
> Art. 14º – duas enfermeiras diplomadas, escolhidas pela Assembleia Geral dentre os nomes incluídos em lista de seis, indicados pela ABED; dois médicos e dois membros leigos" (UNAE, 1951).

Infelizmente, não encontramos nos documentos da ABED relativos à época, nenhuma menção à UNAE. Ao contrário, a Associação de Enfermeiras e sua Comissão de Auxiliares (compostas, na sua totalidade por enfermeiras diplomadas) discutia nos Congressos Brasileiros de Enfermagem questões sobre os auxiliares, tomando resoluções e fazendo recomendações, inclusive quanto ao aspecto salarial destes.

Já no tocante ao Sindicato de Enfermeiros e Empregados em Hospitais e Casas de Saúde a postura da ABED era outra. Nos primeiros anos desse período, foi de enfrentamento direto e, a partir da década de 1950, torna-se mais amigável. Contribuíram para tal transformação diversas questões. Tentemos analisá-las:

Até 1949 um dos problemas centrais da Enfermagem no país expressava-se na propriedade da denominação enfermeiro: quem seria o legítimo dono dessa denominação? Ou melhor, quem mereceria ser chamado de enfermeiro? A Revista da ABED de 1948 traz palestra proferida pelo presidente da Sociedade Brasileira de Higiene em que este afirma:

> "Seria muito útil se, de uma vez por todas, fosse definido o que é uma enfermeira e cessasse o hábito de considerar as auxiliares de Enfermagem (atendentes, enfermeiras práticas, visitadoras sanitárias etc.) como intimamente relacionadas às enfermeiras. (...) para desempenhar as funções de Enfermagem nas nossas instituições médico-sanitárias ou sociais, dispomos presentemente de grande número de subprofissionais, generalizada e erradamente denominados de "enfermeiras", quando em verdade se trata apenas de enfermeiros "práticos", auxiliares de Enfermagem, atendentes ou serventes, alguns dotados de escassos e precários conhecimentos, outros quase analfabetos, meros serviçais vestidos de branco."

Nesse sentido, o Congresso de Enfermagem de 1949 resolve "solicitar ao Ministério de Educação e Saúde que o título de enfermeira seja dado exclusivamente às profissionais diplomadas por escolas de Enfermagem reconhecidas". Essa investida torna-se ainda mais agressiva após a promulgação da Lei 775/49, que estabelece o ensino de Enfermagem em dois níveis: um para o enfermeiro, cujo curso teria a duração de 36 meses e outro para o auxiliar de Enfermagem com 18 meses, ambos funcionando em uma Escola de Enfermagem – quando a ABED, em assembleia geral realizada no ano de 1950, decide solicitar junto ao Serviço Nacional de Fiscalização da Medicina a retificação da designação de "enfermeiros práticos para práticos de Enfermagem"; e, consequentemente, a substituição do nome do Sindicato dos Enfermeiros para a denominação de Sindicato dos Práticos de Enfermagem. Paralelamente, elabora e encaminha anteprojeto à Câmara Federal restringido o exercício de Enfermagem aos enfermeiros diplomados e auxiliares de Enfermagem. Esse anteprojeto sofreu emendas oriundas provavelmente do Sindicato dos Enfermeiros e Empregados em Hospitais e Casas de Saúde que invalidaram as intenções da ABED.

A partir de 1952, a ABED e o Sindicato dos Enfermeiros e Empregados em Hospitais e Casas de Saúde iniciavam um período de relações menos conflituosas, que se estenderia até meados da década de 1960. Assim, o Presidente do Sindicato de São Paulo comparece ao VI Congresso da ABED, fato que é divulgado pela Revista Annaes de Enfermagem daquele ano:

> "Outro ponto alto do Congresso foi sabermo-nos efetivamente considerados enfermeiros que se dedicam aos problemas de Enfermagem em todas as suas categorias profissionais. Foi significativo o comparecimento do presidente do Sindicato dos Enfermeiros de São Paulo – e implicitamente, através da colaboração ao projeto de regulamentação da profissão, do presidente do Sindicato dos Enfermeiros e Empregados em Hospitais e Casas de Saúde do Rio de Janeiro."

Ainda nesse ano, a ABED recebe do Sindicato dos Enfermeiros de São Paulo a proposta de defenderem juntos os interesses da Enfermagem, fato que é aceito pela diretoria da Associação. E, em 1954, nas comemorações da Semana da Enfermagem, a ABED participou de solenidade naquele Sindicato, onde seu Presidente "apelou para a ABED interessar-se pelo sindicato". Não podemos esquecer que nos anos antecedentes a 1955, a Enfermagem lutava na Câmara Federal por lei que regulamentasse o exercício da profissão.

Associamos a mudança temporária das relações entre sindicato e associação à consolidação da Enfermagem moderna e de seus representantes: a enfermeira e a auxiliar. Houve adequação dos agentes oriundos da Enfermagem dita tradicional àquela que denominamos de moderna, ao mesmo tempo em que, ao tornar-se profissão de nível superior, a enfermeira assegurou sua hegemonia. A partir daí, podemos afirmar que a Enfermagem configurou uma equipe, cujo processo de trabalho foi gradativamente parcelado e executado sob o comando do enfermeiro. As relações então estabelecidas entre os diversos agentes de Enfermagem são qualitativamente diferentes daquelas desenvolvidas até esse momento.

Esse processo de trabalho com sua respectiva divisão é consolidado, ainda, na Lei 2604/55, que regulamenta o exercício profissional de Enfermagem. Segundo a referida lei, a Enfermagem é composta por enfermeiro (formado em escolas oficiais ou reconhecidas pelo Governo Federal conforme a Lei 775/49), auxiliar de Enfermagem, enfermeiro prático ou prático de Enfermagem, obstetras, parteira e parteira prática. A direção dos serviços de Enfermagem é de responsabilidade do enfermeiro. Como vemos, estava temporariamente superada a contradição entre a Enfermagem moderna e a tradicional, com a hegemonia da primeira. Com relação a isso haveria algumas mudanças mais significativas somente na década de 1980, 30 anos após.

Resta vermos as demais reivindicações da ABED ocorridas nesse período. No geral, as lutas desenvolvidas pela associação dirigiram-se, além do reconhecimento do *status* do enfermeiro, a questões específicas do enfermeiro, e posteriormente do auxiliar, como: salários, pagamento de insalubridade, aposentadoria aos 25 anos de serviço, reintegração do enfermeiro no quadro de profissões liberais, acesso do enfermeiro no Plano de Classificação de Cargos do Serviço Federal a atividades de nível superior, fiscalização e subvenção às escolas de Enfermagem. Há, ainda, a criação de uma Comissão Sindical, em 1950, que teria a responsabilidade de estudar e registrar um sindicato para as enfermeiras. A dúvida existente na assembleia realizada em 6 de dezembro desse ano era se a ABED deveria constituir-se no sindicato, ou se ele seria criado de forma independente da associação. De qualquer forma, notamos pelo exposto anteriormente, que a ABED desempenhava tarefas sindicais como, por exemplo, as reivindicações salariais.

No material pesquisado, encontramos somente uma resolução do Congresso de 1948 sobre a questão mais geral de saúde, em que a ABED solicitava que o governo incluísse no Plano SALTE, verbas para a "execução das necessárias e patrióticas tarefas a serem realizadas no setor saúde".

Em compensação, diversos artigos da Revista da ABED associavam a sanidade das pessoas a seus hábitos higiênicos, numa clara demonstração da concepção do processo saúde-doença reinante entre as enfermeiras, como podemos ver neste texto: "Os maiores problemas sanitários do presente (...), só podem ser solucionados pela higiene individual, pela substituição dos hábitos diários dos indivíduos (...). A vitória final sobre a ignorância é, no entanto, mais difícil de ser obtida".

Por isso pensamos que atuação da ABED foi conservadora, na medida em que não refletiu sobre os determinantes do processo saúde-doença, alienou-se completamente das lutas mais gerais, ao mesmo tempo em que defendeu, corporativamente, uma categoria e uma concepção de Enfermagem fundada na hierarquização de saberes e poderes, na qual a categoria por ela defendida seria (não casualmente) aquela hegemônica na equipe. Além disso, reproduziu internamente na Enfermagem as relações de poder travadas entre esta e o profissional médico, hegemônico na equipe de saúde.

Tal afirmação torna-se mais clara quando confrontada com a forma de atuação da Associação nesse período. De fato, a ABED realizava reuniões de diretorias, assembleias gerais, Reuniões de Conselhos Deliberativos, e divulgava-se às suas associadas em revista própria. Já os instrumentos utilizados para alcançar as suas reivindicações, constavam da participação em comissões governamentais, audiências com autoridades, e intensa atuação no Legislativo (segundo relatório da Comissão Legislativa da ABED no biênio 1952-1954, houve: 70 visitas à Câmara Federal; 20, ao Senado; 10, aos Ministérios; 3, ao Serviço Nacional de Fiscalização da Medicina, ao Sindicato do Enfermeiros e Empregados em Hospitais e Casas de Saúde [ABEn, Revista, 1955, p. 281]). Não detectamos nenhuma proposta de unificação da ABED com outros movimentos de trabalhadores, ou ao menos a defesa de outros movimentos que não o das enfermeiras.

Nesse período, a ABED passou por diversas transformações, buscando contemplar a realidade em mudança: em 1954, seu nome passou de Associação Brasileira de Enfermeiras Diplomadas para Associação Brasileira de Enfermagem, pois já não seria mais necessária a palavra diplomada para denominar a enfermeira. Consequentemente, mudou, também, o nome da Revista da Associação, que passou a denominar-se Revista Brasileira de Enfermagem. De 1945 a 1955, foram criadas 17 seções regionais da ABEn. Em 1947, é realizado o I Congresso Brasileiro de Enfermagem, e até 1955 ocorreram oito congressos. Como vemos, a ABEn cresceu muito.

Nesses anos, houve, ainda, outras entidades representantes de profissionais de Enfermagem que foram atuantes. Entre as quais estão a Associação dos Enfermeiros e Empregados em Hospitais, fundada em 1954 pela União Nacional dos Servidores Públicos, cuja única informação que coletamos sobre ela diz respeito às emendas que apresentou ao projeto de reestruturação de cargos do serviço público federal, nas quais propunha que aqueles que exercessem Enfermagem há mais de 10 anos fossem considerados enfermeiros.

Houve, também, a Associação de Ex-alunas da Escolas de Enfermagem Anna Nery, anos antes, que em 1947 pleiteou, junto à ABED, para que as Associações escolares fossem incorporadas à entidade nacional, mas que não foi levado adiante.

Ressaltamos, entre todos, o Sindicato dos Enfermeiros Marítimos, que, como já afirmamos anteriormente foi estruturado (e permanece até a atualidade) diferentemente do restante das organizações da Enfermagem. Nesse sindicato, todos os seus membros são considerados enfermeiros (ou seja qual for a denominação que quisermos assumir). Também essa entidade, desde sua criação, atuou juntamente com os trabalhadores marítimos, constituindo-se numa organização à parte da Enfermagem. Mesmo assim, consideramos que temos muito a aprender com sua organização, e a partir disso discorremos sobre as lutas realizadas por esse sindicato no período de 1945 a 1955.

Um ano após ter sido regionalizado, e ainda sem receber a carta sindical, o Sindicato dos Enfermeiros Marítimos decide participar de um congresso sindical. Para isso são escolhidos os delegados em assembleia geral, em que o presidente profere o seguinte discurso (informações retiradas do Livro de Atas das Assembleias):

> "Se analisarmos a situação em que se encontra nossa classe, chegaríamos à dolorosa conclusão que muito afastados nos encontramos de onde deveríamos estar. O momento, pois, se apresenta propício para trabalharmos a fim de colocarmos a classe de enfermeiros, tão nobre e digna quanto as que mais forem, na situação real e merecida, uma vez que interesses tacanhos e perversidade inexplicável nada mais tem feito até hoje, se não procura situação humilhante e vexatória para os enfermeiros da Marinha Mercante."

Nesse mesmo ano, a entidade recebe a carta sindical e torna-se membro da Federação Nacional dos Trabalhadores em Transporte Marítimos e Fluviais.

Analisando superficialmente o discurso explicitado anteriormente, podemos perceber que a contradição central era entre os enfermeiros e os outros, e não entre enfermeiros diplomados e enfermeiros práticos. Isso reafirma nossa colocação inicial da estruturação particular desse sindicato.

A partir de 1947, suas Assembleias passam a contar com a presença de um representante da "ordem política e social", a polícia política da época. Por ela, o governo sabia de todos os movimentos das entidades sindicais. Estranhamos a contradição inerente a tal polícia, pois o país acabava de sair de uma ditadura e ainda vibrava com a vitória da democracia. A presença desses representantes em reuniões de trabalhadores denunciava, portanto, os limites da democracia colocada. E, de fato, em 1948, esse sindicato sofre a intervenção do Estado, como podemos perceber pelo seguinte texto registrado em ata no dia 29 de maio de 1948: "Em seguida, mandou ler a portaria do Senhor Ministro do Trabalho, Indústria e Comércio, intervindo no Sindicato dos Enfermeiros da Marinha Mercante".

Então, em junho de 1953, esse sindicato adere à greve dos marítimos, apesar da posição contrária de seu presidente. Para isso são realizadas duas assembleias. A primeira, em

11 de junho, com parte dos trabalhadores marítimos já em greve, caracteriza movimentos paredistas como algo "absurdo" e, após o discurso de seu presidente, em que afirma:

> "Algumas classes estão pedindo greve, porém acho um absurdo. Antes de tomarmos uma atitude tão drástica devemos em primeiro lugar dirigirmo-nos as autoridades do país por intermédio de nosso órgão máximo que é a FEDERAÇÃO. (...) A situação do país não é boa, portanto, devemos procurar colaborar com o governo para cada vez mais contarmos com um Brasil maior e respeitado. Não devemos nos deixar levar por estes espíritos agitadores que discutam a ação do governo."

Ainda assim, a proposta contrária à entrada dos enfermeiros na greve venceu por diferença de um voto. Então, 6 dias depois, nova assembleia decreta a greve. As reivindicações foram negociadas com o Governo Federal (via Ministério do Trabalho) e com os armadores particulares. Em 24 de junho, foram fechados o coletivo de trabalho e o acordo salarial, tendo a greve sido considerada vitoriosa e os enfermeiros voltado ao trabalho.

Em outubro desse mesmo ano, nova assembleia discute mais uma greve. Aí o presidente já muda seu discurso, dando mostras do quanto um movimento desse ensina aos militares:

> "Por isso peço que atentem bem sobre a matéria, pois de termos sido atendidos na maioria das nossas reivindicações, tenho a dizer que somente iremos a uma nova greve se os companheiros estiverem de acordo e deliberarem nesta assembleia em seu favor. (...) estarei do lado da maioria que aqui se pronunciar neste plenário. É bem verdade que temos um compromisso moral para com o "Comando de Greve" unicamente por ter ajudado em nossas reivindicações na greve anterior."

Essa assembleia delibera pela entrada na greve e, infelizmente, não encontramos material que nos fornecesse mais informações sobre o movimento.

Até 1955, as principais tendências da Enfermagem no país, de seu processo de trabalho e organização trabalhista já estavam delineadas. Mudanças mais significativas ocorriam somente a partir do final da década de 1970, com a democratização da sociedade brasileira e das entidades de Enfermagem. Apesar disso, ocorreram no período de 1955 a 1979 alguns fatos importantes, embora tivessem sido originados anteriormente.

Este é o caso da criação do Conselho Federal de Enfermagem, em 1973. Mas o início da luta pela criação de um órgão fiscalizador do exercício profissional encontraremos em 1944, quando a ABED inicia estudos sobre a formação de um Conselho de Enfermagem.

Temos, também, a inclusão das enfermeiras no rol das profissões liberais no Ministério do Trabalho, ocorrida em 1960. Porém como vimos anteriormente, tal questão já havia sido conquistada em 1940, sendo que a luta da Associação das enfermeiras para que isso ocorresse permeou por todo o período já analisado.

Igualmente, na década de 1970 há a criação de mais um agente de Enfermagem, o técnico de Enfermagem, que pertence ao nível intermediário entre o auxiliar e o enfermeiro. Também nesse caso encontramos a origem de tal questão em 1952, em editoria da Revista da ABED que coloca a possibilidade de haver três níveis na Enfermagem.

Ainda resta mencionarmos alguns sindicatos de enfermeiros que surgiram no início da década de 1960 no Rio de Janeiro, Bahia e Brasília. A trajetória desses sindicatos será devidamente analisada no período que compreende os anos de 1979 a 1989.

Pela razão acima anteriormente, consideramos que a análise do período de 1955 a 1979 se tornaria repetitiva, não contribuindo, significativamente, para o nosso estudo. Por isso assumimos a responsabilidade de saltarmos no tempo e analisarmos mais detidamente os anos de 1979 a 1989, que pensamos ser aqueles em que as relações entre as entidades trabalhistas da Enfermagem passam novamente por transformações significativas.

3º Período: Transformações na Prática da Enfermagem – Anos de 1979 a 1989 (Considerações Preliminares)

Não analisamos detidamente o período de 1955 a 1979. Porém, isso não significa que ele deva ser negado. A maior parte dos 24 anos que conformam essa totalidade de tempo pode ser caracterizada pela existência de regime militar ditatorial, implantado em nosso país desde o golpe de 1964. Tristes lembranças de tempos em que não havia nenhuma liberdade democrática e, em que em nome da ordem e da defesa contra o comunismo, cidadãos desapareciam, eram presos e torturados. Triste herança que potencializa a nossa história de discriminação e desrespeito aos direitos humanos. Trágico saldo de milhares de brasileiros miseráveis, semicidadãos, desempregados, sem as mínimas condições de vida, alijados do acesso a saúde, educação, moradia, lazer etc. Felicidade de parcelas da classe dominante, especialmente aquelas representantes do capital multinacional.

Lamentáveis resultados: ao final da ditadura militar, o Brasil passara a figurar entre as 10 maiores potências industriais do planeta e entre os três primeiros em mortalidades infantil; os aparelhos estatais da saúde literalmente faliram. Os trabalhadores e assalariados tiveram seus salários corroídos por uma inflação jamais registrada em nossa história. O Estado, desgastado pelos anos sucessivos de repressão, encontra-se isolado. Mesmo assim, a abertura do regime foi "lenta, gradual e restrita".

O Brasil de 1955 não é o Brasil de 1979. De predominantemente rural, torna-se eminentemente urbano. A relação campo/cidade inverte-se. Paralela a essa inversão (e também por causa dela), surgem novos problemas na sociedade (o êxodo rural e o inchaço de cidades-polo, a falta de urbanização de periferias de cidades e as consequentes epidemias advindas das más condições de vida, o desemprego, a marginalização, o aumento da violência urbana e rural etc.). Esses problemas vêm somar-se e potencializar outros problemas, históricos, não resolvidos desde a nossa colonização.

Temos, em 1979, uma sociedade de contrastes: a imensa riqueza de pequenas parcelas da população, frente à ampla miséria da maioria; a tecnificação acelerada de instituições hospitalares como uma das faces do alijamento de parcelas da população a serviço básicos de saúde; a existência de latifúndios convivendo com a falta de terra de muitos camponeses, ocasionando o êxodo rural e a violência nas cidades. A ditadura militar aprofundou os contrastes. O "milagre brasileiro" na década de 1970 é o seu melhor espelho: são os anos dos paradoxos:

> "Do 'milagre brasileiro' com sua cornucópia de benesses para os gestores estatais e privados, para as burguesias internas e internacionais, para as altas camadas da classe trabalhadora e dos pequenos proprietários; mas também, da repressão feroz, meticulosa, apoiada num arsenal de brutais técnicas de tortura, e acompanhada pela generalização do medo. Foram os anos de consumismo desenfreado e de perseguições, exílio, cassações, inquietações difusas; anos de vibrações apoteóticas pelos feitos esportivos e de esquadrões da morte; de apelos grandiloquentes às virtudes do Brasil potência e de censura impiedosa; de projetos-impacto com obras faraônicas (Transamazônica – lembram? Ponte Rio-Niterói...) e de implacável arrocho salarial. Foram os anos das chagas silenciosas de um povo que vai mal, num país que vai bem" (Skour, 1982, p. 12).

O ano de 1979 é considerado a referência da abertura política. Nesse ano, após disputa interna nas forças armadas, assume a presidência o General Figueiredo, tentando mudar as relações entre o Estado brasileiro e a sociedade civil reinantes nos anos de autoritarismo. É extinto o AI-5, reconstruída a União Nacional dos Estudantes e são generalizados os movimentos grevistas. É quando os exilados políticos do golpe militar de 1964 começaram a retornar ao país. É o ano da maior inflação (77,2%) ocorrida desde a Segunda Guerra (exceto a de 1964 que fora de 92,1%).

Os movimentos sociais já haviam iniciado anos antes, marcadamente em 1978, com a eclosão de greves entre metalúrgicos do ABC paulista, professores e médicos-residentes. Em 1979, pipocaram movimentos paredistas pelo país inteiro: motoristas e cobradores do Rio de Janeiro, professores municipais estaduais, funcionários de universidades, trabalhadores da construção civil etc. Somente nos primeiros 53 dias do Governo Figueiredo, o Ministério do Trabalho já arrolara 107 greves (Skour, 1982). A diversidade de categoria em greve e sua distribuição especial demonstravam a força das manifestações populares. Como saldo da repressão ao movimento, foram mortos um operário da construção civil em Belo Horizonte e um metalúrgico do ABC paulista.

A partir desses movimentos grevistas, surgiria o sindicalismo de tipo novo, questionador da estrutura sindical herdada do período Vargas, introdutor no movimento trabalhista do país de organizações horizontais, por locais de trabalho, por empresas, por estados e, finalmente de nível nacional, configurado na Central Única dos Trabalhadores. Essa entidade tem sua origem já em 1977, quando uma comissão composta por 205 sindicalistas de São Paulo reivindicou ao presidente da República o direito de os trabalhadores realizarem Congressos Nacionais.

Tal reivindicação recebeu o apoio de diversos deputados, sindicalistas e do então ministro do Trabalho. Para este último, os congressos poderiam ser realizados, desde que convocados pelas confederações, de caráter transitório e não permanente (como intersindical).

O encontro fora marcado para 1978, sendo convocado pela Confederação Nacional dos Trabalhadores na Agricultura (CONTAG), confederação Nacional dos Trabalhadores em Empresas de Comunicação e Confederação Nacional dos Trabalhadores em Empresas de Crédito. Porém, não houve consenso entre as confederações e o encontro foi cancelado. Em 1981, 60 sindicatos assinaram convocatórias para reunião preparatória do Encontro Sindical, que contou com a presença de 183 entidades, entre elas a Federação dos Profissionais em Enfermagem de Santa Catarina e a União Nacional dos Auxiliares e Técnicos de Enfermagem. Na reunião, foi marcada a I CONCLAT (Conferência da Classe Trabalhadora) para o mês de agosto, que foi precedida de Encontros Regionais.

Em 21 de agosto de 1981 é realizada a Plenária de Abertura da I CONCLAT, com a participação de cerca de 5 mil trabalhadores. Um dos grandes problemas daí centrou-se na escolha da Comissão Executiva Nacional, para a qual houve duas chapas concorrentes, sendo que se optou por uma terceira, de consenso. Dentre as resoluções da I CONCLAT, destacamos: elaboração de uma nova Constituição; estabilidade no emprego; seguro-desemprego; direito de greve; salário mínimo compatível com as necessidades; jornada de trabalho de 40 horas semanais; licença maternidade de 6 meses; liberdade e autonomia sindical.

A importância desse evento reside no fato de que, pela primeira vez após a realização do golpe militar, trabalhadores se reúnem e discutem questões que extrapolam os limites sindicais impostos desde o Estado Novo. Essa Conferência também elaborou documentos relativos à questão saúde, reivindicando:

> "Efetiva participação dos trabalhadores na administração da previdência social, em todos os níveis; ampla participação dos trabalhadores e profissionais da saúde na elaboração de uma política nacional de saúde que realmente atenda às necessidades da população; (...) criação de uma rede básica e pública de assistência à saúde, pública e de bom nível, voltada para toda a população" (I CONCLAT, 1981).

A reorganização de parcelas significativas dos trabalhadores, era, ao mesmo tempo, reflexo e determinante da abertura política do país, que paralelamente atravessava uma crise econômica, explicitada na inflação galopante, no desemprego e na recessão. As políticas de saúde governamentais estavam marcadas pela visão empresarial e lucrativa implantada desde o golpe de 1964 e, o sistema de saúde possuía caráter curativo, sofisticado, oneroso, centralizador e ineficiente. A partir de meados da década de 1970, esse modelo revelou sua impossibilidade de sobrevivência. A crise econômica (e suas primeiras consequências, o desemprego e a perda salarial dos trabalhadores), gerou déficits na Previdência que se aprofundavam a cada ano. Há, então, por parte do governo, uma série de medidas propostas com vistas à racionalização dos recursos em saúde. Assim é com o PIASS, em 1978 (Programa de Interiorização das Ações de Saúde e Saneamento), desenvolvido no Nordeste que visava melhorar a estrutura médico-sanitária das regiões carentes, aumentando a cobertura especialmente em locais de baixa renda, por meio de ações simplificadas de saúde; PREV-SAÚDE, em 1980 (o conjunto de serviços dirigidos às pessoas, à comunidade e à melhoria do ambiente), programa que tentava estender a assistência de saúde por meio de tecnologia simplificada e de baixo custo.

Esses e outros programas semelhantes não foram devidamente implantados. Mas convergiram para um único Programa de Ações Integradas de Saúde, futuras Ações Integradas de Saúde, Serviço Unificado de Saúde e, após a Constituição de 1988, Sistema Único de Saúde. Todos eles têm em comum a inserção da participação popular, a descentralização e municipalização da assistência e a tentativa de democratização do sistema de saúde. O que, se por um lado não é praticada como gostaríamos, por outro, contém avanços significativos com relação às propostas precedentes.

Mesmo com todas as crises existentes, o país caminhou na década de 1980 para o amadurecimento político e o fortalecimento da sociedade civil. Assim foi com as eleições para os governos estaduais em 1982; a intensa luta (derrotada pela Câmara de Deputados) a favor das eleições diretas para presidente da República, em 1984; as eleições para a Assembleia Nacional Constituinte, em 1986; a promulgação da Constituição, em 1988; e, as eleições diretas para a presidência da República, em 1989.

Em 1986 há outro fato importante que precisamos salientar. Trata-se da realização da VIII Conferência Nacional de Saúde, que define a saúde como resultante das condições concretas de vida, dadas pelo acesso ao emprego, à terra, a bons salários, ao lazer, ao transporte etc. Propõe na constituinte o Sistema Único de Saúde, municipalizado e administrado pela sociedade civil. Parte do princípio de que a saúde é um direito de todo cidadão e dever do Estado e, algumas das propostas aí aprovadas, constam da Constituição de 1988. Torna-se a referência na luta dos trabalhadores da saúde.

A Enfermagem da década de 1980 é muito diferente daquela de anos atrás. Acompanhara as transformações da sociedade brasileira. Igualmente, suas entidades representativas ampliaram-se, tanto em número de associados quanto em número de entidades. Já haviam sido criadas Associações Profissionais de Enfermagem na Guanabara (1971), no Rio Grande do Sul (1972) e no município do Rio de Janeiro (1977). Apesar de seu caráter radicalmente corporativo, na medida em que eram sindicatos unicamente de enfermeiros, contribuíram sobremaneira para alguns avanços ocorridos na Enfermagem.

Nesse período, houve a criação dos Conselhos Federal e Estadual de Enfermagem, através da Lei 5.905/73, como órgãos disciplinadores do exercício da profissão de enfermeiro e das demais profissões compreendidas na Enfermagem. Essas entidades representaram o alcance das aspirações da ABEn, existentes desde 1944 e tornaram-se mais um elemento consolidador da Enfermagem moderna, dividida e hierarquizada. Para termos uma ideia, a diretoria do COFEn é composta somente de enfermeiros eleitos indiretamente. Já as diretorias dos COREns compõem-se de 3/5 de enfermeiros e 2/5 de auxiliares e técnicos de Enfermagem, eleitos em assembleia geral. Essa distribuição de cargos contradiz a proporcionalidade da equipe, composta majoritariamente por atendentes (não incluídos), auxiliares e técnicos, sendo o enfermeiro somente 8% do total da equipe de enfermagem.

Criados os COFEn e COREns, estes implementam de imediato, juntamente com a ABEn, que coloca em seus estatutos o objetivo de adotar medidas necessárias à defesa da classe em consonância com a linha de atuação do COFEN, a luta por uma nova Lei do Exercício Profissional (LEP). Até o ano de 1985 o COFEn e a ABEn trabalham conjunta e estreitamente, desenvolvendo políticas complementares e harmoniosas entre si, como a comissão mista ABEn – COFEn, proposta pela primeira, para tratar de assuntos de interesse da Enfermagem. Nas diversas audiências mantidas com as autoridades do Executivo federal (Ministério do Trabalho, Ministério da Educação e Cultura, Casa Civil da Presidência da República) para tratar da LEP, da situação da Enfermagem no INAMPS e da questão dos recursos humanos em saúde, havia a presença conjunta da ABEn e do COFEn. Há um espaço comum entre as ações (e reivindicações) desenvolvidas pelo conselho e pela associação.

Paralelamente, seguindo as suas funções, o conselho emite pareceres sobre assuntos relativos à legislação na Enfermagem, abrangendo tanto a sua totalidade, quanto a uma subcategoria isolada. Interessante o parecer dado pelo COFEn à solicitação da UNATE ao Ministério do Trabalho, onde a mesma solicita providências deste "referente à revigoração do Decreto-Lei 8778/46 que permite a obtenção de certificado de prático de Enfermagem, desde que aprovado em exame de habilitação" (COFEn, 1979, p. 18). Logicamente, o parecer do conselho enviado ao Ministério foi contrário à referida solicitação. Tal postura reforça sua origem de defesa de uma Enfermagem dita científica, patrocinada historicamente pela ABEn. Ao mesmo tempo, explicita que as contradições da equipe de Enfermagem, a partir da criação do conselho, seriam mediadas e reguladas por um organismo legal e oficial, ao mesmo tempo interno e superior.

A UNATE (União Nacional dos Auxiliares e Técnicos de Enfermagem), foi criada em 1951, como UNAE (União Nacional dos Auxiliares de Enfermagem). Atuou efetivamente a partir de 1964 e, em assembleia geral, uma de suas primeiras resoluções foi instituir uniforme-padrão para os auxiliares de Enfermagem em nível nacional, que poderia ser usado somente por aqueles formados em escolas reconhecidas. A UNATE acreditava na distinção simbólica na equipe de Enfermagem, instaurada anos atrás pelas enfermeiras diplomadas. Em 1945, instituiu boletins informativos, nos quais eram divulgadas as ações por ela desenvolvidas. Ainda nesse ano realizou sua primeira convenção, que teve como resoluções, entre outras:

> "Propor à ABEn que seja exigido o ginásio como condição para a admissão ou curso auxiliar de Enfermagem; (...) manter e promover as boas relações com a ABEn e outras associações para melhorar sempre mais o ambiente de trabalho e para se conseguir apoio nas justas reivindicações da classe" (UNATE, 1965, p. 4).

Nessa convenção, o discurso do presidente também revela a estreita ligação entre a UNAE e a ABEn:

> "A UNAE já tem a sua história: enfrentou e enfrenta lutas de reivindicações, tomou parte em Congressos de Enfermagem. Tem colaborado com a ABEn nas Semanas de Enfermagem; está promovendo cursos de aperfeiçoamento para associados; mantêm um boletim para levar informações aos auxiliares de Enfermagem; tem-se esforçado para incrementar as boas relações" (UNATE, 1965, p. 8).

Algumas reivindicações da UNAE dirigiam-se à ABEn, e não aos órgãos competentes. Além disso, as vinculações delas não se limitam ao já colocado. A forma de atuação, com a realização de congressos anuais, a busca de uma Enfermagem calcada na ciência, como arte-vocação; o objetivo de aprimoramento técnico-científico; a defesa de direitos trabalhistas dos associados; e, a estrutura organizativa de federação, com uma diretoria central e diversas seções regionais, são alguns indícios de que a atuação da UNAE e a atuação da ABEn foram semelhantes durante muito tempo, com a primeira seguindo os passos da ABEn. Em outras palavras, a ABEn tutelou a UNAE durante algum tempo.

Façamos um parêntese para relembrar a afirmação de Gramsci sobre os grupos subalternos, especialmente quando ele afirma que dentre eles há a tendência de que um torne-se hegemônico. Todos os fatos relatados até este momento mostram-nos que na Enfermagem, grupo subalterno da ordem médica capitalista, foi o enfermeiro o profissional que hegemonizou a equipe. Além disso, foi a Enfermagem moderna, seguidora da ordem médica capitalista, aquela que prevaleceu. Isso se reproduziu nas entidades associativas e sindicais. Por outro lado, inerente ao exercício da hegemonia, vêm os conflitos entre os diversos grupos e as concessões dos grupos hegemônicos, o que, com relação a UNAE e ABEn, explicitar-se-ia anos mais tarde.

De 1965 a 1979, a UNAE realizou 11 congressos com temas oficiais, apresentação de trabalhos de auxiliares de Enfermagem e resoluções posteriormente encaminhadas às autoridades competentes. A partir desses Congressos, a diretoria da UNAE desenvolvia as ações necessárias como: o anteprojeto da Câmara Federal 852/67, que propunha transformar as escolas de auxiliares em escolas de técnicos de Enfermagem; a apresentação de emendas ao projeto de criação do COFEn (1973); a solicitação de mudanças na Lei 2.604/55, para que os auxiliares com mais de 10 anos de serviço fossem transformados em técnicos e para que a chefia de serviços e unidades de Enfermagem pudessem, excepcionalmente, ser exercida por técnicos de Enfermagem, conforme dados colhidos nos Anais dos Congressos da UNAE.

Outra característica marcante da UNAE, foi a ministração de cursos de aperfeiçoamento das mais variadas especialidades. Salientamos também o grande número de reivindicações dessa entidade, voltadas para questões trabalhistas, em tese, de alçada de sindicatos. Em 1967, ela reivindica aposentadoria para os auxiliares e técnicos de enfermagem aos 25 anos de serviço, o enquadramento do auxiliar a nível de 2º grau e jornada de 30 horas semanais, reivindicações encaminhadas ao presidente da República. Em 1969, reivindica que os auxiliares de Enfermagem sejam transformados em técnicos; em 1970, solicita o salário mínimo profissional, sua participação em comissões de fixação de vencimentos profissionais ou de revisão funcional, e abertura de concurso público no INPS; em 1971 reitera os pedidos do ano anterior e acrescenta o adicional noturno. Tais reivindicações foram reafirmadas ano após ano. Além dessas, há também aquelas voltadas à hegemonia do auxiliar sobre o atendente, como a solicitação de uniforme exclusivo, a garantia de que as escolas de auxiliares fossem reconhecidas oficialmente e a fiscalização de concursos públicos.

O distanciamento dessa entidade com a ABEn, deu-se com a criação do curso de técnico de Enfermagem, defendido pela última e questionado pela UNAE. Esse problema torna-se explícito em 1967. No informativo da UNAE desse ano há uma matéria intitulada "Presidente da ABEn esclarece auxiliares sobre o técnico", em que a presidente promete "trabalhar lado a lado com a UNAE para que a Câmara dos Deputados coloque os auxiliares de

Enfermagem (...) na faixa do técnico" (UNAE, 1967, p. 2). Enquanto isso, a UNAE enviava ao presidente da República exposição de motivos com o seguinte trecho:

> "V – O termo "técnico" configura e define a atividade de execução e supervisão intermediária de Enfermagem (...).
> VI – Assim os atuais auxiliares de Enfermagem passariam a técnicos de Enfermagem, evitando-se a excessiva gradação que certamente será implantada" (UNAE, EM 042/67).

Temporariamente derrotada nessa questão, a UNAE transforma-se em UNATE (1977) e passa a representar também os técnicos de Enfermagem. A entidade trabalhara também em outras frentes, uma delas relacionadas com a estrutura representativa do COFEn. O X Congresso da UNATE, de 1977, discutiu sobre os 2/5 de representação do quadro II nesse Conselho e, para isso, convidou a Presidente do COFEn, que não compareceu, como nos mostra o ofício 472/77, enviado à UNATE em 22/06/1977.

Da mesma forma que a ABEn, o sindicato de enfermeiros e o Sindicatão, que é a denominação mais conhecida do Sindicato dos Empregados em Estabelecimentos de Saúde, a UNATE é uma entidade corporativa que representa somente parcelas de uma outra parcela de trabalhadores. Seus interesses, como não poderia deixar de ocorrer, chocaram-se com os das outras entidades. A crescente divisão do trabalho em Enfermagem é um dos determinantes dessa problemática, que é refletida nas entidades. Essa crescente divisão e massificação traz consigo a concorrência entre entidades que representam parcelas da Enfermagem. Para que o radical corporativismo seja superado na Enfermagem, há que se transformar a lógica dominante na equipe, calcada em relações autoritárias de saberes mais legítimos verso saberes menos legítimos, de profissionais mais importantes de um lado e, de outro, mais serviçais.

Em 1979, a organização funcional e trabalhista da Enfermagem no Brasil está qualitativamente diferente daquela de anos atrás. Havia mais um membro na equipe, o técnico, acentuando a gradação e o parcelamento do processo de trabalho. Por outro lado, existia a crise do Sistema de Saúde no país, com a piora das condições de trabalho da totalidade da Enfermagem. Paralelamente, a sociedade brasileira reiniciava a luta pela democratização, após quase 20 anos de ditadura militar. As organizações trabalhistas da Enfermagem refletiam esse momento político. O XXXI CBEn (Congresso Brasileiro de Enfermagem, da ABEn), teve como tema central, em 1979, "Os Desafios da Enfermagem Brasileira" e, no discurso de abertura, a presidente da ABEn diz que:

> "É preciso que a enfermeira participe ou se comprometa, que abandone e clausura para que pesem e meçam os acontecimentos que se desenrolam em torno dela. (...) Queremos um modelo de prática adequado à sociedade Brasileira" (ABEn, 1979, p. 7).

No tema II desse Congresso, "Reflexões sobre a prática de Enfermagem", recomenda--se que as enfermeiras

> "(...) participem, juntamente com os atendentes e auxiliares na busca de alternativas que venham melhorar suas condições de trabalho e qualificar profissionalmente, a fim de que possam defender profissionalmente as reais necessidades da população" (ABEn, 1979, p. 24).

Mesmo timidamente, esboçava-se o início de transformações na prática associativa da Enfermagem, com a realização de análises sobre sua inserção na realidade social e o enfrentamento de problemas históricos, explicitados no abismo criado desde 1925 entre as diversas categorias da equipe. Essa tendência, ainda incipiente, delinear-se-ia mais claramente nos anos seguintes. As revistas da ABEn desse ano também expressam tais mudanças. Paralelamente, a ABEn já criara Comissão Especial pró-associações profissionais estabelecendo, como meta, a fundação de uma Federação de Enfermeiros.

A UNATE passaria por mudanças semelhantes, em 1980, como podemos perceber no seguinte trecho, extraído de ata de assembleia geral: "Os aviltantes salários impostos aos profissionais já habilitados legalmente, resultam de uma política de injustificável economia empresarial em detrimento da qualidade e da confiabilidade profissional" (UNATE, 1980, p. 1). Para solucionar esse problema, propõe a deflagração de uma campanha profissionalizante do atendente, a criação de associações profissionais de técnicos e auxiliares de nível médico e a criação de conselho próprio.

Também o COFEn, em editorial de sua revista, assume que a Enfermagem sofre as más condições, fruto de políticas governamentais:

> "Em resumo, podemos afirmar que todas as categorias de Enfermagem, da(o) enfermeira(o) ao atendente, são mal remuneradas e sujeitas a condições de trabalho desfavoráveis (...). Na verdade, é forçoso reconhecer que as distorções ou características que apresentam os recursos humanos de Enfermagem, como de resto, as dos recursos humanos de saúde, de um modo geral, são resultado da forma pela qual se organizam histórica e socialmente as práticas de saúde e a prestação de serviços de saúde no país" (COFEn, mar/80, p. 2).

Dava-se um grande passo na Enfermagem. Pela primeira vez as entidades, mesmo que isoladas umas das outras, começam a refletir sobre questões mais amplas, determinantes da realidade cotidiana de cada categoria e comuns a toda a equipe. Desse modo, o problema do auxiliar deixa de ser o enfermeiro, o técnico ou o atendente. O problema do enfermeiro deixa de ser o técnico, o auxiliar ou o atendente e assim sucessivamente. A Enfermagem começa a enxergar-se inserida na realidade social e histórica concreta e a refletir sobre essa realidade.

Um longo caminho ainda haveria de ser percorrido. Mesmo com essa tendência delineada, as entidades continuavam a organizar-se corporativamente. O COFEn junto com a ABEn e alguns sindicatos de enfermeiros; a UNATE tentando criar seus próprios sindicatos; e o Sindicatão defendendo os interesses dos atendentes. Esses foram os eixos que se formaram durante o encaminhamento da discussão sobre a LEP. Havia três frentes de atuação: a primeira, hegemonizada pelos enfermeiros, que tentavam tutelar o restante da equipe, delimitando as tarefas de cada agente, e possuidores de uma visão global sobre o trabalho da Enfermagem; a segunda, com predominância dos auxiliares de Enfermagem, buscava especialmente garantir o *status* já conquistado pelos auxiliares e técnicos de Enfermagem; e a terceira, exclusiva dos atendentes, cuja preocupação principal centrava-se em assegurar sua existência. Cada uma delas com questões internas importantes.

O resultado esperado de tal divisão organizativa foi a aprovação de uma lei que não contemplou a realidade do exercício cotidiano da equipe de Enfermagem, nem considerou as condições concretas para a realização de seu processo de trabalho, mas que explicitou claramente a divisão de trabalho aí existente e a hierarquização de saberes e fazeres na Enfermagem. Também incorreu na negação da existência de subparcelas de sua equipe, na medida em que acabou com os atendentes, sem o estabelecimento prévio de estratégias de substituição deles. A tal ponto, que menos de meio ano após sua promulgação (e dentro do prazo legal de 120 dias para a apresentação de emendas) a UNATE propõe emendas à Lei e, 3 anos após, dá entrada no projeto de Lei 3.336/89 que a altera profundamente.

Ainda sobre os descaminhos da Enfermagem, temos de anotar que em 1980 foi realizada a VII Conferência Nacional de Saúde, da qual a ABEn participou como debatedora no painel Recursos Humanos na Saúde. Porém, essa entidade somente divulgou o proferido evento após a sua realização. Ao não divulgá-lo, a ABEn não possibilitou a participação da base, pois não proporcionou as condições necessárias para que seus membros refletissem globalmente sobre as políticas de saúde implantadas em nosso país. O mesmo ocorreu em relação à VIII Conferência Nacional de Saúde, em 1986, onde os "representantes da ABEn e do COFEn, cientes de seu compromisso com a construção de uma sociedade livre e democrática estiveram presentes defendendo a ampliação das conquistas dos direitos sociais do povo brasileiro" (COFEn, mar/80, p. 2). Mais uma vez, houve falta de informações para que os associados pudessem optar e refletir sobre questões gerais de nossa sociedade e determinantes da prática de Enfermagem.

Em contrapartida, alguns programas de Governo (como o PIASS e o PREV-SAÚDE) foram bastante mencionados nas revistas e boletins da entidade. Esses fatos demonstram que a participação da base da ABEn nas decisões gerais era regulada pela sua diretoria. É o que chamamos de democracia regulada: são informados somente os fatos de interesse dos dirigentes.

No ano de 1981, o COFEn institui equipe de trabalho, juntamente com a ABEn e o Sindicato de Enfermeiros, para refletir e encaminhar questões relativas às relações na equipe de Enfermagem. Em editorial de sua revista, o conselho prega a necessidade de integração na equipe, afirmando que a nova LEP deveria contemplar tal entrosamento.

Há contradições nessa postura, na medida em que, a integração entre os diversos agentes, só poderá ocorrer quando todos participarem democraticamente dos rumos a serem tomados, o que deverá ser feito com a participação das entidades representativas de cada subparcela da Enfermagem (Sindicatão, ABEn, COFEn, Sindicatos de Enfermeiros e UNATE). É também inegável que, por mais representativas que fossem as entidades componentes da referida equipe de trabalho, elas não representavam a totalidade da Enfermagem; nem quantitativa, nem qualitativamente.

Debate semelhante pontuou o I Encontro Nacional de Entidade Sindicais e Pré-Sindicais de Enfermeiros (ENESPSE), em março de 1982. Haviam sindicatos defensores da criação de sindicatos exclusivos de enfermeiros. Outros, como a ABEn-SC, eram favoráveis à ligação com o Sindicatão. O I ENESPSE debateu o assunto exaustivamente. Porém, só houve deliberações a esse respeito no II Encontro, realizado no ano seguinte.

A prática dos anos vindouros mostraria que os enfermeiros, apesar de posturas avançadas e progressistas sobre as questões mais amplas, ainda eram radicalmente corporativos, quando o assunto dissesse respeito à organização trabalhista da Enfermagem. Em agosto de 1983, já existiam Sindicatos de Enfermeiros no Rio Grande do Sul, município do Rio de Janeiro, Distrito Federal, Bahia e Ceará e Associações Profissionais de Enfermeiros em São Paulo, Niterói, Minas Gerais, Alagoas, Pernambuco e João Pessoa. A totalidade desses sindicatos originou-se no período do sindicalismo de tipo novo, fundador da Central Única dos Trabalhadores, que combatia a unicidade sindical e o corporativismo.

Mas, vemos aqui, a organização sindical de subparcelas de trabalhadores, assim consideradas pelo fato de que seu processo de trabalho específico necessita da intervenção de outros agentes, sem os quais não se realiza (enfermeiros), reforçando as relações sociais capitalistas fundadas na divisão entre indivíduos (e não entre classes sociais). Para Gramsci:

> "(...) assim procedendo, o sindicato reproduz, ou seja, mantém e torna legítimo o esquema capitalista da separação dos homens em indivíduos isolados, e não em classes. Reforça a percepção burguesa que separa o econômico do político: na fábrica o trabalhador é operário, na rua é cidadão. Ao reforçar a cisão entre operário e cidadão, o sindicato é um poderoso instrumento para impedir a percepção do homem como membro ativo da classe, ou seja, como produtor. O sindicato acaba contribuindo para afastar o operário cada vez mais de uma possível concepção de si mesmo como produtor, e o leva a considerar-se "mercadoria de um mercado nacional e internacional que estabelece, pelo jogo da concorrência, o seu próprio preço, o próprio valor" (Gramsci e Bordiga, 1981, p. 34).

Voltemos ao processo de trabalho em Enfermagem: para que se concretize sua finalidade, são necessárias a atuação de diversos agentes, entre eles o enfermeiro. Uma organização sindical exclusiva de qualquer um dos agentes envolvidos nesse processo reforçará a fragmentação do trabalho e os conflitos entre os trabalhadores nele envolvidos. Além disso, a Enfermagem possui questões específicas inerentes à hierarquização organizativa e à política de sua equipe, que também são reproduzidas no momento da organização associativa e sindical, questões já consideradas.

O fato concreto é que a maioria dos sindicatos de enfermeiros trabalhou conjuntamente com a ABEn e o COFEn, entidades cujas concepções reforçaram a dominação dos enfermeiros sobre a equipe, possuidoras de visões e práticas fundadas na tutela e hegemonia de uma subcategoria sobre as demais, fortalecedoras da hierarquização de saberes e fazeres na Enfermagem, sem estabelecer estratégias claras de unificação com as entidades representativas dos demais agentes.

Há, porém, particularidades a serem consideradas: a proposta de atuação desses sindicatos junto à sua base fundamentava-se na democracia interna, estabelecendo canais de participação da base. Também inseria o enfermeiro nas lutas mais gerais, como podemos depreender do Relatório de Encontro Preparatório para o I ENESPSE:

> "Todos esses problemas são comuns a todos os trabalhadores e esta compreensão passa pela necessidade de uma maior participação nas lutas gerais levadas no Brasil hoje, compreendendo também que a união de todas as categorias de trabalhadores significa maior força política na conquista de suas reivindicações" (ENESPSE, mar/82, p. 1).

Em 1982 houve também um movimento do pessoal de Enfermagem do Serviço Público Federal. Suas reivindicações eram: reajuste salarial para todas as categorias de Enfermagem do Serviço Público Federal; revisão do enquadramento do pessoal de Enfermagem; jornada de trabalho de 30 horas semanais; reajuste salarial semestral; creches; aposentadoria aos 25 anos de serviço; direito à sindicalização; concurso público; ampliação da rede pública de serviços de saúde. Esse movimento contou com a participação dos estados do Rio Grande do Sul, Santa Catarina, São Paulo, Paraná, Rio de Janeiro, Minas Gerais, Goiás, Bahia, Pernambuco, Ceará, Rio Grande do Norte, Rondônia, Sergipe, Pará, Paraíba e Amazonas, sendo coordenado pela ABEn-SC, Associação Profissional dos Enfermeiros do Paraná, Sindicato dos Enfermeiros do Município do Rio de Janeiro, Sindicato dos Enfermeiros do Distrito Federal, Associação Profissional dos Enfermeiros de Goiás, Sindicato dos Enfermeiros da Bahia, Associação Profissional dos Enfermeiros do Ceará e ABEn-RN.

Seria necessário realizarmos estudos aprofundando a análise desse movimento. Uma primeira aproximação mostra-nos que ele superou o corporativismo radical reinante na Enfermagem, praticando a unificação da equipe. Criou condições para que a Enfermagem refletisse sobre suas condições concretas de trabalho.

Enquanto isso, o COFEN, a ABEn; os sindicatos de enfermeiros e a UNATE discutiam e encaminhavam isolada ou conjuntamente as questões relativas a suas subcategorias no serviço público federal. O COFen, em editorial intitulado "O Enfermeiro no Serviço Público Federal", afirma que:

> "Através de ação conjunta o COFEn, a ABEn e sindicatos de enfermeiros realizaram inúmeras gestões junto aos órgãos federais, notadamente o DASP e o Conselho Federal de Educação, para a reformulação do Plano de cargos e salários do pessoal de Enfermagem" (COFEn, abr/83, p. 1).

Essas entidades participaram nos anos precedentes de inúmeras audiências e discussões sobre esse assunto. Inclusive os CBEns de 1980, 1981 e 1982 tiveram temas relacionados com as políticas de Saúde, Previdência e Assistência Social. Já a UNATE pleiteava a ascensão funcional do auxiliar e do técnico de Enfermagem no Serviço Público Federal, também discutindo em seus Congressos assuntos referentes à Previdência e à Assistência Social.

O ano de 1983 foi de intensa mobilização da Enfermagem em torno da questão sindical. No II ENESPSE, realizado em abril, foram explicitadas por meio das propostas que seguem, as tendências já delineadas no I ENESPSE:

> "1ª – lutar pela formação de sindicatos de enfermeiros hoje, sem perder de vista a luta com as demais categorias da Enfermagem, organizando por local de trabalho todos os trabalhadores da Enfermagem, sem prejuízo da organização sindical de cada categoria, bem como continuar trabalhando com as organizações existentes de acordo com a realidade de cada estado ou região. Que as entidades trabalhem na perspectiva de unificar as categorias numa única entidade sindical.
> 2ª– que se fortaleça os sindicatos de enfermeiros já existentes e que se lute pela transformação de Associações Profissionais em sindicatos, e que se respeite a autonomia dos estados no que se refere ao encampamento ao sindicato de Enfermagem, sempre precedido de ampla discussão entre as várias categorias da Enfermagem" (II ENESPSE, 1982, p. 6).

A primeira proposta foi vencedora com 40 votos, contra 33 pela segunda e uma abstenção. O Encontro aprovou também que, a partir do próximo ENESPSE, só seriam considerados delegados os representantes de sindicatos, associações pré-sindicais e comissões pró-sindicatos, derrotando por ora os defensores da segunda proposta. Simultaneamente, a Coordenação Nacional, ao estabelecer suas funções, não contemplou em nenhum momento estratégias de ação junto a sindicatos ou associações representativas das outras categorias de Enfermagem, fato que na prática significava o recrudescimento do corporativismo. Contraditoriamente, o Encontro delibera pela participação de suas entidades no movimento do pessoal do Serviço Público Federal e por encampar a luta de reconstrução da Central Única dos Trabalhadores.

O XXXIV CBEn, realizado nesse mesmo ano, tem como um de seus temas "Legislação e Sindicalismo" e recomenda que as entidades sindicais de enfermeiros:

> "– viabilizem ao máximo, encontros junto aos diferentes elementos da equipe de Enfermagem, para discussão da prática profissional e dos problemas que afetam a toda a equipe, com vistas a encaminhar as propostas, as reivindicações e as estratégias de lutas da Enfermagem, em conjunto;
> – busquem o diálogo permanente e a ação conjunta com todas as entidades de Enfermagem, para assuntos de interesses da classe e da saúde da população; (...)
> – haja integração e aprofundamentos dos laços, das entidades sindicais dos enfermeiros e as demais entidades de Enfermagem, para o pleno exercício dialético das ideias e a instalação gradativa da democracia entre os profissionais de Enfermagem" (ABEn, out/83, p. 4).

À primeira vista, diríamos que as recomendações do CBEn relacionadas com a organização sindical na Enfermagem, foram mais progressistas do que as do ENESPE, demonstrando a preocupação deste em unificar a luta, ou a diferente correlação de forças internas. Outra questão que se torna explícita nesse CBEn, e que já havíamos notado com relação ao espaço de atuação do COFEn e da ABEn, é o imbricamento das entidades representativas de enfermeiros. De fato, o COFEn faz recomendações e solicitações à ABEn, que por sua vez o faz ao COFEn e aos sindicatos, que também o fazem ao COFEn e à ABEn. Poderíamos explicar tal entrosamento entre as entidades pelo fato de cada uma ser complementar à atuação das outras. Porém, esse argumento seria destruído tão logo examinássemos, historicamente, cada uma das entidades, visto que a ABEn e o COFEn têm desempenhado também tarefas eminentemente sindicais. Por isso, pensamos que há um espaço comum de atuação entre todas essas entidades, independentemente de qual sua finalidade específica. Tal espaço é muito maior do que aparenta, permitindo, inclusive, a criação de uma única entidade que, aí sim, será capaz de globalizar a luta (seja ela relativa ao aprimoramento técnico-científico, a questões trabalhistas ou ao exercício profissional).

Paralelos à criação das entidades sindicais dos enfermeiros, surgem focos de oposição à atuação da diretoria central e a algumas seções da ABEn. Essa oposição denominou-se Movimento Participação, composto de amplo espectro de posições políticas sobre a Enfermagem e concorreria às eleições para a ABEn central em 1984. O pleito em questão foi muito conflituoso, desde a inscrição das chapas, até a apuração e homologação dos resultados. Com a derrota, a chapa Participação impetrou ação judicial contestando os resultados finais, em decorrência da impugnação de diversas urnas que, se aceitas, acarretariam em sua vitória sobre a situação, que concorria com a chapa Compromisso.

O pleito foi anulado total ou parcialmente nas seções de Paraíba, Mato Grosso, Goiás, Espírito Santo, Sergipe, Pará, Santa Catarina, Rio Grande do Sul; nos distritos de Uberlândia, Niterói, Petrópolis, Volta Redonda, Bauru, Sorocaba e Londrina. Instalou-se uma crise na ABEn, em que de um lado estava a diretoria central recém-empossada, funcionando com o apoio de algumas seções e, de outro, algumas seções trabalhando sob a orientação de uma junta diretiva. Após intensas negociações, decide-se, em reunião com representantes das duas direções, realizar Assembleias gerais nos locais em que as seções não haviam sido homologadas pela diretoria central e reduzir o mandato das diretorias, central e regionais para 2 anos. Em 1986, o Movimento Participação vence o pleito, mudando a atuação da ABEn.

Em 1982, o COFEn e a ABEn deram início à realização de um levantamento sobre o exercício de Enfermagem no Brasil, que procurou dar continuidade ao levantamento realizado pela ABEn nos anos de 1956 a 1958. Durante 2 anos (1982 e 1983) foram estudadas as "condições em que se exerce a prática de Enfermagem, quem a exerce, em que condições a exerce e quais os problemas e obstáculos encontrados no curso do desempenho profissional" (COFEn/ABEn, 1985, p. 99).

Além de todas as questões importantíssimas aí arroladas, interessa-nos particularmente o Capítulo 16 do primeiro volume, que trata das entidades de classe na Enfermagem. Segundo ele, 96,9% dos enfermeiros, 89,1% dos técnicos e 82,1% dos auxiliares estavam, na época da realização da pesquisa, inscritos nos COREns. Com relação aos atendentes, o número foi de apenas 23,2% e deve-se ao fato de que desde 1978 estes deixaram de ser provisionados. Com relação à ABEn, 87,1% dos enfermeiros estão a ela associados, ou já o foram em algum momento. Este percentual passa para 55% quando a entidade em questão é um sindicato ou associação profissional de enfermeiros. Tais dados contradizem estudos já realizados (OGUISSO, abr/84, p. 2). Aparentemente, demonstram o interesse dos enfermeiros por suas entidades representativas e um grau de participação bem elevado.

Com relação aos técnicos de enfermagem, o perfil inverte-se: há somente 41,5% vinculados a uma entidade de classe, sendo que destes o maior percentual é associado ao Sindicatão (21,4%), seguido pela UNATE (9,3%). Segundo o levantamento, o número de técnicos ligados com a ABEn é insignificante. O mesmo ocorre com os auxiliares, dos quais há 40,8% vinculados especialmente ao Sindicatão (30,5%) e à UNATE (5,2%). Já os atendentes vinculados a alguma entidade, perfazem o total de 30,5%, sendo 23,6% pertencentes ao Sindicatão.

Os dados acima remetem-nos mais uma vez a reflexões sobre as relações travadas entre as entidades representativas da Enfermagem. A ABEn é reconhecida pelos enfermeiros como sua associação. Com relação ao restante da equipe, gostemos ou não, a entidade de maior penetração é o Sindicatão. E este tem historicamente defendido os interesses de subparcelas da Enfermagem, agindo da mesma forma que a UNATE e a ABEn. É visível a estrutura fragmentadora da organização associativa e sindical da Enfermagem, que reproduz e reforça a divisão e o parcelamento de seu processo de trabalho, bem como as relações conflituosas entre os diversos agentes.

Seguindo a trajetória histórica das entidades, em 1985, com a perspectiva concreta de que um civil ocupasse a presidência da República, a ABEn e o COFEn novamente se unem em nome da Enfermagem brasileira, negando, mais uma vez, na prática, o levantamento recém-realizado. Essas entidades elaboraram documento reivindicatório aos governantes da Nova República, solicitando a aprovação da LEP, a ampliação dos quadros de Enfermagem no serviço público, a melhora das condições de trabalho para a Enfermagem, a diminuição da jornada de trabalho, a instituição da insalubridade e periculosidade, o salário mínimo profissional, o acesso do enfermeiro aos níveis decisórios e a transformação do atendente em auxiliar (COFEn, mar/85, p. 6-7). Além de esse documento não ter sido discutido pela totalidade das entidades representativas da Enfermagem, também não o foi discutido com a subcategoria dos enfermeiros. Repetiu-se o mesmo problema que ocorreu com relação à VII e à VIII Conferência Nacional de Saúde, em que a base só toma conhecimento das questões após a sua realização.

Ainda nesse ano, foi realizado o IV ENESPE, que contou com a participação de 314 participantes, entre os quais 80 auxiliares e técnicos de Enfermagem e 201 enfermeiros, perfazendo um total de 20 entidades: 7 sindicatos de enfermeiros (RS, BH, PR, DF, RJ, MG e CE); 8 associações profissionais de enfermeiros (RN, PE, GO, AL, PB, SP, MA e Aracaju); 4 sindicatos ou associações profissionais de auxiliares e técnicos (CE, GO, DF, PB) e a ABEn-SC. Esse encontro deliberou pela participação da Enfermagem na luta em defesa de uma Assembleia Nacional Constituinte livre, soberana e democrática; pelo comprometimento com as lutas gerais dos trabalhadores e discussões sobre as centrais de trabalhadores existentes (CUT, CONCLAT), buscando a reunificação do movimento. Decide também participar ativamente do movimento de mulheres. É nesse encontro que se cria a Comissão Pró-Federação, futura Federação dos Enfermeiros. Com relação ao Conselho de Enfermagem, foi decidido reivindicar a realização de eleições diretas e de alterações estatutárias que permitissem aos auxiliares e técnicos o direito de votarem e serem votados em todos os quadros (I, II e II).

Tanto a participação da ABEn, contrariando deliberação de encontro anterior, quanto a reivindicação feita ao COFEn, são indícios significativos de que parte dos enfermeiros, especialmente os dirigentes, avançava na direção da democratização das relações na Enfermagem.

O ano de 1986 merece destaque especial por dois acontecimentos na Enfermagem: a vitória do Movimento Participação na direção nacional da ABEn e a sanção da Lei do Exercício Profissional.

O Movimento Participação tinha como um de seus principais objetivos transformar a atuação da ABEn, democratizando-a internamente, tornando-a mais participante dos movimentos sociais e unificando a luta na Enfermagem. Em editorial do Boletim Informativo, a presidente eleita diz:

> "Afinal, aqui estamos após as eleições (...). A nossa proposta da ABEn está caracterizada pela mudança e o engajamento não apenas nas lutas do setor, como também nas lutas mais gerais da sociedade brasileira, buscando transformá-la em uma sociedade mais justa, na qual o trabalhador tenha acesso a todos os direitos sociais e humanos. (...) Sabemos o quanto será difícil mudar os rumos de nossa associação, no sentido de uma maior participação de todos os enfermeiros, mas estamos com o firme propósito de democratizá-la" (ABEn, mar/87, p. 2).

Os boletins de enfermagem e suas revistas passam a conter muito mais informações ao associado, incitando-o a participar ativamente da entidade e dando condições para que isto ocorra. Há muitos artigos reflexivos que analisam os contextos socioeconômicos e há ampla divulgação dos eventos patrocinados pelos diversos segmentos da sociedade civil. Este é o caso das discussões sobre a Constituinte, amplamente analisadas e divulgadas pela ABEn. Também ocorre a participação efetiva da entidade nos movimentos gerais, como a Reforma Sanitária ou Congresso de Trabalhadores.

São realizadas mudanças na estrutura dos CBEns, que passam a conter mesa especial para a análise de conjuntura e saúde no Brasil; têm a participação oficial de entidades representantes da Enfermagem; pregam o controle da participação dos laboratórios e multinacionais; o tema central e os subtemas são definidos previamente, a fim de permitir que os Estados os discutam, fundamentados em documentos básicos, desde a Semana de Enfermagem, permitindo maior participação dos associados. Além disso, os temas centrais passam a contemplar questões relativas à própria identidade do trabalho de Enfermagem.

Nessa linha, o CBEn de 1987 tem como tema central "Força de trabalho em Enfermagem" com os subtemas "O Processo de Trabalho e a Divisão do Trabalho na Enfermagem", "Inserção da Enfermagem no Mercado de Trabalho" e "Condições de Trabalho na Enfermagem". Nas suas recomendações, a categoria assume que o trabalho de Enfermagem é realizado por profissionais com preparação e tarefas diferenciadas e, que o enfermeiro se encontra na situação de controle e gerenciamento dos demais agentes da equipe.

Nas proposições gerais, chega-se à conclusão de que:

> "É necessário que as entidades de Enfermagem criem uma articulação nacional com a finalidade de estabelecer um plano anual e lutas prioritárias a serem desenvolvidas, e que definam estratégias que garantam o posicionamento da Enfermagem junto às políticas de saúde, educação e aplicação da Lei do Exercício Profissional" (CBEn, 1987, p. 90).

Também se decide que a ABEn deveria discutir com a UNATE e sindicatos mudanças estatuárias, que possibilitassem a participação dos auxiliares de Enfermagem na entidade. Tal postura revela a superação inicial do corporativismo reinante na Enfermagem durante 60 anos, mas a Assembleia de delegados realizada nesse mesmo CBEn discute a proposta de inclusão dos auxiliares da seguinte forma:

> "A seção Paraná informou que (...) era favorável à inclusão dos auxiliares de Enfermagem, entretanto, posteriormente, foi revista essa posição (...). As seções Santa Catarina e Rio Grande do Norte, pela inclusão; Bahia, Sergipe, Pernambuco, Ceará, não inclusão. A seção de Minas Gerais (...) não se achava em condições de deliberar sobre o assunto. Rio Grande do Sul, Amazonas, São Paulo e Rio de Janeiro, também são contrários a inclusão dos auxiliares de Enfermagem à ABEn" (ABEn, 1987, p. 85).

As posições favoráveis e contrárias à inclusão do auxiliar na ABEn estão abaixo:

> "(Sujeito Z) fala ser contraditória essa proposta, uma vez que a nível nacional existe campanha no sentido de os enfermeiros não participarem do Sindicatão. Questiona se os auxiliares terão os mesmos direitos e se os enfermeiros vão querer ser presididos por auxiliar de Enfermagem. (Sujeito X 1) diz que a resposta maciça dos auxiliares (dada a questionário aplicado sobre o assunto) 92% foi "não haver disposição para que os auxiliares de Enfermagem sejam membros da ABEn". No que se refere aos enfermeiros, a posição ficou praticamente empatada. (Sujeito Y) considera que a prática diária junto com os auxiliares de Enfermagem, nos campos de trabalho deva ser o primeiro passo para convencer os auxiliares de Enfermagem a se associarem à ABEn. (Sujeito K) afirma que essa postura dificulta o nosso processo democrático (...) e é reforçada pela divisão social do trabalho, no modo de produção capitalista, onde o enfermeiro tem exercido o papel de gerenciador da assistência de Enfermagem, tendo uma vinculação mais próxima com o empregador, delegando atividades parceladas aos auxiliares, técnicos e atendentes de Enfermagem. (...), além de diminuir a força da Enfermagem no conjunto das lutas dos trabalhadores. (Sujeito L) refletiu que a ABEn é uma entidade de Enfermagem entendendo que a Enfermagem não é uma propriedade dos enfermeiros. (...). Caso contrário, sugere que a denominação da entidade seja Associação Brasileira de Enfermeiros" (ABEn, 1987, p. 85-148).

O resultado dessa discussão é 79 votos contrários à inclusão do auxiliar, 25 favoráveis e oito abstenções. A vitória do Movimento Participação deu aos novos dirigentes a impressão de que a Enfermagem estava passando por transformações estruturais. Nessa euforia democratizante, foram esquecidos os conflitos históricos, inerentes ao nascimento da Enfermagem moderna. A divisão do processo de trabalho e a hierarquização de saberes e fazeres, com a consequente alienação do trabalhador, com relação ao produto do mesmo, dá origem ao corporativismo, à defesa de interesses imediatos, à falta de perspectivas históricas. A tomada de consciência de si do trabalhador, enquanto produtor ou membro ativo de uma classe social é um processo longo, permeado de descaminhos.

Por isso, o exame da negativa da ABEn deve ser visto sob três enfoques: o primeiro a partir do ponto de vista dos auxiliares. Considerando que a enquete realizada, que atestou a esmagadora maioria dos auxiliares contrários à sua inclusão, represente a totalidade dos auxiliares no país, e podem até representar, lançamos algumas reflexões: os auxiliares não querem reproduzir, no momento associativo, as relações de dominação travadas cotidianamente com os enfermeiros, já que o momento associativo e sindical é aquele de libertação e de busca de reivindicações; o corporativismo não é exclusividade da categoria hegemônica. Isso faz com que os auxiliares, ao não se perceberem como produtos e como membros ativos de uma classe social, tenham a tendência a vislumbrar somente os interesses imediatos, relacionados principalmente com problemas salariais e de manutenção do *status* já conquistado; o auxiliar sente-se muito mais solidário com o médico, com quem não compete no mesmo espaço, do que com o enfermeiro, que pensa ser o determinante de sua situação de submissão. Muitas reflexões poderiam ser feitas. O assunto não se esgota aqui.

O segundo enfoque por nós examinado diz respeito a posição dos enfermeiros, perfeitamente representada na assembleia de delegados. As análises efetuadas nos parágrafos precedentes servem também à reflexão sobre o enfermeiro. Mas, queremos salientar a sua difícil posição no processo de trabalho em Enfermagem, na medida em que sua tarefa, marcante para a realização da finalidade deste, é limitar a atuação dos outros agentes, assumindo aparentemente a defesa da instituição, em detrimento da defesa do conjunto dos trabalhadores da equipe. Tal hierarquização não poderia ser colocada em risco, ao se permitir que agentes a ele subalternos cotidianamente dirigissem sua entidade. Porém, há aí, tanto no enfoque relacionado com os auxiliares quanto no direcionado aos enfermeiros, a pressuposição de que existem interesses específicos, diferentes e conflitantes para cada agente. Isso porque se pensa e se discute o trabalho de Enfermagem. Pratica-se o trabalho do enfermeiro, do auxiliar, do técnico e do atendente. Uma das questões mais sérias disso tudo é que não podemos nem falar em corporativismo na concepção literal e funcional da palavra, pois, corporativismo é a defesa de um corpo. Na Enfermagem, o corpo seria dado por todos os seus agentes, que conformam processo de trabalho específico.

O terceiro enfoque por nós adotado relaciona-se com as direções da ABEn (seções e central) enquanto dirigentes. As defesas de não inclusão do auxiliar foram todas elas fundadas no basismo, que é a transcrição mecânica de opiniões da base, como se esta representasse a verdade e o objetivo final das entidades. Parte do pressuposto de que as "massas" não sofrem influências das ideologias dominantes e, da irresponsabilidade dos dirigentes em seguir o que as bases mandam e não em contribuir para que haja o crescimento efetivo de todos os seus membros.

Nesse mesmo ano, em 20 de novembro, é fundada a Federação Nacional dos Enfermeiros, em assembleia geral que contou com a participação dos sindicatos de enfermeiros do Distrito Federal, Goiás, Rio Grande do Norte, Ceará, Belo Horizonte, São Paulo, Paraná e município do Rio de Janeiro. Além desses haviam também diversas associações profissionais de enfermeiros.

Antes de encerrarmos este capítulo é necessário tecermos algumas considerações sobre o Sindicatão – Sindicato dos Empregados em Estabelecimentos de Serviços de Saúde. Esse sindicato possui diversas federações e, em nível nacional está congregado, desde 1982, à Confederação dos Trabalhadores no Comércio. Sua atuação tem-se limitado às negociações realizadas em dissídios coletivos e à apresentação de projetos de lei que beneficiem a subcategoria atendentes de Enfermagem. Como não tivemos acesso aos documentos históricos, faremos a análise fundamentada em entrevistas realizadas com membros de sua diretoria e em poucos documentos conseguidos, entre eles a pauta de reivindicações negociada em 1992. As reivindicações componentes da referida pauta constam de: reajuste salarial de 100% do INPC; produtividade; horas extras; adicional por tempo de serviço; pagamento de cursos de reciclagem; gratificação de assiduidade; liberação de empregados estudantes; fornecimento gratuito de uniforme; adicional noturno; estabilidade à gestante; licença para amamentação; creches; garantia de emprego por 60 dias aos vitimados por acidentes de trabalho; garantia de emprego ao aposentável; aviso prévio de 60 dias para os maiores de 45 anos; salários normativos às diferentes categorias profissionais; adicional de insalubridade; auxílio funeral; concessão de licença-prêmio de 1 mês a cada 5 anos; reconhecimento do dia comemorativo da categoria (12 de maio); pagamento de férias proporcionais aos demitidos; permissibilidade de acesso da diretoria aos locais de trabalho; acesso do sindicato ao quadro de avisos, "vedado seu uso para matéria política, ideológica, religiosa ou pessoal" (FEESSRJ, 1992, p. 1-3).

Na pauta acima colocada, podemos perceber a atuação legalista desse sindicato, na medida em que a grande maioria das reivindicações é baseada em conquistas já obtidas, inclusive na Constituição de 1988, como a garantia de emprego às gestantes, não reivindicando nada que pudesse significar a ampliação do espaço legalmente concedido.

Some-se a isso a proibição de matérias políticas nos murais dos locais de trabalho, fato que nos faz pensar no reacionarismo dos dirigentes da referida entidade, que reforça a dicotomia existente na sociedade capitalista entre o sujeito econômico (base do sindicato) e sujeito político.

É de autoria desse sindicato o Projeto de Lei 2.167 de 1989, que dispõe sobre a profissão do atendente de Enfermagem, permitindo àqueles admitidos antes da vigência da LEP/86, o exercício das atividades elementares de Enfermagem.

Com isso consolidava-se, temporariamente, a atual estrutura organizativa da Enfermagem no país, composta de: UNATE – associação dos técnicos e auxiliares de Enfermagem, de cunho radicalmente corporativo; ABEn – Associação predominantemente de enfermeiros, de cunho radicalmente corporativo, porém com discussões sobre a divisão do trabalho em Enfermagem e a tentativa de alguns dirigentes em unificar o movimento; Sindicatão – Sindicato de Empregados em Estabelecimentos de Serviços de Saúde, com federações interestaduais e pertencente à Confederação dos Trabalhadores no Comércio, de cunho radicalmente corporativo, cuja atuação resume-se à negociação de pautas reivindicatórias aos empregadores em épocas de dissídios e à apresentação de emendas ou projetos de lei na Câmara Federal; o COFEn – conselho que regulamenta o exercício de Enfermagem, dentro de uma concepção fundada na hierarquização e na dominação do enfermeiro sobre a equipe; Federação dos Enfermeiros – composta de sindicatos da subcategoria de enfermeiro, com uma atuação progressista junto às questões mais gerais, mas corporativo no tocante à Enfermagem.

No entanto, as afirmações anteriores pecam por simplificar demais a realidade e, apesar de ser a aparência da estrutura organizativa da Enfermagem no país, o processo todo é bem mais complexo, fato que esperamos ter demonstrado no decorrer deste capítulo.

Por isso a deliberação do 41° CBEn de 1989 em:

> "Fortalecer as lutas através da organização de um sindicato de Enfermagem tendo como perspectiva a organização do sindicato dos trabalhadores do setor saúde, encaminhando a nível nacional e estadual a discussão sobre a questão sindical, respeitando a realidade local e mantendo o fórum de entidades de Enfermagem como estratégia de unificação das lutas" (41° CBEn, 1989, p. 183 e 315).

Significa que há, por parte de alguns dirigentes de algumas entidades da Enfermagem, o empenho em superar, na prática associativa e sindical, o corporativismo reinante na equipe de Enfermagem. O Fórum de Entidades, formado pela Federação dos Enfermeiros, COFEn, ABEn e UNATE, já é, nesse sentido, a própria superação disso, independentemente das dificuldades concretas de atuação conjunta, e mostra que a aceitação das subcategorias de Enfermagem em trabalhar unificadamente é hoje bem maior que em alguns anos atrás.

Já a análise exaustiva desse Fórum é outra história, que deverá ser feita por outros estudos.

DEMOCRACIA OPERÁRIA E ENFERMAGEM

CAPÍTULO 11

> "Instruí-vos, porque teremos necessidade de toda a nossa inteligência. Agitai-vos, porque teremos necessidade de todo o nosso entusiasmo. Organizai-vos, porque teremos necessidade de toda a nossa força." (Epígr. do L'Ordine Nuovo).

Este texto constou da reflexão sobre a história da organização associativa e sindical da Enfermagem no Brasil frente ao processo de trabalho em Enfermagem. Nele traçamos como objetivo central a análise do movimento trabalhista da Enfermagem no nosso país, objetivo que tentamos atingir pela reflexão sobre a atuação de suas entidades nacionais, associativas ou sindicais, considerando as realidades sócio-históricas em que as mesmas se inseriram de 1925 a 1989 e as relações que travaram entre si.

Para sua realização, elegemos como elemento norteador uma das resoluções do 41º Congresso Brasileiro de Enfermagem (CBEn/1989), segundo a qual a Enfermagem deve

> "Fortalecer as lutas através da organização de um sindicato de Enfermagem, tendo como perspectiva a organização do sindicato dos trabalhadores do setor saúde, encaminhando a nível nacional e estadual a discussão sobre a questão sindical, respeitando a realidade local e mantendo o fórum de entidades de Enfermagem como estratégia de unificação das lutas" (41º CBEn, 1989, p. 183/315).

Com o desenvolvimento do estudo surgiram diversas questões e começamos a perceber que a posição contrária à unificação do movimento, defendida por alguns dirigentes, era um fenômeno bastante comum na história de nossa organização trabalhista.

A partir daí percebemos que a atual estrutura da organização trabalhista da Enfermagem em nosso país não poderia ser creditada à simples vontade ou posição política dos dirigentes de suas entidades, já que eles representavam (e representam) a vontade coletiva dos membros destas, cristalizada pelo voto.

Há uma tendência generalizada em se associar as posições assumidas pelas entidades exclusivamente a seus dirigentes. Consideramos tal tendência mecanicista e simplificadora da realidade, por não levar em conta o processo histórico de cada entidade, cuja aparência, esta sim, reside, entre outras, na escolha de seus representantes. Quer dizer, determinado representante de certa entidade, em dado momento, cristaliza um processo histórico, cujos determinantes muitas vezes situam-se fora do espaço associativo ou sindical.

Por outro lado, não podemos esquecer que esta é uma via de mão dupla, isto é, a atuação de cada dirigente determina, dialeticamente, os rumos de cada entidade em particular, o que, por sua vez, influenciará na atuação conjunta de outras entidades. Porém, tal questão é mais complexa.

Há outro aspecto relativo a esses conflitos entre as entidades de Enfermagem que é necessário examinarmos. Diz respeito à estrutura sindical brasileira legada pelo Governo Vargas, da década de 1930, e que também determinaria a atual estrutura da organização trabalhista da Enfermagem. De fato, verificamos que essa estrutura imposta, de caráter corporativo, influenciou sobremaneira a organização da Enfermagem, que, por sua vez, adequou-se plenamente à legislação. A questão mais séria dessa legislação sindical reside na delimitação de um espaço legal e formal de atuação para as entidades trabalhistas, em que a cada sindicato, e, no nosso caso, associação profissional e Conselho, foi estabelecido um papel específico a ser exercido, independente e isolado do papel das outras entidades.

Essa legislação determinou, no movimento associativo da Enfermagem, a consolidação de uma tendência já existente, originada na divisão do trabalho, institucionalizada em nossa profissão na década de 1920, pela implantação do modelo de Enfermagem nightingaleano oriundo dos Estados Unidos da América.

Tanto é que o Sindicato dos Enfermeiros Marítimos e o Sindicato dos Enfermeiros Terrestres, apesar de nascidos sob a égide de tal legislação corporativista, tinham como objetivo representar e defender os interesses trabalhistas de todos os trabalhadores da Enfermagem, fossem eles enfermeiros diplomados, enfermeiros práticos, práticos de Enfermagem etc. Já a entidade que deliberadamente tinha como objetivo representar somente parcela dos trabalhadores da Enfermagem foi aquela criada paralelamente à institucionalização da Enfermagem nightingaleana, a Associação Nacional de Enfermeiras Diplomadas Brasileiras, criada em 1926, portanto 5 anos antes da publicação da primeira lei sindical do Governo Vargas, cujo objetivo era defender as verdadeiras das supostas enfermeiras, as primeiras representadas pelas enfermeiras diplomadas.

Visto isso, podemos perceber que a tendência à fragmentação da estrutura trabalhista da Enfermagem em nosso país, apesar da forte influência que sofreu, não foi determinada exclusivamente pela legislação sindical fragmentadora e corporativista.

Sobre esse assunto ainda temos de considerar as limitações históricas do movimento sindical, agora não mais sob o enfoque conjuntural da legislação trabalhista brasileira e, sim, examinando seus aspectos estruturais. Esse limite estrutural é dado pelo fato de que o sindicato organiza seus membros:

> "(...) não como produtores, mas como assalariados, isto é, como criaturas do regime capitalista, da propriedade privada, como vendedores da mercadoria trabalho (...), o sindicalismo une os operários a partir da forma que lhes imprime o regime capitalista, o regime do individualismo econômico" (Dias, 1984, p. 89).

Caberia, então, ao sindicato, nas sociedades capitalistas, a negociação de melhores preços pela força de trabalho que representa, como o vendedor que tenta barganhar preços mais altos por sua mercadoria.

Do mesmo modo, as associações profissionais deveriam lutar pelo aprimoramento técnico-científico, esquecendo-se das questões trabalhistas. A separação de objetivos entre essas duas entidades, sindical e aprimoramento técnico-científico, contribui para a alienação do trabalhador com relação a seu próprio trabalho e ao produto do mesmo. A distinção acentua a fragmentação do indivíduo, que passa a refletir sobre seu trabalho pelo menos de duas formas separadas e em dois momentos distintos e independentes. Contraditoriamente, tal fragmentação contribui, inversamente, para limitar a ação de cada entidade, cabendo às associações um espaço de atuação supostamente diferenciado do espaço de ação dos sindicatos, a quem caberia representar o sujeito econômico, isto é, a "abstração da atividade econômica de uma dada forma de sociedade, ainda de uma estrutura econômica" (Gramsci, 1975, p. 92).

Está aí explicitada, superficialmente, a fragmentação dos indivíduos na sociedade capitalista, em que cada pessoa é, ao mesmo tempo e isoladamente, sujeito econômico, determinado pelas relações econômicas de apropriação privada dos meios de produção, e sujeito político, abstração política de igualdade social. Esta é uma das facetas do economicismo, que Gramsci diz fundar-se sobre um erro teórico e prático:

> "(...) sua distinção entre sociedade política e sociedade civil, que de distinção metódica vem transformada qualitativamente e é apresentada como distinção orgânica. Assim se afirma que a atividade econômica é própria da sociedade civil e que o Estado não deve intervir na sua regulamentação" (Gramsci, 1975, p. 925).

Aparentemente, o movimento associativo e sindical não tem saídas transformadoras, ou seja, estará sempre estruturalmente limitado pelo papel que lhe cabe nas sociedades capitalistas. Mas deixemos de fatalismos e examinemos a questão especificamente na organização associativa da Enfermagem.

A organização da Enfermagem em um sindicato único, representante de todos os agentes da equipe, é um grande avanço, e sua construção pressupõe o enfrentamento da questão acima colocada sobre os limites estruturais do movimento sindical. Então nos perguntamos: de que forma isso é possível?

Voltemos ao estudo da relação entre os dirigentes das entidades e a vontade coletiva de seus membros (base). Um dirigente é fruto do processo histórico de cada entidade e é a aparência da vontade coletiva de seus membros, em que há a interação dialética entre a atuação de cada dirigente e a vontade coletiva da base. Os determinantes do processo histórico de cada entidade muitas vezes se encontram fora do espaço associativo ou sindical.

De fato, esses representantes explicitam o pensamento coletivo hegemônico em suas entidades, pensamento que possui a aparência de conflitos entre os diversos agentes da Enfermagem, que por sua vez não foram originados somente pela legislação sindical brasileira corporativa. Quer dizer: os conflitos explicitados entre as diversas entidades da Enfermagem não têm sua determinação limitada ao espaço do movimento sindical e associativo. Porém, no decorrer da história de nossa profissão, foram sendo consolidados e aprofundados também no espaço do movimento sindical e associativo.

Isso significa que os conflitos explicitados entre as diversas entidades pertencentes à organização associativa da Enfermagem são mera aparência de algo mais complexo, esta, sim, a questão que deve ser enfrentada. Também quer dizer que certamente a resolução do 41º Congresso Brasileiro de Enfermagem, sem o enfrentamento dessas outras questões, nunca será implementada a contento, seja por esbarrar em problemas práticos, simples e cotidianos – por exemplo: Qual a representação de cada categoria na diretoria do sindicato? Poderão os auxiliares de Enfermagem (ou técnicos, ou atendentes) serem presidentes da entidade? Como se resolverão os problemas oriundos da hierarquia existente cotidianamente na equipe de Enfermagem, nas relações internas do sindicato? – seja pela própria fragilidade da proposição, ao não conseguir apresentar soluções globais para a democratização do processo de trabalho em Enfermagem.

Por outro lado, a atual situação, caracterizada pela existência de diversas entidades associativas e sindicais, que reproduzem a fragmentação do trabalho realizado pela equipe de Enfermagem e as relações conflituosas e hierarquizadas dessa equipe para a concretização do processo de trabalho em Enfermagem, significa a adequação e a reprodução das relações sociais de dominação, relações plenamente desfavoráveis à própria Enfermagem, na medida em que reforçam sua subalternidade à racionalidade médica e sua desvalorização frente ao trabalho da equipe de saúde, explicitada, entre outros, nas péssimas condições de trabalho e nos baixos salários. Portanto, esta não é a melhor solução.

A conclusão a que chegamos após a realização deste estudo, foi a de que um dos caminhos para solucionar tais contradições encontra-se fora do espaço associativo, situando-se no processo de trabalho de Enfermagem e em sua inserção no trabalho em saúde. Isso porque encontraremos seus determinantes também fora do espaço associativo sindical e situado no processo de trabalho de Enfermagem e em sua inserção no trabalho em saúde. Vejamos:

O processo de trabalho em saúde é coletivo e, como tal, pressupõe finalidade comum a todos os trabalhadores nele envolvidos. A medicina moderna tem como finalidade a cura e a prevenção de doenças, situando-a no espaço corporal. Assim, os diversos trabalhadores do setor saúde manipulam o proprietário do espaço físico corporal, utilizando instrumentos de trabalho específicos, visando concretizar a cura ou a prevenção da doença.

A atuação conjunta das diversas profissões no processo de trabalho em saúde consubstancia o ato médico. Essa atuação é diferenciada para cada profissão e depende da forma como esta se apropria da, e recria a; finalidade do trabalho em saúde e das relações que trava com o restante da equipe. Já estas relações fundamentam-se na hegemonia do profissional médico, o mais habilitado a intervir sob este prisma, em torno de quem os outros profissionais gravitam, para melhor possibilitar o diagnóstico, a terapêutica e a cura (monopólio dele). Estas relações reproduzem na especificidade saúde as relações sociais de domínio e subalternidade e são caracterizadas pelo domínio do médico sobre os demais.

A Enfermagem se apropria e recria a finalidade do trabalho em saúde, direcionando sua atuação especialmente a três frentes: a criação de um ambiente terapêutico ideal; a administração de parcelas do ato médico; e a assistência de Enfermagem. Para isso, possui processo de trabalho específico, e seus trabalhadores travam relações para a concretização do mesmo. Essas relações reproduzem, na especificidade Enfermagem, aquelas travadas no processo de trabalho em saúde, em que um de seus agentes, o enfermeiro, é, agora sim, o profissional hegemônico. Além disso, uma das tarefas deste profissional é limitar a ação dos outros agentes da Enfermagem.

Diversos estudos realizados até este momento analisam o processo de trabalho em Enfermagem, considerando que a questão central dos conflitos intraequipes são determinados pela divisão entre o trabalho manual e o trabalho intelectual, o primeiro representado pelo atendente e auxiliar; o último pelo enfermeiro. Porém, tal divisão é apenas a aparência das relações travadas entre os profissionais, para a concretização da finalidade do processo de trabalho, já que, de acordo com Gramsci,

> "Não há atividade humana da qual se possa excluir uma intervenção intelectual, não podemos separar o "homo faber" do "homo sapiens" (...). Isto significa que se pode falar de trabalho intelectual, não se pode falar de trabalho não intelectual, porque trabalho não intelectual não existe" (1975, p. 1254).

Assim, "o operário não é especificamente caracterizado pelo trabalho manual ou instrumental, (...) mas pela realização deste em determinadas relações sociais" (*ibidem*, p. 1.255). Acrescentemos a essas afirmações a de que todos os homens são intelectuais, já que intelectual é o organizador da hegemonia social e do domínio.

A partir desses pressupostos, os trabalhadores da Enfermagem seriam considerados intelectuais, uma vez que, pelo seu trabalho, organizam e controlam os indivíduos para que estes sejam curados ou permaneçam nos limites da normalidade de saúde. Esta concepção nos mostra, portanto, que a divisão entre trabalho manual e intelectual não explica, satisfatoriamente, o processo de trabalho em Enfermagem.

A questão é que, ao relacionarem-se com vistas à concretização do processo de trabalho em Enfermagem, seus diversos agentes desenvolvem conflitos originados na hierarquização de saberes e poderes desta equipe. Conflitos que são a reprodução das relações sociais de domínio e coerção na especificidade desse trabalho, onde um agente tenta tornar universais na equipe suas concepções (de Enfermagem, de saúde, de mundo etc.) e suas necessidades. E em que esse agente é também o mais habilitado a intervir sob este prisma.

Chegamos então a um dos determinantes da atual estrutura da organização trabalhista da Enfermagem: as relações que a equipe trava para a realização de seu processo de trabalho, originadas na hierarquização de saberes e poderes. Relações que se reproduzem (respeitados, é claro, os momentos específicos de cada elemento em questão) entre as entidades associativas e sindicais.

Por isso consideramos que o enfrentamento das contradições existentes no movimento sindical e associativo da Enfermagem passa, necessariamente, pelo enfrentamento das contradições geradas em seu processo de trabalho, especialmente no tocante às relações travadas entre os diversos agentes da equipe para a realização deste.

O elemento norteador de tal processo deve ser a busca de relações democráticas e igualitárias entre os diversos agentes da Enfermagem. Apenas por um trabalho solidário de esclarecimento, de persuasão e de educação recíproca nascerá a ação concreta da construção de uma nova cultura. A democracia operária, que permita a expressão dos diversos agentes da Enfermagem, a partir do entendimento de sua posição enquanto classe social (e não enquanto indivíduos isolados que se conflitam continuamente), direcionada à construção de novas relações cotidianas, é algo a ser construído não só na Enfermagem, mas, no nosso caso, particularmente aí.

Cabe às entidades associativas e sindicais, como intelectuais coletivos, proporcionar sua construção, propiciando ao conjunto dos trabalhadores em questão, canais de expressão, participação e reflexão para a realização de tal intento. Isso significa, primeiramente, que a relação entre entidade e associado deve ser democrática:

> "O intelectual tem que ser democrático, não por cálculo, mas como expressão de uma necessidade: concebe a si mesmo como ligado por milhões de fios a um dado grupamento social e, por seu trâmite, a toda a humanidade (...) não se põe como algo de definitivo e rígido, mas como algo tendente a ampliar-se todo um agrupamento social, que é, ele também, concebido como tendente a unificar toda a humanidade" (Dias, 1984, p. 89).

Não podemos delinear caminhos fixos, propostas acabadas isentas das expressões de vontade, das iniciativas e ações políticas e intelectuais. Por isso tecemos comentários sobre os fatos que consideramos mais importantes para que a Enfermagem caminhe e contribua, efetivamente, para a construção de uma nova sociedade, de uma nova civilização. E comece consigo mesmo.

NOSSA HISTÓRIA RECENTE:
A Enfermagem Brasileira de 1988 a 2002

CAPÍTULO 12

ALGUMAS CONSIDERAÇÕES PRÉVIAS

Optei por escrever um capítulo a mais sem mexer na essência dos anteriores, uma vez que nos últimos anos nossa história foi acrescida de muitas questões que resultariam em mudanças qualitativas profundas no corpo do texto e a tentativa de inseri-las no texto original poderia resultar desastrosa e infrutífera.

Assim, esse capítulo contempla, especialmente, algumas mudanças ocorridas nas últimas décadas em nossa profissão, sendo composto por três partes: uma introdução sobre a essência de nossa profissão, a profissão do cuidado;* em um segundo momento, traço uma discussão sobre o nosso processo de trabalho, especialmente com base em contribuições mais recentes sobre o assunto. E, por fim, esboço algumas das muitas mudanças ocorridas nos últimos tempos. Quanto a esta última parte, os períodos foram divididos entre até 1988**, em razão das mudanças estruturais no sistema político brasileiro (de ditadura passamos a ter uma Constituição cidadã que garantiu muitos direitos de cidadania, especialmente no setor de saúde); 1989 a 1994, com a ascensão e queda do primeiro presidente eleito após a ditadura militar; e, 1994 até meados de 2002, com a estabilização da economia. Assim, os critérios de divisão dos períodos foram os político-econômicos gerais ocorridos na sociedade brasileira. Merece atenção nesta terceira parte o item "o outro lado de nossa história", que fala brevemente sobre a história recente do Conselho Federal de Enfermagem.

Este capítulo não teria sido escrito sem a valiosa participação de um aluno, Rodolfo Nunes Bittencourt, responsável por pesquisas históricas e também realização do texto. Portanto, considero este documento como elaboração conjunta, minha e dele.

ENFERMAGEM – PROFISSÃO DO CUIDADO

Atualmente, uma questão consensual no corpo dos enfermeiros é que a enfermagem é a arte e a ciência do cuidado terapêutico. Não um cuidado qualquer e não de qualquer maneira. Como se afirmações antigas voltassem à moda, tal qual a frase de Horta*** de que

---

* Resultado de inúmeros debates e de um artigo de autoria de Schoeller SD, Leopardi MT. *Cuidado: eixo da vida, desafio da enfermagem*. Florianópolis, 2008. Mimeo.
** Respeitando o fato de que o capítulo anterior versava até meados de 1980, mais especificamente 1986.
*** Horta WA. Processo de Enfermagem, 1976.

enfermagem é "gente cuidando de gente". De um lado um sujeito enfermo, e de outro o sujeito cuidador, enfermeiro.

O sujeito enfermo, "gente" com necessidades, esperanças, conhecimentos e uma vida que não conhecemos, mas da qual precisamos nos aproximar. Nós, cuidadores, "gente" com necessidades, esperanças, conhecimentos e uma vida que o sujeito enfermo não conhece, mas da qual poderia ter uma visão um pouco mais próxima. Ambos desenvolvendo uma relação temporária (enfermeiro e enfermo), cujo objetivo é tornar o sujeito enfermo mais autônomo na sua vida.

Leopardi (2006, p. 10), acerca dos termos enfermeiro e sujeito enfermo, considera que

> "O termo latino **enfermeiro** tem origem no termo ´*enfermo*´ de *infirmus*, que, por sua vez, resultou da fusão do prefixo **in** (negação) + *firmus*, firme, robusto, saudável. Enfermo, portanto, denota, debilidade, fraqueza, perda de forças. **Enfermeiro** é aquele que restaura tais forças, como dizia Nightingale e **Enfermagem** é o trabalho daqueles que tratam dos enfermos, para que se tornem novamente sadios e ´firmes´."

Porém, a realização do cuidado terapêutico pressupõe o conhecimento, mas não somente o conhecimento intelectual e científico, como também o conhecimento do outro, a partir da construção de uma relação solidária, em busca das alternativas e possibilidades de enfrentamento dos problemas que o sujeito enfermo/cuidado está enfrentando no momento (motivo pelo qual estabelecemos esta relação), e a partir do mundo do outro, com relação com o nosso mundo enquanto cuidadores. E este conhecimento deve contemplar as dimensões do biológico, do espiritual, do afetivo, do econômico e do social e cultural, na tentativa, reforço, de conhecermos o mais profundamente possível esse outro ser e seu momento de vida.

A lógica do conhecimento do outro pressupõe partirmos do que o outro apresenta e como apresenta enquanto necessidade de cuidado, e não ao seu enquadramento puro e simples a uma patologia ou mesmo a um diagnóstico de enfermagem. Ou seja: o cuidado terapêutico não deve ser mais um dos enquadramentos ideológicos/científicos do mundo moderno e capitalista ao "paciente".

A assistência será diferente se o sujeito enfermo for tratado com alguma identidade, ponto-chave para a enfermagem. A pessoa é uma referência tal qual ela é, e é dessa referência que devem derivar todas as outras ações e processos que podem ser importantes terapeuticamente.

É comum percebermos mudanças na forma de atendimento (por parte dos trabalhadores de saúde) quando a pessoa atendida é (re)conhecida por um ou mais trabalhadores, como um conhecido, amigo, parente, ou alguém importante socialmente. Neste caso, a pessoa é tratada como alguém com história de vida, identidade única, idade única, gostos únicos, pensamentos únicos e necessidades únicas, e que está apresentando algum problema de saúde.

O inverso também existe: quando (enquanto trabalhadores de saúde) nos deparamos com algum sujeito enfermo "desconhecido", grande parte da sua identidade é perdida, e a patologia antecede o sujeito e passa a ser a esta que atendemos. Aí, perde-se a noção de história de vida com identidade única, gostos únicos, pensamentos únicos e necessidades únicas e passamos a interpretar os sinais do ser enfermo a partir de uma lógica nossa, que, muitas das vezes, retira dele a sua identidade e o coloca em outra, própria e de interesse dos serviços de saúde. Quem nunca ouviu alguma referência (ou até, quem sabe, falou) sobre a apendicite do 304, o infarto do 711, ou, o aneurisma do 507?

Ora, se o reconhecimento do outro deve ser a tônica para todo e qualquer sujeito no momento em que é cuidado, e não a exceção, quem é o infarto do 711? O conhecimento do outro, deve ser um dos eixos do cuidado de enfermagem, e os 304, 711 ou 507 não são nomes identificadores de pessoas, mas dos locais onde elas estão.

Assim, não existe o cuidar se eu não souber **quem** estou cuidando, existe o cuidar que parte do pressuposto do ser que é. Conhecer, cuidar e identificar **a coisa** (a enfermidade, a doença, a patologia) garante ao profissional a parcela técnica do cuidado, mas se for o sujeito enfermo que aparecer como uma **coisa**, a enfermagem perde seu sentido precípuo, deturpa sua natureza intrínseca. Daí a necessidade de praticar um exercício de alargamento da visão para além do que é objetificável e ir em busca de conhecer **quem** é este sujeito que incorpora aquela enfermidade que pode ser visível aos meus olhos. Quem é esta pessoa?* Como a saúde deste quem-enfermo mudou? O que esta mudança quer dizer? Em que eu posso contribuir para uma transformação que melhore sua qualidade de vida? Que caminho os dois, sujeito enfermo e sujeito cuidador, devem trilhar para que a vida continue no seu fluxo e o sujeito enfermo possa voltar a ser autônomo?

Tal concepção pode nos auxiliar na construção desse cuidado compartilhado, já que "cuidar é mais que um ato; é uma atitude. Portanto, abrange mais que um momento de atenção, de zelo e de desvelo. Representa uma atitude de ocupação, preocupação, de responsabilização e de envolvimento afetivo com o outro".** Para Boff, o cuidado se encontra "no modo de ser essencial" do ser humano:

> "Um modo de ser não é um novo ser. É uma forma de estruturar-se e dar-se a conhecer. O cuidado entra na natureza e na constituição do ser humano. O modo de ser cuidado revela a maneira concreta como é o ser humano.
> Sem o cuidado, ele deixa de ser humano. Se não receber cuidado, desde o nascimento até a morte, o ser humano desestrutura-se, definha, perde sentido e morre."

O cuidado, ao ser essência humana está em todas as manifestações da vida, sem o qual esta não é possível. Ele surge somente "quando a existência de alguém tem importância para mim". Passo, então, a dedicar-me a ele; disponho-me a participar do seu destino, de suas buscas, de seus sofrimentos e de seus sucessos, enfim, de sua vida.***

---

* Está claro que insisto nas palavras "conhecer o sujeito", por acreditar que esse é um dos grandes *nós* de nossa profissão.
** Boff, 1999, p. 33-34.
*** Boff, 1999, p. 91.

Assim, podemos pensar em dimensões do cuidado: com o cosmos/planeta, com o(s) outro(s) e com a gente; ou seja: o cuidado de si, o cuidado do outro e o cuidado do planeta, dimensões intrinsecamente relacionadas num *continuum*.

Para cuidarmos do outro, é condição essencial que cuidemos de nós, que respeitemos nossas crenças, ideais e limites; só é possível conhecer o outro sem confundi-lo conosco (seja por negação a nós mesmos ou por pura e simples projeção de nossas ideias no outro), se tivermos uma noção de nossos limites e possibilidades. Não há como se pensar em cuidar do outro sem se estar suficientemente "firme". Como seria um trôpego amparando um coxo?

A enfermagem é a profissão que tem, no cuidado, o seu âmago. Posso afirmar, tranquilamente, que é a enfermagem (e não outras profissões da saúde) a profissão do cuidado. Isto não significa que outras profissões não exerçam ações de cuidado. O psicólogo, o dentista, o fisioterapeuta, o médico, o bioquímico, qualquer trabalhador executa ações parcelares do cuidado, porém profissional de enfermagem é o único trabalhador da saúde que tem em seu íntimo profissional o cuidado como eixo terapêutico.

Para Waldow, em concordância com Collière (2006, p. 85):

> o cuidado compõe a linguagem da enfermagem e na sua forma de visualizá-lo – como um modo de ser, relacional e contextual – caracteriza-se por ser a única ação verdadeiramente independente da enfermagem. O cuidado, repetindo, não pode ser prescrito. Terapêuticas, procedimentos, técnicas, intervenções podem ser prescritas, não o cuidado. Não se prescreve um modo de ser, não se ditam maneiras de se comportar; elas podem ser sugeridas, aconselhadas, não prescritas.

A enfermagem, profissão do cuidado, é essencial, inclusive, para o tratamento dos doentes em sua acepção mais moderna da medicina clínica e em seu enquadramento mais perfeito à ideologia da medicina moderna, ou seja, a enfermagem calcada na prescrição médica também é importante, fato inegável. Mas o cuidado transcende a isso e seu valor reside exatamente nesta transcendência.

Vivemos em uma época de transformações cada vez mais rápidas e estonteantes, com demonstrações concretas das limitações da medicina moderna tal qual se tem apresentado nos últimos 500 anos: a patologia não justifica mais o doente; o germe não é mais suficiente para a doença. Portanto, o cuidado na acepção radical é essencial à vida humana e é o nosso eixo.

PROCESSO DE TRABALHO EM ENFERMAGEM

Tal concepção traz consequências para o processo de trabalho, uma vez que o conhecimento profundo do outro para a consequente realização do cuidado, requer tempo e o uso particular de instrumentos de trabalho, condições de trabalho e relações fraternas e solidárias com outros trabalhadores não enfermeiros ou de enfermagem.

Ao longo da história da humanidade, o processo de trabalho em saúde sofreu mudanças, dependentes do andamento da própria sociedade, do conhecimento científico e tecnológico. Nesse sentido, Pires* afirma que, para analisar o processo de trabalho em saúde, há que pensarmos que o trabalho em saúde sofre determinações de fora e de dentro de seu âmbito:

> o trabalho em saúde está sendo influenciado pelo intenso desenvolvimento tecnológico, pelas mudanças nas relações de trabalho e nas perspectivas e perfil do emprego, pelas perdas de direitos trabalhistas e pelo debate sobre a organização tradicional e as novas formas de organização do trabalho. É preciso considerar, também, as especificidades do trabalho em saúde no Brasil, considerando-se a política de saúde em vigor pós Constituição de 1988; a influência do modelo hegemônico de ciência e de assistir de saúde, bem como a legislação e normas reguladoras do exercício das diversas profissões do setor.

O resultado do processo de trabalho em saúde, diferentemente de outros processos de trabalho, não pode ser separado do ato de sua realização, tal qual acontece com uma mercadoria. Esta é resultante de um processo de trabalho, também. Porém pode ser separada dos seus trabalhadores. Já em saúde e enfermagem, o processo só se realiza com e durante o encontro dos dois atores sociais: trabalhador e sujeito cuidado. Isso independentemente da ação. O cuidado de enfermagem só se realiza com o encontro de dois seres, o sujeito cuidador e o sujeito cuidado.

Ainda para Pires,**

> o **processo de trabalho dos profissionais de saúde** tem **como finalidade** – a ação terapêutica de saúde; **como objeto** – o indivíduo ou grupos doentes, sadios ou expostos a risco, necessitando medidas curativas, preservar a saúde ou prevenir doenças; **como instrumental de trabalho** – os instrumentos e as condutas que representam o nível técnico do conhecimento que é o saber de saúde e **o produto final** é a própria prestação da assistência de saúde que é produzida no mesmo momento que é consumida.

O trabalho em saúde é essencial à vida humana e é realizado coletivamente, por diversos profissionais envolvidos que travam relações entre si para sua efetivação. É concretizado no âmbito hospitalar e ambulatorial, a nível individual e coletivo. Para o cumprimento desse trabalho de assistência, há, também, o envolvimento de outros trabalhadores e processos de apoio, como o pessoal de limpeza, administração, escrituração, portaria,*** entre outros.

O trabalho em enfermagem está inserido no trabalho em saúde e é realizado conjuntamente com os outros trabalhadores da área da saúde.

---

* Pires D. *Processo de trabalho em saúde*. Florianópolis: UFSC, 2005. p. 2 (mímeo).
** *Ibidem*, p. 5.
*** *Ibidem*, p. 8.

O trabalho da enfermagem envolve três dimensões: o cuidar, o gerenciar e o educar,* o que podemos constatar claramente na nossa prática cotidiana. Assim, o enfermeiro cuida, ao estabelecer relação terapêutica com o sujeito enfermo e realiza procedimentos junto a ele; gerencia o trabalho realizado por outros componentes de enfermagem sob sua responsabilidade e os insumos necessários ao cuidado; e educa, ao tecer orientações junto ao sujeito enfermo (ou sadio, no caso da atenção básica) e aos outros profissionais de enfermagem. A LEP (Lei do Exercício Profissional) confirma estas dimensões do trabalho do enfermeiro.

Mais uma vez, Pires** exemplifica as dimensões do trabalho de enfermagem, da seguinte maneira:

> no entanto, no cotidiano do trabalho da enfermagem podemos encontrar atividades que incluem todas essas dimensões, tanto em momentos distintos quanto podem constituir-se em dimensões de uma mesma ação. Vejamos o exemplo de uma enfermeira que é coordenadora da equipe de enfermagem de uma unidade de internação pediátrica. Suas atividades de coordenação da equipe envolvem a dimensão "gerenciar". Esta mesma enfermeira pode, também, prestar cuidados a uma criança e sua família, por exemplo, aplicando uma insulina e realizando orientações sobre reeducação alimentar e o viver com *diabetes melito* (dimensões "cuidar" e "educar").

Em suma, nosso trabalho, envolvendo as dimensões do cuidar, gerenciar e educar, se efetiva quando estabelecemos relações com outros trabalhadores e com o(s) sujeito(s) cuidado(s). As mudanças políticas e econômicas ocorridas no Brasil nos últimos anos, especialmente com o advento e consolidação do SUS colocaram elementos novos no nosso processo de trabalho. Entres estas, cabe ressaltar a participação mais efetiva do usuário nos rumos da política de saúde via participação popular.*** Sem questionarmos a efetividade do controle social nos municípios, com o advento do SUS toda e qualquer política de saúde deve, necessariamente, ser aprovada pelo Conselho de Saúde, representante dos usuários.

Outro elemento novo que interferiu no processo de trabalho diz respeito à saída, por um lado, de categorias profissionais (como o atendente, o auxiliar e provavelmente o técnico de Enfermagem)**** e, por outro, a entrada de nova categoria, ainda não muito bem assimilada pelo conjunto dos enfermeiros e fruto de algumas polêmicas, que é a dos agentes comunitários de saúde.

---

* Leopardi MT, Gelbcke F, Ramos F. Cuidado: objeto de trabalho ou objeto epistemológico da enfermagem? *Texto & Contexto-enfermagem*. 2001;10(1):32-49.
** Pires D. *Processo de trabalho em saúde*. Florianópolis: UFSC, 2005. p. 16 (*mimeo*).
*** Pois, quer queiramos ou não, esta possibilidade de controle social exercido pelo usuário quebra a relação de poder verticalizada entre trabalhador da saúde e paciente usuário, em que cabe ao paciente obedecer a regras ditadas por outros.
**** Neste sentido, há que salientarmos o trabalho realizado pelo PROFAE de profissionalização de milhares de atendentes e auxiliares de enfermagem no país e de capacitação dos enfermeiros para o trabalho de formação profissional.

ACONTECIMENTOS DOS ÚLTIMOS ANOS E ENFERMAGEM NO BRASIL
Do Fim da Ditadura à Constituição Federal

Nesta parte, optamos por colocar um quadro sintético sobre os principais acontecimentos relacionados com a enfermagem brasileira e, em seguida, comentá-lo. Não temos a intenção de esgotar o assunto, ou de colocar estes fatos como os únicos importantes. Nosso objetivo, ao contrário, é fomentar a discussão e o debate acerca de nossa história enquanto profissão, na certeza de que é o debate coletivo e fraterno o construtor dos caminhos profissionais e sociais.

Conforme podemos ver no Quadro 12-1, a década de 1970 inaugurou o período de maior rigidez na ditadura militar, especialmente no governo Médici, em que grande número de pessoas foram exiladas, presas, mortas e torturadas. Ao lado disso, houve a consolidação da Rede Globo, grande responsável pela propaganda e comunicação de massa do governo ditatorial, que propagava o dito "milagre econômico", o crescimento estupendo da economia brasileira. Segundo COTRIM,* "o governo militar procurava esconder, da maioria da população, o violento combate que movia contra os grupos democráticos, de diversas tendências políticas: liberais, socialistas e comunistas". Quanto à saúde, as principais questões dizem respeito à Conferência de Alma-Ata, em 1978, que preconizou saúde para todos até o ano 2000, através da atenção básica, apontando a tendência que se tornaria hegemônica no Brasil anos mais tarde, após a consolidação do SUS (Sistema Único de Saúde). Na especificidade de enfermagem, os congressos da ABEn versam, principalmente, sobre questões relacionadas com a profissão: sua conformação e prática. Somente no final deste pequeno período os três últimos CBEns trazem como tema questões mais gerais para a enfermagem. Em suma: neste período houve a ascensão e o início do ocaso da ditadura militar e a Enfermagem seguiu este mesmo ciclo.

O período seguinte pode ser caracterizado como o de continuidade da abertura política que culminou na escolha de Tancredo Neves para presidente da República e na Assembleia Nacional Constituinte, o que aconteceu apesar de setores mais retrógrados das forças armadas.** Por outro lado, a economia brasileira entrava em franca recessão, com o aumento constante da inflação acompanhado da perda de poder aquisitivo dos salários e as medidas recessivas adotadas pelo governo federal, o que levou o país a solicitar socorro do FMI (Fundo Monetário Internacional). Quanto ao setor saúde, é cada vez mais intensificada a luta pela Reforma Sanitária, que culminaria com a inserção de texto voltado à saúde na Constituição de 1988. Merece destaque a 8ª CNS Conferência Nacional de Saúde, de 1986, base para o texto constitucional, que tem como princípio saúde, direito de todos e dever do Estado, e dada a partir das condições concretas de vida.

A Enfermagem, via Associação Brasileira, segue a tendência de engajamento nas lutas políticas, e, em 1986, o Movimento Participação, oposição da entidade, vence as eleições e monta a primeira diretoria. Uma característica central do Movimento Participação é o entendimento de que enfermagem é um trabalho como outro qualquer, e nós, portanto,

---
* Cotrim G. *História Global – Brasil e Geral*. 6. ed. Reformulada. São Paulo: Saraiva, 2002. p. 562.
** Fato amplamente conhecido no país foi o atentado ao *show* realizado no Riocentro, em 1981, no qual uma bomba explodiu em um carro com pessoas das forças armadas – fato não muito bem explicado na época.

Quadro 12-1. Principais Acontecimentos Relacionados com a Enfermagem Brasileira entre os Anos de 1970 a 1988

Ano	Acontecimentos Gerais	Acontecimentos na Área da Saúde	Congressos Brasileiros de Enfermagem	Resoluções do Conselho Federal de Enfermagem
1970	Governos militares de Médici e Ernesto Geisel, conhecidos como anos de chumbo, de ditadura militar. Brasil é campeão da copa mundial de futebol. Época do milagre brasileiro tão propagado pelo canal de televisão que cresceu nas costas da ditadura (Rede Globo). Período da luta armada contra a ditadura em que muitas pessoas morreram, outras desapareceram e muitas foram presas e foragidas políticas. O caso do milagre econômico e desgaste dos governos militares. Início da tentativa de abertura política	5ª CNS – Constituição do Sistema Nacional de Saúde e sua institucionalização (1975) 6ª CNS – Controle das grandes endemias e interiorização dos serviços de saúde (1977) Alma-Ata – Saúde para todos até o ano 2000. Atenção básica de saúde	Assistência de enfermagem, exercício profissional, currículo profissional, pesquisa em Enfermagem, integração ensino-serviço, liderança em Enfermagem Situação de saúde no país – implicações para a Enfermagem (1977) Sistema Nacional de Saúde (1978)	RESOLUÇÃO 11/1975: Aprovado o brasão do Conselho Federal de Enfermagem
1971				
1972				
1973				
1974				
1975				
1976				
1977				
1978				
1979	Início do governo militar de Figueiredo, com a continuação da abertura política. Anistia de alguns presos políticos. Estabelecimento do pluripartidarismo político; atentado no Riocentro; reforma partidária com o pluripartidarismo; derrota do governo militar nas eleições de 1982; lutas pelas "diretas já" para a presidência da república; inflação galopante de mais de 200%	7ª CNS – Extensão das ações de saúde através dos serviços básicos (1980)	Desafios da enfermagem brasileira (1979); A saúde para todos; Enfermagem e Previdência Social; o que a enfermagem pode fazer por você e pelo Brasil	RESOLUÇÃO 71/1981: Institui o Fundo para Estudos, Aperfeiçoamento e Aprimoramento Profissional na Área de Enfermagem e dá outras providências RESOLUÇÃO 74/1982: Dispõe sobre a criação e a distribuição de honrarias na área da Enfermagem
1980				
1981				
1982				
1983				
1984				

Ano			
1985	Tancredo Neves é escolhido presidente do Brasil e morre antes de tomar posse. Sarney assume.		LEI 7.498/86: Dispõe sobre a regulamentação do exercício da Enfermagem; a Enfermagem é exercida privativamente pelo Enfermeiro, pelo técnico de Enfermagem, pelo auxiliar de Enfermagem e pela parteira, respeitados os respectivos graus de habilitação. Estabelece as responsabilidades de cada integrante da enfermagem, delineando ações privativas do enfermeiro
1986	Criação do Plano Cruzado com o congelamento de preços e salários.	8ª CNS – Reformulação do Sistema Nacional de Saúde e financiamento setorial	
1987	Início da política de abertura da Rússia. Eleição da Assembleia Nacional Constituinte, que resultou na Constituição Cidadã, que garante diversos direitos aos brasileiros. Hiperinflação com níveis superiores a 2.500% ao ano. Sarney decreta moratória da dívida externa	Constituição Federal Eleição do Movimento Participação para a ABEn nacional (1986)	Tendências do Sistema de Prestação de Serviços e a Prática de Enfermagem. A inserção de Enfermagem frente à Reforma Sanitária Brasileira
1988		1988 – diz que saúde é um direito de todos e um dever do Estado, que deve ser garantida mediante o estabelecimento de políticas	
1989	Queda do muro de Berlim; eleição direta para presidente da República, eleito Fernando Collor de Melo, o "caçador de Marajás" (1989)	LEI nº 8.080: Sobre o SUS (Sistema Único de Saúde);	História recente da enfermagem e os desafios para a próxima década frente às mudanças recentes na sociedade brasileira
1990	Plano Collor com o confisco das poupanças; Guerra do Golfo, com o aparecimento de Sadan Husseim; (1990)	LEI nº 8.142: Regula a participação da comunidade e transferências intergovernamentais;	RES. COFEN-146/1992: Normatiza a obrigatoriedade de haver enfermeiro em todas as unidades de serviço onde são desenvolvidas
1991		**Decreto nº 99.438:** Organização e atribuições do Conselho Nacional de Saúde; (1990)	RES. COFEN-157/1992: Institui o Fundo de Apoio à Fiscalização do Exercício Profissional na Área da Enfermagem
1992	Formação da união europeia; *impeachment* de Fernando Collor (1992)	9ª Conferência Nacional de Saúde (1992) Tema central: Municipalização é o caminho	RES. COFEN-159/1993: Dispõe sobre a consulta de Enfermagem
1993		Artigo 6º da LEI nº 8.689, de 27 de julho de 1993: Cria o Sistema Nacional de Auditoria, no âmbito do SUS (1993)	RES. COFEN-162/1993: Dispõe sobre a administração da Nutrição Parenteral e Enteral

somos trabalhadores de enfermagem, com direitos e deveres de cidadania.* Já nos congressos posteriores, o tema é a inserção da enfermagem na Reforma Sanitária, o que indica uma mudança significativa nas políticas e prioridades adotadas pela entidade.

A ideia de GRAMSCI de que a hegemonia de um ponto de vista sobre a realidade se exerce através do reforço a este ponto de vista parece encaixar-se perfeitamente na história da Enfermagem brasileira, uma vez que a Enfermagem moderna tem, em nosso país, uma história calcada num tripé: associação, educação e lutas políticas.

Tanto é que nossa história está intimamente ligada à da Associação Brasileira de Enfermagem, também na definição dos rumos da educação em Enfermagem, que, aliás, protagonizou a luta por uma política de educação e formação profissional.**

Até 1986, havia uma Associação Brasileira de Educação em Enfermagem, responsável pela parte relacionada com a educação. Neste ano, a chapa opositora à situação (intitulada Movimento Participação) venceu as eleições para a ABEn e algumas mudanças significativas passam a acontecer. Cabe reforçar mais uma vez que uma das características do movimento participação e que foi vital no curso dos acontecimentos, é a ideia de que o enfermeiro é um trabalhador tal qual outro qualquer, tendo, portanto, direitos e obrigações de trabalhador. Portanto, a enfermagem é um trabalho, como outro qualquer, cujos atores sociais têm direitos como quaisquer outros cidadãos. Esta visão seria essencial para o desenvolvimento da enfermagem no futuro próximo, uma vez que preconiza a participação cidadã da profissão na luta por melhores condições de vida e saúde, não só da população brasileira, mas também dos trabalhadores de enfermagem.

Particularmente em 1987, há uma decisão dos delegados do Congresso Brasileiro de enfermagem em se extinguir a ABEE (Associação Brasileira de Ensino de Enfermagem) e centralizar na Comissão de Ensino da ABEn a discussão sobre os conteúdos necessários à formação dos profissionais de enfermagem, especialmente os enfermeiros. Nesta época, havia o debate em uma comissão do SESU/MEC (Secretaria de Ensino Superior), expandida a representantes da Enfermagem ligados ao ensino sobre as diretrizes curriculares para a formação dos enfermeiros graduados. Não podemos esquecer que o país efervescia em busca de debates e da redemocratização: a discussão da Assembleia Nacional Constituinte a ser aprovada no ano seguinte, trouxe à tona milhares de questões que a ditadura não permitia que aparecessem: assim foi também com a Reforma Sanitária.

Com relação à pesquisa em Enfermagem, cabe ressaltar que o Centro de Estudos e Pesquisa em Enfermagem (CEPEn), órgão da ABEn, com o objetivo de incentivar o desenvolvimento e divulgação da pesquisa em enfermagem também passa a ter uma atuação mais efetiva a partir do início da década de 1980. Leite*** destaca quatro marcos na pesquisa

---

* Este entendimento foi opositor ao de enfermagem enquanto vocação, abnegação e sujeição às normas impostas, seja por governantes, seja por profissionais considerados acima na escala hierárquica.
** Moura A *et al.* Senaden: Expressão política da educação em enfermagem. *In: Rev Bras Enferm.* v. 59 no. SPE. Brasília, 2006.
*** Leite JL, Ximenes Neto FRG, Cunha ICKO. Centro de Estudos e Pesquisa em Enfermagem (CEPEn): uma trajetória de 36 anos. *Rev Bras Enferm* [online]. 2007;60(6):621-626. ISSN 0034-7167. doi: 10.1590/S0034-71672007000600002.

em enfermagem, sendo o primeiro, do ano de 1979 a 1985, quando houve o conhecimento inicial sobre a pesquisa em Enfermagem para que se tomasse pé de sua situação. O segundo marco ocorreria entre os anos de 1988 a 1995 e "destaca-se pela aproximação entre a pesquisa acadêmica e o cotidiano da prática profissional".* O terceiro marco, iniciado em 1997, segundo Leite, delimita, mais claramente, "os impasses, desafios e necessidades com os quais a Enfermagem – tanto em seu *corpus* profissional quanto acadêmico – defronta-se a partir do enxugamento, por parte do Estado, das políticas de saúde e do redimensionamento do papel da universidade e da pesquisa no quadro nacional."**

Fica evidente aqui que a ABEn atuou de forma articulada no tocante à pesquisa, ensino e formação profissional, contemplando os temas de cada época.

A década de 1980 pode ser caracterizada como aquela de luta pela redemocratização do Brasil, a partir (também, não somente) das eleições quase gerais (governador, senador (uma vaga), deputado federal, deputado estadual, além de prefeito e vereador em 1982, a escolha dos participantes da Assembleia Constituinte em 1986 e, tão ou mais importante, a eleição direta para presidente em 1989.

Contudo, o Conselho Federal de Enfermagem não acompanha esta tendência de transformações profundas pelas quais passa a sociedade brasileira, configurando-se no reforço ao retrocesso democrático, exceção feita para a LEP (Lei do Exercício Profissional) de 1986, que delimita, com mais exatidão o trabalho de enfermagem e o campo de atuação do enfermeiro. A LEP estipula quais ações são privativas do enfermeiro e um prazo para que um de seus integrantes (o atendente de enfermagem) seja extinto.

Estes anos foram anos de efervescência política no país e no mundo, com a luta por diretas já e a eleição de Tancredo Neves (oposição ao governo militar) para presidente do país. No mundo, entrava em decadência a Guerra Fria, historicamente protagonizada por países que se dividiam em dois blocos: de um lado os ditos capitalistas e, de outro, os comunistas. O primeiro protagonizado pelos Estados Unidos da América e sua mãe Inglaterra, e o segundo pela União Soviética. Assim, em 1986 é realizada a Perestroika, ou seja, a abertura política da Rússia.

O período 1989 a 1993 encerra um período de transição brasileira para a efetivação democrática, consolidação de diretos adquiridos com a Constituição de 1988 e o caos econômico, com hiperinflação e bancarrota de muitas empresas nacionais.

Com o fim da Guerra Fria e sua bipolarização, tiveram início mudanças mundiais com a criação de novos blocos de países aliados e o aparecimento de outras questões geradoras de conflitos, especialmente as culturais. Assim, em 1992, surge a União Europeia. Em 1991, foi dado o início para a conformação do Mercosul, Mercado Comum do Sul. Há a explicitação do fundamentalismo islâmico, e, em 1990, houve a Guerra do Golfo, com o surgimento de Saddam Hussein, como representante de países islâmicos, cultural e religiosamente diferentes do mundo ocidental.

Como se vive uma revolução tecnológica com a socialização das informações, as guerras (e seu início acontece com a Guerra do Golfo), passam a ser transmitidas em tempo

---

* *Ibidem*, p. 622.
** *Ibidem*.

real a todos habitantes do planeta, o que possibilita ao mundo inteiro um conhecimento bem mais rápido sobre os fatos mundiais. É, também, um dos lados da globalização, na qual a informação transita com uma rapidez inimaginável, mudando conceitos e formas de vida até então individualizadas geográfica e culturalmente.

É o início da discussão global sobre os limites e consequências da intervenção humana no planeta terra com a ECO-92, Conferência das Nações Unidas para o Meio Ambiente e o Desenvolvimento, que acontece no Rio de Janeiro e tinha como objetivos buscar meios de conciliar o desenvolvimento socioeconômico com a conservação e a proteção dos ecossistemas da Terra. Mobiliza um acordo internacional que inicia a tentativa de diminuir os efeitos poluentes da raça humana junto ao planeta. A partir daí, mesmo que timidamente, questões até então marginalizadas pelos governos, como a do direito à vida animal, ou a limitação de emissão de gases poluentes, tornam-se parte da agenda de algumas sociedades.*

Quanto ao Brasil, como afirmado anteriormente, também foram anos de efervescência social e política e, apesar do problema da economia, foram lançadas as bases para a estabilidade que viria a perdurar nos próximos anos. Marcante foi o curto governo de Collor, primeiro presidente eleito do Brasil após o golpe de 1964, que confiscou a poupança de milhares de brasileiros, e, renunciou ao mandato, após denúncias de corrupção feitas por seu irmão. Marco desse tempo foram "Os caras-pintadas", estudantes e adolescentes que saíram às ruas gritando "Fora Collor", pedindo o *impeachment* do presidente após estas denúncias de corrupção.

No tocante à área da saúde, foram elaboradas as normas para o funcionamento do SUS com base nos seus princípios doutrinários de universalidade, equidade e integralidade nas ações de saúde e princípios operacionais de descentralização dos serviços, regionalização e hierarquização da rede e participação social. Assim, iniciou-se a caminhada rumo à municipalização (onde o município seria o grande responsável pela condução de suas políticas de saúde) e à participação social mais efetiva na elaboração e na condução das políticas públicas de saúde.

Estas transformações afetaram sobremaneira a nossa profissão, fosse no tocante à necessidade de mais profissionais para que a política fosse cumprida, fosse frente ao perfil do profissional necessário.

A ABEn seguiu a tendência das transformações globais e nacionais e passou a encaminhar, neste período, reflexões sobre a prática de enfermagem e os desafios que se colocavam para nós profissionais trabalhadores e cidadãos, frente a todas estas mudanças. Os CBEns realizados neste período espelharam esta preocupação em inserir nossa profissão nas mudanças vertiginosas que acontecem.

---

* Particularmente, penso que ao ser colocado para a discussão estes elementos, a sociedade mundial passou a refletir, mesmo que timidamente, sobre alguns valores que estavam esquecidos e que transcendem a sociedade de consumo, entre estes a solidariedade, o respeito e o amor como alternativas à destruição do planeta e à construção de uma nova sociedade calcada em relações fraternas. Por sua vez, isto trouxe consequências para a nossa profissão uma vez que, ao sermos a profissão do cuidado que tem como premissas estes e outros valores, nossa profissão retoma esta discussão na efetivação do cuidado terapêutico.

Quanto ao nosso Conselho Profissional, o COFEN, verificamos que o número de resoluções aumentou com relação ao período anterior, versando sobre questões importantes, como a obrigatoriedade de profissionais enfermeiros nos estabelecimentos de saúde e a consulta de enfermagem.

Anos Recentes – 1994 a 2002

O período dos últimos anos foi, para os brasileiros, caracterizado por relativa estabilidade econômica, uma vez que a inflação chegou a menos de um dígito, e abertura política. Com a renúncia de Collor assume a presidência Itamar Franco, que dá continuidade à política econômica de estabilização e desnacionalização da economia, na qual desponta o Ministro da Fazenda Fernando Henrique Cardoso (FHC), como liderança e futuro presidente eleito por dois mandados seguidos, ficando no poder de 1994 até 2002, quando então assume o poder o Partido dos Trabalhadores (Quadro 12-2).

O Governo FHC desenvolve uma política de adequação do Brasil à economia mundial, e, em 1995, são removidas, simbolicamente, as barreiras entre os países da América do Sul, dando mais um passo na efetivação do Mercosul.

Se, por um lado, o governo FHC visava diminuir o tamanho do aparato governamental, por outro, a Constituição Cidadã requeria ações que efetivassem os direitos lá adquiridos. Em 1997, foi privatizada a Companhia Vale do Rio Doce, apesar dos protestos de parcelas importantes da sociedade brasileira e a constatação de que a empresa poderia ser lucrativa. Assim, uma grande contradição entre políticas de privatização, por um lado, e, necessidade de extensão e garantia de direitos, por outro. Em 1998, o governo fechou acordo com o FMI, no qual se comprometia a cortar ainda mais os gastos públicos, fato que interferiu diretamente no setor saúde. Ou seja: a década de 1990 foi marcada, predominantemente, por: 1. economia com ênfase na estabilização monetária e no controle da inflação, na abertura comercial, na contenção de gastos públicos, na privatização de empresas estatais; 2. no plano administrativo, ênfase nas medidas de enxugamento da estrutura e do funcionalismo públicos; e 3. na área social, restrições à lógica abrangente de proteção social, contenção de gastos, expansão da prestação privada.

Em escala mundial, os grandes fatos do período são o acirramento das lutas das minorias (raciais, religiosas), e o recrudescimento da política norte americana de controle e dominação mundial, que culminou com o episódio de 11 de setembro de 2001, no qual milhares de pessoas foram mortas e que resultou no reforço a políticas marginalizadoras das minorias.

Este período foi muito rico em normatizações, tanto na área da saúde, quando da enfermagem especificamente. Foram os anos de construção do SUS, com seus princípios já elencados anteriormente. O caminho iniciado anos antes de municipalização dos serviços de saúde e extensão da atenção básica como estratégia de garantia do direito à saúde da população, abriu um amplo espectro para a atuação do enfermeiro junto à comunidade, especialmente nos Programas de Saúde da Família, que tinha no profissional enfermeiro a grande liderança da equipe. Fruto de polêmica profissional foi a criação, em 2002, do profissional agente comunitário de saúde, que, durante um longo tempo de sua atuação esteve órfão de equipe, uma vez que era um híbrido entre o educador e o trabalhador de enfermagem.

Quadro 12-2. Principais Acontecimentos Relacionados com a Enfermagem no Período de 1994 a 2002

Ano	Acontecimentos Gerais	Acontecimentos na Área da Saúde	CBEn	SENADEn	COFEN
1994	Plano Real, com estabilização econômica que resultou no controle da inflação	Decreto nº 1.232, de 30 de agosto de 1994 – Regulamenta o repasse fundo a fundo	A enfermagem, os 70 anos da ABEn e as perspectivas para o próximo milênio "A Enfermagem nos caminhos da liberdade" Cuidar – ação terapêutica da Enfermagem		RES. COFEN-172/1994: Normatiza a criação de Comissão de Ética de Enfermagem nas instituições de saúde
1995	MERCOSUL	Decreto nº 1.651, de 28 de setembro de 1995 – Regulamenta o Sistema Nacional de Auditoria, no âmbito do SUS			RES. COFEN-185/1995: Dispõe sobre a autorização para a execução de tarefas elementares de Enfermagem pelo pessoal sem formação específica regulada em lei e estabelece critérios RES. COFEN-186/1995: Dispõe sobre a definição e especificação das atividades elementares de Enfermagem executadas pelo pessoal sem formação específica
1996	Emenda para reeleição presidencial	1996 – 10ª Conferência Nacional de Saúde – Construção de modelo de atenção à saúde. 1996 – NOB/96			RES. COFEN-191/1996: Dispõe sobre a forma de anotação e o uso do número de inscrição ou da autorização, pelo pessoal de Enfermagem

1997	Privatizações: Companhia Vale do Rio Doce	Pt GM/MS nº 1.882, de 18 de dezembro de 1997. Estabelece o Piso de Atenção Básica – PAB e sua composição Pt GM/MS nº 1.886, – 1997 Aprova normas e diretrizes do Programa de Agentes Comunitários de Saúde e do Programa de Saúde da Família	1997 – 1º SENADEn inaugura um espaço que possibilita a liderança no processo de formação de profissionais em enfermagem com vistas à construção de "um novo modelo de assistência de enfermagem, nova forma de organização do processo de trabalho, novas formas pedagógicas, além da participação ativa dos trabalhadores de enfermagem enquanto atores sociais"	RES. COFEN-194/1997: Direção geral de Unidades de Saúde por Enfermeiros RES. COFEN-195/1997: Dispõe sobre a solicitação de exames de rotina e complementares por Enfermeiro RES. COFEN-197/1997: Estabelece e reconhece as Terapias Alternativas como especialidade e/ou qualificação do profissional de Enfermagem RES. COFEN-200/1997: Dispõe sobre a atuação dos profissionais de enfermagem em hemoterapia e transplante de medula óssea
1998	Reeleição de FHC. Acordo com o FMI	Pt GM/MS nº 3916, de 1998 – Define a Política Nacional de Medicamentos Pt GM/MS nº 3.925, de 1998 – Aprova o Manual para a Organização da Atenção Básica no SUS	1998 – 2º SENADEn reafirma a preocupação da ABEn com o estabelecimento de diretrizes para a educação de enfermagem	RES. COFEN-209/1998: Aprova o Código Eleitoral dos Conselhos de Enfermagem e dá outras providências RES. COFEN-210/1998: Dispõe sobre a atuação dos profissionais de Enfermagem que trabalham com quimioterápico antineoplásicos RES. COFEN-211/1998: Dispõe sobre a atuação dos profissionais de Enfermagem que trabalham com radiação ionizante RES. COFEN-214/1998: Dispõe sobre a Instrumentação Cirúrgica. O Conselho Federal de Enfermagem-COFEN, no uso de suas atribuições legais

Continua

Quadro 12-2. Principais Acontecimentos Relacionados com a Enfermagem no Período de 1994 a 2002 (Cont.)

Ano	Acontecimentos Gerais	Acontecimentos na Área da Saúde	CBEn	SENADEn	COFEn
1999		Lei nº 9.782, de 1999 – Define o Sistema Nacional de Vigilância Sanitária e cria a Agência Nacional de Vigilância Sanitária Lei nº 9787, de 1999 – Estabelece o Medicamento Pt GM/MS nº 476, e 832 de 1999 – Regulamenta o processo de acompanhamento e de avaliação da Atenção Básica Pt GM/MS nº 1.399, de 1999 – Cria o Teto Financeiro de Epidemiologia e Controle de Doenças	Enfermagem: situando-se no mundo e construindo o futuro" i: Enfermagem no mundo; ii: Tendências da enfermagem no mundo; iii: Construindo um projeto político-profissional para a Enfermagem; globalização, tendências e consequências sociais; tendências assistenciais e metodológicas em Enfermagem; ética e saúde; educação em Enfermagem; políticas de saúde e modelos assistenciais no mundo	3º SENADEn LEI de Diretrizes e Bases para a Educação Brasileira, LDB LEI nº 9.394/96, voltando-se, inteiramente, para a formulação de novas propostas a serem incorporadas às diretrizes para o Ensino dos Profissionais de Enfermagem, em substituição ao currículo mínimo, em vigor	RES. COFEN-218/1999: Aprova o regulamento que disciplina sobre juramento RES. COFEN-219/1999: Cria corpo de voluntários RES. COFEN-223/1999: Dispõe sobre a atuação de enfermeiros na Assistência à Mulher no Ciclo Gravídico Puerperal

| 2000 | 11ª Conferência Nacional de Saúde – Efetivando o SUS: acesso, qualidade e humanização na atenção à saúde com controle social
LEI nº 9.961, de 2000 – Cria a Agência Nacional de Saúde Suplementar ANS
Portaria GM/MS nº 956, de 2000 – Regulamenta a Assistência Farmacêutica Básica
Emenda Constitucional nº 29, de 2000 – Altera e acrescenta artigos da CF, para assegurar os recursos mínimos para o financiamento das ações e serviços públicos de saúde | Crescendo na diversidade | 4º SENADEn – Retoma o anterior | RES. COFEN-225/2000: Dispõe sobre cumprimento de prescrição a medicamento e terapêutica à distância
RES. COFEN-226/2000: Dispõe sobre o registro para especialização de técnicos e auxiliares de Enfermagem
RES. COFEN-234/2000: Atualiza a utilização do Fundo de Apoio à Atividade Administrativa (FUNAD) dos CORENs
RES. COFEN-236/2000: Dispõe sobre normas para estágio de Estudantes de Enfermagem de Níveis Técnico e de Graduação
RES. COFEN-237/2000 Considera relevante o serviço prestado aos Conselhos Federal e Regionais de Enfermagem
RES. COFEN-238/2000: Fixa normas para qualificação em nível médio de Enfermagem do Trabalho e dá outras providências
RES. COFEN-240/2000: Aprova o Código de Ética dos Profissionais de Enfermagem e dá outras providências
RES. COFEN-244/2000: Dispõe sobre a consolidação das normas para o Registro de Título, tipos de inscrição profissional, concessão, transferência, suspensão
RES. COFEN-245/2000: Dispõe sobre a autorização de Estágio Extracurricular para Estudantes de Enfermagem de Níveis Técnico e de Graduação |
|---|---|---|---|---|

Continua

Quadro 12-2. Principais Acontecimentos Relacionados com a Enfermagem no Período de 1994 a 2002 (Cont.)

Ano	Acontecimentos Gerais	Acontecimentos na Área da Saúde	CBEn	SENADEn	COFEN
2001	11 de setembro. Crise energética brasileira	12ª Conferência Nacional de Saúde – Saúde, um direito de todos e um dever do Estado. A saúde que temos, o SUS que queremos Pt GM/MS nº 95, de 2001 – Cria a Norma Operacional da Assistência à Saúde – NOAS-SUS 01/2001 Pt GM/MS nº 17, de 2001 – Institui o Cadastro Nacional de Usuários do Sistema Único de Saúde Pt GM/MS nº 393, de 2001 – Institui a Agenda de Saúde. Pt GM/MS nº 548, I de 2001 – Cria os instrumentos de gestão	A Concretude Social e Política da Enfermagem	2001 – 5º. SENADEn, foi ancorado nos pressupostos dos quatro pilares do processo da pedagogia para o século 21: saber, saber fazer, saber ser e saber conviver, que envolvem uma visão de mundo e concepção sobre educação	RES. COFEN-252/2001: Aprova o Código de Processo Ético RES. COFEN-256/2001 Autoriza o uso do título de Doutor pelos enfermeiros RES. COFEN-257/2001: Acrescenta dispositivo ao regulamento aprovado pela Resolução COFEN nº 210/98, facultando ao enfermeiro o preparo de drogas quimioterápicas antineoplásicas RES. COFEN-258/2001: Inserção de cateter periférico central pelos enfermeiros RES. COFEN-259/2001: Estabelece padrões mínimos para registro de enfermeiro Especialista, na modalidade de Residência em Enfermagem RES. COFEN-261/2001: Fixa normas para registro de Enfermeiro, com pós-graduação RES. COFEN-264/2001: Atualiza os valores mínimos da Tabela de Honorários de Serviços de Enfermagem RES. COFEN-266/2001: Aprova atividades de enfermeiro auditor RES. COFEN-267/2001: Aprova atividades de Enfermagem em domicílio, *home care* RES. CNE/CES nº 3, 9 DE NOVEMBRO DE 2001: Leia, na íntegra, a Resolução CNE/CES nº 3, de 09 de Novembro de 2001, que institui diretrizes curriculares nacionais do Curso de Graduação em Enfermagem

Ano	Acontecimento	Leis/Portarias	Enfermagem	SENADEn	Resoluções COFEN
2002	Eleição de Luís Inácio Lula da Silva	LEI nº 10.507, de 10 de julho de 2002 – cria a profissão de agente comunitário de saúde Rs nº 316, do CNS, de 2002 – Aprova diretrizes para a aplicação da EM-29 – financiamento Pt GM/MS nº 373, de 2002 – Cria a Norma Operacional da Assistência à Saúde – NOAS-SUS 01/2002 Pt GM/MS nº 1020, de 2002 – Regulamentação da Programação Pactuada e Integrada da NOAS-SUS 01/2002 Pt GM/MS nº 1919, de 2002 – Institui a RIPSA Pt GM/MS nº 2047, de 2002 – Aprova, na forma do Anexo, a esta Portaria, as Diretrizes Operacionais para a Aplicação da Emenda Constitucional nº 29, de 2000	Enfermagem: convergência da arte, ética, estética e ciência	6º SENADEn: Educação e Mudanças: discutindo os contextos, textos, lições e propostas	RES. COFEN-270/2002: Aprova a regulamentação das empresas que prestam serviços de Enfermagem domiciliar – *home care* RES. COFEN-272/2002: Dispõe sobre a Sistematização da Assistência de Enfermagem (SAE) nas Instituições Brasileiras de Saúde

Machado* evidencia que foram três as "políticas priorizadas pelo ministério na maior parte do período de 1990 a 2002, perpassando várias gestões ministeriais: a descentralização, o Programa de Saúde da Família (PSF) e a política de combate à AIDS", o que vem a corroborar a ideia de que a enfermagem foi profundamente afetada pela política pública de saúde vigente e, a resposta dada pelas entidades organizativas tentaram enfrentar estas mudanças profundas.

Resta, ainda, falarmos um pouco mais da formação profissional. Tão importante para o desenvolvimento de nossa profissão quanto o citado anteriormente, foram os SENADEns, – Seminários Nacionais de Diretrizes para a Educação em Enfermagem, responsáveis pela discussão de políticas de educação para todos as classes de profissionais de enfermagem e o desenho de estratégias que viabilizassem estas políticas.

O SNADEn é uma frente construída pela ABEn. Moura,** ao comentar a importância da educação na enfermagem, afirma que o surgimento do SENADEn veio de encontro a:

> Os processos sociais e institucionais avançam, assim, no sentido da democratização e do desenvolvimento institucional, impulsionando a construção de espaços políticos que promovam a formação de sujeitos capazes de transformar problemas, impasses e dilemas sociais em agendas políticas que acumulam forças, conhecimentos e organização para a construção do projeto coletivo.

Aqui se explicita a tentativa de universalização do movimento, abarcando questões culturais e formadoras da profissão, na essência de um campo de conhecimento próprio e específico. Tal esforço coletivo culmina com as diretrizes curriculares base, em 2001.

No tocante aos Congressos Brasileiros de Enfermagem (CBEns) deste período, há um retorno a questões éticas relacionadas com o cuidado e o trabalho de enfermagem e uma articulação bem maior entre propostas de ensino e atuação profissional, que culmina nas diretrizes curriculares de 2001.

Podemos, **grosso modo**, dizer que a enfermagem brasileira, no seu primeiro período (até meados da década de 1980), buscava a consolidação da profissão sob a ótica da subserviência ao profissional médico, porém, tendo como uma de suas questões centrais o cuidado; nos anos que se sucederam, houve a exacerbação da inserção da enfermagem como trabalho assalariado, na qual a questão "cuidado" ficaria relegada a um segundo plano. Aqui, no final da década de 1990 e inícios do novo milênio, há um retorno à discussão do cuidado como eixo do trabalho de enfermagem, o que fica claramente expresso pelos temas centrais dos CBEns.

Quanto ao COFEN, o número de resoluções aumenta exponencialmente em relação aos anos anteriores, versando, na sua maioria, sobre especialidades de enfermagem, desde as terapias alternativas até atuação em áreas específicas, como nefrologia, cardiologia ou

---

* Machado CV. Prioridades de saúde no Brasil nos anos 1990: três políticas, muitas lições. *Rev Panam Salud Publica* 2006;T20(1):44-9.
** Moura A *et al.* Senaden: Expressão política da educação em enfermagem. *Rev Bras Enferm* [Online]. 2006;59(spe):441-53.

outros. Interessante ressaltar que em 2001 foi publicado o código de ética da nossa profissão, sendo o que há de mais normativo em termos profissionais.

De fato, tal normatização fazia-se necessário, uma vez que o número de especialidades em enfermagem, segundo o COFEn é de 42. Há, no Brasil, 31 associações ou sociedades de especialistas em enfermagem, tal qual podemos ver no Quadro 12-3.

Quadro 12-3. Associações e Sociedades de Especialistas de Enfermagem Vigentes no Brasil, 2008

Sigla	Especialidade
SOBEH	Enfermagem *home care*
SOBEINF	Enfermagem em infectologia
SOBENDE	Enfermagem em dermatologia
SOBEN	Enfermagem em nefrologia
SOBEST	Estomatoterapia, ostomias, feridas e incontinências
SOBETI	Terapia intensiva
ANENT	Enfermagem do trabalho
ABEBI	Associação Brasileira de Enfermagem em Bioética
NUPHEBRAS	Núcleo brasileiro de pesquisa de história da enfermagem brasileira
SOBENFEE	Enfermagem em feridas e estética
SOBEP	Enfermagem pediátrica
SOBRAGEN	Gerenciamento em enfermagem
SOBRECEN	Educação continuada em enfermagem
SOBRATEN	Enfermagem em terapias naturais
SOBREGEN	Enfermagem genética
SOBRENO	Enfermagem em oftalmologia
ABENTO	Associação Brasileira de Obstetrizes e Enfermeiros Obstetras
ABESE	Associação Brasileira de Especialistas em Enfermagem
ASSOBESCOF	Associação Brasileira de Enfermagem em Saúde Coletiva e da Família
INS BRASIL	*Infusion Nurses Society* Brasil – terapia endovenosa
SOBENC	Sociedade Brasileira de Enfermagem Cardiovascular
OBEUNE	Organização Brasileira de Enfermagem em Unidades de Esterilização
SBEO	Sociedade Brasileira de Enfermagem Oncológica
SBEPSAM	Sociedade Brasileira de Enfermagem Psiquiátrica e Saúde Mental
SOBEAS	Sociedade Brasileira de Enfermagem em Auditores em Saúde
SOBEEG	Sociedade Brasileira de Enfermagem em Endoscopia Gastrointestinal
SOBEEN	Sociedade Brasileira de Enfermagem em Endocrinologia
SOBEE	Sociedade Brasileira de Educação em Enfermagem
SOBEESP	Sociedade Brasileira de Enfermagem nos Esportes

UM OUTRO LADO DA NOSSA HISTÓRIA *

O COFEN, nos últimos anos, tem sido palco de questões policiais que resultaram na prisão do então presidente, Gilberto Linhares Teixeira, de 2005 até o presente momento. Esta história teve seu início conhecido em 1996, após denúncias de irregularidades deste conselho, quando, em um congresso para sindicatos de enfermagem, profissionais e outros afiliados, foi criado o Grupo MOVIMENTAÇÃO, composto por enfermeiros, entre estes Guaraci Novaes Barbosa,** para investigar as referidas denúncias, que incluíam falta de supervisão profissional, corrupção e malversação de fundos.

A partir daí, houve vários movimentos – protestos públicos, passeatas e denúncias em congressos de enfermagem, realizados por profissionais de enfermagem de várias frentes (ABEN, sindicatos). Conselheiros do COFEN, dentre eles Maria Lúcia Tavares e Guaraci Novaes Barbosa, entregaram para a ABEN e para o SERJ (Sindicato dos Enfermeiros do RJ), documentos com evidências de má administração financeira do conselho e então o SERJ denunciou as irregularidades ao Tribunal de Contas da União, ao Ministério do Trabalho e à Procuradoria Geral da República no Rio de Janeiro. Maria Lúcia Martins Tavares, tornou-se presidente do COFEN, solicitando e recebendo da polícia federal proteção policial para si e para Guaraci. Mesmo assim, em 19 de agosto de 1997, o enfermeiro Guaraci, apesar de acompanhado por seu segurança, foi morto com 10 tiros por dois homens armados com pistolas automáticas. Seu segurança foi hospitalizado com 4 tiros. (www.dhnet.org.br/dados/relatorios/dh/br/jglobal/jglobal_frontline/07_defesadirtrabalhista.htm conforme os direitos humanos net)***

Outra história também nos entristece: o assassinato de mais dois enfermeiros em 20 de setembro de 1999, em uma emboscada na qual, o casal Marcos e Edma Valadão, cariocas, foram mortos. Marcos Otávio Valadão era presidente da Seção Rio da Associação Brasileira de Enfermagem, e sua mulher, Edma, presidente do Sindicato dos Enfermeiros do Rio. Ambos participaram das denúncias de irregularidades, já apontadas por Guaraci Novaes Barbosa.

Tal atrocidade mobilizou diversas referências na luta da enfermagem. Afinal, em plena democratização da sociedade brasileira, impossível passarem impunes assassinatos destes enfermeiros, lutadores por transparência e ética na condução de nosso destino profissional.

> O fato em si influenciou docentes de enfermagem para determinadas reflexões e ações. Diversos profissionais de enfermagem promoveram interações efetivas no sentido de mobilizar sindicatos, associações, movimentos sociais, envio de e-mails e fax para o circuito acadêmico, Secretaria Estadual de Segurança Pública, Governo do Estado do Rio de Janeiro, Ministério da Justiça, exigindo esclarecimentos, apuração, detenção e julgamento dos responsáveis. (...)

---

* Todas as questões colocadas neste item foram retiradas de fontes secundárias, entre elas o Supremo Tribunal de Justiça brasileiro, não sendo, necessariamente, a opinião dos autores.
** Membro do COFEN do Rio de Janeiro que desempenharia importante papel nas investigações de irregularidades no COFEN, que, na época, era liderado por Gilberto Teixeira e sua esposa, Hortência Maria da Santana.
*** Acesso em 20/10/2008, às 19 horas.

Assim, as investigações oficiais sobre as irregularidades na administração do COFEN tiveram início em 1998, por meio da denúncia de Maria Lúcia Martins Tavares de que um de seus assessores (Guaraci Novaes) havia sido assassinado no ano anterior. A Operação Predador (nome dado à investigação) foi realizada em seis estados brasileiros e resultou na prisão de 17 pessoas, cinco das quais pertencentes à diretoria do COFEN. Em 2003, através de um mandado de busca e apreensão, a Polícia Federal apreendeu na sede do Conselho Federal de Enfermagem documentos contábeis da autarquia que demonstravam diversos tipos de fraudes em mais de R$ 50 milhões. O Cofen arrecadava as taxas obrigatórias de todos os profissionais de enfermagem que trabalhavam no País, através de Conselhos Regionais de Enfermagem (CORENS). As verbas administradas pelo COFEN eram utilizadas em compras que eram cobertas com notas fiscais falsas, e os cheques depositados em nomes de terceiros ou do próprio presidente da autarquia e dos conselheiros. As licitações para a compra de serviços e produtos eram superfaturadas, havia, também, compras incompatíveis com o órgão. O Ministério Público Federal (MPF), que também participou das investigações e já ofereceu 49 denúncias de pessoas direta ou indiretamente ligadas aos delitos relacionados ao Conselho Federal de Enfermagem. As acusações do grupo são de peculato, formação de quadrilha, fraude em licitações, lavagem de dinheiro e falsidade ideológica. Gilberto Teixeira, apontado como o principal beneficiário das fraudes, e outros investigados, respondem também a três inquéritos policiais na Delegacia da Polícia Civil do Rio de Janeiro (Draco) especializada em crime organizado, por quatro assassinatos, dentre eles o do assessor da denunciante Maria Lúcia e de mais dois enfermeiros e um motorista do COFEN. (Coordenadoria de editoria e imprensa STJ, 16/09/05 – 19h33.)

Ainda quanto aos desvios na administração de verbas do COFEN o Ministério Público Federal através do Tribunal Regional Federal da Segunda Região que

> os acusados conseguiriam notas fiscais fictícias para justificar os saques, que serviriam para cobrir, por exemplo, uma compra de joias no valor de quase R$ 76 mil, gastos com táxi, no valor de R$ 12 mil em apenas um mês, uma conta de restaurante no valor de R$ 425 ou o pagamento de uma assinatura de TV a cabo, que incluiria a contratação de canais que exibem programação erótica.*

Após muitas investigações (6 anos depois do primeiro assassinato), o então secretário de Segurança Pública do Rio de Janeiro, Antony Garotinho,** anunciou que a Delegacia de Repressão ao Crime Organizado havia encaminhado ao Ministério Público o "pedido de prisão preventiva de Gilberto Linhares Teixeira, presidente do COFEN." Segundo o governo do Estado, também foram indiciados Lauro Caldeira Constantino, Wenceslau Caldeira Constantino e Alfredo Coelho Cavalcante Filho, assessores de Linhares e suspeitos de participação no assassinato dos sindicalistas mortos em setembro de 1999.

---

* Tribunal Regional Federal da 2ª Região – Rio de Janeiro e Espírito Santo.htm
** Folha Online em 31 de julho de 2003 (18h56), In: http://www1.folha.uol.com.br/folha/cotidiano/ult95u79392.shtml. Acesso em 21/10/2008, 2 h.

Porém, apenas no dia 28 de janeiro de 2005, segundo Lage*

> uma operação da Polícia Federal resultou na prisão de 15 pessoas, sendo cinco da diretoria do COFEN (Conselho Federal de Enfermagem) entre elas o presidente, Gilberto Linhares Teixeira. Foram expedidos 18 mandados de prisão preventiva e 20 mandados de busca e apreensão nos Estados do Rio de Janeiro, Piauí, Alagoas, Goiás, Rio Grande do Norte e Sergipe. Gilberto Linhares Teixeira foi preso durante a madrugada em Aracaju (SE). Os outros acusados ligados à diretoria do conselho são o vice-presidente João Aureliano Amorim de Sena (preso em Natal) e três ex-presidentes. São eles: a presidente do Coren (Conselho Regional de Enfermagem) de Sergipe, Hortênsia Linhares (mulher do presidente do COFEN), presa em São Paulo; o presidente do COREN de Goiás, Nelson da Silva Parreiras e a ex-presidente do Coren do Piauí, Iva Maria Barros Ferreira. O ex-assessor jurídico da instituição, Lauro Caldeira Constantino, o responsável pelo setor de almoxarifado Robson Pinheiro Leitão, o responsável pelo setor contábil, econômico e financeiro Walter Rangel de Souza e a secretária do conselho Leda Rodrigues foram presos. Além deles, José Manuel Pazos Antelo, proprietário do Hotel Elegance e da empresa Sylditour Viagens e Turismo, Josetônio Pedro da Silva, que recebeu diversos valores de COFEN provenientes de empresas de papelaria e o primo de Gilberto Teixeira, Ricardo Couto dos Santos também foram presos.

Em 18 de abril de 2006, Gilberto Linhares Teixeira foi condenado com aplicação de pena de 19 anos e 8 meses de reclusão, além de pagamento de dias-multa. O ministério público divulgou a seguinte sentença individualizada,

> [...] Quanto ao crime previsto no Art. 312 do CP, o réu é tecnicamente primário e não ostenta antecedentes. No que tange à culpabilidade, tem formação superior e perfeita consciência da gravidade da conduta perpetrada. Homem carismático e sagaz, GILBERTO LINHARES demonstrou, ao longo desta ação penal, ser extremamente ambicioso e capaz de utilizar-se de quaisquer meios para a obtenção de seus objetivos pessoais. Valia-se escancaradamente dos recursos do COFEN como se de recursos próprios se tratassem, permitindo assim seu enriquecimento pessoal e uma vida nababesca, assim como via na autarquia um trampolim que lhe permitiria o ingresso na vida pública brasileira através do parlamento. Não hesitou em afastar e perseguir seus opositores políticos, como se vê em relação à testemunha MARIA LÚCIA, muitas vezes ameaçada e hoje com escolta policial no Estado do Pará. As circunstâncias e consequências do crime são-lhe também desfavoráveis, haja vista o volume de recursos públicos desviado em relação ao peculato mais grave da cadeia, que ora se toma

---

* http://www1.folha.uol.com.br/folha/cotidiano/ult95u104822.shtml 28/01/2005-15h01 JANAINA LAGE da Folha Online. Acesso em 21/10/2008, 21h50min.

em conta (pagamento feito na TP 42/2002, com desvio de cerca de 358 mil reais, mencionado no quesito 5 do laudo 6263/04 e objeto do fato 14), bem como a gravidade dos meios utilizados, qual seja, fraude em licitações. Em sendo assim, atendendo à personalidade, motivos e circunstâncias do crime, fixo a pena-base acima do mínimo legal, em 4 anos de reclusão e quarenta e oito dias-multa. Na segunda fase, reconheço aplicável a agravante prevista no Art. 62, I do CP, vez que nitidamente cabia a GILBERTO o papel de organizador de todas as atividades ilícitas ocorridas no seio da autarquia a partir do início da década de 1990, quando assumiu a presidência pela primeira vez, obtendo, assim, a pena de 4 anos e 6 meses de reclusão e 54 dias-multa. Por fim, tendo sido reconhecida a continuidade delitiva, faço aplicar a causa de aumento prevista no Art. 71 do CP, no quantum de dois terços, em vista do número de crimes praticados (234), obtendo, dessa forma, a pena definitiva de 7 anos e 6 meses de reclusão, e 90 dias-multa, no valor unitário de cinco salários mínimos, por se tratar de réu com excelente situação financeira, segundo atesta sua qualificação de fls 2335, pena esta que torno definitiva. Quanto ao crime previsto no Art. 10 da Lei 9296/96, deixo de repetir, por desnecessário, as circunstâncias subjetivas acima elencadas, já tidas como desfavoráveis. As circunstâncias e consequências do crime são-lhe também desfavoráveis, sendo repugnante verificar que mantinha o controle dos funcionários públicos que comandava na autarquia através de métodos escusos como a interceptação clandestina de conversas telefônicas. Em sendo assim, atendendo à personalidade, motivos e circunstâncias do crime, fixo a pena-base acima do mínimo legal, 2 anos e 6 meses de reclusão e 30 dias-multa, no valor unitário de cinco salários mínimos, por se tratar de réu com excelente situação financeira, segundo atesta sua qualificação de fls. 2335, pena esta que torno definitiva, ante a inexistência de outras causas que a aumentem ou diminuam. Quanto ao crime previsto no Art. 1º da Lei 9613/98, deixo de repetir, por desnecessário, as circunstâncias subjetivas acima elencadas, já tidas como desfavoráveis. As circunstâncias e consequências do crime são-lhe também desfavoráveis, notadamente os variados métodos empregados para lavagem do valor desviado da autarquia, quais sejam o repasse aos destinatários finais via fornecedores e a utilização de laranjas para a movimentação de altos valores em instituições financeiras, razão pela qual fixo a pena-base acima do mínimo legal, em, em 3 anos e 6 meses de reclusão e 42 dias-multa, no valor unitário de cinco salários mínimos. Na segunda fase, reconheço aplicável a agravante prevista no Art. 62, I do CP, vez que nitidamente cabia a GILBERTO o papel de organizador de todas as atividades ilícitas ocorridas no seio da autarquia a partir do início da década de 1990, quando assumiu a Presidência pela primeira vez, obtendo, assim, a pena de 4 anos de reclusão e 48 dias-multa. Por fim, faço incidir a causa de aumento prevista no p. 4º do Art. 1º da Lei de Lavagem, por ter sido reconhecida a habitualidade do crime, bem como a inserção em um contexto de atuação de uma organização criminosa, no quantum de dois terços, porque verificadas

> ambas as hipóteses previstas no dispositivo legal, obtendo, assim, a pena definitiva de 6 anos e 8 meses de reclusão, e 80 dias-multa, no valor unitário de cinco salários mínimos, por se tratar de réu com excelente situação financeira, segundo atesta sua qualificação de fls 2335, pena esta que torno definitiva, ante a inexistência de outras causas que a aumentem ou diminuam. Quanto ao crime previsto no Art. 288 do CP, deixo de repetir, por desnecessário, as circunstâncias subjetivas acima elencadas, já tidas como desfavoráveis, sendo de salientar o destacado papel que lhe cabia, eis que claramente liderava toda a estrutura criminosa que arquitetou. As circunstâncias e consequências do crime são-lhe também desfavoráveis, dada a natureza altamente organizada da quadrilha, bem como a sofisticação dos métodos empregados, já amplamente analisados neste decisum. Em sendo assim, atendendo à personalidade, motivos e circunstâncias do crime, fixo a pena-base acima do mínimo legal, em 3 anos de reclusão, pena esta que torno definitiva, ante a inexistência de outras causas que a aumentem ou diminuam. Os quatro crimes estão, em meu sentir, em concurso material, haja vista que decorreram de ações distintas, separadas no tempo e no espaço. Em sendo assim, e seguindo os ditames do Art. 69 do CP, procedo à soma de penas, obtendo assim a pena definitiva de 19 anos e 8 meses de reclusão e 200 dias-multa, no valor unitário de cinco salários mínimos, por se tratar de réu com excelente situação financeira, segundo atesta sua qualificação de fls 2335, pena esta que torno definitiva, ante a inexistência de outras causas que a aumentem ou diminuam. O regime inicial de cumprimento de pena será o fechado. (AUTOR: MINISTÉRIO PULICO FEDERAL Concluso ao Juiz(a) ANA PAULA VIEIRA DE CARVALHO em 17/04/2006 para Sentença SEM LIMINAR por JRJRPB)

Em 4 de junho de 2007, Moraes,* publica que

> A última decisão do STJ jogou no lixo os laudos produzidos por peritos da Polícia Federal na investigação predador. A consequência deste fato foi a anulação de 5 sentenças inclusive de penas que chegam a 19 anos. Além de que esses laudos não puderam ser usados como prova contra os 50 acusados. A Ministra Laurita Vaz teria criado uma inovação de que os peritos oficiais deveriam estar inscritos regularmente nos conselhos nacionais de suas áreas profissionais.

O que significa que muitas penas impetradas anteriormente foram reduzidas ou negadas.

Mas a história de corrupção em nosso conselho não acabaria por aí. Em 7 de fevereiro de 2008 o COFEN juntamente com o Ministério Público realizou uma intervenção no COREN de Sergipe, já que a Procuradoria da República do Estado de Sergipe, ao realizar a fiscalização do Tribunal de Contas da União (TCU), detectou supostos atos de improbi-

---

* Agência Estado, 19h42 http://www.ae.com.br/institucional/ultimas/2007/jun/04/2561.htm. Rodrigo Morais.

dade administrativa e crimes contra a Administração Pública por parte da diretoria do COREN. O então presidente do COFEN era Manoel Carlos Néri da Silva, que foi informado pelo Procurador da República Paulo Guedes Fontes que a atual Presidente do COREN-SE, Marli Francisca dos Santos Palmeira, "havia dado continuidade às graves irregularidades e distorções inicialmente detectadas na gestão anterior, cuja presidente era Hortência Maria Santana Linhares, esposa do ex-presidente do COFEN, Gilberto Linhares." Foi recomendado ao COFEN "a adoção de medidas que assegurem a legalidade e a obediência dos princípios constitucionais". A Procuradoria apontou, dentre outros indícios, pagamentos superfaturados a restaurantes, companhias aéreas, fraudes em licitações e gastos irregulares em eventos e serviços de táxi. O TCU constatou ainda que a gestão fez pagamentos à Editora Mondrian, de mais de R$ 100 mil, associados a livros não entregues à regional. Esta editora estava envolvida nas fraudes praticadas por Gilberto Linhares à frente do COFEN. Outro aspecto flagrante de ilegalidade, segundo o TCU, refere-se à contratação de serviços judiciais. O Conselho Regional não obedeceu aos preceitos da Lei de Licitações ao contratar o escritório do advogado Alexandre Reinol. Este profissional é, também, advogado da família Linhares nos processos criminais e cujo sócio, Júlio César Monte, foi denunciado na Operação Predador. Além disso, a atual diretoria vinha conduzindo de forma ilegítima o processo eleitoral para os componentes da Plenária do COREN-SE. A intenção de Marli, segundo o relatório do TCU, seria impedir a participação da categoria de Enfermagem e perpetuar o atual grupo na direção da entidade.*

A título de conhecimento, Gilberto Teixeira impetrou 26 *habeas corpus* desde a sua prisão preventiva em 2005, o último até o momento foi negado dia 25 de novembro de 2008. Aqui os advogados de Teixeira pediram a anulação do processo que gerou sua condenação, alegando que o Ministério Público (MP) não poderia ter adicionado nos autos provas que haviam sido colhidas diretamente pela entidade. Ele alegou no *habeas corpus* (HC) que os poderes investigativos são exclusivos da Polícia Judiciária, vedado seu exercício pelo Ministério Público e sustentou que, por isso, as provas colhidas diretamente pelo MP não serviriam de embasamento para a denúncia. O Ministro Eros Grau, relator do HC, contudo, avaliou que a denúncia não se tinha embasado naquilo que o MP encontrou, mas em consistente acervo colhido na investigação policial. http://www.direito2.com.br/stf/2008/nov/25/ex-presidente-do-cofen-tem-pedido-de-habeas-corpus-negado. **Por:** Supremo Tribunal Federal. **Data de Publicação:** 25 de novembro de 2008.

Este é outro lado de nossa história que nos coloca na obrigação de fiscalizar nossos conselhos e garantir a efetivação da democracia em nossa representação profissional. Reforçamos que toda e qualquer informação aqui colocada tem suas fontes garantidas. Apenas fizemos questão de colocá-las para que nossa categoria saiba que somente a transparência e a participação efetiva possibilitarão o crescimento profissional, que não passa somente pelo reconhecimento da sociedade enquanto profissão essencial, mas pelo entendimento de cada um de nós de que nossos representantes devem, necessariamente, representar a nobreza e dignidade de nosso trabalho e isso depende de nossa atuação enquanto cidadãos.

---

* Retirado de http://www.portalcofen.gov.br/2007/materias.asp?ArticleID=7572&sectionID=38. Acesso em 22/10/2008, 9 horas.

BIBLIOGRAFIA

Afonso C, Souza H. *O Estado e o desenvolvimento capitalista no Brasil*. Rio de Janeiro: Paz e Terra, 1977.
Alencar F, Carpi L, Ribeiro M. *História da Sociedade Brasileira*. 3. ed. Rio de Janeiro: Ao Livro Técnico, 1985.
Almeida MCP, Rocha JSY. *O saber de enfermagem e sua dimensão prática*. São Paulo: Cortez, 1986.
Althusser L. *Ler o capital*. Rio de Janeiro: Zahar, 1979.
ANEDB. Arquivo Histórico da ABEn. Reunião Ordinária de 29/05/40. p. 14.
ANEDB. Livro de Atas nº 2. Arquivo Histórico da ABEn. 1945.
ANEDB. Livro de Atas nº 2. Arquivo Histórico da ABEn. Ata da Reunião Ordinária de 11/11/39.
ANEDB. Livro de Atas nº. p. 41, Arquivo Histórico da ABEn. 1929.
Associação Brasileira de Enfermagem. *A nova Lei do exercício profissional da enfermagem*. Caderno de Legislação/Documento I. Comissão de Legislação, DF, 1987.
Associação Brasileira de Enfermagem. *Revista Brasileira de Enfermagem* 1987;40(2/3).
Associação Brasileira de Enfermeiras Diplomadas. *Revista Annaes de Enfermagem* 1935.
Associação Brasileira de Enfermeiras Diplomadas. *Revista Annaes de Enfermagem* 1933 Dez.;1(2).
Associação das Ex-Alunas da Escola de Enfermagem Anna Nery. Livro de Atas. p. 1V-3V. Arquivo Histórico da EEAN.
Bandeira M. *O governo João Goulart. As lutas sociais no Brasil – 1961-1964*. Rio de Janeiro: Civilização Brasileira, 1977.
Basaglia F. *A instituição negada*. Rio de Janeiro: Graal, 1985.
Boff L. *Saber cuidar: ética do humano, compaixão pela terra*. Petrópolis (RJ): Vozes, 1999.
Braga JCS, Paula SG. *Saúde e previdência – Estudos de política social*. São Paulo: Hucitec, 1985.
Bruyne P, Herman J, Schoutheete M. *Dinâmica da pesquisa em ciências sociais*. Rio de Janeiro: Francisco Alves, 1990.
Cândido Filho J. *O movimento operário, o sindicato, o partido*. Petrópolis: Vozes, 1982.
Cardoso ML. *Para o conhecimento dos objetos históricos – Para questões metodológicas*. Rio de Janeiro: Fundação Getúlio Vargas, 1978.
Carvalho AC. *Associação Brasileira de Enfermagem, 1926-1976 documentário*. Brasília: ABEn, 1976.
Cheptulin A. *A dialética materialista – Categorias e leis da dialética*. São Paulo: Alfa-Ômega, 1982.
COFEN. *Revista normas e notícias*. 1980 Mar.;3(1).
COFEN. *Revista normas e notícias*. 1983 Jan.-Abr.;6(1).
COFEN. *Revista normas e notícias*. 1985 Mar.;8(1).
COFEN. *Revista normas e notícias*. 1986 Jan.-Mai.;9(1).
Cohn A. *Previdência social e processo político no Brasil*. São Paulo: Moderna, 1980.
Comissão Nacional Pró-CUT. *Tudo sobre a primeira CONCLAT*. São Paulo: Centro de Informação. Documentação e análise sindical, 1981.
Conespse: II Enespse. Relatório e resoluções, 1982.
Conselho Federal de Enfermagem. Documentos básicos do COFEn. Rio de Janeiro, 1983.
Conselho Federal de Enfermagem. *O exercício de enfermagem nas instituições de saúde do Brasil – Força de trabalho em enfermagem*. Rio de Janeiro, 1985. v. I.
Conselho Federal de Enfermagem. Relatório gestão 23/04/78 a 22/04/79.

Costa NR. *Lutas urbanas e controle sanitário: origens das políticas de saúde no Brasil*. Petrópolis: Vozes, 1985.
Costa SA. *Estado e controle sindical no Brasil*. São Paulo: TA Queiroz, 1986.
Cotrim G. *História global? Brasil e geral*. 6. ed. Reformulada. São Paulo: Saraiva, 2002.
Demo P. *Metodologia centífica em ciências sociais*. 2. ed. São Paulo: Atlas, 1989.
Departamento Nacional de Saúde Pública. *Escola de enfermagem Anna Nery*. Arquivo Histórico, anos 1921 e 1931.
Dias EF. *Democracia operária: constuindo a nova civilização*. Tese de Doutoramento apresentada à Faculdade de Filosofia, Letras e Ciências Humanas da Universidade de São Paulo – área de História Social. São Paulo: USP, 1984.
Dias EF. Hegemonia: nova civilità ou domínio ideológico? (notas para uma pesquisa). *Revista História e Perspectivas* 1991;5:5-44.
Duarte MJR. *Sindicalismo dos enfermeiros, suas contradições e perspectivas*. Trabalho apresentado no curso de pós-graduação em saúde pública da Escola Nacional de Saúde Pública. Rio de Janeiro, 1988.
Federação dos Empregados em Estabelecimentos de Serviços de Saúde do Rio de Janeiro. Pauta de Reivindicações, Jul./92.
Fernandes F. *Nova República?* Rio de Janeiro: Jorge Zahar Editor, 1986.
Foucault M. *Microfísica do poder*. Rio de Janeiro: Graal, 1986.
Foucault M. *O nascimento da clínica*. Rio de Janeiro: Forense Universitária, 1987.
Foucault M. *Vigiar e punir: história da violência nas prisões*. Petrópolis: Vozes, 1977.
Germano RM. *Educação e ideologia da enfermagem no Brasil*. Rio de Janeiro: Cortez, 1983.
Gramsci A, Bordiga A. *Conselhos de fábrica*. São Paulo: Brasiliense, 1981.
Gramsci A. *A concepção dialética da história*. Rio de Janeiro: Civilização Brasileira, 1986.
Gramsci A. *Quaderni del cárcere*. 2. ed. Torino: Einaludi Editore, 1975, vols. 1, 2 e 3.
Horta WA. *Processo de enfermagem*, São Paulo: EPU, 1976.
I ENESPSE. Relatório do encontro preparatório ao I ENESPSE. BH, Mar./82.
Koval B. *História do proletariado brasileiro*. Rio de Janeiro: Progresso, 1978.
Lefebvre H. *Lógica formal e lógica dialética*. Rio de Janeiro: Civilização Brasileira, 1983.
Leite JL, Ximenes Neto FRG, Cunha ICKO. Centro de Estudos e Pesquisa em Enfermagem (CEPEn): uma trajetória de 36 anos. *Rev Bras Enferm* [online]. 2007;60(6):621-6. Leite JL, Ximenes Neto FRG, Cunha ICKO. Centro de Estudos e Pesquisa em Enfermagem (CEPEn): uma trajetória de 36 anos. *Rev Bras Enferm* [online] 2007;60(6):621-6.
Leopardi MT, Gelbcke F, Ramos F. Cuidado: objeto de trabalho ou objeto epistemológico da enfermagem? *Texto & Contexto-enfermagem* 2001;10(1):32-49.
Linhares MY (Org.). *História geral do Brasil*. Rio de Janeiro: Campos, 1990.
Linhares MY et al (Ed.). *História geral do Brasil*. Rio de Janeiro: Editora Campos, 1990.
Machado CV. Prioridades de saúde no Brasil nos anos 1990: três políticas, muitas lições. *Rev Panam Salud Publica* 2006;T20(1):44-9.
Marx K, Engels F. *A ideologia alemã*. 4. ed. São Paulo: Hucitec, 1984.
Marx K. Capítulo VI. *Inédito de o capital*. São Paulo: Moraes, 1987.
Marx K. *Contribuição à crítica da economia política*. 2.ed. São Paulo: Martins Fontes, 1983.
Marx K. *O capital. Os economistas*. São Paulo: Abril Cultural, 1983, v. 1, livro I.
Médici AC. *Força de trabalho em saúde*. Rio de Janeiro: Abrasco, 1987.
Melo C. *Divisão social do trabalho e enfermagem*. São Paulo: Cortez, 1987.
Mendes G, Bruno R. *O processo de trabalho em saúde*. São Paulo: Depto de Medicina Preventiva da USP, 1987 (*mimeo*).
Michelloto AR. Intelectuais e classes subalternas. *Revista História & Perspectivas*: 1991;5:1.
Ministério da Saúde – Fundação SESP. *Enfermagem – Legislação e assuntos correlatos*. 3.ed. Rio de Janeiro: 1974. vols. I, II e III.
Moura A *et al*. Senaden: expressão política da educação em enfermagem. *Rev Bras Enferm* 2006;59(spe):441-53.

Moura A, Liberalino FN, Silva FV et al. SENADEn: expressão política na educação em enfermagem. *Rev Bras Enferm* 2006;59(esp):442-53.
Nakamae C. *Novos caminhos da enfermagem*. São Paulo: Cortez, 1989.
Nightingale F. *Notas sobre a enfermagem*. São Paulo: Cortez/ABEn-CEPEN, 1989.
Nogueira RP. Processo de tabalho em saúde. *Revista de Educacion Médica y Salud* 1991;25(1).
Oguisso T. A quem interessa? Informativo Paulista, 1984 Mar./Abr. 2.
Oliveira JF. O Ministério do Trabalho e a Revolução de 30. *Revista Impulso* 1987;1(2):5-14.
Pinheiro PS. *Política e trabalho no Brasil*. 2. ed. Rio de Janeiro: Paz e Terra, 1977.
Pires D. *Hegemonia médica na saúde e enfermagem*. São Paulo: Cortez, 1989.
Pires D. *Processo de trabalho em saúde*. Florianópolis: UFSC, 2005. p. 16.
Prado Junior C. *História econômica do Brasil*. 37. ed. São Paulo: Brasiliense, 1976.
Ribeiro ABC. *Organização sindical brasileira*. São Paulo: 1852.
Rodrigues JA. *Sindicato e desenvolvimento no Brasil*. São Paulo: Difusão Européia do Livro, 1968.
Secretaria do Trabalho do Estado de Santa Catarina. *Caderno de assuntos sindicais*. Florianópolis: 1984.
Silva AL, Padilha MICS, Borenstein MS. Imagem e identidade profissional na construção do conhecimento em enfermagem. *Rev Latino-Am Enfermagem* [online]. 2002;10(4):586-595.
Silva GB. *Enfermagem profissional: análise crítica*. São Paulo: Cortez, 1986.
Sindicato dos Enfermeiros da Marinha Mercante. Livro de atas do Sindicato Nacional dos Enfermeiros da Marinha Mercante. 1945 Set.
Sindicato dos Médicos do Rio de Janeiro. Documentos tese do Congresso Médico Sindical, Rio de Janeiro. 1992 Abr.
Singer P. *A formação da classe operária*. 5. ed. Campinas: UNICAMP, 1988.
Skidmore T. *Brasil: de Getúlio a Catelo*. 5. ed. Rio de Janeiro: Paz e Terra, 1976.
Skour R. Henry M. *A política dos anos 70 no Brasil – A lição de Florianópolis*. São Paulo: Econômica Editorial, 1982.
Soares J. *Discurso de abertura da VII Conferência Nacional de Saúde*. Brasília, 1980.
Tribunal Regional Federal da 2ª Região? Rio de Janeiro e Espírito Santo.
Triviños ANS. *Introdução à pesquisa em ciências sociais*. São Paulo: Atlas, 1987.
UNATE. Estatuto aprovado na Assembléia Geral da UNAE, em 10/05/1951. Arquivo da UNATE.
União Nacional de Auxiliares e Técnicos de Enfermagem. Livro de Atas de Assembléia Geral, 1980.
União Nacional dos Auxiliares de Enfermagem. Boletim Informativo n° 10, Out./67.
União Nacional dos Auxiliares de Enfermagem. Boletim Informativo n° 7, Jul./65.
União Nacional dos Auxiliares de Enfermagem. Exposição de motivos 042/67.
UNI-RIO. Manual de normas, rotinas e procedimentos de enfermagem do Hospital Universitário Gaffree e Guinle. Rio de Janeiro, 1984.
Vicentino C, Dorigo G. *História para o ensino médio – História geral e do Brasil*. São Paulo: Scipione, 2001.

SITES

http://enfermagembrasileira.blogspot.com/2008/02/enfermagem-brasileira-e.html.
http://www.abesenacional.com.br/so_fundadoras.html
http://enfermagemfio.arteblog.com.br/r2843/Especialidades/
Folha Online em 31 de julho de 2003 (18h56), In: http://www1.folha.uol.com.br/folha/cotidiano/ult95u79392.shtml
Agência Estado, 19h42
   http://www.ae.com.br/institucional/ultimas/2007/jun/04/2561.htm
   RodrigoMorais
http://www.portalcofen.gov.br/2007/materias.asp?ArticleID=7572&sectionID=38

DOCUMENTOS DAS ENTIDADES

ASSOCIAÇÃO BRASILEIRA DE ENFERMEIRAS DIPLOMADAS. Revista Annaes de Enfermagem:1933, nº 2/1934, nº 4 e 5/1936, nº 3/1937, nº 9, 10, 11 e 12/1938, nº 12, 13 e 14/1946, nº 18, 20 e 21/1947, nº 23/1948, nº 4/1949, nº 1/1950, nº 1, 2, 3 e 4/1951, nº 1, 2 e 4/1952, nº 1, 2, 3 e 4/1953, nº 1, 2 e 4/1954, nº 1 e 2/Livro de atas de Reuniões de Diretoria no 22, 1938/Livro de atas de Reuniões de Diretoria no 3, 1955.

ASSOCIAÇÃO BRASILEIRA DE ENFERMAGEM. Revista Brasileira de Enfermagem – REBEn: 1955, nº 1, 2, 3 e 4/1964, nº 1, 2, 3, 4, 5 e 6/1979, nº 1, 2, 3 e 4/1980, nº 1, 2, 3 e 4/1981, nº 1, 2, 3 e 4/1982, nº 1 e 2/1983, nºs 1, 2, 3 e 4/1984, nº 1, 2, 3 e 4/1985, nº 1/1986, nº 1, 2 e 4/1987, nº 1, 2, 3 e 4/1988, nº 1, 2, 3 e 4/1989, nº 1, 2, 3 e 4/LIVRO DE ATA: Livro de atas de Assembléias Gerais de 1958 a 1973; Livro de atas de Reuniões de Diretoria de 1960; Livro de atas de Reuniões de Diretoria nº 4 de 1964 ; Livro de atas de Reuniões de Diretoria de 1969 a 1975; Livro de atas de Reuniões de Diretoria de 1975 a 1979; RELATÓRIO DE DIRETORIA Relatório da Diretoria 1980-1984; Relatório da Diretoria 1985-1986; ASSEMBLÉIAS NACIONAIS DE DELEGADOS – AD: Anais da AD de 1974; Anais da AD de 1980; Anais da AD de 1981; Anais da AD de 1982; Anais da AD de 1983; Anais da AD de 1985; Anais da AD de 1987.

CONGRESSO BRASILEIRO DE ENFERMAGEM – CBEn: Regimento Interno do XXVI CBEn; Anais do XXX CBEn; Anais do XXXI CBEn; Anais do XXXII CBEn; Anais do XXXXIII CBEn; Anais do XXXIV CBEn; Anais do XXXV CBEn; Anais do XXXVI CBEn ; Anais do XXXVII CBEn; Anais do XXXIX CBEn; Anais do 41º CBEn

INFORMATIVOS DA ABEn – dos anos de 1979 a 1989.

CONSELHO FEDERAL DE ENFERMAGEM; Revista NORMAS E NOTÍCIAS de 1979 a 1989.

UNIÃO NACIONAL DOS AUXILIARES DE ENFERMAGEM/UNIÃO NACIONAL DOS AUXILIARES E TÉCNICOS DE ENFERMAGEM: Ata da Assembléia Geral de 10 de maio de 1951; Ata da Assembléia Geral de 17 de agosto de 1964; Livro de atas de assembéias gerais nº 1, 1964; Livro de atas de Reuniões de Diretoria nº 2, 1964; Ata da Assembléia Geral de 6 de novembro de 1980; Livro de atas das reuniões de delegados, 1966; Livro de atas das reuniões de diretoria – 1974 a 1981; Livro de atas das sessões das assembléias gerais da UNAE, 1970; Boletins Informativos no 1, 2, 6 e 7 (1965); 8 (1966); 9 e 10 (1967); 2, 3 e 4 (1972); 2 (1977); 1 (1979); 3 (1980); Revista Enfermagem Moderna no 1 (1969) e 2 (1970); Recomendações e documentos finais dos Congressos: 1ª Convenção (1965); I, II, III, IV, V, VI, VII, IX, X, XI, XII, XIII, XIV, XV, XVI, XVII, XIX, XX Congresso Nacional da UNATE.

ENTIDADES SINDICAIS E PRÉ-SINDICAIS DE ENFERMEIROS: Sindicato de Enfermeiros do Distrito Federal – atada assembléia geral extraordinária para eleição de delegados do I ENESPSE, 1982. Sindicato dos Enfermeiros do estado da Bahia – Encontro preparatório para o I ENESPSE, mar/82 ABEn-SC – A questão salarial e trabalhista do pessoal de Enfermagem do serviço público federal – jul/82; Tese para o I ENESPE - Sindicalismo no Brasil; regimento interno do I ENESPSE; Relatório e resolução do II ENESPE – abr/83; Relatório da reunião preparatória para o II ENESPE – fev/83; Associação dos Profissionais Enfermeiros do estado de São Paulo; Contribuição da APEESP à discussão do II ENESPSE.

II ENESPSE – Enfermagem social – seu objeto de trabalho – Stella Maria de Barros; Documento circular do II ENESPSE; Regimento Interno no II SEPSE; CONSESPSE – Relatório da 1ª reunião, mai/83; CONSESPSE – Relatório da reunião de 09/83; CONSESPSE – Relatório da 2ª reunião

– jul/83; CONSESPSE – Relatório da Reunião, out/83; Avaliação do II ENESPSE; Relatório das reuniões das entidades sindicais da Coordenação Nacional durante o XXXV CBEn, 1983.

APEESP – Objetivos e funcionamento da coordenação nacional das entidades sindicais e pré-sindicais de enfermeiros, set/83; Contribuição às discussões das reuniões da CONESPSE durante o XXXV CBEn; Relatório das atividades da Secretaria executiva da CONESPSE sediada em Alagoas no período de agosto de outubro de 1984.

CONESPSE – normas de funcionamento, 1984; Regimento interno do IV ENESPSE, 1985; Relatório final do IV ENESPSE ; Sindicato dos Enfermeiros do DF – ata da assembléia geral de 15/04/86; Relatório da Reunião da CONESPSE, jun/86; Associação profissional dos enfermeiros de Belém – propostas e recomendações do I encontro de entidades PRÉ-SINDICAIS da região norte, mar/86; Injeção de âniMo – Boletim oficial do Sindicato dos Enfermeiros de São Paulo; Ata da Assembléia geral do Sindicato dos Enfermeiros do Estado de São Paulo em 17/03/87; Ata da Assembléia Geral dos representantes das entidades sindicais de enfermeiros em 27/11/87; Relatório final e resoluções do I Congresso Nacional-Sindical dos Enfermeiros, jun/89; Ata da 2ª reunião ordinária do Fórum Nacional de Entidades de Enfermagem, nov/89; Informativo da Federação Nacional dos Enfermeiros, jun/jul/89.

DEPARTAMENTO Nacional de Saúde Pública (DNSP) – folheto do Diretor Carlos conclamando as mulheres para tornarem-se enfermeiras, RJ/1921; Sociedade Brasileira de Hygiene – discurso feito pelo presidente no Congresso Internacional de higiene infantil – RJ, 1923; DNSP – Escola de enfermeira – documento dirigido à Associação do governo interno das alunas, 1925; DNSP – termo de acordo lavrado entre o DNSP e a Fundação Rockefeller, jan/26; DNSP – Superintendência do serviço de enfermeiras – ofício enviado à presidente da AED em 07/01/26; DNSP – histórico do conselho internacional de enfermeiras

JORNAIS: Jornal A Notícia – DF, 18/05/62; Jornal da Associação Médica Brasileira de 03/02/82; Parecer do MEC 167/84; Diário Oficial da União de 18/12/84; Projeto de Lei 2.167/89; Projeto de Lei nº 3.336/89; Diário Oficial da União de 05/12/91; Pauta de reivindicações da Federação dos Empregados em Estabelecimentos de Saúde do Estado do Rio de Janeiro, mai/92; Lei 7.498/86; Lei 2.604/55.

Parte IV Reflexões sobre Elementos Históricos da Prática Social e Evolução Profissional do Enfermeiro

Wiliam César Alves Machado

AGRADECIMENTOS

Gostaria de agradecer, em primeiro lugar, a Deus, por ter-me dado a oportunidade de ainda estar usando corpos terrestres, o mental pensante, o emocional e o etérico-físico para compartilhar com os leitores minhas reflexões.

Agradeço a Ele pela excelente família que me concedeu, tanto os de vínculo carnal quanto aqueles velhos companheiros de tantas jornadas noutras vidas. Não ouso declinar nomes, para não correr o risco de omitir quem quer que seja.

Penso que mais oportuno seria começarmos a ver em cada ser vivo, particular e especialmente, o nosso semelhante como parte da mesma Grande Família Cósmica Universal.

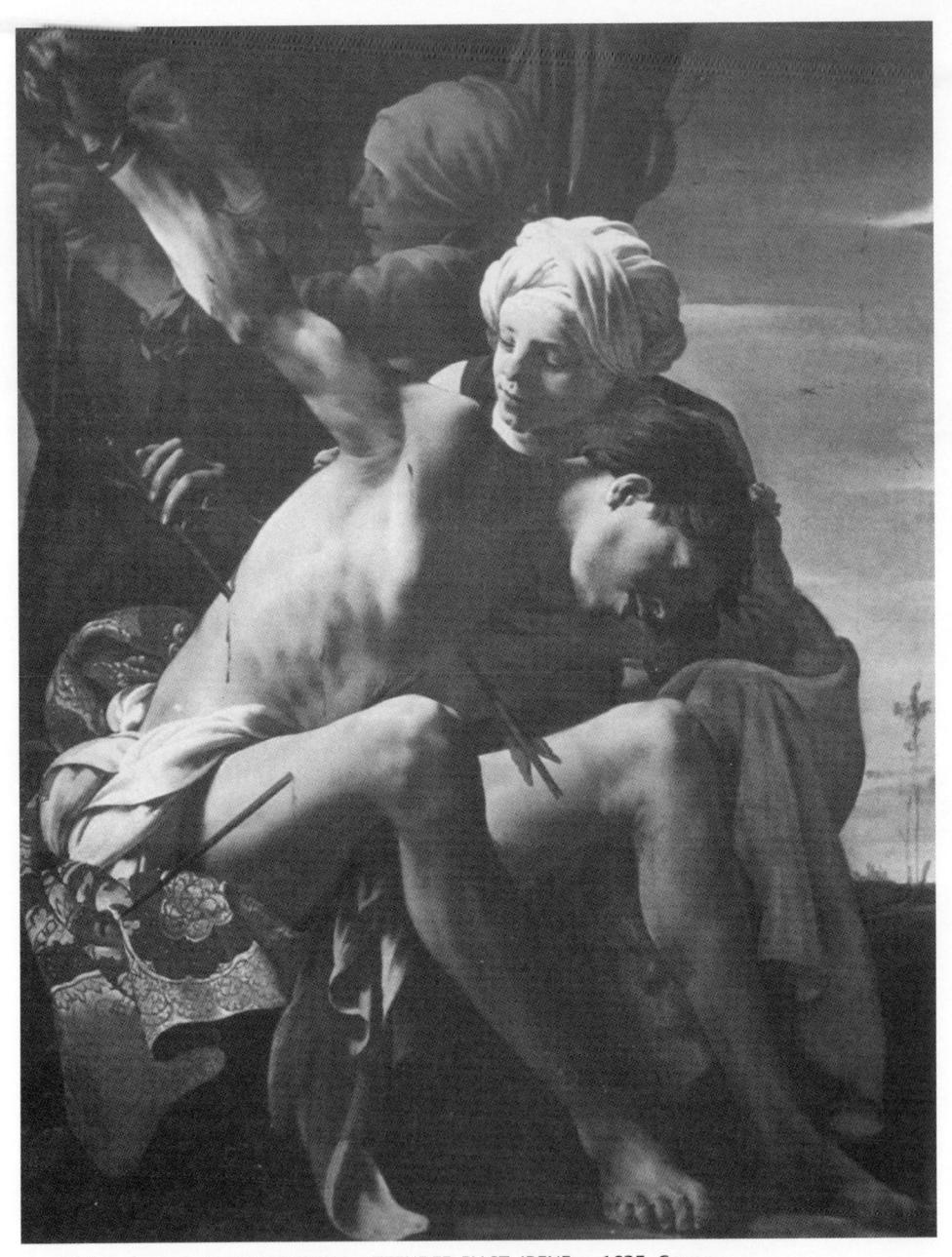

Hendrick Terbruggben, ST. SEBASTIAN ATTENDED BY ST. IRENE, c. 1625. Canvas. Allen Memorial Art Museum, Oberlin, Ohio.
Fonte: Nursing — The Finest Art: An Illustrated History, M. Patricia Donahue, The C.V. Mosby Company, 1985.

INTRODUÇÃO

> "Se eu pudesse deixar algum presente a você, deixaria aceso o sentimento de amar a vida dos seres humanos. A consciência de aprender tudo o que foi ensinado pelo tempo afora. Lembraria os erros que foram cometidos para que não mais se repetissem. A capacidade de escolher novos rumos.
> Deixaria para você, se pudesse, o respeito àquilo que é indispensável. Além do pão, o trabalho.
> Além do trabalho, a ação.
> E, quando tudo mais faltasse, um segredo: o de buscar no interior de si mesmo a resposta e a força para encontrar a saída".
>
> *Mahatma Gandhi*

Este livro tem para mim uma representação muito especial, pois quando do lançamento de sua primeira edição, a vida havia me reservado provas especiais no que concerne à natureza da condição humana em toda sua complexa trajetória ao longo de muitas experiências corporais. Enquanto vivenciava uma situação de quase morte, internado no Hospital de Ipanema, sistemática e afetivamente acompanhado por grandes arautos/amigos, outros se encarregaram de marcar presença naquela noite de autógrafos a poucas quadras do hospital, na tentativa de demonstrar que tudo estava sob controle. Na Casa de Cultura Laura Alvim, em Ipanema, onde meu irmão Jonas se fez meu representante, o clima era quase fúnebre, dado o estado gravíssimo em que eu estava. Mas, como por obra de Deus ou milagre, conseguimos afastar a "Dama de Negro" – Morte – da cabeceira do meu leito para dar lugar à "Dama de Branco" – Enfermagem –, impondo seu arquétipo sagrado e todo seu arsenal de saberes ancestrais, na forma de conhecimentos e procedimentos técnicos como instrumental para vencer tal batalha.

É evidente que essa luta foi travada nos planos interno e externo de cada uma das pessoas nela envolvida. Por um lado, no âmbito dos amigos/profissionais/estudantes/familiares que se dispuseram a cuidar sistemática e ininterruptamente, permitindo-se ofertar o que de mais sublime pudessem contatar dentro de si mesmos. Por outro, eu, o cliente, vivenciando substantiva proximidade do limiar vida/morte, não tinha outra saída senão o recolhimento interior e a entrega aos desígnios superiores. O mais importante foi constatar a força incomensurável dos arquétipos sagrados, emergindo de cada uma das pessoas devotadas ao ato de cuidar do outro, naquela conjuntura especial. Atmosfera favorável à confluência do amor na forma de cuidado, extrema confiança e convicção de que era possível reverter prognóstico médico reservadíssimo. Oportunidade *sine qua non* para colocar em prática estratégias de cuidado revestida do que creditávamos essência da enfermagem. Assim foi feito, e abertos ao sutil inato dos corpos de quem cuida e daquele que recebe cuidados, pudemos experimentar o intercâmbio de nobres sentimentos, pensamentos, pulsões de vida, elementos que moldam a arte ancestral da Enfermagem.

Após experimentar a condição de dependente total para cuidados, uma vez tetraplégico e frontalmente diante do desafio para reconhecer as próprias vulnerabilidades, tive de exercitar a humildade, compreendendo como nunca dantes que todos, em algum momento dessa ou de outra vida haveremos de reconhecer o quanto dependemos uns dos outros. Nesse caso, dependente de longo prazo do cuidado de Enfermagem, devido à sequela neurológica incapacitante que me acometera há 23 anos. Vencemos e aqui estou como prova viva das prodigiosas investidas da mais bela das artes, como bem dizia Florence Nightingale.

O renomado historiador e professor da Universidade Hebraica de Jerusalém Yuvai Noah Harari (2017) pontua que os cientistas concordam que há cerca de 70 mil anos, *sapiens* da África Oriental se espalharam na península Arábica e de lá rapidamente tomaram o território da Eurásia. Quando o *Homo sapiens* chegou a Arábia, a maior parte da Eurásia já era ocupada por outros humanos. Há duas teorias conflitantes sobre o que aconteceu com eles. A "teoria da miscigenação" e a "teoria da substituição". A primeira conta uma história de atração, sexo e miscigenação. À medida que os imigrantes africanos se espalharam pelo mundo, eles procriaram com outras populações humanas e as pessoas, hoje, são resultado dessa miscigenação.

De acordo com os estudos de Harari (2017), quando o *Homo sapiens* se espalhou por terras neandertais, os *sapiens* procriaram com neandertais até que as duas populações se fundiram. Se isso é verdade, então os eurasianos de hoje não são *sapiens* puros, mas uma mistura de *sapiens* e neandertais. De forma semelhante, quando chegaram à Ásia Oriental, os *sapiens* se misturaram com os locais *Homo erectus*, de forma que os chineses e coreanos são uma mistura de *sapiens* e *Homo erectus*.

A segunda, fundamentalmente oposta, de acordo com as reflexões de Harari (2017), denominada "teoria da substituição", conta uma história muito diferente – pautada na incompatibilidade, repulsa e, talvez, até mesmo genocídio. Segundo ele, *sapiens* e neandertais tinham anatomias diferentes, e muito provavelmente hábitos de acasalamento e até mesmo odor corporal diferentes. Provavelmente tinham pouco interesse sexual uns pelos outros. Mesmo que um Romeu neandertal e uma Julieta *sapiens* se apaixonassem, não poderiam produzir descendentes férteis porque o abismo genético separando as duas populações já era intransponível. As duas populações teriam permanecido distintas, e, quando os neandertais morreram, ou foram mortos, seus genes teriam morrido com eles. De acordo com essa teoria, *sapiens* substituíram todas as populações humanas anteriores sem misturar com nenhuma delas. Nesse caso, a origem de todas as linhagens humanas existentes pode ser atribuída, exclusivamente, à África Oriental de 70 mil anos atrás.

Quando os *sapiens* chegaram ao Oriente Médio e à Europa, como observa Harari (2017), encontraram os neandertais. Esses humanos eram mais musculosos que os *sapiens*, tinham cérebro maior e eram bem mais adaptados a climas frios. Usavam ferramentas e fogo, eram caçadores exímios e, ao que parece, cuidavam dos doentes e debilitados (arqueólogos encontraram ossos de neandertais que viveram por muitos anos com várias deficiências físicas, indícios de que eram cuidados por seus parentes). O que sugere o cuidar e o cuidado para com mais vulneráveis do próprio núcleo familiar, bem como de pessoas do mesmo grupamento humano tribal, inato à condição humana, e sintetiza representações das raízes pretéritas da enfermagem. Os neandertais muitas vezes são retratados em caricaturas como o arquétipo "homem das cavernas" bruto e estúpido, mas indícios recentes mudaram essa imagem.

Como nos esclarece Harari (2017), o *Homo sapiens* chegou ao Oriente Médio há cerca de 70 mil anos. Durante os 50 mil anos seguintes, nossos ancestrais prosperaram na região em se dedicar à agricultura. Os recursos naturais eram suficientes para sustentar a população humana. Em períodos de fartura, as pessoas tinham mais filhos e, em períodos de escassez, um pouco menos. Os humanos, como muitos mamíferos, têm mecanismos genéticos e hormonais que ajudam a controlar a procriação. Em épocas boas, as fêmeas chegam à puberdade mais cedo, e suas chances de engravidar são um pouco maiores. Em épocas ruins, a puberdade é tardia e a fertilidade diminui.

A esses controles populacionais naturais somavam-se mecanismos culturais. Bebês e crianças pequenas, que se locomovem devagar e demandam muita atenção, eram um fardo para caçadores-coletores nômades. As pessoas tentavam ter filhos a cada três ou quatro anos. As mulheres faziam isso amamentando seus filhos o dia todo e por mais anos (a amamentação constante diminui significativamente as chances de engravidar). Outros métodos incluíam abstinência sexual total ou parcial (apoiada, talvez, por tabus culturais), abortos e, ocasionalmente, infanticídio (Harari, 2017).

Depois da Revolução agrícola, de acordo com Harari (2017), as sociedades humanas ficaram ainda maiores e mais complexas, enquanto os constructos imaginados que sustentavam a ordem social também se tornaram mais elaborados. Mitos e ficções habituaram as pessoas, praticamente desde o momento do nascimento, a pensar de determinadas formas, a se comportar com base em certos padrões, a desejar certas coisas e a seguir certas regras. Nesse contexto, criaram instintos artificiais que permitiram que milhões de estranhos cooperassem de maneira efetiva. Essa rede de instintos artificiais é o que denominamos "cultura".

Quantos mundos diferentes coexistiam na Terra? Por volta de 10000 a.C., nosso planeta continha milhares deles. Em 2000 a.C., o número diminuiu para centenas, no máximo alguns poucos milhares. Em 1450, o número caiu ainda mais drasticamente, na época, pouco antes da era das Grandes Navegações, a Terra ainda apresentava um número significativo de mundos diminutos como a Tasmânia, mas cerca de 90% dos humanos viviam em um único megamundo: o mundo da Afro-Ásia. Em sua maior parte, a Ásia, a Europa e a África (incluindo grandes extensões da África subsaariana) já estavam conectadas por laços culturais, políticos e econômicos significativos (Harari, 2017).

Como bem pontua Harari (2017), o *Homo Sapiens* evoluiu para achar que as pessoas se dividiam entre "nós" e "eles". "Nós" era o grupo imediatamente à sua volta, independentemente de quem você fosse, e "eles" eram todos os outros. Na verdade, nenhum animal social jamais é guiado pelos interesses de toda a espécie à qual pertence. Porém, desde a Revolução Cognitiva, o *Homo sapiens* se tornou cada vez mais excepcional a esse respeito. As pessoas começaram a cooperar regularmente com completos estranhos, que elas imaginavam como "irmãos" ou "amigos". Mas essa irmandade não era universal. Em algum lugar do vale vizinho, ou depois de uma cadeia de montanhas, ainda era possível identificar quem eram "eles".

A propósito das conflitantes relações de interesses humanos analisadas na perspectiva histórica, cabe destacar o pensamento do notável professor Yuval Noah Harari, quando ele afirma que:

> A história não pode ser explicada de forma determinista e não pode ser prevista porque é caótica. Tantas forças estão em ação, e suas interações são tão complexas, que variações extremamente pequenas na intensidade dessas forças e na maneira com que interagem produzem diferenças gigantescas no resultado. (Harari, 2017, p. 249.)

A história da enfermagem, pautada no estudo de Mecone, Freitas e Bonini (2015), mais do que um acesso ao conhecimento do passado, tem sido um caminho para alunos, docentes e profissionais suscitarem novas perguntas para "verdades" postas ou pretensamente "consolidadas", sobretudo a despeito de práticas atuais na gestão de recursos humanos e constituição da identidade profissional desses agentes ao longo do tempo. Sabe-se que a história se faz valer aos profissionais à medida que os acontecimentos possam ser articulados com o presente, e dessa forma permitirem o estranhamento das práticas que de tão "comuns" e "normais", ficam na superficialidade e não são questionadas. A história da profissão é uma das disciplinas contemplada na matriz curricular dos cursos de graduação e deve ser o fio condutor para se discutir e fomentar a reflexão crítica do enfermeiro conforme preconizada pelas Diretrizes Curriculares Nacionais dos Cursos de Graduação em Enfermagem. Nesse sentido, a história torna-se uma ferramenta para desconstrução de mitos e inverdades constituídas pelos jogos de interesses de cada época.

Padilha *et al.* (2013) consideram que a história da Enfermagem enquanto área de conhecimento reconhecida pelos seus pares e pelas demais áreas vem se consolidando no Brasil ao longo dos últimos anos motivada, especialmente, por duas importantes questões. Primeiro, pela ampliação gradativa dos programas de pós-graduação em enfermagem, influenciando na produção de teses e dissertações com a perspectiva historiográfica. Segundo, como consequência da primeira, se deve à criação dos grupos de pesquisa voltados para a história da enfermagem.

Nesse contexto, escrever sobre as contradições da prática de Enfermagem e de suas relações com o contexto social em que ela ocorre é buscar entendimentos para tantas dúvidas sobre sua história, seus significados, suas representações e seu futuro que tanto nos preocupa e que se constitui um grande desafio para seus profissionais, sobretudo no alvorecer do terceiro milênio.

Pode-se afirmar que a Enfermagem é quase tão antiga quanto a história da humanidade. A partir do momento em que o homem se diferenciou dos outros animais e passou a dominar a natureza em benefício próprio, na medida em que foi se hominizando e explicando os fenômenos da natureza e os fenômenos sociais, inclusive o processo de adoecer e morrer, é que emergiram as práticas cuidadoras que hoje caracterizam essa atividade humana denominada **Enfermagem** (Rizzoto, 2006).

Como salienta Maturana e Verden-Zöller (2004, p. 52), entre os povos paleolíticos, fundamentalmente matrísticos, que viviam na Europa há mais de 20 mil anos, houve alguns que se tornaram sedentários, coletores e agricultores. *"Outros se movimentavam para o Leste até a Ásia, seguindo as migrações anuais das manadas de animais silvestres, como os lapões faziam com as renas até épocas recentes ou mesmo, talvez, ainda hoje."* É importante ressaltar que o termo matrístico é usado com o propósito de conotar uma situação cultural na qual a mulher tem uma presença mística, que implica a coerência sistêmica acolhedora e liberadora do maternal fora do autoritário e do hierárquico. É o contrário de matriarcal, que significa o mesmo que o termo patriarcal, em uma cultura em que as mulheres têm o papel dominante. Em outras palavras, a expressão matrística é aqui usada intencionalmente para designar uma cultura na qual homens e mulheres podem participar de um modo de vida centrado em uma cooperação não hierárquica.

Perspectiva esta que se mostra mais adequada para nortear a prática de cuidar em Enfermagem, absolutamente desvinculada da questão de gênero, em especial ao feminino, como insistem algumas escritoras e pesquisadoras dessa área de conhecimento ao caracterizar essa profissão como genuinamente feminina. Afinal, o pensamento matrístico ocorre em um contexto de consciência da interligação de toda a existência, exato como o vivenciado na situação concreta de cuidar/cuidados referida anteriormente. *"Portanto, não pode senão viver continuamente no entendimento implícito de que todas as ações humanas têm sempre consequências na totalidade da existência"* (Maturana e Verden-Zöller, 2004, p. 47).

Ressalta-se que restos arqueológicos encontrados na área do Danúbio, nos Bálcãs e no Egeu, de povos que viviam na Europa entre 7 e 5 mil anos antes de Cristo eram de agricultores e coletores. Tais povos não fortificavam seus povoados e não estabeleciam diferenças hierárquicas entre os túmulos dos homens e das mulheres. As atividades de culto ou cerimoniais místicos eram centradas no sagrado da vida cotidiana, em um mundo penetrado pela harmonia da contínua transformação da natureza por meio da morte e do nascimento, abstraída como uma deusa biológica em forma de mulher, ou combinação de mulher e homem, ou de mulher e animal. Sob a evocação da deusa-mãe os seres humanos eram todas as criaturas, expressões da sua presença e, portanto, iguais, nenhum melhor do que o outro apesar das suas diferenças. Não podem ter vivido em ações que excluíssem sistematicamente algumas pessoas do bem-estar vindo da harmonia do mundo natural. Este viver deve ter sido centrado na estética sensual das tarefas diárias como atividades sagradas, com muito tempo disponível para contemplar a vida e viver o seu mundo sem urgência. Tudo era visível ante o olhar inocente e espontâneo daqueles que viviam, como algo constante e natural, na contínua dinâmica de transformação dos ciclos de nascimento e morte (Maturana; Verden-Zöller, 2004).

Nesse sentido, e empenhados na caracterização das atividades de cuidar como ações sagradas, pode-se resgatar representações arquetípicas mais sublimes dos planos internos de quem cuida e daquele que recebe cuidados de enfermagem. Comunhão fraterna entre essências humanas doadas ao ato de interagir para servir incondicionalmente. Um servir/serviço genuinamente matrístico, sem subserviência, sobretudo coligado com a transcendência de valores e/ou escalonamentos externos. Talvez resida aí toda a simbologia que relaciona o fazer dessa profissão com rituais místicos, religiosos e sacerdotais, como forma de chamar atenção para seu caráter e magnetismo transcendental, metafísico, imaterial.

Como salienta Padilha e Mancia (2005), a Enfermagem profissional no mundo foi erigida a partir das bases científicas propostas por Florence Nightingale, que foi influenciada diretamente pela sua passagem nos locais onde se executava o cuidado de Enfermagem pautado nos padrões tradicionais, leigo e fundamentado nos conceitos religiosos de caridade, amor ao próximo, doação, humildade. Florence Nightingale chegou a vestir-se com o hábito das irmãs, para sentir mais próximo o seu carisma, apenas residindo em casa separada. Acredita-se que o convívio com as regras de conduta das irmãs de caridade de São Vicente de Paulo em Paris, no Instituto de Diaconisas de Kaiserswerth/Alemanha e com as Senhoras da Confraria influenciaram-na intimamente na construção do seu modelo de Enfermagem.

A propósito do papel e contribuições da pioneira da Enfermagem Moderna, o estudo de Frello e Carraro (2013), nos mostra que Florence Nightingale contribuiu, em sua época, para a melhoria e o desenvolvimento da saúde, mantendo-se, até os dias atuais, como fonte de inspiração e alvo de pesquisa para estudiosos em todo o mundo. Nascida de família abastada, tinha sobre si expectativas da alta sociedade inglesa: passar longas tardes de conversas com a irmã, fazer passeios de carruagem para visitar amigos, frequentar festas e jantares, tocar piano e manter-se ocupada com bordados e pinturas. Tudo isso para se preparar para o casamento. Nightingale, entretanto, queria usar suas habilidades para fazer diferença no mundo. Graças à sua determinação, inteligência, perspicácia e influência, conseguiu alcançar seus objetivos. Foi inovadora ao utilizar a sua experiência na Guerra da Crimeia para demonstrar os primeiros exemplos da interligação entre pesquisa, teoria e prática. Ao retornar da guerra, usou sua influência para fazer campanhas pela saúde pública e promover sistemas educacionais por meio de suas cartas e livros. Seu livro mais conhecido, "Notes on Nursing: What it is and what is not", é uma leitura obrigatória para os profissionais de Enfermagem, pois está repleto de sabedoria, sagacidade, história e conhecimento.

As releituras dos fatos históricos, sejam por meio de estudos acadêmicos vinculados aos programas universitários de ensino, nos seus vários níveis, seja na elaboração de estudos formais com vistas na publicação/divulgação de novos conhecimentos por periódicos afins, efetivamente não deixam de trazer traços e marcas ideológicas de quem os produzem. Como elaborações intelectivas e frutos da cognição humana, trarão sempre nas suas entrelinhas convicções, pontos de vista e maneiras de compreender a realidade, próprias de seus autores. Na Enfermagem, não haveria de ser diferente.

Tomando de empréstimo as palavras de Neto (1995), diria que a verdade de hoje pode ser a inverdade de ontem e do amanhã. Uma retrospectiva histórica da humanidade pode confirmar esse fato. Por isso, é quase impossível julgar o que é narrado pela história, em especial quando se trata da história da ciência que revela os erros humanos mais grotescos. Não há nisso, entretanto, razão alguma para nos envergonharmos disso; devemos saber que pelos erros é que se aprende a construir dias melhores e novas conjunturas que contemplem a totalidade e complexidade da dimensão humana.

Na análise e retrospectiva dos fatos históricos, é importante não perder de foco a imagem que a Enfermagem deixou marcada nos grandes momentos e movimentos sociais da humanidade. A imagem de prática e arte ancestral de cuidar do próximo ou semelhante, pautada na ajuda, no apoio e na fraternidade, que a sabedoria popular reconhece e atribui grande valor afetivo e respeito, ainda que na linguagem interpretativa dos historiadores clássicos não se faça uso das palavras ou terminologias – Enfermagem/enfermeiro. Há que se considerar que, embora essa prática de cuidar remonte passado ancestral da humanidade, a Enfermagem moderna data de pouco mais de um século e meio.

Como atividade de ajuda/cuidado e relacionada com o ideal de harmonia e equilíbrio do homem no seu meio ambiente, a Enfermagem não ocupou linhas de registro nos documentos oficiais que legitimam a versão dos fatos históricos. Até porque a história das civilizações repete a tirania e a exploração do homem pelo homem, na desigual luta pelo poder de determinar o comportamento da massa e dele retirar todo proveito possível. Assim, surgiram monarcas, governantes e empresários, no movimento do tempo da história. Todos traziam uma forma definitiva de identificação, apesar das diversidades temporais próprias da contextualização histórico-política de cada um. A luta pelo poder e a meta ambiciosa de controle do saber e do fazer das massas populares caracterizou os grandes momentos históricos da civilização humana.

A história da enfermagem vem construindo seu conhecimento como um processo dinâmico, que tende a nascer da prática e a ela se voltar em um movimento de busca de níveis crescentes de qualidade e complexidade. Esse movimento, pontuado por contradições, convergências e decadências, representa a história dos profissionais, dos pensadores da Enfermagem e da prática clínica e social de Enfermagem. História que é feita de paixões, de limites, pulsões e determinações, de interesses e experiências do seu próprio tempo, mas que também reflete o processo educacional de formação dos enfermeiros em determinada época e a forma como a prática profissional se constrói (Padilha, Silva, Borenstein 2001).

O ser humano é, por natureza, suscetível a diversas formas de dependência e necessidade de cuidados/ajudas de outros entre seus pares. Uma criança ou qualquer outro animal recém-nascido, sem o cuidado e atendimento às suas limitações, não sobrevive aos impactos gerados pelos fenômenos físicos, químicos e biológicos do ambiente. As influências do meio ambiente como as oscilações de temperatura e condições atmosféricas devem ser acompanhadas do provimento de recursos para a proteção do organismo e, consequentemente, da saúde. O organismo necessita de cuidados básicos de higiene, segurança e conforto que assegurem a preservação de seus tecidos e sistemas, como medidas preventivas aos processos degenerativos provocados pela agressão por diversos fatores da contingência ambiental. Uma vez impossibilitado de suprir a demanda de suas necessidades fundamentais, o homem necessita de ajuda para que o seu corpo não se decomponha em processo progressivo de morte celular resultante da insuficiente oxigenação e nutrição de seus tecidos. A Enfermagem sobrevive aos tempos, perene e independentemente da denominação a ela atribuída, persiste como atividade indispensável à preservação da existência humana.

Como muito bem pontua Montagu (1988), o ser humano apresenta algumas características singulares em face dos demais animais mamíferos, como, por exemplo, a sensibilidade ao toque e a carícia da mãe em seu abdome protruso – como forma de manifestar carinho, afeto, amor, para com o feto ainda em formação. Para ele, mesmo diante da ausência de muitas outras coisas, estas são experiências essenciais de tranquilização que o ser humano antes de nascer precisa sentir, para que possa vir a sobreviver dentro de parâmetros satisfatórios ao seu bem-estar e à saúde. Dentro dessa perspectiva, segundo o seu pensar, intui-se que o ser humano pode sobreviver a privações sensoriais extremas de outra natureza, como a visual e a sonora, desde que seja mantida a experiência sensorial da pele.

Procurando aplicar tais concepções à prática cotidiana do fazer da Enfermagem, creio que seria procedente refletir melhor acerca da sensação e a imagem – imediatamente associada – que a palavra toque desperta no imaginário dos nossos clientes. Quando nos referimos, por exemplo, ao toque feminino, ao toque individual, ao toque profissional, o sentimento que nos é despertado remete à expectativa de receber uma atenção especial de alguém para conosco, exatamente a mesma sensação despertada nos clientes e usuários dos nossos serviços. Por isso, para usarmos tal terminologia e/ou palavra dentro do nosso contexto de prática, precisamos antes de tudo, refletir sobre a essência do seu significado para que as nossas atitudes sejam compatíveis com as expectativas despertadas em nossos clientes, ou seja, a ideia de que receberão cuidados fraternos e humanitários. Aliás, é exatamente o que as abordagens teóricas de Enfermagem preconizam, portanto, basta o exercício do amor para dimensioná-las às realidades de nosso fazer cotidiano.

Reforçada pela cultura ocidental, a competitividade representa elemento seminal na relação de dominação/subordinação. Em sua natureza privilegiada entre os animais, o homem, já em sua origem histórica, iniciou uma trajetória existencial pautada na competição com o seu semelhante. Apesar de o ambiente sempre lhe ter privilegiado com recursos inesgotáveis, ele desenvolveu processos de dominação do seu semelhante para tirar proveitos em suas relações. À mulher coube um papel secundário nas relações de poder das civilizações e, dificilmente, elas puderam mostrar-se autênticas no decorrer da história. A união matrimonial, na tradição patriarcal, perpetua o papel secundário da mulher. Para o homem, cabia o papel destacado de **cabeça do lar**. São raízes que datam da existência do homem neste planeta. Realidade que vem sendo contestada pelos indicadores sociais da sociedade ocidental, onde as mulheres a cada dia se revelam como chefes de família.

Como elemento competitivo em potencial, o homem passou a se comportar como predador até de seus familiares, caso colocada em jogo sua autoridade. Para tanto, a história também cita situações em que, para a defesa da honra, ele eliminou mulher, irmãos, parentes diversos e estranhos e, sempre, contou com aparelhos ideológicos do patriarcado, para justificar suas ações.

A mulher, como exemplo da espécie, também não desenvolveu prática diferente. Ela sempre teve suas preferências e restrições nas suas relações com o grupamento familiar. Aos preferidos, cabia mais dedicação e cuidados, aos demais não se negava o cuidado; porém, o caráter da aproximação não trazia afeto como ênfase da relação. Bem ao estilo da concepção matriarcal, que significa o mesmo que o termo patriarcal, em uma cultura na qual as mulheres têm o papel dominante.

Analisando por outro viés histórico, constata-se que a cultura pré-patriarcal europeia foi brutalmente destruída por povos pastores patriarcais, que hoje chamamos de indo-europeus e que vieram do Leste, há cerca de 7 ou 6 mil anos. De acordo com essa abordagem, o patriarcado foi trazido à Europa por povos invasores, cujos ancestrais haviam-se tornado patriarcais no curso de sua própria história de mudanças culturais e comportamentais em alguma outra parte, de maneira independente das culturas matrísticas europeias. Nesse sentido, a cultura patriarcal caracteriza-se pelas coordenações de ações e emoções que fazem de nossa vida cotidiana um modo de coexistência que valoriza a guerra, a competição, a luta, as hierarquias, a autoridade, o poder, a procriação, o crescimento, a apropriação de recursos e a justificativa racional do controle e da dominação dos outros por meio da apropriação da verdade.

> "O pensamento patriarcal é essencialmente linear, ocorre num contexto de apropriação e controle, e flui orientado primeiramente para a obtenção de algum resultado particular porque não observa as interações básicas da existência. É sistematicamente irresponsável" (Maturana e Verden-Zöller, 2004, p. 47).

Maturana e Verden-Zöller (2004) ampliam a abrangência dessa perspectiva e acrescentam que o patriarcado como modo de vida não é uma característica do ser humano. É uma cultura e, portanto, um modo de vida totalmente vivível por ambos os sexos. Homens e mulheres podem ser patriarcais, assim como ambos podem ser, e foram, matrísticos. Postura que sugere que o autoritarismo, a irreverência e o domínio de um ser humano ou grupo de pessoas independe da questão de gênero.

> "O patriarcado surgiu como uma mudança na configuração dos desejos que definiam nosso modo de coexistência em meio a um viver matrístico. Só uma nova modificação na configuração de nossos desejos, em nossa coexistência, pode levar-nos a uma transformação que nos tire do patriarcado. E ela só nos poderá acontecer agora se assim o quisermos" (Maturana e Verden-Zöller, 2004, p. 85).

Os tempos passaram, civilizações surgiram e desapareceram e, no entanto, o ser humano continuou o mesmo, apesar das amargas experiências de suas conflitantes relações sociais.

Como a enfermagem em sua origem e seus fundamentos essenciais primou pelo argumento de que o ambiente representa importante componente para a cura de doenças das pessoas, portanto, ecológica, antes mesmo de a ecologia adquirir caráter prioritário nos fóruns de discussões políticas internacionais, bem como constituir temática de substantiva premência acadêmica, imperativo se faz reconhecer e resgatar suas contribuições para o avanço científico no campo da saúde.

Florence Nightingale, a fundadora da Enfermagem moderna em todo o mundo, por nobre exemplo, obteve projeção maior a partir da sua participação como voluntária na Guerra da Crimeia, em 1854, quando com 38 mulheres (irmãs anglicanas e católicas) organizou um hospital de 4.000 soldados internos, baixando a mortalidade local de 40 para 2%. Sabe-se que as medidas intervencionistas apregoadas por Miss Florence se pautavam em procedimentos de lavagem das mãos, quando algum membro da equipe tivesse de atender outro doente; da mesma forma, recomendava atenção para o ambiente, mantendo-o limpo, iluminado e arejado. Com o prêmio recebido do governo inglês por este trabalho, fundou a primeira escola de Enfermagem no Hospital St. Thomas – Londres, em 24/06/1860 (Padilha e Mancia, 2005).

A base da ciência de cuidar em Florence está no entendimento de que o ambiente/natureza, como ar, luz, energia, silêncio, higiene do ambiente, do corpo e da roupa, é o responsável pela cura do doente.

Como uma pessoa pública, como pontuam Frello e Carraro, (2013), Florence Nightingale é alvo de comentários controversos sobre sua vida e profissão. Com uma postura mais administrativa ou cuidadora, afetuosa ou distante, é importante destacar sua contribuição para as diversas áreas de estudos. Como pioneira na saúde, continua atraindo admiradores e críticos, que aprofundam os estudos sobre esta enfermeira. Seus escritos são passíveis de adaptação e implementação nos mais variados cenários de cuidado, influenciando na experiência de ser enfermeira.

É notório que o discurso da ECOLOGIA – enquanto corrente de pensamento que se pretende dimensionar na prática cotidiana da vida em sociedade –, implica na escolha de certos valores-padrão, nem sempre enquadrados nos modelos de cultura e, até mesmo, no jogo de interesses predominante em determinados seguimentos da sociedade, quando não absolutamente antagônicos aos meios de produção, sustentação e distribuição de víveres.

O cenário devastador representado pela nossa atmosfera planetária deveras poluída, ambiência que nos tem assustado quanto às sombrias expectativas para o futuro. A progressiva destruição do ecossistema passa a ser uma das grandes polêmicas manchetes da mídia e matéria de grande interesse para investigação científica.

As nações mais industrializadas e, consequentemente, as mais ricas do ponto de vista econômico, insistem com a alegação de que não podem comprometer os interesses dos investidores internacionais dos setores especulativo financeiro e industrial. Os países em desenvolvimento, por sua vez, promovem grandes queimadas nas suas reservas florestais, como no caso do Brasil, cujo segmento ruralista da economia nacional alega a necessidade de expandir áreas da floresta Amazônica para fins agrícolas. Enquanto para as nações mais pobres do planeta, em especial da África, resta a mais absoluta miséria da população, exposta a doenças já erradicadas em outras partes do planeta e tendo que sobreviver em condições bem abaixo daquilo que se estabelece como limiar de pobreza.

O renomado físico e intelectual Capra diz:

> "Em nossa civilização, modificamos a tal ponto nosso meio ambiente — durante essa evolução cultural — que perdemos o contato com nossa base biológica e ecológica mais do que qualquer outra cultura e qualquer outra civilização" (Capra, 1992:72).

O surgimento do modelo mecanicista do universo, no século 17, influenciou toda a estrutura do conhecimento científico ocidental. A ênfase no pensamento linear e a tendência autoafirmativa do modelo biomédico resultou na exigência de uma relação de dominação e subordinação entre trabalhadores do setor saúde que somente privilegia a ciência médica. Reporta-se a Morin (2002) quando se pretende afirmar que estamos em uma época em que temos duas barbáries associadas: a velha barbárie do início dos tempos, o fanatismo, o dogmatismo, o ódio, o desprezo; e depois a nova barbárie econômica da tecnociência, da burocracia etc.

Sabe-se que a era planetária começou em 1492, com a descoberta da América, com as primeiras trocas de micróbios, de vegetais, de animais etc. No século 20 desabrocha a era planetária na unidade, ou seja, todos os fragmentos da humanidade estão unidos uns aos outros por vínculos econômicos, de telecomunicações, e outros, pelos dilaceramentos, porque cada fragmento da humanidade está em conflito com os outros fragmentos da mesma humanidade, e há convulsões. *"Tenta-se efetivamente sair do que chamo 'a idade de ferro planetária' e não se consegue. Vive-se numa época 'agônica'. É esta Terra que se levanta no negror cósmico".* Recentemente, descobrimos que não só o Sol não está no centro do universo, mas que o universo não tinha centro! Que a Galáxia, a Via Láctea em que estamos, é apenas uma das miríades de galáxias entre bilhões de estrelas de um universo sem centro (Morin, 2002, p. 30).

Estado eminente de caos nas concepções da vida evidenciado na maneira como nos relacionamos com nosso semelhante, com os reinos animal e vegetal, com o meio ambiente e a natureza. Substancialmente demonstrando menor preocupação com sentido existencial do ser humano, do planeta, do cosmos; quem somos? De onde viemos? Para onde vamos? Conjunção de questionamentos seminais que nos remete ao pensar de Morin (2002) ao sugerir que, em 1543, Copérnico afirmou que a Terra gira sobre si mesma e que, além disso, ela gira em torno do Sol. Fez uma descoberta científica que teria consequências temíveis nos planos filosófico e religioso. De fato, teve e, por isso mesmo, seria considerado herege.

Como registra Morin, Ciurana e Motta (2003, p. 67), em fins do século 15 europeu, a China Ming e a Índia mongol eram as civilizações mais importantes do globo. O Islã, que continua sua expansão na Ásia e na África, é a religião mais difundida na Terra. O império otomano, que da Ásia se expandiu pela Europa Oriental, com a aniquilação de Bizâncio e a ameaça à Viena transformou-se na maior potência da Europa.

> "O império Inca e o império Asteca reinam nas Américas e tanto em Tenochtitlan como em Cuzco superam em população, monumentos de esplendor, as cidades de Madri, Lisboa, Paris e Londres, capitais de pequenas nações jovens do Oeste europeu."

A partir de 1492, entretanto, são essas nações pequenas e jovens que serão lançadas à conquista do planeta e darão lugar à era planetária, por meio da aventura, da guerra e da morte.

Com base nas reflexões de Harari (2017), é possível compreender porque, no século 16, década após década, a Europa Ocidental testemunhou o desenvolvimento de um sofisticado sistema financeiro capaz de levantar grandes somas de crédito em um piscar de olhos e colocá-las à disposição de governos e empreendedores privados. Esse sistema podia financiar explorações e conquistas de maneira muito mais eficiente que qualquer reino ou império. O recém-descoberto poder do crédito pode ser observado na batalha feroz entre a Espanha e a Holanda. Naquela época, a Espanha era o Estado mais poderoso da Europa, dominando um vasto império global. Governava grande parte da Europa, grandes porções da América do Norte e do Sul, as ilhas Filipinas e uma série de bases na costa da África e da Ásia. Todos os anos, frotas carregadas de tesouros americanos e asiáticos regressavam aos portos de Sevilha e de Cádiz. A Holanda era um pequeno pântano ventoso, desprovido de recursos naturais, um pequeno rincão dos domínios do rei da Espanha.

Nesse ritmo, em 1568, os holandeses, que eram em sua maioria protestantes, se revoltaram contra seu senhor espanhol católico. No início, os rebeldes pareciam desempenhar o papel de Dom Quixote, atacando corajosamente moinhos de vento invisíveis. Mas, em 80 anos, os holandeses não só conquistaram a independência em relação à Espanha como também conseguiram substituir os espanhóis e seus aliados portugueses como senhores das rotas marítimas, construir um império holandês global e se tornar o Estado mais rico da Europa (Harari, 2017).

O segredo do sucesso holandês foi o crédito, como observa Harari (2017). Segundo ele, os burgueses holandeses, que tinham pouca predileção por combate em terra, contrataram exércitos mercenários para enfrentar a Espanha por eles. Enquanto isso, eles se lançaram ao mar em frotas cada vez maiores. Exércitos mercenários e frotas brandindo canhões custam uma fortuna, mas os holandeses foram capazes de financiar suas expedições militares mais facilmente do que o poderoso Império Espanhol porque objetivaram a confiança do próspero sistema financeiro europeu numa época em que o rei espanhol estava corroendo de modo negligente a confiança nele depositada pelos credores. Os financiadores concederam aos holandeses crédito suficiente para formar exércitos e frotas, e esses exércitos e frotas deram aos holandeses o controle sobre as rotas de crédito mundial, o que, por sua vez, gerou lucros vultuosos. Os lucros permitiram pagar os empréstimos, o que fortaleceu a confiança dos financistas. Em pouco tempo, Amsterdã se tornou não só um dos mais importantes portos da Europa como também a Meca financeira do continente.

Por outro lado, Nicolau Copérnico, que viveu entre 1473 e 1543, estabeleceu os princípios e as bases da teoria da transladação da Terra. As leis do movimento planetário foram explicadas sobejamente por Kepler (1571-1630) e Galileu Galilei, que viveu entre 1564 e 1641. Copérnico também concebeu simultaneamente o sistema que faz girar os planetas, a Terra incluída, ao redor deles mesmos e do Sol. A era planetária começa com a descoberta de que a Terra não é mais que um planeta e com comunicação entre as diversas partes desse planeta. Entre a Conquista das Américas e a Revolução Copernicana, surge um planeta e desmorona um cosmos. A Terra deixa de estar no Centro do Universo e a humanidade perde seu lugar privilegiado nas mãos da circularidade da Terra. *"O Ocidente europeu deve reconhecer a pluralidade dos mundos humanos e o provincianismo da área judeu-islâmico-cristã. Assim como a Terra não é o centro do cosmos, a Europa não é o centro do mundo"* (Morin, Ciurana, Motta. 2003, p. 68-9).

As teses de Aristóteles prevaleceram até o século 16, em especial a Teoria do Geocentrismo, em meio a um ambiente impregnado, de um lado, pelo Renascimento e, do outro, pela Reforma. Nestes movimentos, tiveram papéis decisivos grandes comerciantes italianos relacionados com o comércio internacional, representando a elite, e os pobres representados pelos artesãos, pequenos negociantes, servos e o baixo clero, que deram forma ao segundo movimento. O misticismo surgido nos séculos 13 e 14 tomava forma no século 16 e difundia-se por toda a Europa. *"As superstições mórbidas, peregrinações, bênçãos, festas c confrarias tomaram o lugar da liturgia e da eucaristia, enquanto o papa desempenhava papéis de chefe de Estado e de organizações militares em vez de sacerdote"* (Santos, 2003, p. 101).

Pautados nas reflexões de Santos (2003), constatamos que a economia teve seu polo deslocado do Oriente e Europa para o Atlântico, trazendo no seu bojo o Renascimento para os países dessa região. Ao findar-se o feudalismo, emerge o capitalismo e, no lugar dos feudos, emergem novos modelos de relações sociais, mudando substancialmente as relações de trabalho entre senhores e servos, patrões e trabalhadores assalariados. Ao mesmo tempo que tudo isso se dava, no campo do comércio houve a afirmação do poder político, as monarquias, logo seguido pelo nacionalismo xenófobo. Nesse ambiente, a ciência construiu a sua célebre caminhada e fatos de grande importância aconteceram, fixando um limite nítido entre o que foi antes desse século e o que estava acontecendo dali para frente.

Passaram-se anos, décadas e alguns poucos séculos, até chegarmos ao deplorável estágio de segregação humana, de certa forma respaldado pela sociedade contemporânea com aval da ciência moderna. Com ela destaca-se o aumento expressivo da exploração do homem pelo seu semelhante, rompendo com bases e princípios éticos seminais ao convívio harmônico da humanidade.

A propósito dos avanços científicos na área de saúde, Illich (1975) afirma: "A empresa médica ameaça à saúde, a colonização médica da vida aliena os meios de tratamento, e o seu monopólio profissional impede que o conhecimento científico seja partilhado" (Illich, 1975, p. 18).

Nessa perspectiva, as possibilidades de aplicação e integração do conhecimento científico de outras áreas do saber em saúde não superam as fases de simulação em laboratórios, desenvolvidas no conjunto das atividades e estratégias pedagógicas. O pano de fundo desta grande distorção é sutilmente atribuído por alguns historiadores como consequências da milenar influência do patriarcado em nossa sociedade, assim como da pouca valorização do trabalho manual e das atividades predominantemente femininas dos setores produtivos de serviços de atendimento ao público.

O trabalho de Capra (1992, p. 76-77) destaca que a grande mudança, na estrutura do conhecimento da sociedade moderna, iria acontecer a partir de três situações. Primeiramente, o esforço dos movimentos feministas questionando a ideologia do patriarcado, o que já manifesta resultados positivos pela maior participação da mulher nas esferas do poder político e institucional. A segunda questão refere-se ao esgotamento das reservas de combustíveis fósseis, o que já desperta investimentos alternativos de suprimento – energético – para sustentação do consumo da sociedade. Finalmente, a mudança de paradigma para a ciência, rompendo com o modelo mecanicista de realidade dominante desde o século 17. O autor ousa convocar todas as elites intelectuais para uma profunda reflexão sobre conceitos e fundamentos teóricos, envolvendo valores como vida, morte, existência, energia cósmica, finitude e infinitude estrutural da matéria.

Quanto ao papel e participação da mulher nas relações de trabalho, Capra destaca que: "Secretárias, recepcionistas, aeromoças, enfermeiras e donas de casa executam tarefas que tornam a vida mais confortável e criam a atmosfera em que os competidores podem triunfar" (Capra, 1992, p. 56).

Não é difícil perceber esse reflexo na Enfermagem quando defrontamos com a caracterização intencional da enfermeira como a *dona de casa*, em seu ambiente de trabalho. Aquela pessoa que reproduz nas relações de trabalho o papel de responsável pelas questões domésticas do ambiente e da clientela. Esse é um jogo muito perigoso e, ideologicamente, distorcivo do seu verdadeiro papel e compromisso do profissional.

Dentre as prodigiosas ideias de Capra (1992), a que mais nos chama a atenção é a mudança de paradigma da ciência. Nossa prática profissional, por exemplo, deverá ser substancialmente transformada para se enquadrar nas novas maneiras de conceber a realidade da matéria, particularmente no que se refere ao corpo humano enquanto instrumento do cuidado de Enfermagem. A perspectiva holística da realidade e a visão do universo como uma grande teia de inter-relação interminável trarão grandes mudanças para os conceitos de saúde, doença, doente, vida, morte e existência humana. Maneira de conceber as relações do ser humano com a natureza, o ambiente e com os seus semelhantes, que vem sendo usada por pensadores e pesquisadores das diversas áreas do conhecimento para apontar a intuição como interface entre as dimensões objetiva e subjetiva da realidade.

Uma vez resgatada como virtude inata do ser humano, a intuição, quando usada para fins benéficos, representa uma das mais importantes vias de acesso à dimensão subjetiva dos clientes, presumindo-se que os profissionais adotem atitudes humanísticas, fraternas, solidárias para com seus semelhantes. Com efeito, o fato de assumir uma postura condizente com esse tipo de discurso e prática abre caminhos e dimensiona o valor e reconhecimento social de qualquer atividade profissional que lida com a complexidade humana em seus limiares, como no cuidado de Enfermagem, por exemplo.

A propósito, nas duas últimas décadas do século 20, as investigações acerca do cuidar/cuidados com enfoque na paradoxal relação de subjetividade entre sujeito × objeto das abordagens pós-modernas da Enfermagem conquistaram espaço significativo na esfera acadêmica com destacável reconhecimento transdisciplinar. Cabe destacar aqui, em caráter preliminar, a escola do toque terapêutico de Dolores Krieger (1979) como movimento pioneiro voltado para resgatar nas tradições culturais, tanto ocidentais quanto orientais, a importância do tocar como instrumento de ajuda e cura aplicado à prática de Enfermagem.

O toque é uma porta aberta à troca energética entre dois seres vivos – o ato de tocar alguém é confortador e faz parte ativa do Cuidado Emocional. É preciso ter cuidado para não deixarmos escapar uma boa parte da nossa energia para o outro ser humano, como na intenção de que a pessoa melhore. É fácil também perceber quando fizemos isso, pois nos sentimos cansados, com sono e esvaziados de força física e psíquica, sendo necessário dar uma pausa e repor a energia perdida fazendo algo que nos seja prazeroso. Em suma, tocar é trocar, o que não precisa necessariamente se fazer por meio físico. Toca-se alguém muitas vezes pelo olhar. *"Tocar é, acima de tudo, dizer: eu estou aqui e eu estou te ouvindo"* (De Sá, 2001, p. 72).

Devido à nossa origem evolutiva, nós, seres humanos, somos animais dependentes do amor, que adoecem ao ser privados dele em qualquer idade. *"Como humanos, somos também seres culturais que podem viver em qualquer cultura que não negue totalmente, em seu desenvolvimento inicial, uma relação mãe-filho de íntimo contato corporal em total confiança."* Como animais, nós, seres humanos, somos, sem dúvida, biologicamente capazes de agressão, ódio, raiva – ou de qualquer emoção que a experiência nos mostra que podemos viver e que constitua um domínio de ações que leva à destruição e à negação dos outros (Maturana e Verden-Zöller, 2004, p. 105).

Dentro de outro enfoque, mas oportuno para a nossa reflexão, chama-me a atenção o pensamento de Boff (1999) sobre o holismo. Para ele, o holismo não subentende a soma das partes isoladas, mas a captação da totalidade orgânica, una e diversa em suas partes, harmoniosamente articuladas entre si dentro da totalidade e constituindo essa totalidade, ainda que aparentemente complexa e desafiante para a tradicional forma de conceber os fenômenos da natureza pela ótica da ciência ocidental. Na mesma perspectiva teórica, como já enfatizava Capra (1992), uma abordagem terapêutica multidimensional para abarcar o tratamento em vários níveis do sistema corpo/mente iria requerer uma concepção holística da saúde – um tipo de assistência veementemente advogada pela Enfermagem que já se encontra na vanguarda do movimento holístico de saúde.

Aliás, a feminização das relações humanas nos próximos decênios, de acordo com o pensar de Maffesoli (1996), sugere que depois de uma longa prevalência masculina, estaríamos bem próximos de significativas mudanças nesse perfil, uma vez que a emergência da intuição vislumbraria a força da polaridade feminina do ser humano como elemento essencial para a consolidação de interações sociais mais harmônicas, fraternas e respeitosas na sociedade. Destaca, também, o sensível como riqueza espiritual que, além de fortalecer o corpo permite a plenitude do coração. Atributo fundamental à sabedoria e ao desenvolvimento espiritual.

Na intenção de resgatar a dimensão anima do homem e da mulher como o tao ou caminho para o cuidado, Boff (1999:30) assim nos diz: "Pelo feminino o ser humano abre-se ao cuidado, sensibiliza-se pela profundidade misteriosa da vida e recupera sua capacidade de maravilhamento. O feminino ajuda a resgatar a dimensão do sagrado. O sagrado impõe sempre limites à manipulação do mundo, pois ele dá origem à veneração e ao respeito, fundamentais para a salvaguarda da Terra". É importante que se esclareça que a dimensão anima implícita nos procedimentos de cuidar, não subentende, necessariamente, um fazer do gênero feminino. Posto que, ela nos remete mais especificamente ao princípio da complementaridade, bem ao estilo chinês, segundo o qual a realidade se organiza em *yin* e *yang*, como imagens da identidade do genérico e do genésico, representado por um anel ou círculo cosmogônico, simbolicamente turbilhonar através do seu "S" interior que, ao mesmo tempo, separa e une matéria/espírito, feminino/masculino, negativo/positivo.

Interpretando o simbolismo do par arquetípico, Capra (1983) identifica o *yang* – como o claro, o dia, o forte, o masculino, o poder criador associado ao céu, onde o movimento do intelecto masculino conduz a vigorosa ação criativa do rei; enquanto o *yin* representa o escuro, a noite, o receptivo, o feminino, o maternal, associado à terra e significando o repouso, ou seja, a mente intuitiva, a tranquilidade contemplativa do sábio. Portanto, como a representação do diagrama do supremo fundamental para a convivência harmoniosa entre todos os seres que habitam o planeta, já que na nossa sociedade as atitudes humanas são demasiado *yang*, racional, machista e agressiva.

O *yin* e o *yang* ou o *yin-yang*, principal símbolo taoísta, religião ancestral da China tradicionalmente considerada como fundada por Lao-Tsé (século 6-5 a.C.).

> "Na origem, trata-se apenas das vertentes norte e sul de uma colina, ou seja, suas vertentes à sombra (ao norte) e ao sol (ao sul): sabe-se a orientação e a geomancia (feng shui) são importantes na tradição chinesa. Entretanto, esse par recebe depois toda sorte de sentidos derivados: fêmea-macho, par-ímpar, vazio-cheio, frio-calor, noite--dia, trevas-luz, terra-céu, Terra-Céu, preto-branco, inerte-animado, morto-vivo, dentro-fora, matéria-pensamento etc., para, finalmente, classificar o universo inteiro com base em realidades binárias fáceis de contrastar" (Morin, 2002, p. 81).

São pensamentos e reflexões que nos lançam ao desafio de melhor compreender nossa prática profissional pelo viés que mais a caracteriza, quer dizer, pelo tocar no corpo dos nossos clientes para lhes prestar cuidados. É o que Capra (1983) chama de dança cósmica, uma vez que todo o universo está empenhado em movimento e atividade incessantes, considerando que todos os átomos e todas as formas de matéria do nosso meio ambiente, inclusive nosso corpo físico, são basicamente compostos de três partículas maciças (próton, nêutron e elétron), exceto o fóton que não possui massa e representa a unidade de radiação eletromagnética.

Para enfocar o toque como medida terapêutica de enfermagem, no entanto, faz-se mister situar as suas origens. Segundo Montagu (1988, p. 381-2), as práticas e as elaborações teóricas de *Dora Kunz* inspiraram a enfermeira Dra. *Dolores Krieger,* professora da Universidade de Nova Iorque a escrever o seu livro The Therapeutic Touch. Ideias que *Krieger* levantou a partir dos seus conhecimentos de neurofisiologia, algumas leituras sobre práticas de saúde da ioga, dos vedas, dos tibetanos, da medicina chinesa, e ainda do *prana "(...) termo sânscrito para o sistema de energias que se refere "aos fatores organizadores que estão por trás do que chamamos processos de vida" e que é responsável, entre outras coisas, por fenômenos tais como regeneração e cura de feridas".* A Dra. *Krieger* parte do princípio de que as funções do corpo humano estão relacionadas com uma corrente elétrica e, que cada ser humano tem o seu próprio campo, interno e externo, interagindo com o meio ambiente. Assim no toque terapêutico, o profissional ou curador direciona o campo energético do cliente, deslocando as suas mãos sobre o corpo a uma distância de 10 a 15 cm, por meio de gestos semelhantes ao varrer, dotando-os de uma enérgica intenção de curá--lo. Esse tipo de procedimento é também chamado de *"harmonizar o campo".*

Ainda de acordo com Montagu (1988, p. 382), a tese da Dra. Krieger baseia-se na seguinte hipótese: "(...) uma vez que prana envolve a respiração, os valores da hemoglobina deverão ser maiores no sujeito curado pelo toque terapêutico do que nos sujeitos de um grupo controle não submetidos ao tratamento". Assim, o toque terapêutico (TT) ocorre quando duas pessoas se encontram e há uma interação entre seus campos energéticos resultando na condução elétrica de pulsões vitais da parte do agente prestador de cuidados com intenção de cura. Objeto de pesquisa que vem sendo estudado na prática clínica de inúmeras instituições hospitalares nos Estados Unidos, Canadá, e também por pesquisadores de enfermagem das Universidades brasileiras obtendo êxito em seus resultados.

Em um outro estudo, porém dentro da mesma perspectiva sobre a nova compreensão da relação entre espírito e matéria, Drout (1996:101) lembra que: *"Dora Kunz assinala que* o corpo etéreo é cinza-azul pálido ou violeta-cinza com cintilações idênticas às perceptíveis na atmosfera num dia de muito calor. Na pessoa com boa condição física, esse campo vibra a 15 cm do corpo físico. Esse dado pode variar em proporções às vezes consideráveis; assim, numa pessoa dotada de condição física excepcional, o campo pode vibrar até setenta/oitenta centímetros, enquanto numa pessoa doente ou muito cansada, só é percebido a alguns centímetros". Pensamento que nos leva a refletir sobre como tocamos para cuidar dos clientes em geral, particularmente aqueles cuja condição de dependência requer da Enfermagem intervenções para restabelecer a harmonia de suas dimensões física, mental, psicológica, espiritual e social. Por essa razão, torna-se indispensável pensar muito antes de agir, falar, pensar, sobretudo na maneira como o nosso corpo interage com o do cliente, posto que ambos são campos vibracionais de contínuas correntes eletromagnéticas pelos quais podemos, certamente, recarregar ou descarregar as "baterias" afastando-o ou empurrando-o para o funil das pulsões de morte.

Machado (1999), assim, relata sua experiência com a dimensão subjetiva do fazer/saber de Enfermagem: "Uma vez mergulhado no 'vale da morte', pude perceber com precisão a força energética dos corpos daqueles que me prestavam cuidados, pela sutileza do toque terapêutico, cuja dimensão apenas conhecíamos teoricamente. Além de haver proporcionado a mim uma visualização dos campos energéticos circundantes dos corpos daqueles que estavam a me prestar cuidados, inclusive as frações invisíveis da realidade, como, por exemplo, a presença de formas espirituais inalcançáveis ao olhar dos profissionais que compartilhavam comigo aquele mesmo tempo, espaço e movimento." Como afirmou Capra (1983), a luz visível é apenas uma fração ínfima do espectro eletromagnético, ou ainda de acordo com o pensar de Boff (1999:29) *"Ainda não se criou a consciência de que o visível é parte do invisível"*. Enfim, essas são maneiras de perceber a dimensão subjetiva da realidade que os enfermeiros deveriam aplicar no cotidiano de sua prática, com vistas na descoberta e/ou identificação de elementos que, por certo, iriam contribuir em muito para fortalecer o desenvolvimento do conhecimento de Enfermagem.

Naqueles 50 dias em que o meu corpo era tocado 8,8 vezes a cada hora, como acrescenta Machado (1999) – a transmissão de energia vital na forma de carícias fraternas fortalecia as minhas defesas para vencer a DAMA DE NEGRO. Assim, os cuidados de toque envolviam todo um complexo de saberes, fazeres, crenças, esperança e fé, que resultaram na gloriosa vitória da DAMA DE BRANCO. Por falar em toque fraterno, busco respaldo no pensamento de Boff (1999:120), quando ele assim nos diz: *"O órgão da carícia é, fundamentalmente, a mão que toca, a mão que afaga, a mão que estabelece relação, a mão que acalenta, a mão que traz quietude. (...) É a pessoa humana que através da mão e na mão revela um modo de ser carinhoso. A carícia toca o profundo do ser humano, lá onde se situa seu centro pessoal."* Dessa forma, aquelas tantas mãos que tocaram o meu corpo para cuidar veicularam a intenção do mais profundo afeto, devolvendo-me confiança, acolhida, e fazendo renascer a essência humana que estava quase perdida dentro de mim (Machado 1999).

Para melhor fundamentar e teorizar sobre o significado e o poder das mãos humanas, Souzenelle (1984:226) nos esclarece que: "Em nossa civilização ocidental, todas as expressões populares que dizem respeito à mão, tais como: colocar a mão sobre, pedir a mão de uma jovem, passar a mão etc., nada mais são do que aplicações à vida corrente do poder-vida que a mão contém e cuja fonte tentamos revelar no plano dos arquétipos. O que me parece essencial esclarecer é que as duas mãos, em profundidade, são uma. Elas exprimem as duas faces da unidade, a única força, o único conhecimento que se manifesta na dualidade. "(...) As duas mãos reunidas na unidade simbolizam igualmente a 'força'." A propósito, um tipo de força que deveríamos investir na sua melhor compreensão para utilizar em prol do desenvolvimento do corpo de conhecimento que sustenta a Enfermagem como atividade humana essencial à sobrevivência da espécie humana no planeta Terra, considerando que as nossas atividades são, por excelência, predominantemente baseadas no uso das mãos como instrumento do tocar para cuidar.

Indubitavelmente, o uso do toque terapêutico como instrumento para a intervenção autônoma do fazer e saber de Enfermagem constituiu-se na abordagem pós-moderna de maior reconhecimento no âmbito acadêmico transdisciplinar, além de representar o mais bem-sucedido resgate dos elos perdidos nas tradições históricas para elucidar as nossas relações com a dimensão não ordinária da realidade. Exatamente, por isso, urge uma sistemática avaliação do que nos é útil no atual paradigma da ciência ocidental, com vistas na descoberta de novas metodologias capazes de melhor se aplicar às investigações da Enfermagem, considerando a sua íntima relação com a esfera subjetiva – enquanto elemento indissociável nos fenômenos que envolvam a dimensão humana do sujeito.

Ruptura conceitual que nos remete ao pensar de Grof quando ele nos diz que paradigma:

> "É uma constelação de crenças, valores e técnicas compartilhadas pelos membros de uma determinada comunidade científica (...), um paradigma específico é um pré-requisito absolutamente indispensável a qualquer empreendimento científico" (1990:42).

A física clássica, por exemplo, sobreviveu 250 anos pautada na estrutura conceitual mecanicista do mundo. Sua origem foi ordenada com base na teoria matemática de Isaac Newton, na filosofia de René Descartes e no método científico defendido por Francis Bacon. Como as teorias científicas jamais ofereceram uma descrição completa e definitiva da realidade, as experimentações e observações dos físicos atingiram níveis não explicados pelos pressupostos clássicos. O progresso das investigações dos fenômenos atômicos e subatômicos trouxe para os físicos a necessidade de revisão radical de seus conceitos elementares acerca da realidade. A experiência de modificações essenciais na estrutura do conhecimento da física foi dolorosa para os cientistas; por outro lado, proporcionou *insights* profundos acerca da natureza da matéria e da mente humana. Hoje, não é raro o reconhecimento da importância da sabedoria universal e tradicional para a explicação de fenômenos naturais e humanos inexplicáveis pelo modelo reducionista e cartesiano de produção de conhecimento.

René Descartes, filósofo francês, viveu no período compreendido entre 1596 e 1650. Educado pelos padres jesuítas, criou seus métodos ao publicar a obra *"Discurso do Método*, no ano de 1637. Foi advogado, viajou muito pela Europa e passou grande parte da sua vida na Holanda, fugindo das perseguições da Igreja Católica. *"Foi um aficionado pelas armas e serviu no Exército de Maurício de Nassau, na Guerra dos Trinta Anos."* Escreveu o *Tratado do Mundo da Luz* (1633), *Discurso do Método* (1637), e combateu ardorosamente as teses e os métodos de Aristóteles e dos escolásticos, afirmando que ambos eram inúteis e incertos pela falta de meios para se entender e dominar a natureza e porque não davam em suas explicações conclusões satisfatórias (Santos, 2003, p. 102).

Os efeitos decorrentes da Idade da Revolução Científica (séculos 16 e 17) mudaram a concepção medieval de um universo orgânico, vivo e espiritual, para a noção do mundo, como se fosse máquina, influenciaram sobremaneira toda a estrutura de conhecimento no ocidente. A essência do pensamento cartesiano reside na divisão entre matéria e mente. Ela conduziu-nos a atribuir ao trabalho intelectual valor superior ao trabalho manual. Considerando que o trabalho prático de Enfermagem é basicamente artesanal e manual, seu valor limitou-se à posição secundária e complementar ao trabalho de outros profissionais. A discussão histórica da influência do modelo cartesiano no surgimento da Enfermagem moderna tem sido objeto de muitos trabalhos de pesquisa. Ao que parece predominar entre os pesquisadores, fica sintomática a postura situacionista e favorável aos pressupostos da escola de Florence. São raros os discursos que criticam a opção unilateral do modelo nightingaleano de Enfermagem em vincular a prática profissional à ação complementar do trabalho médico.

Para Capra (1992),

> "O pessoal de Enfermagem, embora seja com frequência altamente qualificado, como os terapeutas e os sanitaristas, é considerado mero auxiliar dos médicos e raramente pode usar todo o seu potencial. Em virtude da estreita concepção biomédica de doença e dos padrões patriarcais de poder no sistema de assistência à saúde, o importante papel que as enfermeiras desempenham no processo de cura, através do contato com os pacientes, não é plenamente reconhecido. Graças a esse contato, as enfermeiras adquirem frequentemente um conhecimento muito mais amplo do estado físico e psicológico dos pacientes que os médicos" (1992, p. 68).

Pelo que podemos perceber, não é raro o reconhecimento por parte de grupos intelectuais quanto à importância e abrangência do trabalho de Enfermagem.

Por influência do modelo biomédico e da consequente visão de que somente o médico é importante e que somente ele sabe o que fazer para resolver os problemas de saúde dos clientes, os outros profissionais da área não conseguem demarcar seus espaços de atuação. As resoluções unilaterais do médico, baseadas em parâmetros físicos, exames laboratoriais e outros métodos reducionistas do modelo cartesiano, reduzem o cliente a um rótulo diagnóstico, muitas vezes substituto do seu próprio nome.

Nesse sentido, chama-nos atenção as posturas de Capra (1992) ao enfatizar:

> "A tendência, nesses casos, é tratar um determinado órgão ou tecido, e isso é geralmente feito sem levar em conta o resto do corpo e muito menos considerar os aspectos psicológicos e sociais da enfermidade do paciente" (1992, p. 103).

A afirmativa do autor denuncia a pretensiosa e abusiva relação entre profissional e cliente, fazendo-nos perceber o quão perigosa e desumana é a nossa participação nessa realidade, ainda que indiretamente.

Ainda a esse respeito, Illich (1975) é bem mais contundente ao afirmar que:

> "Num hospital em que a técnica é complexa, a negligência se transforma em erro humano aleatório, a insensibilidade em desinteresse científico, e a incompetência em falta de equipamento especializado. A despersonalização do diagnóstico e da terapêutica transferiu as falhas do campo ético para o âmbito do problema técnico" (1975, p. 41).

Não restam dúvidas do nosso envolvimento ético nesse quadro degradante e desumano de assistência hospitalar. Muito precisamos fazer para romper com essa postura covarde e situacionista de sustentar tal modelo de assistência.

Por influência do "relatório Flexner" (1910-USA) ao padrão de ensino da escola médica americana, recomendava-se a formação de estudantes e o estudo das doenças, não a assistência aos enfermos. A medicina, cada vez mais, voltava-se para a biologia e suas investigações reducionistas, abrindo caminho para as especificações e para a assistência hospitalar. Não podemos esquecer que, paralelo a tudo isso, crescia a indústria farmacêutica e a de equipamentos hospitalares. As tendências da formação e da prática médica afetaram toda a estrutura do ensino e conhecimento das profissões da área de saúde. Um exemplo característico foi o da luta dos odontólogos, reivindicando o direito de superar o perfil técnico atribuído a sua atividade profissional. Aliás, o desenvolvimento da odontologia clínica e cirúrgica deve-se ao grande *loby* político-institucional exercido e influenciado pela poderosa indústria farmacêutica e de equipamentos, nas primeiras décadas do pós-guerra, empenhada na ampliação da sua área de exploração comercial – reproduzindo e reforçando o modelo capitalista emergente.

Se, por via de regra do capitalismo selvagem, a conquista de espaço e/ou *status* social para as categorias profissionais do setor saúde requeira entrar no bojo do jogo político do empresariado e, consequentemente, servir aos seus interesses com a "empurroterapia" de materiais, equipamentos e serviços, parece-me que definitivamente a Enfermagem não apresenta qualquer possibilidade de se enquadrar nesse contexto. Exceto nos projetos de materiais e equipamentos que sirvam para a melhoria da qualidade de vida das pessoas com deficiências congênitas ou adquiridas, como os deficientes auditivos, visuais, físicos etc., cujo objetivo é o alcance de maior autonomia e independência no que diz respeito às necessidades humanas básicas, desenvolvendo estudos que identifiquem materiais e tecnologias de baixo custo, portanto acessíveis a todas as classes sociais. Além disso, a nossa prática profissional e social deve ser direcionada para a preservação, educação e promoção da saúde, prevenção de doenças, com atividades sendo desenvolvidas em níveis institucional e domiciliário – enfocando o desempenho de medidas terapêuticas capazes de estimular a cura, a recuperação e a reabilitação dos clientes para que eles possam reintegrar-se na sociedade sem restrições.

Por outro lado, como bem destaca Pereira (1999), o valioso trabalho por excelência criativo, desenvolvido pelos enfermeiros no cotidiano de sua prática, muitas vezes, adequando e improvisando os recursos tecnológicos para o desempenho de atividades voltadas para o bem-estar dos clientes, frequentemente é ofuscado – posto que ficam limitados ao ambiente em que foi produzido. Sendo, portanto, pouco divulgado para outras instâncias, com vistas na valorização de quem os produz, até porque, em geral, eles mesmo não atribuem o valor que o próprio trabalho merece. Pelo que podemos concluir, se os enfermeiros não dão o valor merecido ao conhecimento produzido pela criatividade requerida no cotidiano da sua prática, talvez seja em decorrência da sua historicidade como fazer de pouco significado e importância. Um conjunto de habilidades de caráter técnico, fundamentalmente desenvolvidas por intermédio da intuição e do uso das mãos, porém, de pouco reconhecimento para as culturas ocidentais, além de estar frequentemente contrapondo ao racionalismo e o saber × fazer mecanicista dos métodos de produção de conhecimento objetivos e demonstráveis estatisticamente.

Aliás, como bem esclarece Capra (1992), desde Galileu, Descartes e Newton, a cultura ocidental tem estado tão obcecada pelo conhecimento racional, a objetividade e a quantificação, a ponto de nos mostrarmos inseguros ao lidar com as variáveis da experiência humana. Acrescenta, ainda, que a intuição e o conhecimento subjetivo tem sido utilizado de maneira tímida pela medicina, embora tal abordagem não seja reconhecida na literatura profissional, muito menos ensinada nas escolas médicas. Ao que eu acrescento, uma vez que a medicina insiste em se apropriar do cliente, como detentora e/ou proprietária exclusiva do conhecimento que envolve os estados de desequilíbrio do complexo corpo/mente/espírito e/ou doença, torna-se quase impossível para os demais profissionais da área implementar quaisquer medidas e/ou instrumentos que fujam dos padrões da cientificidade biomédica e que ponham em risco a sua suposta autorreferência.

A história nos mostra que, antes do modelo cartesiano de produção de conhecimento, a maioria dos médicos trabalhava em uma perspectiva de tratamento do corpo e da alma, atendendo o cliente em sua contextualização de meio ambiente social e espiritual. Os estudos históricos de Enfermagem revelam que, no passado, nossas atividades estavam profundamente relacionadas com o binômio corpo e alma. Em algumas culturas, a evolução da civilização não afastou da prática de assistência o enfoque sistêmico e holístico das terapêuticas. O exemplo mais radical de mudança de postura para o ponto de vista cartesiano foi, sem dúvida, exaustivamente experimentado pelas práticas da sociedade ocidental. Os resultados obtidos com a visão mecanicista do mundo e com a utilização do método reducionista para a investigação científica, culmina hoje no grande caos representado pela questionável qualidade dos serviços de saúde prestados à população.

Grof (1990), falando da mudança de paradigma e do rompimento com o modelo mecanicista de ciência, afirma:

> "Há uma grande necessidade de profunda mudança paradigmática que possibilite acomodar um fluxo cada vez maior de dados revolucionários, provenientes de várias áreas, em irreconciliável conflito com os velhos modelos" (Grof, 1990, p. 120).

A mudança de paradigma na Enfermagem poderá conduzir-nos a pensar o mais importante aspecto de nossa prática profissional. Este, representado pela interação e a aproximação humana e envolvendo o cliente como ser holístico e dependente da terapêutica de Enfermagem.

As revelações da física de que a luz visível é apenas uma fração ínfima do espectro eletromagnético, e que, dependendo do momento de observação experimental, as ditas frações mínimas da matéria apresentam-se, ora como ondas, ora como partículas, fez com que os físicos procurassem no misticismo oriental a surpreendente identificação de referências. Surpreendente, porque levaram a reconhecer singularidade entre os mais ousados experimentos da física quântica e os registros milenares da tradição oriental. A partir daí terminologias como *yin* e *yang* passaram a integrar o vocabulário de diversos pesquisadores e cientistas de diversas áreas do conhecimento humano. Em nossa percepção, alguns *insights* indicam que precisamos investir também na investigação e no estudo das tradições e terapêuticas milenares que muito irão contribuir para a evolução da ciência e progresso da Enfermagem.

Capra (1992) lembra Wilhelm, em uma citação do I Ching:

> "Ao término de um período de decadência sobrevém o ponto de mutação. A luz poderosa que fora banida ressurge. Há movimento, mas este não é gerado pela força... O movimento é natural, surge espontaneamente. Por essa razão, a transformação do antigo torna-se fácil. O velho é descartado, e o novo é introduzido. Ambas as medidas se harmonizam com o tempo, não resultando daí, portanto, nenhum dano" (Capra, 1992, p. 167).

A proposição de alternativas para a teoria e para a prática clínica e social de Enfermagem são passos que consideramos essenciais à sua evolução. Condicionados ao modelo atual de produção de conhecimento científico, não iremos dispor de oportunidades para acompanhar os movimentos alternativos que hoje tanto instigam as elites intelectuais e centros de pesquisa em todo o mundo. Nossa riqueza de recursos naturais e as diversas tradições resultantes do processo de colonização e da sabedoria indígena servirão como campo para inesgotáveis descobertas e investidas alternativas de cuidado na doença e na promoção da saúde da população. A hegemonia do poder médico deverá ser substituída pela integração entre as profissões, para que o trabalho da equipe assegure o direito do cliente em permanecer sob a orientação e as terapêuticas profissionais necessárias ao pleno equilíbrio de suas funções vitais e existenciais.

Sobre as limitações da ciência contemporânea, Garcia (1987), citando Morin, destaca que:

> "Precisamos de um método que saiba distinguir, não dissociar o que é distinto. Um método que respeite o caráter multidimensional da realidade antropo-social: que não escamoteie a dimensão biológica, nem a dimensão social, nem a dimensão individual. Que possa enfrentar a autonomia, o indivíduo, o sujeito não como noções metafísicas, mas como noções que se acham enraizadas em condições físicas, biológicas e sociológicas... É o próprio desenvolvimento da ciência que permite hoje dar um conteúdo científico à noção de autonomia e assim permite uma verdadeira revolução no pensamento" (Garcia, 1987, p. 97).

Na concepção científica da Enfermagem, sustenta-se que a assistência de Enfermagem se baseia no conhecimento científico e não somente um cuidado generalizado sem embasamento como no início de nossa profissão, sendo que esta seria uma das principais características responsáveis pela submissão da Enfermagem à medicina, pois nossos cuidados eram subsidiados pelo pensamento médico. Assim, a Enfermagem está desvinculando-se deste mito e caminhando em frente, preocupando-se em aplicar a sistematização da assistência de Enfermagem com a consciência de que, através do planejamento da assistência, é garantida a responsabilidade junto ao cliente assistido, uma vez que este processo nos permite diagnosticar as necessidades do cliente, fazer a prescrição adequada dos cuidados e, além de ser aplicado à assistência, pode nortear tomada de decisões em diversas situações vivenciadas pelo enfermeiro enquanto gerenciador da equipe de Enfermagem (Andrade, 2007).

Nesse contexto assistencial de Enfermagem, o estar doente implica em se apresentar mais exposto ao risco de ser invadido em sua privacidade. Significa sentir-se acuado e preso às limitações impostas pela condição de enfermo, abrindo todas as portas de nossa intimidade física, mental e emocional. É nesse espaço de fragilidade do cliente que reside a importância do cuidado de Enfermagem como instrumento para conquistar a confiança e a aproximação ao cliente, pelo estabelecimento de uma relação de afeto capaz de despertar e fortalecer nele o instinto de luta pela sobrevivência e recuperação.

Com efeito, a prática profissional de Enfermagem será valorizada e reconhecida pela sociedade, quando ela existir como ação liberal que envolva o diagnóstico, a terapêutica e o processo educativo para o autocuidado, essenciais ao atendimento do cliente em suas limitações. Para que o perfil qualitativo da prática assistencial seja alterado e apresente melhorias, faz-se necessária uma reavaliação dos objetivos, conteúdos e metodologias da formação educacional. É indispensável investir na criatividade para as situações da prática, consultando modelos não convencionais de investigação e terapêuticas alternativas.

O terreno de prática clínica e social da Enfermagem é, por excelência, fértil para inovações devido à diversidade de formas que as reações humanas se apresentam. Hábitos, valores, verdades e dúvidas de cada cliente configuram um cenário infinitamente diversificado, para que o enfermeiro encontre a chave capaz de acionar seu potencial de reação e reequilíbrio.

Nossa formação profissional, com forte ênfase no modelo curativo de assistência hospitalar, conduziu-nos à tamanha sobrecarga de atividades que não percebemos que a ciência médica e a farmacologia estão pondo em risco a nossa vida e a de nossos clientes. No contexto hospitalar, nossas atividades afastam-se da esfera do atendimento direto ao cliente e ganham dimensões de caráter administrativo e gerencial doméstico, o que nos faz perder o sentido crítico do que produzimos. A deficiente estrutura de recursos humanos e materiais, associada às condições inadequadas do ambiente de trabalho, expõe-nos ao desgaste físico e emocional, resultando em um trabalho de baixa qualidade, sem oportunidades e tempo para avaliação dos resultados e consequente objeto de profunda crítica social. É tempo de parar para pensar a que propósitos serve nosso trabalho dentro deste universo de assistência curativa. Da mesma forma, tentar identificar os fatores impeditivos do exercício autônomo e liberal da Enfermagem, efetivando a prática em todos os níveis das relações sociais.

A atuação dos profissionais de Enfermagem com os clientes de forma ininterrupta gera oportunidade singular para observações exclusivas relativas ao comportamento do ser humano diante das mais árduas limitações da vida. Agimos ajudando o homem em situações da sua maior privacidade. Atendemos e incentivamos sua progressiva retomada de capacidade/habilidade funcional para exercer com menor dependência atividades cotidianas e de autocuidado. Tudo o que mais necessitamos agora é investir na decodificação de indicadores de cuidados com seus respectivos e coerentes argumentos, bem como maior sistematicidade dos nossos procedimentos da prática de cuidar junto aos clientes. Esse trabalho não poderá afastar a discussão das grandes questões sociais, políticas e ideológicas do nosso tempo. A simples intenção de alteração no perfil da prática assistencial de saúde afeta interesses poderosos; por isso é importante que estejamos atentos e conscientes de que as mudanças somente advirão na proporção direta da empreitada por nós assumida, a médio e longo prazos.

As situações que serão apresentadas a seguir são considerações de fatos históricos que envolveram a Enfermagem. Elas falam das relações sociais da Enfermagem e destacam elementos importantes que compõem a interpretação do autor. A liberdade de expressão do autor na apresentação dos comentários dará ao texto um suave toque de coragem para a elaboração construtiva do pensamento crítico e inovador de interpretar nossa história profissional.

Como nos diz Brown (2004, p. 273), a história sempre é escrita pelos vencedores. Quando duas culturas entram em conflito, o perdedor é obliterado, e o vencedor escreve a história; livros que glorificam sua própria causa e menosprezam a do perdedor. Reportando ao dito por Napoleão, acrescenta: *"O que é história, senão uma fábula sobre a qual todos concordam?"* Nesse sentido, por sua própria natureza, a história sempre traz nas suas entrelinhas a versão de quem a conta ou a escreve; portanto, por mais que se queira negar, é sempre um relato singular fulcrado no ponto de vista do autor.

REFERÊNCIAS BIBLIOGRÁFICAS

Andrade AC. A enfermagem não é mais uma profissão submissa. *Rev Bras Enferm.* 2007;60(1):96-8.
Boff L. Saber cuidar: ética do mundo – compaixão pela vida. Petrópolis: Vozes, 1999.
Brown D. *O Código da Vinci.* Tradução de Celina Cavalcante Falck-Cook. Rio de Janeiro: Sextante, 2004.
Capra F. *O ponto de mutação.* São Paulo: Cultrix, 1992.
Capra F. O Tao da física: um paralelo entre a física moderna e o misticismo orienta. São Paulo: Cultrix, 1987.
De Sá AC. O cuidado do emocional em enfermagem. São Paulo: Robe, 2001.
Drout P. *Cura espiritual e imortalidade.* Rio de Janeiro: Nova Era, 1996.
Frello AT, Carraro TE. Contribuições de Florence Nightingale: uma revisão integrativa da literatura. *Esc. Anna Nery.* 2013;17(3):573-9.
Garcia C. *Um novo paradigma em ciências humanas, física e biologia.* Belo Horizonte: UFMG/PROED, 1987.
Grof S. *Além do cérebro – nascimento, morte e transcendência em Psicoterapia.* São Paulo: McGraw-Hill, 1987.
Grof S. *A tempestuosa busca do ser.* São Paulo: Cultrix, 1990.

Harari YN. *Sapiens: uma breve história da humanidade*. Tradução de Janaína Marcoantonio. 29. ed. Porto Alegre. RS: L&PM, 2017. 464 p.

Illich I. *A expropriação da saúde, nêmesis da medicina*. 4. ed. Rio de Janeiro: Nova Fronteira, 1975.

Krieger D. *The therapeutic touch: how to use your hands to help or heal*. Englewood Clipps, NJ: Prentice-Hall, 1979.

Machado WCA. *Minha prisão sem grades: uma abordagem semiótica de reabilitação em enfermagem*. Goiânia: Kelps, 1999.

Maffesoli M. *No fundo das aparências*. Petrópolis: Vozes, 1996.

Maturana HR, Verden-Zöller G. *Amar e brincar: fundamentos esquecidos do humano do patriarcado à democracia*. Tradução de Mariotti H, Diskin L. São Paulo: Palas Athena, 2004.

Mecone MCC, Freitas GF, Bonini BB. Formação em Enfermagem na Cruz Vermelha Brasileira na década de 1940: uma abordagem Foucaultiana*. *Rev esc enferm* USP. 2015;49(2):60-7.

Montagu A. *Tocar: o significado humano da pele*. 5. ed. São Paulo: Summus, 1988.

Morin E, Ciurana ER, Motta RD. *Educar na era planetária: o pensamento complexo como método de aprendizagem no erro e na incerteza humana*. Tradução de Velenzuela ST. São Paulo: Cortez; Brasília: UNESCO, 2003.

Morin E. *Ninguém sabe o dia que nascerá*. Tradução de Loureiro MLFR. São Paulo: UNESP; Belém: Universidade Estadual do Pará, 2002.

Neto JT. *Os jardineiros do espaço*. São Paulo: Pensamentos, 1995.

Padilha MICS, Mancia JR. Florence nightingale e as irmãs de caridade: revisitando a história. *Rev Bras Enferm*. 2005;58(6):723-6.

Padilha MICS, Silva AL, Borenstein MS. Os congressos brasileiros: pontes para a liberdade e transformação da enfermagem. *Rev Latino-Am Enfermagem*. 2001;9(3):7-13.

Padilha MI, Ferreira AC, Maliska ICA *et al*. Tendências recentes da produção em história da enfermagem no Brasil. *Hist. Cienc saude-Manguinhos*. 2013; 20(2):695-707.

Pereira WR. As relações de poder no universo de enfermeiras-docentes. Porto Alegre. *Rev Gaúcha de Enferm*. 1999 Jan.;20(1):41-6.

Rizzotto MLF. Resgate histórico das primeiras Semanas de Enfermagem no Brasil e a conjuntura nacional. *Rev Bras Enferm*. 2006;59:423-7 (especial).

Santos IE. *Textos selecionados de métodos e técnicas de pesquisa científica*. 4. ed. Rio de Janeiro: Impetus, 2003.

Souzenelle A. *O simbolismo do corpo humano – da árvore da vida ao esquema corporal*. São Paulo: Pensamentos, 1984.

SISTEMA DE PRODUÇÃO DE RIQUEZAS E O TRABALHO:
Da Prática Voluntária à Função Remunerada – Novas Perspectivas

CAPÍTULO 13

O notável professor da Universidade Hebraica de Jerusalém Yuval Noah Harari (2017) em seus estudos sugere que a história progride de uma bifurcação a outra, escolhendo, por razões misteriosas, seguir primeiro esse caminho, depois outro. Por volta de 1500, a história fez sua escolha mais importante, modificando não só o destino da humanidade como também, provavelmente, o destino de toda vida na Terra. Nós a chamamos de Revolução Científica. Começou na Europa Ocidental, em uma grande península na extremidade ocidental da Afro-Ásia, que até então não havia desempenhado nenhum papel importante na história. Por que a Revolução Científica começou ali, e não na China ou na Índia? Por que começou em meados do segundo milênio da era cristã, e não dois séculos antes, ou três séculos depois? Não sabemos. Os estudiosos propuseram dezenas de teorias, mas nenhuma delas é muito convincente.

Nas comunidades primitivas à educação, os homens apropriavam-se coletivamente dos meios de produção da existência e nesse processo educavam-se e educavam as novas gerações. Prevalecia, aí, o modo de produção comunal, também chamado de "comunismo primitivo". Não havia a divisão em classes. Tudo era feito em comum. Na unidade aglutinadora da tribo, dava-se a apropriação coletiva da terra, constituindo a propriedade tribal na qual os homens produziam sua existência em comum e educavam-se nesse mesmo processo. Nessas condições, a educação identificava-se com a vida. A expressão "educação é vida", e não preparação para a vida, reivindicada muitos séculos mais tarde, já na nossa época, era, nessas origens remotas, verdade prática (Saviani, 2007, p. 153).

Reportando ao pensar de Marx e Engels (1974, p. 19), e voltando-nos para o processo de surgimento do homem vamos constatar seu início no momento em que determinado ser natural se destaca da natureza e é obrigado, para existir, a produzir sua própria vida. Assim, diferentemente dos animais, que se adaptam à natureza, os homens têm de adaptar a natureza a si. Agindo sobre ela, e transformando-a, os homens ajustam a natureza às suas necessidades. Podemos distinguir o homem dos animais pela consciência, pela religião ou por qualquer coisa que se queira. Porém, o homem se diferencia propriamente dos animais a partir do momento em que começa a **produzir** seus meios de vida, passo este que se encontra condicionado por sua organização corporal. Ao produzir seus meios de vida, o homem produz indiretamente sua própria vida material.

O ato de agir sobre a natureza transformando-a em função das necessidades humanas é o que conhecemos com o nome de trabalho. Na perspectiva materialista, podemos dizer que a essência do homem é o trabalho. Nesse sentido adverso, a essência humana não é dada ao homem; não é uma dádiva divina ou natural; não é algo que precede a existência do homem. Ao contrário, a essência humana é produzida pelos próprios homens. A essência do homem é um feito humano. É um trabalho que se desenvolve, aprofunda-se e complexifica-se ao longo do tempo: é um processo histórico (Saviani, 2007). Aliás, ponto de vista que nega a dimensão interior e a origem cósmica do ser humano, divergente, sobretudo daquilo que se concebe em termos de essência humana divina, sagrada, alma, espírito, vida imaterial.

Ainda de acordo com o pensamento materialista, o desenvolvimento da produção conduziu à divisão do trabalho e, daí, à apropriação privada da terra, provocando a ruptura da unidade vigente nas comunidades primitivas. A apropriação privada da terra, então o principal meio de produção, gerou a divisão dos homens em classes. Configuram-se, em consequência, duas classes sociais fundamentais: a classe dos proprietários e a dos não proprietários. "Esse acontecimento é de suma importância na história da humanidade, tendo claros efeitos na própria compreensão ontológica do homem. Com efeito, como já se esclareceu, é o trabalho que define a essência humana." Isso significa que não é possível ao homem viver sem trabalhar. Já que o homem não tem sua existência garantida pela natureza, sem agir sobre ela, transformando-a e adequando-a às suas necessidades, o homem perece. Daí o adágio: ninguém pode viver sem trabalhar. No entanto, o advento da propriedade privada tornou possível à classe dos proprietários viver sem trabalhar. Como a essência humana é definida pelo trabalho, continua sendo verdade que sem trabalho o homem não pode viver. Mas o controle privado da terra onde os homens vivem coletivamente tornou possível aos proprietários viver do trabalho alheio; do trabalho dos não proprietários que passaram a ter a obrigação de, com o seu trabalho, manterem-se a si mesmos e ao dono da terra, convertido em seu senhor (Saviani, 2007, p. 158).

Como bem caracteriza Engels:

> "A concepção materialista da história parte do princípio que a produção, e com ela a troca dos produtos, é o fundamento de qualquer regime social, que em todas as sociedades que apareçam na história, a repartição dos produtos, e com ela, a divisão social dos homens em classes ou camadas é determinada pelo que a sociedade produz e segundo a maneira como produz e pelo modo de troca das coisas produzidas. Por conseguinte, as causas profundas de todas as transformações sociais e de todas as perturbações políticas não devem ser procuradas nas cabeças dos homens, nem na sua compreensão da verdade eterna ou da justiça absoluta, mas nas modificações operadas no modo de produção e de troca, devem ser procuradas não na filosofia, mas na economia do período que se analisa" Engels (1974, p. 77).

Definida com relação à Antiguidade, a Modernidade surge com o Renascimento europeu, em meados do século 15, implicando uma paulatina desagregação da ordem feudal e uma consolidação da ordem capitalista, o que significou uma progressiva diferenciação das esferas econômicas e administrativas do mundo social, que culminaria no moderno Estado capitalista-industrial. A pensar com autores como Marx (1989) e Weber (1987), o processo de modernização social caracteriza-se, fundamentalmente, pela consolidação da economia capitalista e do Estado moderno, o que significa dizer que o modo de produção capitalista se constituiu no grande marco diferenciador da era moderna. Apesar do termo "modernidade" ter sido cunhado no século 19, a ideia de ruptura a ele relacionada já estava presente desde o início da assunção da moderna sociedade burguesa, em meados do século 16. Na esfera do pensamento filosófico, a referida ruptura significou o declínio do paradigma "cosmocêntrico-teocêntrico", em que o homem era visto como apenas mais um ente subsumido à ordem natural do Cosmos, ou mais um dado no imenso arquivo pessoal de Deus, em favor de uma visão "antropocêntrica", na qual o sentido de todas as coisas passa a ser constituído pela consciência intencional do sujeito (Coelho e Severiano, 2007).

Segundo Saviani (2007), também na Antiguidade, tanto grega quanto romana, configura-se o fenômeno que contrapõe, de um lado, uma aristocracia que detém a propriedade privada da terra; e, de outro lado, os escravos. Daí a caracterização do modo de produção antigo como modo de produção escravista. O trabalho é realizado dominantemente pelos escravos. Essa divisão dos homens em classes provocará uma divisão também na educação. Introduz-se, assim, uma cisão na unidade da educação, antes identificada plenamente com o próprio processo de trabalho. A partir do escravismo antigo passaremos a ter duas modalidades distintas e separadas de educação: uma para a classe proprietária, identificada como a educação dos homens livres, e outra para a classe não proprietária, identificada como a educação dos escravos e serviçais. A primeira, centrada nas atividades intelectuais, na arte da palavra e nos exercícios físicos de caráter lúdico ou militar. E a segunda, assimilada ao próprio processo de trabalho.

É na Inglaterra que historicamente se conjugam os elementos econômicos, sociais e políticos, que resultaram na **revolução industrial** das três últimas décadas do século 18, prenunciando o advento do modo capitalista de produção e, embutidas nele, as classes sociais. Essa história é a história de todos os segmentos sociais do **terceiro estado**, que se transformaram em capitalistas, proletários e pequenos burgueses ou "classes médias". Em 1779, o abade Coyer bradava: *"Meditai nisso, vós que ainda suportais um sistema de regulamentos e de privilégios régios de monopólio, ao observar que até mesmo estradas e canais eram construídos e mantidos pela motivação do lucro"* (Hirano, 2001, p. 9).

Com efeito, o advento da indústria moderna conduziu a uma crescente simplificação dos ofícios, reduzindo a necessidade de qualificação específica, viabilizada pela introdução da maquinaria que passou a executar a maior parte das funções manuais. Pela maquinaria, que não é outra coisa senão trabalho intelectual materializado deu-se visibilidade ao processo de conversão da ciência, potência espiritual, em potência material. Esse processo aprofunda-se e generaliza-se com a Revolução Industrial levada a efeito no final do século 18 e primeira metade do século 19 (Saviani, 2007). Aí reside o maior passo para o distanciamento do homem de sua origem suprafísica, imaterial, espiritual.

O trabalho, na concepção de Marx (1978, p. 29), *"é uma condição natural eterna da existência humana"*. Sem o trabalho, não haveria a produção e a reprodução (histórico--social) da vida humana. *"O processo de trabalho não é outra coisa senão o próprio trabalho, visto no momento de sua atividade criadora."* O homem, sendo o portador consciente da atividade criadora, que se realiza por meio do exercício propositado da força vital, das energias do cérebro e músculos, utilizados conscientemente no processo de conformar e moldar a natureza segundo as necessidades humanas, é agente de transformação, colocando em prática o projeto de dominar as forças naturais e externas ao homem. Para ele, *"os momentos gerais do processo de trabalho, por conseguinte, são independentes de todo desenvolvimento social determinado"*. Em vista disso, *"os meios e materiais de trabalho, dos quais uma parte é já produto de trabalhos precedentes, desempenham seu papel em todo o processo de trabalho, em qualquer época e sob quaisquer circunstâncias"*.

Na concepção de Rossetti (1982), a divisão do trabalho pressupõe um sistema de trocas ágil e bem estruturado e esse sistema fundamenta-se na ampla utilização de instrumentos monetários. No passado, as culturas tradicionais, economicamente pouco desenvolvidas, lançaram mão da utilização de moeda para o sistema de trocas no comércio, isso por evidenciar-se indispensável ao exercício da atividade econômica.

Rossetti (1982) cita o escambo como o primeiro sistema de trocas estruturado a partir das necessidades surgidas com a divisão do trabalho. Isso, por não terem sido desenvolvidos os sistemas monetários, razão porque as trocas eram correspondentes em espécie. Produto por produto ou serviço por serviço. Com a prática do escambo, o produtor que dispusesse de excedentes do produto A poderia ir ao mercado e trocá-los por produtos de tipo B, C ou D.

Nas formações econômico-sociais pré-capitalistas, a forma de se apropriar das condições materiais (naturais) e sociais (políticas) simboliza o poder dos agentes sociais. O poder social dos indivíduos é determinado pelo modo como os agentes sociais se inserem nas relações sociais de produção, tendo como núcleo determinante o modo de produção material e as várias modalidades de apropriação da natureza, apropriação que é produção de valores de uso. Quanto maior e mais potenciado é o poder e a capacidade de produzir coisas, maior é o poder social dos indivíduos produtores. O poder social revela-se, na consciência social dos agentes, a partir das condições objetivas de produção, isto é, a partir do resultado da atividade produtiva e do modo pelo qual elas são apropriadas por um grupo social restrito, como o poder personificado no interior da comunidade. O poder social dos indivíduos, gerado pelo processo de produção material, tem como imagem terminal o poder de manipulação e, portanto, de dominação que certos homens exercem sobre outros homens, no interior da comunidade. Manifesta-se pela posse de objetos materiais e simbólicos de dominação. A posse do aparato material e simbólico de dominação política revela o poder político, que aparece na consciência dos homens como instância última de decisão sobre os destinos dos que vivem imersos na tessitura da organização social comunitária (Hirano, 2001).

O surgimento dos sistemas monetários eliminou os problemas resultantes do primitivismo do escambo. Com a introdução da moeda, o sistema de trocas torna-se mais eficiente e incentiva mais a divisão do trabalho e a especialização das funções econômicas dos indivíduos e das empresas.

De acordo com as reflexões de Yuval Noah Harari (2016), Ph.D. em história pela Universidade de Oxford e professor na Universidade Hebraica de Jerusalém, em meados do século 19, Karl Marx chegou a brilhantes *insights* econômicos. Com base neles, predisse a ocorrência de um conflito crescente e violento entre o proletariado e os capitalistas, que terminaria com a inevitável vitória dos primeiros e com o colapso do sistema capitalista. Marx tinha certeza de que a revolução começaria em países que tinham liderado a Revolução Industrial, como a Grã-Bretanha, França e Estados Unidos e se espalharia pelo resto do mundo.

No ponto de vista de Marx (1971, vol. I, p. 91), a acumulação originária de capital, realizada de forma não capitalista, pressupõe relações sociais *"que produzem um sistema não desenvolvido de troca, de valores de troca de dinheiro"*. Ainda que estas relações apareçam como *relações entre pessoas*, que entram em vinculação recíproca como **indivíduos** com caráter determinado, isto é, como senhor feudal e vassalo, proprietário territorial da gleba etc., ou então como *membro de uma casta*, ou ainda como pertencente a um **estamento**, ocorre que:

> "nas relações monetárias, no sistema de troca desenvolvido (...) os vínculos de dependência pessoal, as diferenças de sangue, de educação etc. são de fato destruídos, desmontados (todos os vínculos pessoais apresentam-se como relações pessoais) e os indivíduos parecem independentes (esta independência que em si mesma é somente uma ilusão que poderia designar-se mais exatamente como indiferença), parecem livres de se enfrentar uns aos outros e de intercambiar nesta liberdade".

Durante muitos séculos, algumas mercadorias foram utilizadas como instrumentos monetários. Foram as chamadas mercadorias-moeda, considerando sua escassez no mercado. As mercadorias-moeda constituíam os instrumentos mais rudimentares conhecidos, algumas eram perecíveis, outras não eram facilmente divisíveis. A falta de homogeneidade fez com que os povos optassem pelo metalismo e, consequentemente, facilitação do sistema de trocas.

Segundo os escritos de Heródoto, os lídios foram os primeiros a produzir moedas metálicas, isso oito séculos anteriores à Era Cristã. Os benefícios resultantes do uso da moeda metálica logo se espalharam por outros povos e sobreviveram aos tempos. Paralelamente à evolução do metalismo, desenvolveu-se o sistema bancário, e foi esta a base e a origem da moeda-papel.

Vale destacar que é característica das formações econômico-sociais pré-capitalistas a subsunção do homem como agente de produção seja à comunidade, seja à natureza, seja ao ofício. A comunidade surge, na relação social de produção, como uma entidade superior, que sobrepaira e fecunda as ações entre os homens. A natureza e a política, as condições materiais e as condições jurídico-políticas, e nestas, notadamente, as ideológicas, estão inextricavelmente articuladas: a natureza, como meio de produção, pertencente a uma entidade comunitária, e o homem, como agente de produção, ou seja, trabalhador. Este, inicialmente, surge como dependente da natureza, na relação homem/natureza; no entanto, esta relação já é o resultado da subsunção do homem à comunidade política. Em outras palavras, as relações de produção pré-capitalistas são relações naturais e políticas, aparecendo, a natureza e/ou a política, como o momento destacado da **dominação** (Marx, 1971, vol. I, p. 86).

No entender de Galbraith (1982), a produção é dominada por aqueles que controlam e fornecem o capital. A autoridade do dono do capital é completa; os preços e salários são estabelecidos em função de seus interesses. Eles dominam a sociedade e estabelecem suas regras como padrões de comportamento humano. Controlam, também, o Estado, colocando a classe política como uma comissão executiva a serviço de seus objetivos expansionistas.

Como nos sugere Marx (1972, vol. III, p. 100-101):

> "na história real, o trabalho assalariado surge a partir da dissolução da escravidão e da servidão — ou da ruína da propriedade comunal, como ocorre nos povos orientais e eslavos —, e, em sua forma adequada, abre uma época que compreende integralmente a existência social do trabalho, a partir da decadência na qual se fundem a *economia corporativa, o sistema estamental, as prestações pessoais e as contribuições em espécie, a indústria praticada como uma atividade rural acessória, a agricultura em pequena escala* e ainda de caráter feudal etc. Em todas essas transições efetivamente históricas, o trabalho assalariado apresenta-se como dissolução, como aniquilação de relações, nas quais o trabalho estava fixo em todos os aspectos; em suas rendas, em seu conteúdo, em sua localidade, em seu volume. Ou seja, como negação da fixidez do trabalho e de sua remuneração".

Tomando ainda o pensar de Galbraith, (1982) por volta de 1817, a oferta de trabalhadores no mercado era proporcional ao meio de sustentá-los, estando o preço dos salários limitado ao valor da subsistência ou inferior a ela. A oferta de mão de obra crescia no mercado e os empresários podiam substituir facilmente aqueles que se opusessem aos baixos salários e às condições precárias de trabalho.

No entender de Marx (1977), o indivíduo é o ser social. A sociedade é, pois, a plena unidade essencial do homem com a natureza, a verdadeira ressurreição da natureza, o naturalismo acabado no homem e o humanismo acabado da natureza.

> "A produção da vida, tanto da própria, no trabalho, como da alheia, na procriação, aparece agora como *dupla relação*: de um lado, como uma *relação natural*, de outro como *relação social* no sentido de que se entende por isso a cooperação de vários indivíduos, quaisquer que sejam as condições, o modo e a finalidade. Donde se segue que um determinado *modo de produção* ou uma determinada fase industrial estão constantemente ligados a um determinado *modo de cooperação* e a uma *fase social determinada*, e que tal modo de *cooperação* é, ele próprio, uma *"força produtiva"*; segue-se igualmente que a soma de *forças produtivas* acessíveis aos homens condiciona o *estado social*" (Marx, 1977, p. 42).

Segundo a tradição econômica clássica, não se julgava que alguém associado à atividade econômica possuísse qualquer exercício de poder digno de menção. As relações comerciais eram determinadas pelo mercado, abrangendo os preços pagos aos fornecedores, a força de trabalho e os lucros. Presumia-se que a economia era estável. O homem como dirigente empresarial não tinha poderes para influenciar no valor do trabalho, nos preços, no custo e nos lucros. Assim, não existiam razões para preocupar-se com o seu poder (Marx, 1982).

Até o princípio do século 20, o estudo da economia didaticamente presumia um mundo constituído de pequenas e competitivas empresas, até que a questão do poder começou a ser estudada por outras correntes de pensamento. Em meados do século 19, Marx trouxe a discussão do poder na economia, com uma veemência que o mundo não cessou ainda, inteiramente, de achar alarmante. Ele rompeu com o discurso apologético de relações comerciais competitivas e, portanto, passivas. Para ele, a produção é dominada por aqueles que controlam e fornecem o capital. A autoridade do capitalista na empresa é completa, é ele quem determina os preços e os salários, domina a sociedade e estabelece seu perfil moral. Controla também o Estado, que passa a ser uma comissão executiva a serviço dos interesses da classe capitalista (Marx, 1982).

O pensamento de Marx (1982) tem-se confirmado verdadeiro nas relações de produção e nos valores de nossa sociedade. Convivemos pacificamente com a ideia de desenvolvimento sem refletir que estivemos à disposição do interesse de poucos, porém, fortes grupos econômicos que vêm determinando nossos estilos de vida, pelos modelos sociais que preservam sutilmente suas manobras exploradoras.

A superioridade dada ao capital é questão relativamente recente. Há cerca de dois séculos, nenhum homem dotado de percepção teria duvidado de que o poder estava decisivamente associado à terra. Durante dois séculos, até uns 200 anos antes da descoberta das Américas, as vantagens da propriedade da terra, como força direcionadora da história, contribuíram para inspirar as periódicas campanhas contra o Oriente, às quais se deu o nome de Cruzadas. Com o surgimento do comércio, realizado pela simples troca de riquezas, o valor das mercadorias era medido por seus valores de uso. O fator disponibilidade no mercado também influenciava a variação das medidas para a troca de produtos entre os homens.

As mercadorias eram produzidas pelo trabalho privado, dedicando-se as famílias à produção de determinados produtos agrícolas ou artesanais, que seriam trocados por outras mercadorias, segundo medidas convencionais relacionadas com o tempo necessário para a produção das mesmas.

Marx (1982) considera tempo de trabalho, socialmente necessário, como aquele requerido para produzir um valor de uso qualquer, nas condições dadas de produção socialmente normais, e como o grau social médio de habilidades e de intensidade do trabalho.

É, portanto, apenas o volume de trabalho socialmente necessário ou o tempo de trabalho socialmente necessário para a produção de um valor de uso, o que determina a grandeza de seu valor.

Caso o tempo necessário para a produção das mercadorias não mudasse, o valor delas permaneceria constante. Entretanto, a força produtiva do trabalho é determinada pela habilidade dos trabalhadores, pelo nível de desenvolvimento da ciência e por sua aplicabilidade tecnológica, a combinação social do processo de produção, o volume e a eficácia dos meios de produção e as condições naturais e ambientais.

Segundo Marx (1982), a quantidade de trabalho cristalizado numa mercadoria constitui o seu valor. Para ele, o que o operário vende não é diretamente o seu trabalho, mas a sua força de trabalho, cedendo temporariamente ao patrão o direito de dispor dela.

Nessa linha de pensamento, Marx (1936) lembra o que Thomas Hobbes, um dos economistas mais antigos e dos mais originais filósofos da Inglaterra dizia: *"O valor de um homem é, como para todas as outras coisas, o seu preço; quer dizer o que se pagaria para o uso de sua força"* (Marx, 1936, p. 836).

O que sugere o valor de trabalho como o de todas as outras mercadorias. Por essa razão, não podemos esquecer que os processos de exploração da força de trabalho sempre possibilitaram a acumulação sobre os mais diversos pretextos. A propriedade da acumulação primitiva ou da acumulação prévia (ou originária) resultou na decomposição da unidade originária existente entre o homem trabalhador e seus instrumentos de trabalho. Essa separação entre o homem e seu instrumento de trabalho, responsável pela necessidade de sobrevivência e a consequente venda de sua força de trabalho, somente virá abaixo após uma nova e radical revolução do sistema de produção, restaurando a primitiva unidade sob uma forma histórica nova.

A força de trabalho é determinada pela quantidade de trabalho necessária para a produção de certa mercadoria. A força de trabalho de um homem consiste, pura e simplesmente, na sua individualidade viva.

O homem necessita de bens de consumo para se manter, portanto, tendo ele acesso à educação formal, obviamente venderá sua força de trabalho por melhor preço, o que deverá, como retorno, garantir sua sobrevivência em melhores condições que o trabalhador não instruído.

Ocorre que o sistema capitalista valoriza o tipo de atividade e a área de conhecimento que fomente a produção e gere lucros. Mesmo entre os homens que têm acesso à educação formal, alguns são dirigidos a valorizar, legitimar e criar novas alternativas que perpetuam a exploração da sociedade. Mesmo que estas se revelem flagrantes riscos à sobrevivência humana.

Nessa perspectiva, o valor do salário deve ser heterogêneo como forma de contemplar o profissional que use sua força de trabalho para a exploração do homem e da natureza.

Entendo, então, que o valor da força de trabalho é determinado pelo valor dos bens exigidos para produzir, desenvolver, manter e perpetuar a força de trabalho.

A produção, quando vista como consumo, destaca o trabalhador que, com sua força de trabalho, consome bens e incentiva a continuidade do consumo. Nessa prática, o trabalhador produz o serviço e não define sua forma acabada. O resultado do seu trabalho deve ser colocado à disposição do consumo de outros e outros bens, servindo, portanto, a sua prática como força de trabalho, geradora de dependência consumista.

Para Smith (1979), a divisão do trabalho é mais desenvolvida nas atividades menos importantes do setor produtivo. Ela sempre foi utilizada como meta para o incremento da produtividade, fazendo com que um produto, para ser transformado em bem de troca, passasse pelas mãos de diversos trabalhadores, não estando sua produção total dependente de um só trabalhador.

Os objetivos da divisão do trabalho, na Revolução Industrial, foram pautados no aumento da destreza de cada trabalhador, na economia de tempo e na invenção de equipamentos, para facilitar o desenvolvimento do trabalho e a redução do tempo para realizá-lo.

O pensamento de Albuquerque (1980) mostra que as sociedades medievais supunham uma dupla divisão do trabalho, entre artesão e agricultores e entre guerreiros e produtores. Nem a atividade puramente artesanal, nem a puramente militar poderiam prover a subsistência material de um indivíduo. A atividade puramente agrícola não seria capaz de reproduzir as condições políticas de existência do agricultor com relação aos instrumentos de trabalho e à defesa do direito de propriedade.

Para que a divisão desse tipo de trabalho ocorresse, era preciso que a especialidade do trabalho de cada um fosse reconhecida pelos outros. Mais importante ainda, era que a habilidade profissional de cada um fosse respeitada como direito de prática.

Essa imagem da sociedade medieval foi sacudida por profundas mudanças sociais, por meio de conflitos e confrontos os quais tiveram que identificar quem iria determinar as regras para as relações sociais.

Com a Revolução Industrial e a divisão operativa do trabalho, a questão da competição foi destacada em todos os segmentos de produção. A institucionalização da divisão do trabalho altera o sistema de relações sociais, limitando os indivíduos, criando barreiras para que ele não questione o todo produzido, isso por falta de domínio da produção em sua totalidade. Os indivíduos funcionam como instrumentos para o processo acelerado de produção, não devendo conhecer o trabalho dos outros e estando sempre despreparados para o levante de questionamentos relativos aos princípios do trabalho desenvolvido.

A partir da Revolução Industrial (1750) e a emergência de modernas tecnologias de produção, o corpo do trabalhador é cada vez mais solicitado como peça constituinte da engrenagem industrial capitalista. À massa de operários que se aglomera nas fábricas cabe a preciosa tarefa de operar a cara maquinaria produtora de mercadorias, bem como de se adaptar à urbanização crescente (um cidadão não é um camponês...) e às novas condições de vida aí engendradas. Ante todas estas exigências, os corpos precisam ter suas potências dissipativas e subversivas constantemente vigiadas, administradas, para que não ponham em cheque a extensa rede de poder que os captura. Ao movimento caótico da turba de corpos vem acoplar-se todo um sistema de vigilância contínua e minuciosa, um olhar pan--óptico que vigia, recompensa, pune e disciplina (Foucault, 1999).

Como se pode observar nas ideias de Marx (1936), em *O Capital*, o desenvolvimento do sistema fabril e, como consequência, o desenvolvimento da agricultura, gerou mudanças significativas no sistema de produção tradicional. Os trabalhos coletivos ou combinados perdem sua forma de organização, para dar margem à entrada de maquinaria em todos os processos de produção, alterando, por mudanças contínuas, as relações do homem com os meios de produção. Como contradição do período da manufatura, a divisão do trabalho passa a lançar mão das populações feminina e infantil, em um sistema de exploração da força de trabalho, por longas e exaustivas jornadas de trabalho fora de casa, em ambientes insalubres, pouco iluminados e promíscuos, tudo bastante desfavorável à sobrevivência humana. A capacidade de resistência e a organização dos trabalhadores diminui com sua dispersão e dá origem a uma imensa desvalorização do trabalho. Tudo caminha para que os objetivos do capital sejam atingidos. O desemprego e a força de trabalho barata possibilitam a acumulação de riquezas por parte do empresário.

Assim, para Marx (1982, p. 127): "Na superfície da sociedade burguesa, o salário do trabalhador aparece como preço do trabalho, como o *quantum* determinado de trabalho".

Apesar de considerado mercadoria, o trabalho humano tem seu valor determinado pela oferta de mercado e pela possibilidade do uso de sua força como fonte de produção. Mas ele não se constitui somente do valor que representa isolado, isso porque precisa ser analisado como força, gerada pelo organismo humano que depende de inúmeros outros fatores. Esses fatores são os mesmos que questionamos hoje como rol das reivindicações nos movimentos por melhor e mais justa distribuição de riquezas. Aí, estão a saúde, a educação, a habitação, a alimentação, a segurança, todos fundamentais ao equilíbrio da sociedade como sistema.

Falando de relação social, Weber (1987) diz que ela consiste, inteiramente, na probabilidade do comportamento dos indivíduos de uma maneira significativamente determinável. Portanto, a probabilidade existe como determinante da relação social.

De acordo com as reflexões de Moreira (1999), a partir da leitura de Weber a modernidade caracterizar-se por uma tríade básica na qual concorreriam três processos constitutivos: um desencantamento do mundo, uma mundanização do sujeito e uma fraternização das relações. Nisto que agora marca a sociedade moderna, atualiza-se a urgência de instauração de um sujeito ativo e autônomo, independente da vontade divina. O deslocamento operado tem na passagem de uma ética de denúncia da avareza – enquanto pecado e, portanto, fator de prejuízo ao indivíduo e à sociedade – para uma ética de valorização da ação individual, de acumulação terrena. O compromisso do sujeito com este mundo desconstrói o lugar de uma transcendência espiritual, na qual o sujeito possui uma capacidade mínima de interferência sobre seu destino.

Nessa perspectiva e considerando a lógica da sociedade especulativa do capital, o comportamento da classe trabalhadora seguia o ritmo das expectativas do patrão, abstraindo proveito da desorganização dos empregados e explorando a ingênua força de trabalho disponível no mercado. Mesmo quando convencidos em investir na humanização do trabalho, os custos eram repassados para o valor dos produtos a serem colocados no mercado para o consumo dos próprios trabalhadores que acabariam pagando por suas reivindicações.

A Idade Moderna inaugura uma série de rupturas e revoluções nos mais diversos campos da atividade humana. Entre os séculos 15 e 17, na Europa Ocidental, o regime feudal e teocrático vigente durante toda a Idade Média vai sendo minado por uma série de transformações socioeconômicas, políticas e filosóficas. O capitalismo mercantil dilata-se para além dos burgos. Lentamente, seus representantes, os burgueses, despem o rei e tomam para si a coroa e o trono da aristocracia. Novos pensamentos, novas ambições, novas filosofias já descoladas da Escolástica e sua contemplativa senhora feudal, a Igreja Católica. O corpo, vetor material de todas estas transformações, acede a novas concepções e percepções (Coelho e Severiano, 2007).

A interpretação da vinculação do valor do trabalho ao valor das mercadorias, em geral, resiste ao tempo e faz-se presente em nossos dias de forma clara pelos incansáveis movimentos da classe trabalhadora por melhores condições de trabalho e salários mais justos.

No entender de Ricardo (1979), o produto do trabalho constitui a recompensa natural ou salário do trabalho. Na situação primitiva, o produto do trabalho pertencia ao trabalhador, ele não tinha de dividir com ninguém, porque ele era o dono dos mecanismos de produção. Se agricultor, ele era o proprietário da terra e os frutos da mesma, resultados de seu trabalho, eram trocados segundo suas necessidades. Com o passar do tempo, veio a inevitável acumulação de riquezas, para satisfazer a ambição do homem. Surgiu, então, a exploração do homem pelo homem. Sem terras para plantar, o homem teve de usar terra alheia e repartir o produto do seu trabalho.

Até meados do século 18, a Enfermagem era uma ocupação que não estava relacionada com nenhum sistema produtivo de riquezas. Nas instituições que recebiam doentes, os antigos morredouros, a prática de Enfermagem não despertava interesse de nenhum setor produtivo e, portanto, não gerava riquezas para merecer salário. A Enfermagem passou a ser paga como ocupação, a partir do momento em que ocorre a organização dos hospitais e sua vinculação aos setores produtivos. A Revolução Industrial serve como marco para a produção de materiais e equipamentos indispensáveis ao hospital organizado. Posteriormente, o desenvolvimento da indústria farmacêutica sugere a ampliação do atendimento hospitalar e, como consequência, a formação de pessoal para consumir essa produção e promover a terapêutica médica.

Vale destacar que a palavra escola deriva do grego e significa, etimologicamente, o lugar do ócio, tempo livre. Era, pois, o lugar para onde iam os que dispunham de tempo livre. Desenvolveu-se a partir daí uma forma específica de educação, em contraposição àquela inerente ao processo produtivo. Pela sua especificidade, essa nova forma de educação passou a ser identificada com a educação propriamente dita, perpetrando-se a separação entre educação e trabalho. Estamos, a partir desse momento, diante do processo de institucionalização da educação, correlato do processo de surgimento da sociedade de classes que, por sua vez, tem a ver com o processo de aprofundamento da divisão do trabalho. Assim, se nas sociedades primitivas, caracterizadas pelo modo coletivo de produção da existência humana, a educação consistia numa ação espontânea, não diferenciada das outras formas de ação desenvolvidas pelo homem, coincidindo inteiramente com o processo de trabalho que era comum a todos os membros da comunidade, com a divisão dos homens em classes a educação também resulta dividida; diferencia-se, em consequência, a educação destinada à classe dominante daquela a que tem acesso a classe dominada. E é aí que se localiza a origem da *escola*. "*A educação dos membros da classe que dispõe de ócio, de lazer, de tempo livre passa a organizar-se na forma escolar, contrapondo-se à educação da maioria, que continua a coincidir com o processo de trabalho*" (Saviani, 2007, p. 161).

Os últimos 500 anos, na leitura de Harari (2017), testemunharam um crescimento fenomenal e sem precedentes no poderio humano. Segundo esse historiador, no ano 1500, havia cerca de 500 milhões de Homo sapiens em todo o mundo. Hoje, há 7 bilhões. Estima-se que o valor total dos bens e serviços produzidos pela humanidade no ano de 1500 era 250 bilhões de dólares. Hoje, o valor de um ano de produção humana é de aproximadamente 60 trilhões de dólares. Em 1500, a humanidade consumia por volta de 13 trilhões de calorias de energia por dia. Hoje, consumimos 1,5 quatrilhão de calorias por dia. (Preste atenção nesses números: a população humana aumentou 14 vezes; a produção, 240 vezes; e o consumo de energia, 115 vezes).

REFERÊNCIAS BIBLIOGRÁFICAS

Albuquerque J. *Instituição e poder. A análise concreta das felações de poder nas instituições*. Rio de Janeiro: Graal, 1980.
Coelho RFJ, Severiano MF. Histórias dos usos, desusos e usura dos corpos no capitalismo. *Rev Dep Psicol*. UFF 2007;19(1):83-99.
Engels E. *O socialismo utópico ao socialismo científico*. Rio de Janeiro: Estampa, 1974.
Foucault M. *Vigiar e punir*. 20. ed. Petrópolis: Vozes, 1999.
Galbraith J. *O novo estado industrial*. São Paulo: Victor Civita, 1982.
Harari YN. *Sapiens: uma breve história da humanidade*. Tradução de Janaína Marcoantonio. 29. ed. Porto Alegre. RS: L&PM, 2017. 464 p.
Idem. *Homo Deus: uma breve história do amanhã*. Tradução de Paulo Geiger. São Paulo. Cia das Letras, 2016. p. 443.
Hirano S. Política e economia como formas de dominação: o trabalho intelectual em Marx. *Tempo Soc*. 2001;13(2):1-20.
Marx K. *A ideologia alemã*. São Paulo: Grijalbo, 1977.
Marx K. *Elementos fundamentales para la critica de la economia política*. Buenos Aires: Siglo XXI, 1971. v. I.
Marx K. *Elementos fundamentales para la critica de la economia política*. Buenos Aires: Siglo XXI, 1972. v. II e III.
Marx K. *Para a crítica da economia política*. São Paulo: Abril Cultural, 1982.
Marx K. *The capital*. New York: McGraw-Hill, 1936.
Marx K. *O capital*. São Paulo: Ciências Humanas, 1978. c. VI (inédito).
Marx K. *Manuscritos econômico-filosóficos*. Lisboa: Edições 70, 1989.
Marx K, Engels F. *La ideologia alemana*. Montevideo: Pueblos Unidos; Barcelona: Grijalbo, 1974.
Moreira MCN. Imagens no espelho de Vênus: mulher, enfermagem e modernidade. *Rev Latino-Am Enfermagem*. 1999;7(1):55-65.
Ricardo D. *Princípios de economia política e tributação*. 2. ed. São Paulo: Abril Cultural, 1979.
Rossetti J. *Introdução à economia*. São Paulo: Atlas, 1982.
Saviani D. Trabalho e educação: fundamentos ontológicos e históricos. *Rev Bras Educ*. 2007;12(34):152-65.
Smith A. *Investigação sobre a natureza e as causas das riquezas das nações*. 2. ed. São Paulo: Abril Cultural, 1979.
Weber M. *Conceitos básicos de sociologia*. São Paulo: Moraes, 1987.

TRABALHO NO SETOR SAÚDE:
Historicidade e Composições da Estrutura do Poder Nele Dominante

CAPÍTULO 14

Para se compreender a complexidade do trabalho no setor saúde em sua historicidade, nada mais adequado que nos valer do pensamento de Demo (1987, p. 28), quando ele diz:

> "O fenômeno do poder caracteriza dois polos importantes da sociedade histórica. De um lado aparecem as instituições, que se organizam e mantêm-se através da estrutura de poder que nelas vige. De outro lado, aparecem os movimentos de mudanças, marcados pela reação à opressão e que conservam a história sempre viva, irrequieta e criativa. Olhando de cima, trata-se de persistir porque se buscam manter os privilégios. Olhando de baixo, trata-se de mudar, porque se desejam os mesmos privilégios. E isto estabelece a identidade de contrários que se atraem e repelem-se, na identidade do mesmo fenômeno, totalidade prenhe em constante transição."

No estudo de Fischborn e Cadona (2018), os autores consideram que o trabalho é uma atividade essencial para o ser humano. Segundo eles, não somente por sua importância sociológica, enquanto atividade que, para a maioria dos indivíduos, é a principal fonte de renda, está na base do desenvolvimento de aptidões e habilidades, proporciona o acesso a contextos que se diferenciam do contexto doméstico, permite ampliar o leque de contatos sociais, contribui para e na construção da identidade individual e coletiva, mas também, e fundamentalmente, pela sua importância ontológica, enquanto atividade que estabelece a mediação entre a natureza e o ser humano, possibilitando que este, ao transformar a natureza, transforme a si mesmo (atividade, ao mesmo tempo, de transformação e de autotransformação, de criação e de autocriação).

Pires, Gelbcke e Matos (2004) afirmam que a organização do trabalho não se resume apenas à forma como o trabalho é desenvolvido, dividido ou mesmo ordenado. Compreende a divisão do trabalho, o sistema hierárquico e as relações de poder, esclarecendo, assim, que ao dividir o trabalho, se impõe uma divisão entre os seres humanos. Dessa forma, a organização do trabalho pode ser entendida como um processo que envolve o conjunto de atividades desenvolvidas pelos trabalhadores incluindo as relações de trabalho e as relações hierárquicas. O trabalho ocorre em uma determinada estrutura organizacional, sendo influenciado pelo modo de gestão e pela cultura institucional, bem como pelas macropolíticas vigentes na sociedade.

Franco (2015) compreende por micropolítica a ação cotidiana de cada um, a partir dos seus espaços de trabalho. Esta atividade não está em oposição à macropolítica, elas estão juntas e em relação. Por macropolítica, podemos entender as instituições, o instituído, as regras, normas e lógicas que regulam a vida. Quando citamos neste texto que os processos de subjetivação se produzem com base nas lógicas capitalísticas, da moral e da ciência, estamos falando que suas normas e regras são expressões da macropolítica, ou seja, aquilo que regula a vida, o trabalho, as atividades de produção. As linhas da macropolítica atravessam os grupos no seu plano molecular, ou seja, o de atividade cotidiana, que é intensa, nômade, pois está sempre em movimento. Neste cenário, o plano da micropolítica, é onde novos possíveis se colocam em cena. Concluímos que a relação cotidiana entre macro e micropolítica constitui, dentro das organizações, uma tensão permanente.

Nas sociedades capitalistas, no entanto, a principal forma de trabalho humano é o trabalho assalariado e, enquanto tal, remete a uma condição histórica em que os trabalhadores (assalariados) vendem sua capacidade de trabalho (força de trabalho) aos proprietários dos meios de produção que, visando aumentar o excedente econômico que investiram no processo de produção, procuram manter o controle (fabril) sobre o processo de trabalho. Como o trabalhador tem uma capacidade variável de trabalho e "pode produzir mais do que consome" (mais do que recebe por uma jornada de trabalho), o controle sobre os trabalhadores torna-se fundamental para que haja o excedente econômico (os lucros) dos proprietários dos meios de produção (Fischborn, Cadona 2018).

Nesse sentido, a organização do trabalho da Enfermagem na perspectiva do materialismo histórico-dialético envolve dimensões macro e microssociais, bem como a dinâmica das relações que se estabelecem no trabalho. Organização do trabalho implica, sobretudo:

> "a) as relações entre os profissionais de enfermagem, as suas relações com os usuários dos serviços de saúde, com os outros profissionais de saúde ou grupos de trabalhadores da instituição; b) os constrangimentos e as facilidades provocados pela estrutura institucional; c) as relações hierárquicas; d) o conhecimento e as tecnologias disponíveis em saúde e na enfermagem; e) a divisão do trabalho; f) o modelo de gestão da instituição e da própria enfermagem; e g) as relações estabelecidas com as demais instituições que fazem parte do sistema de saúde" (Pires, Gelbcke, Matos. 2004, p. 313).

No Brasil, de acordo com estudo de Peres e Padilha (2014), a enfermagem religiosa foi fortalecida no século 19, e a imagem da enfermeira com vestes características dessas instituições foi estabelecida na sociedade, com destaque para as Irmãs de Caridade de São Vicente de Paulo. Embora a criação da primeira escola de Enfermagem do Brasil date de 1890, seus enfermeiros não conseguiram superar o reconhecimento que tinha a imagem das religiosas como enfermeiras, em virtude do poder atribuído a elas nos hospitais, o qual era garantido pela organização e prática da Enfermagem em vários países e pela sua atuação em favor dos interesses político-financeiros das instituições.

Segundo Almeida, Silva, Freitas *et al.* (2017), as religiosas desempenharam um importante papel na formação de mão de obra feminina, pois nos famosos internatos do século

19 as mulheres trabalhavam sob seu controle, e estas eram especialmente formadas para exercer a disciplina fabril. Sob esta perspectiva, considerando-se a influência religiosa e o papel social da mulher da época, observa-se que o trabalho em Enfermagem foi idealizado para ser feminino, submisso, vocacionado, desprovido de valor social e voluntário.

Sabe-se que a Enfermagem emergiu lentamente como um campo profissional desde o início do século 20. Ou até mesmo antes, afirmariam historiadores que, no passado, sublinharam o legado de Florence Nightingale (1820-1910) como um verdadeiro rito de iniciação para o surgimento da profissão em escala mundial. De fato, sua influência pessoal e a força de seu carisma foram indiscutíveis, com impacto duradouro em muitas regiões da Europa ocidental. Entretanto os ingredientes básicos do profissionalismo receberam o impulso mais forte não tanto da "*lady* mítica e sua lâmpada" – até os dias de hoje, um ícone das mudanças da Enfermagem no cenário mundial – mas, sobretudo, das frequentes relações e associações entre propagadoras dos novos preceitos e das práticas do cuidar, que, na passagem do velho ao novo mundo, transformavam-se e adaptavam-se aos novos cenários, desafiando, mas também incorporando, antigas crenças e rotinas na assistência ao enfermo (Santos, 2008).

Estudo sobre a profissionalização da Enfermagem brasileira, em período anterior à criação da Escola Profissional de Enfermeiros e Enfermeiras (EPEE), primeira escola de Enfermagem do Brasil, em 1890, nos mostra que o Hospício Pedro II (HPII), nominado em homenagem ao seu maior incentivador, foi inaugurado em 30 de novembro de 1852, na praia da Saudade, atual bairro da Urca, no Rio de Janeiro, vinculado à Santa Casa de Misericórdia. Nessa data, como destacam Santo, Oguisso e Fonseca (2011), chegaram para trabalhar na assistência e administração da instituição, as filhas da caridade de São Vicente de Paulo. Entretanto, o conturbado período do final do século XIX trouxe diversas mudanças sociopolíticas, provocadas, principalmente, pelo avanço do ideário positivista que, acompanhado da proclamação da República, em 1889, provocou a separação do Estado da Igreja e, consequentemente, a laicização das instituições.

Na época, o paradigma vigente priorizava o conhecimento e tudo que pudesse ser comprovado pela ciência, desencadeando transformações gradativas na sociedade que, obviamente, atingiram o HPII. Nessa instituição, grande transformação foi ocasionada pelo Decreto nº142, de 11 de janeiro de 1890, que desanexou o Hospício da Santa Casa de Misericórdia, afirmando a posição republicana. Uma vez que já não se justificava mais a homenagem ao imperador, o nome foi mudado para Hospício Nacional de Alienados (Santo, Oguisso, Fonseca. 2011).

Ainda de acordo com estudo de Santo, Oguisso e Fonseca (2011, p. 1269), a alteração nominal, de Hospício Pedro II para Hospício Nacional de Alienados, acompanhava diversas outras mudanças ocorridas em uma luta simbólica que, entre outros motivos, tinha a intenção de marcar a transição do regime governamental monárquico para o republicano, firmando a representatividade da política enquanto referência da modernidade que se instalava no país, afastando-o da "letargia da Monarquia" ou da "barbárie da escravidão", ainda que as representações construídas sobre os negros no Brasil República perpetuassem os significados eugênicos da degeneração e criminalidade nata. "*O Hospício Nacional de Alienados (HNA) fazia parte desse processo, simbolizando a modernidade pretendida para a nascente República, inspirada nos mais avançados padrões e valores burgueses da civilização, disseminada no mundo ocidental e reiterada pela noção de ordem e progresso".*

Ainda no século 20, constata-se que a enfermagem demorou a se identificar e organizar-se como categoria de trabalhadores, vivendo uma situação de consolidação da divisão social do seu trabalho e preservação das diferenças até meados da década de 1980, passando, após esse período, a discutir e implementar, mormente na década de 1990 até os dias atuais, um projeto de revisão desta postura, assumindo, pelo menos no discurso, a unidade da categoria, defendendo causas dos três segmentos, buscando, através do trabalho do Fórum Nacional da Entidades de Enfermagem FNEE, superar as contradições vividas no interior da categoria e preservar a integridade profissional que foi construída ao longo do tempo (Santos, Trezza, Barros *et al.*, 2006).

Nesse sentido, faz mister discorrer sobre a controvertida questão de se associar, ainda que tendenciosamente, a histórica prática de cuidar de pessoas portadoras de doenças, ferimentos, entre tantos distúrbios físicos/mentais/espirituais à imagem do gênero feminino e, consequentemente ao matriarcado. Procurando mostrar tal contradição e baseado na história da enfermagem brasileira Ceccin (1998, p. 92), assim pontua: *"Embora a associação feminino-doméstico ao trabalho em enfermagem seja irrefutável, não há qualquer dúvida quanto à participação masculina na prestação de cuidados de enfermagem nos asilos hospitalares do século 18. Os enfermos recuperados eram empregados como cuidadores (...) os mais aptos para este trabalho por sua bondade, humildade e honestidade, – o que opõe a uma vocação feminina."* Acrescenta ainda que, durante o século 16 e até o alvorecer do século 20, as ações de saúde, hoje creditadas à enfermagem, eram desempenhadas, predominantemente por homens, por exemplo, no Brasil, pelos feiticeiros, sacerdotes, barbeiros, cirurgiões entre outros.

Ponto de vista também apresentado no estudo de Moreira (1990), ao discutir a criação da primeira escola de Enfermagem no Brasil pelo Decreto 791, de 27 de setembro de 1890, assinado pelo Marechal Deodoro da Fonseca, Chefe do Governo Provisório da República. Segundo ela, as justificativas apontadas para o início da profissionalização da Enfermagem no país, reportavam, em primeiro lugar, a necessidade de suprir a falta de mão de obra causada pela saída das religiosas do hospício. Por outro lado, resolveria outra questão pendente, qual seja, solucionar o problema da dificuldade de colocação das meninas egressas dos internatos do Estado no mercado de trabalho.

Efetivamente, contrapondo o discurso feminista de Santos, Trezza, Barros *et al.* (2006), quando analisam a inserção da Enfermagem no contexto histórico das classes trabalhadoras do setor saúde, reiteram que o mundo do trabalho nem sempre se configurou como um espaço de atuação feminina. Insistem na tese feminista de que a Enfermagem foi (e continua sendo) um trabalho essencialmente feminino, talvez para justificar as dificuldades de se aglutinar um corpo participativo de enfermeiras consciente das desigualdades que permeavam (e permeiam) as relações de trabalho bem como a necessidade urgente de se construir na categoria um movimento capaz de agir como resistência na correlação de forças entre empregados e empregadores. Aliás, características inatas do gênero masculino que faltaram às mulheres, inclusive às feministas, com vistas na objetivação e norteamento organizacionais da Enfermagem como profissão de mercado e projeção social.

Interessante perceber a pouca disposição das postulantes feministas quanto ao aceite/assimilação da cultura matrística, usada intencionalmente para designar uma cultura na qual homens e mulheres podem participar de um modo de vida centrado em uma cooperação não hierárquica, como observam (Maturana e Verden-Zöller, 2004). Insistir na tese de que a Enfermagem constitua um universo essencialmente feminino é no mínimo se fazer incoerente, considerando que seus espaços profissionais de prática clínica requerem atuação de ambos os gêneros, de acordo com a necessidade de preservação da privacidade de cada cliente em determinados momentos específicos, seja nos contextos institucionalizados, seja nos ambientes domiciliares. Exato para se cumprir seu papel essencial em atendimento às demandas específicas da clientela.

É, também, interessante observar que, embora Lima (1993) reconheça que o primeiro rompimento com o paradigma cristão da Enfermagem no Brasil tenha ocorrido no Hospital dos Alienados, ainda assim, penso que ela tece considerações tímidas sobre as enfermeiras francesas que chegaram ao Brasil, mais especificamente na cidade do Rio de Janeiro, encarregadas de iniciar o processo de profissionalização da Enfermagem no país. Detalhes de fatos históricos que seriam mais bem elucidados, caso não omitisse, como a grande maioria dos enfermeiros que se aventuram em interpretar a história da Enfermagem brasileira, o importante estudo de Moreira (1990). O mesmo pode ser observado no estudo de Gauthier e Sobral (1998), que apresenta um discurso tendenciosamente feminista, característico do paradigma nightingaleano para contextualizar a historicidade do cuidado, bem como o início da profissionalização da Enfermagem no Brasil. Em contrapartida, são as reflexões de Ceccin (1998) acerca da historicidade da Enfermagem no Brasil que mais bem caracterizam o perfil autoritário do paradigma nigthingaleano, quanto ao silêncio imposto aos enfermeiras e enfermeiros brasileiros – denominando-o de silenciamento.

Fato e contexto que resistem ao passar dos tempos, pois até hoje predomina no discurso acadêmico uma ênfase tendenciosa em atribuir à criação da primeira escola de Enfermagem, nos moldes do paradigma nigthingaleano, como o marco da formação profissional no país. O que reproduz o perfil autoritário, arrogante, da missão de enfermeiras norte-americanas encarregadas de planejar e implementar o ensino profissional "supostamente" de acordo com os postulados de Florence Nigthingale, ainda, hoje, presente no intransigente discurso da maioria das docentes e pesquisadoras da área. Talvez pela forte influência das correntes feministas que, inconsciente ou propositadamente, adotaram os mesmos princípios da dominação e/ou luta pelo poder entre gêneros, tão criticadas quando analisada a postura machista do patriarcado.

É interessante observar que a **"guerra de sexos"**, no âmbito de outras profissões fica restrita ao discurso da linguagem falada, ainda que em espaços tradicionalmente femininos, como o da nutrição e serviço social, em cujos contingentes quantitativos percentuais, a presença masculina é significativamente inferior ao da Enfermagem. Ademais, a emergência do feminino em espaços historicamente demarcados pelo gênero masculino, como a engenharia, medicina, odontologia, entre outras, é fato que não se pode negar na sociedade ocidental e responsável pela nova *performance* das profissões para o terceiro milênio. Então por que de tanta celeuma?

A mesma distorção histórica sobre o início do ciclo de profissionalização da Enfermagem brasileira, observa-se no discurso de Santos e Gauthier (1999, p. 23), quando discutem os conceitos de instituído, instituinte e institucionalização. Segundo eles, o instituído caracteriza-se pelas relações de poder, recalcamento e normalização do estabelecido; enquanto o instituinte apresenta-se como renovador, revolucionário, portanto, questionando o instituído; finalmente surge a institucionalização como resultante da crise instalada pelo questionamento do instituído pelo instituinte, que, num momento dialético o instituinte passa a ser o instituído, mudando as relações de poder para instaurar um menos opressivo, porém perdendo as suas origens históricas de luta e de transformações. O que bem se aplica ao efeito Mühlmann, que segundo eles: "*(...) no âmbito da enfermagem, refere-se ao caráter paradoxal quanto ao fato da instituição nascer e desenvolver utilizando-se do fracasso da sua própria profecia inicial.*" Uma vez que as profetas do modelo nigthingaleano fracassaram, porque o que declararam instituinte e questionador de um modelo francês para a profissionalização de Enfermagem, em vigor desde 1890, com ênfase na saúde mental, acabou por se tornar burocrático devido ao seu caráter excessivamente administrativo de conceber, tanto o processo de formação voltado para atuação em nível preventivo de doenças e epidemias, quanto a sua dimensão nos campos de prática hospitalar excessivamente condicionada ao saber médico.

Controvérsia que traz em sua essência, ainda que meio camuflada, a bandeira feminista. Entretanto, é importante que se proponha uma análise mais aprofundada, tanto no que diz respeito a diferença do modelo franco-brasileiro das missionárias francesas no Hospital dos Alienados em 1890, como da missão norte-americana que trouxe o modelo anglo-americano nos anos 1920, para que se esclareçam as divergências tão comuns na linguagem escrita e falada da Enfermagem, particularmente quando o tema é a questão de gênero. Por isso, exatamente, proponho uma análise do sentido e significado das palavras e/ou termos enfermeiro, Enfermagem, enfermaria, nos idiomas francês e inglês, com vistas em melhor elucidar o porquê de tal celeuma.

Em primeiro lugar, no que concerne ao modelo franco-brasileiro, as missionárias não tiveram o menor problema em denominar a primeira Escola de Enfermeiros e Enfermeiras..., posto que, em francês, *infirmerie* – substantivo feminino que se refere a enfermaria, *infirmière* – substantivo feminino que designa a função de enfermeira. É interessante observar que o termo *infirmier*, aparece como substantivo masculino para designar função do enfermeiro, no entanto, omite-se qualquer terminologia para a Enfermagem na ordem alfabética *francês-português* dos mais tradicionais dicionários. Embora seja encontrada na ordem alfabética *português-francês* como Enfermagem – *founctions d'un infiemier*, Corrêa (1970). Portanto, a enfermagem é apresentada como função do enfermeiro, como nos demais idiomas de origem latina, talvez por mera convenção de regra linguística. Então, conclui-se que a tendenciosa questão de gênero que superestima o feminino no âmbito profissional de Enfermagem, definitivamente não se aplicava ao modelo franco-brasileiro da época.

Por outro lado, o modelo anglo-americano entrou no Brasil trazendo na bagagem o jargão da primeira conquista do movimento feminista, qual seja, a quebra do consenso ideológico que definia o masculino como "ideal superior". Contudo, há que se considerar alguns aspectos linguísticos específicos do idioma inglês que induzem a representação da imagem feminina como ideal da Enfermagem, basta que se faça uma análise do significado dos termos enfermeiro, enfermeira, Enfermagem, enfermaria, seja nos dicionários tradicionais, seja nos específicos da área de saúde.

Podemos começar por um exemplo de linguagem coloquial, como o Villandro (1987) onde a palavra *nurse* traz em si sempre a conotação da imagem feminina, ou seja, **ama, ama-de-leite, ama-seca, enfermeira, amamentar, cuidar de crianças ou doentes, acalentar etc**. O que me chama a atenção é o fato de não ver o termo *nursing* na ordem alfabética do **inglês-português**, tampouco **Enfermagem** na ordem inversa.

Da mesma forma, quando consultado o Langenscheidt's (1989) baseado no português do Brasil, um trabalho desenvolvido com a participação do conselho editorial da Melhoramentos de São Paulo, em cuja ordem alfabética do **inglês-português** a palavra *nurse* aparece como substantivo feminino dos mesmos significados anteriormente referidos, sem fazer menção ao termo *nursing* – tampouco **enfermagem** na ordem inversa. É importante destacar que na ordem alfabética do **português-inglês**, **enfermeira** aparece como substantivo feminino de *nurse* e **enfermeiro** como substantivo masculino de *male nurse*. O que comprova que o modelo anglo-americano tem dificuldades até no aspecto linguístico de enquadrar o gênero masculino em seu contexto.

Por outro lado, sirvo-me de exemplos da própria área de saúde para dar mais consistência aos argumentos, como o tradicional Stedman (1996), por exemplo, no qual *nurse* aparece com significado de *"ama-de-leite, amamentar ao seio, fornecer cuidado ao doente, enfermeira treinada em base científica para cuidar sob padrões definidos"*... e o termo *nursing* recebe o significado de *"enfermagem, alimentar criança ao seio, atender e tomar conta de uma criança, o cuidado científico do doente por uma enfermeira profissional"*... Ao que se pode perceber, a imagem e/ou representação do gênero feminino persiste, particularmente quando se trata do olhar médico, conferindo-lhe papel e caráter de saber fazer subserviente e/ou de menor expressão do ponto de vista científico.

O mesmo pode ser observado no trabalho de Veiga (1979), que na ordem alfabética **inglês-português** atribui ao termo *nurse* como sendo substantivo feminino de **enfermeira** e *nursing* o significado de **enfermagem**, sem, no entanto, fazer menção ao substantivo masculino que caracteriza a função profissional. Já na ordem **português-inglês**, **enfermeiro = male nurse, enfermeira = nurse, enfermagem = nursing** e como reflexo do predominante modelo anglo-americano, bem como do sistema nigthingaleano de ensino e profissionalização da Enfermagem no Brasil, surge o termo **enfermeira de alto padrão = registered nurse** *(RN)*.

No que se refere à questão de gênero no histórico da formação educacional e *status* social dos profissionais de saúde, reporta-se aos estudos de Barreira (2005), o qual esclarece que a história é bastante clara quanto à institucionalização das profissões de médicos, farmacêuticos, dentistas e parteiras, com suas origens no Brasil imperial, uma vez que esta se deu sob a égide das faculdades de medicina. As profissões da saúde desenvolveram-se de acordo com critérios ligados à condição de gênero, reproduzindo conveniências patriarcais. Comparando-se os cursos de medicina, farmácia e parteiras, com relação ao grau de instrução, a duração dos cursos e os requisitos exigidos dos candidatos para o ingresso nos cursos oferecidos pela Faculdade de Medicina do Rio de Janeiro, o que se percebe é que o curso de parteiras era o que tinha menos exigência, mostrando claramente um distanciamento cultural entre os cursos eminentemente masculinos e os eminentemente femininos, além do que a atuação das parteiras leigas na sociedade brasileira passou a ser associada a componentes simbólicos negativos.

Sabe-se que o papel da mulher na esfera pública, sua visibilidade através do mundo do trabalho fora de casa, não correspondeu às conquistas políticas. No Brasil, em 1872, as mulheres representavam 45,5% da força de trabalho, no entanto somente no século 20, mais precisamente nos anos 1920, a mulher conquista direitos civis de voto e educação. A questão da igualdade e das diferenças acabou por ser ocultada sob o manto da igualdade formal, tida como valor universal (Moreira, 1999).

De acordo com a leitura de Costa, Stoiz, Grynszpan *et al.* (2006, p. 374), para os cientistas do século 19, a natureza era eminentemente hierárquica e, portanto, não democrática e, assim sendo, teria decretado a desigualdade. O homem branco, civilizado, europeu representaria a maturidade evolutiva em contraste com a mulher, o negro, o primitivo, o não europeu. A própria natureza já definia as escalas e os valores. Os cientistas apenas serviam como intérpretes de suas determinações. A junção desse tipo de perspectiva teórica com a visão de mundo de homens educados em um ambiente de privilégio da autoridade masculina e forte distinção entre as esferas pública e privada e entre as funções sociais de homens e mulheres é que estaria na raiz da produção de conhecimento sobre a mulher e a diferença sexual no século 19.

Remontando aos grupamentos humanos primitivos, constata-se que o curador de doenças reunia diversas funções. A doença era enfocada como posse de maus espíritos, e a ação do curador era dirigida no sentido de afastar o mal aplicado à fúria das divindades. O misticismo era, na época, a ênfase do conceito de saúde, e o resultado dos tratamentos estava diretamente relacionado com a aceitação ou não dos rituais por parte dos espíritos. Não era colocado em jogo o poder ou a competência do curador, e o insucesso era atribuído a problemas místicos do doente.

Em uma retrospectiva pretérita da civilização humana terrena observa-se imperativa tentativa de se estabelecer equilíbrio e sintonia entre os gêneros. Exemplo que se destacou na cultura matrística agricultora e coletora da Europa pré-patriarcal, na qual as experiências místicas foram vividas como uma integração sistêmica na rede do viver, dentro da comunidade de todos os seres vivos. A comunidade e eu, o mundo do viver e eu, somos um só. *"Todos os seres vivos e não vivos pertencemos ao mesmo reino de existências interconectadas, todos viemos da mesma mãe, e somos ela porque somos unos com ela e com todos os seres, na dinâmica cíclica do nascimento e da morte"* (Maturana e Verden-Zöller, 2004, p. 64).

Por outro viés, agora, pautando-se na perspectiva patriarcal de Maturana e Verden-Zöller (2004, p. 66-67), constata-se que o pastor que teve uma experiência mística na solidão da montanha, seguindo as manadas e açoitando os lobos, vivenciou uma transformação que o ligou a um reino intocável de relações de imensidão, poder, temor e obediência. *"Foi uma conexão com o reino abstrato de natureza completamente diverso daquele da vida diária. Experiência mística transcendental que constituiu abertura para ver o invisível".* Os relatos dos pastores que voltavam transformados como resultado de suas experiências místicas espontâneas foram ouvidos pelas comunidades tanto com admiração quanto com medo. Razão pela qual talvez um pastor se tenha tornado um líder espiritual. Na cultura patriarcal pastoril, a experiência mística, provavelmente, foi vivida como pertencente a um âmbito cósmico imenso, temível e sedutor, de uma autoridade arbitrária e invisível. O que implica uma absoluta negação de si mesmo, pela total submissão a esse poder.

Maneiras de compreender a dimensão existencial humana e dos demais reinos da natureza como partes do mesmo organismo maior, porém com fortes componentes machistas quando se procura atribuir maior credibilidade mística às experiências de vida/isolamento do homem/pastor fora dos domínios domésticos e próprias do gênero masculino. Subestimando vivências e contatos ancestrais femininos com realidades transcendentais que emergem nas atividades cotidianas relativas aos cuidados que sempre prestaram; do estar junto nas situações de doenças envolvendo seus entes; das interações magnéticas entre corpos que cuidam e os que recebem cuidados; dos grandes embates místicos, subjetivos, suprafísicos, imateriais, característicos das vivências femininas com o nascimento e a morte nos espaços domiciliares.

Paixão (1979) nos mostra que os hospitais da antiga Índia tinham regulamentos que exigiam das pessoas que cuidavam dos doentes bom trato pessoal, uso de roupas brancas, e boas maneiras na relação com os enfermos. Existiam músicos, contadores de histórias e poetas que se ocupavam da distração dos doentes. A música servia como agente importante no relaxamento das tensões emocionais do doente. Os contadores de histórias falavam de fábulas que proporcionavam um retorno aos valores culturais e às relações do doente com suas fantasias existenciais. A poesia falava do sentimento humano, da natureza e da integração do doente com o universo. Tudo contribuía para que o doente investisse em sua força interior, arrebanhando energias para superar a doença. A essência do cuidado para com o doente estava na harmonização do ambiente para seu retorno ao equilíbrio cósmico.

Com o surgimento da Medicina empírica, após experiências com o cuidado de doenças causadas por fatores externos como fraturas e ferimentos, os métodos se limitavam ao tratamento por tentativas. Para o atendimento da época, as doenças internas eram atribuídas a fatores místicos, e sua cura dependia de penetração no universo sobrenatural de domínio de mágicos e feiticeiros. Os rituais de cura eram trabalhosos e era necessário que o curador contasse com a ajuda de outras pessoas; entretanto, sem conceder a elas o direito do saber da cura. A ajuda deveria ter caráter operativo e estar limitada ao psicomotor, exclusivamente.

Barros (2002, p. 68) lembra que o chamado Pai da Medicina ocidental identificou a saúde como fruto do equilíbrio dos humores, sendo, por oposição, a doença, resultante do desequilíbrio dos mesmos. Alguns praticantes da medicina contemporâneos ou sucessores de Hipócrates interpretaram a teoria humoral de maneira mais estrita (abrindo exceção apenas para os ferimentos), enquanto outros admitiam a intromissão de agentes externos, como os venenos, na determinação das doenças. A teoria dos humores sobrevive nos dias de hoje em algumas correntes do pensamento médico oriental, como é o caso, da medicina tradicional tibetana ou da medicina ayuvérdica e unani indianas.

Sabe-se que na sociedade primitiva, a Enfermagem era caracterizada como uma ocupação doméstica e sua prática estava voltada para o atendimento dos enfermos, velhos e crianças no seio da família. As mulheres desenvolviam esta atividade como expressões de cultura e reflexo da divisão social do trabalho. Da mesma forma, concebe-se que na Antiguidade a Enfermagem era compreendida como ocupação desorganizada, existindo tanto em nível doméstico quanto praticada nos templos erguidos para os deuses da cura.

Como observam Padilha e Mancia (2005), com o advento do cristianismo, também começaram a ser criadas as ordens cristãs. Na primeira era cristã (até 500 d.C.) uma das primeiras ordens de mulheres trabalhadoras foram as diaconisas e as viúvas. Mais tarde, incorporaram-se as virgens, as presbiterianas, as canônicas, as monjas e as irmãs de caridade.

No período medieval, a Enfermagem no Ocidente não é citada como prática social; os historiadores não fazem referências à prática que as pessoas desenvolviam nos hospitais da Europa naquele período. As razões para essa omissão estão no caráter secundário atribuído a essas atividades por parte dos historiadores ocidentais. As atividades, pelo pouco que se encontra disponível nos registros literários, eram coordenadas por religiosos até o século 18, quando ocorreu a disciplinarização dos hospitais da Europa.

As ordens católicas femininas da Europa, no período medieval, dedicavam-se à formação de moças para o exercício da arte de Enfermagem. O ensino não era sistematizado e tinha ênfase em virtudes como disciplina, pobreza, caridade e espírito de sacrifício.

O pessoal de Enfermagem — deveria comportar-se como grupo religioso e não como grupo profissional. Essa ideologia da Igreja da época tornava o enfermeiro um executor dos cuidados de Enfermagem ligado a princípios de subordinação e disciplina de extrema rigidez. Na época, não se podia questionar os preceitos da Igreja, sob pena de morte ao fogo para quem ousasse. Era o uso abusivo do poder pelo autoritarismo clerical.

Nesse sentido, de acordo com Padilha e Mancia (2005), o cuidado dos enfermos foi uma das muitas formas de caridade adotadas pela Igreja e que se conjuga à história da Enfermagem, principalmente após o advento do cristianismo. Os ensinamentos de amor e fraternidade transformaram não somente a sociedade, mas também o desenvolvimento da Enfermagem, marcando, ideologicamente, a prática de cuidar do outro e modelando comportamentos que atendessem a esses ensinamentos.

Enquanto os hospitais da Europa eram dirigidos por ordens religiosas, além de caracterizados morredouros e amontoados de pobres doentes, os cuidados dispensados aos enfermos tinham um ar de serviço de caridade. Passavam como uma dádiva concedida aos enfermos, em nome da graça de Deus e do espírito de sacrifício de quem os executava. Não havia vínculo que caracterizasse como profissional a atividade; os enfermeiros eram pessoas que, procedentes de camadas pobres da população, trabalhavam em troca de proteção, alojamento e alimentação.

Ainda no período medieval, o cuidado aos doentes era realizado nos hospitais de forma filantrópica e caritativa, sob a responsabilidade das irmãs de caridade. Um hospital ainda não medicalizado, como nos disse Foucault (1979, p. 99): "um lugar para morrer e não para curar". O século 18 marca a entrada do médico e a submissão do cuidado à cura, das freiras ao médico, no entanto tal relação gradativamente se vai transformando e o cuidado passará a ser exercido de forma remunerada por um pessoal não qualificado: as prostitutas, bêbadas, mulheres de reputação duvidosa, agora o inverso da pureza religiosa.

Pelo aspecto degradante da Senhora Sari Gramp, com sua legendária sombrinha **suja** pode-se supor o conjunto responsável pelo atendimento de Enfermagem nos hospitais da Europa Medieval (Jamiesson *et al.*, 1968).

A doença vista como castigo de Deus ou posse de maus espíritos e o recebimento de cuidados como obra de caridade divina fizeram do enfermeiro um escravo de dogmas.

A caridade era o amor a Deus em ação, salienta Padilha e Mancia (2005), propiciando para aqueles que a praticavam o fortalecimento de caráter, a purificação da alma e um lugar garantido no céu. O cuidado dos enfermos, embora não fosse a única forma de caridade prestada, elevou-se a um plano superior, isto é, o que era um trabalho praticado apenas por escravos, se converteu em uma vocação sagrada e passou a ser integrado por homens e mulheres adeptos do cristianismo. Embora haja controvérsias sobre a elevação ou não da posição das mulheres pelo cristianismo, a opinião comum é de que o cristianismo propiciou às mulheres oportunidades para exercer um trabalho social honrado e ativo, particularmente para as mulheres solteiras e/ou viúvas, no cuidado aos pobres e aos doentes.

Segundo Melo (1986), a Reforma Protestante, ocorrida no século 16, promove a separação da Igreja Católica Universal em Igrejas Nacionais e dá margem à acumulação de capital tão necessária ao capitalismo que viria logo após. Lutero não rompeu com a classe dominante; suas ideias repudiavam a exploração que a Igreja Católica Universal impunha aos povos, impedindo o enriquecimento da Igreja, mas promovendo o enriquecimento dos senhores feudais.

Com a expulsão das ordens religiosas que administravam os hospitais, muitos tiveram de ser fechados na França e Inglaterra. O recrutamento de pessoal para trabalhar nos hospitais baseou-se no desvalorizado (inferior) trabalho manual a ser executado. Para tal, seria ideal a convocação de mulheres, que eram consideradas mão-de-obra barata e não qualificada.

Para Souza (1982), a Igreja Protestante não aceitava a influência dos conventos e instituições religiosas nos hospitais. Os protestantes assumiam os hospitais com uma nova visão de organização e o cuidado dos clientes não trazia a mesma conotação de caridade das ordens católicas. Com a expulsão da Igreja Católica, dos Hospitais, as enfermeiras eram recrutadas entre clientes liberados de alta ou nas camadas inferiores da sociedade.

A Medicina, no período pré-capitalista, caracterizava-se por um certo preparo especializado, ligado à existência histórica de um saber esotérico. Esse saber foi passado de geração a geração de feiticeiros das sociedades primitivas, ganhando posteriormente registro nos livros sagrados do Antigo Egito e nos escritos hipocráticos. O saber esotérico implicou em poder e prestígio; porque os homens se sentem impotentes em questionar o que pertence ao sobrenatural. A imagem do médico, no passado, já esteve diretamente relacionada com o curador, feiticeiro e, com o advento do cristianismo, com o respeitado sacerdote.

A Enfermagem, no período pré-capitalista, caracterizava-se por uma atividade manual não especializada que estava ao encargo de mulheres, religiosos e escravos. A atividade tinha ênfase na caridade para com os enfermos, e sua prática não era associada a nenhum conhecimento esotérico, sob pena de severas punições por parte dos interesses da Igreja da época.

Antes do século 18, o hospital era uma instituição que se propunha a atender aos pobres e aos doentes em fase terminal de doenças crônicas. Os moribundos eram acolhidos nos hospitais, para evitar que suas doenças se espalhassem para as outras pessoas. O atendimento dispensado aos moribundos não estava voltado para a cura e sim pautado na piedade e conforto para a salvação de almas. Os hospitais eram conhecidos como morredouros, e as pessoas que trabalhavam neles eram desclassificadas sociais e recebiam baixos salários. Eram pessoas que atendiam aos moribundos como atividade sacerdotal, à procura da salvação da alma dos doentes e, consequentemente, de suas próprias almas.

O trabalho de Enfermagem no medievo era coordenado por religiosos que davam conotação vocacional e piedosa à profissão. O médico era visita esporádica do hospital e atendia aos chamados eventuais solicitados. Os princípios e técnicas utilizados para o atendimento dos moribundos eram de origem doméstica e, segundo ideologia da igreja, deveriam estar pautados na caridade e afeto para com os pobres. Os artesãos e monarcas eram atendidos em casa pelos médicos da época, por terem recursos para o pagamento dos serviços prestados, garantindo para seus familiares o privilégio do atendimento de melhor qualidade.

O médico, até meados do século 18, era uma figura mística que atuava individualmente, pautado no conhecimento de textos e transmissão de receitas **secretas** ou publicadas. Acompanhando a evolução de uma doença, o médico deveria estar atento para a apresentação da crise, momento em que, com a prescrição de uma receita, mostrava-se em combate com a doença. Uma coisa mais ou menos do tipo erro e acerto. No entender de Foucault (1986), **a cura era um jogo entre a natureza, a doença e o médico**. Assim, o ritual de cura sempre esteve na dependência de fatores decisivos como a natureza física e espiritual, a doença como desequilíbrio desse princípio e do papel do profissional como articulador de forças abstratas que regem a existência humana. O homem como agente de cura sempre recorreu a princípios naturais e sobrenaturais para atingir seus objetivos.

A reforma organizacional do hospital, segundo Foucault (1986), teve início nos hospitais marítimos e militares. Os hospitais da França e da Inglaterra do medievo eram usados para realização de contrabando de mercadorias ilegais, trazidas das colônias por contrabandistas que passavam pelas alfândegas sem problemas com a alegação de serem portadores de doenças transmissíveis.

Com a evolução dos exércitos e com o uso de equipamentos, o treinamento dos soldados era um processo caro para as nações, e não se podia perder um militar treinado por falta de condições ideais nos hospitais. O hospital militar deveria existir para impedir que o soldado morresse por falta de tratamento de suas doenças e evitar sua fuga após curado.

Foucault (1986) lembra que a disciplina foi a regra utilizada para a organização dos hospitais do século 18. Ela não foi inventada naquela época, sempre existiu com efetivo registro na história; basta lembrar da Legião Romana, os mosteiros e da escravidão humana, onde a disciplina era o extremo do exercício do poder. Mas, a partir do século 18, ela serviu como parâmetro para a organização dos exércitos e das escolas com a criação do ensino coletivo.

Quanto à disciplina nos ambientes hospitalares, Foucault (1986, p. 102), assim se expressa:

> "É a introdução dos mecanismos disciplinares no espaço confuso do hospital que vai possibilitar sua medicalização (...) As razões econômicas, o preço atribuído ao indivíduo, o desejo de evitar que as epidemias se propaguem explicam o esquadrinhamento disciplinar a que estão submetidos os hospitais, mas se esta disciplina torna-se médica, se este poder disciplinar é confiado ao médico, isto se deve a uma transformação no saber médico. A formação de uma medicina hospitalar deve-se, por um lado, à disciplinarização do espaço hospitalar, e, por outro, a transformação, nesta época, do saber e da prática médica."

O poder disciplinar, no entender de Almeida, Silva, Freitas et al. (2017), é um poder que ao invés de se apropriar e de retirar, tem como objetivo maior, adestrar para retirar e se apropriar do outro, reduzindo suas forças, tomando-o ao mesmo tempo como objeto e como instrumento de seu exercício, através de instrumentos simples: o olhar hierárquico, a sanção normalizadora e o exame.

No século 18, a doença era vista pela Medicina como uma ação particular do meio sobre o indivíduo. O tratamento da doença estava pautado na botânica, com a utilização de diversas ervas. À medida que a doença foi concebida como um fenômeno natural de desequilíbrio do meio sobre o homem, ela exerceu papel de destaque nas tendências da Revolução Industrial e fortaleceu o capitalismo como ideologia dominante. Os rumos da medicina para a medicalização foram orientados pela progressiva afirmação do capital e sua inescrupulosa estratégia consumista. A prática médica, conduzida pelos rumos da indústria farmacêutica e de equipamentos hospitalares, mergulhou no consumismo e investiu na conquista do apoio irrestrito da classe empresarial para a manipulação do poder na saúde.

Foucault (1986) entende que o hospital médico teve origem no deslocamento da intervenção médica para o hospital e na disciplinarização do espaço hospitalar. Segundo ele, com as novas tendências, o hospital passou a possuir características de planta física que veio assegurar a individualidade do doente. Surge a concepção do leito hospitalar que, até então, podia ser ocupado por diversos doentes; tudo dentro de um enfoque do hospital como morredouro.

Após o século 18, a ciência médica no Ocidente passa a organizar-se como força política e social. A Medicina já havia conquistado um considerável espaço político através da história; havia também grande reconhecimento social para o conhecimento que fundamentava a prática médica. A Revolução Industrial apontava para novas regras nas relações de produção de riquezas e o paradigma cartesiano da ciência demarcava o modelo mecanicista e reducionista de visão da realidade como método para o desenvolvimento de todas as áreas de conhecimento. As regras do grande jogo do poder já estavam definidas e, para não perder posição estratégica na esfera sociopolítica da sociedade, a ciência médica desenvolveu-se como defensora poderosa do aparelho ideológico.

No decorrer da história, pautados nas reflexões de Harari (2016), o mercado de trabalho esteve dividido em três setores principais: agricultura, indústria e serviços. Até por volta de 1800, a ampla maioria de pessoas trabalhava na agricultura e apenas uma minoria estava empregada na indústria e em serviços. Durante a Revolução Industrial, habitantes de países em desenvolvimento deixaram os campos e os rebanhos. A maioria começou a trabalhar na indústria, em números cada vez maiores, também se empregaram no setor de serviços.

No século 19, a Revolução Industrial criou uma classe imensa de proletariado urbano, e o socialismo se disseminou porque ninguém mais conseguia dar uma resposta às necessidades, esperanças e temores da nova classe trabalhadora. Posteriormente, o liberalismo só logrou derrotar o socialismo ao adotar as melhores partes do programa socialista (Harari, 2016).

A disciplinarização do hospital foi um instrumento eficiente do aparelho político e ideológico, voltado para conquista de um grande e promissor mercado para a exploração da saúde como mercadoria e da força de trabalho de Enfermagem como massa de manobra. O poder no hospital foi colocado em mãos médicas por estratégia indiscutível da classe dominante em garantir cumplicidade nas futuras investidas expansionistas do capitalismo. A história não nega essa afirmativa e muitos são os autores que a defendem.

Até meados do século 18, o poder nos hospitais estava nas mãos de religiosos que convocavam a presença do médico somente em situações extremas. Somente em torno de 1770, é que o médico passa a realizar a avaliação dos doentes. O regime dos hospitais do século 18 dizia que a enfermeira deveria estar a postos, na porta da enfermaria com um caderno nas mãos para acompanhar o médico, quando ele entrasse. A visita médica aos doentes era um verdadeiro ritual em que todos deveriam estar a postos, assistentes, alunos, enfermeiros (Foucault, 1979).

A documentação hospitalar também foi produto da disciplinarização do hospital. Surgem as formas de identificação nominal dos doentes e suas doenças. Procede-se diariamente ao registro da evolução do estado geral dos doentes e são propostos encontros mensais da equipe médica para estudo dos registros. O hospital passa a ser um espaço de criação e desenvolvimento do **saber** médico que, até meados do século 18, estava restrito aos tratamentos clássicos de Medicina (Foucault, 1979).

A formação disciplinar na educação das enfermeiras, de acordo com Almeida, Silva, Freitas *et al.* (2017), pode permitir sua submissão e (im)possibilidades de contrapoder no exercício de uma profissão eminentemente feminina. E o entendimento parcial sobre relações de poder na formação colabora com a reprodução de profissionais submissas.

No século 19, a Enfermagem surge como prática organizada na Europa e se destaca na Inglaterra com as mudanças propostas por Florence Nightingale.

Há pontos de vista discordantes na literatura internacional, quando o tema abordado remonta ao início da profissionalização da Enfermagem. Segundo Santos (2008), sustenta-se, por exemplo, que muito antes de Nightingale a enfermagem já se tornara um exercício profissional. O caso da Inglaterra seria o mais revelador, por sugerir a existência de categorias numerosas de cuidadores e cuidadoras desde muito cedo no século 20, como as atendentes particulares para enfermos de famílias mais abastadas e os auxiliares (quase sempre homens e contradizendo discurso feminista) de médicos em hospitais, que ajudavam com curativos, sangrias e banhos, no preparo e administração de poções, na aplicação de ventosas etc. Sabe-se que as atendentes, ou *private duty nurses*, ocupavam um espaço bastante marginal nos lares ingleses, ao passo que os auxiliares nos hospitais se dedicavam apenas a tarefas rotineiras. Nos hospitais, como nos espaços privados, havia muito pouco conteúdo técnico nas atividades exercidas pelos cuidadores, em geral provenientes das classes populares, sem acesso aos bens da cultura.

A despeito das contribuições de Florence Nightingale para a Enfermagem e para a saúde em geral, autores discutem sua atuação enquanto cuidadora e destacam suas dificuldades de relacionamento com as enfermeiras em guerra, na sua escola e nos hospitais por onde passou. Entretanto, relatos da época contradizem-se, pois, enquanto alguns confirmam o apoio e cuidado de Nightingale aos feridos da guerra, outros criticam sua postura administrativa e dedicação ao registro das suas realizações. Independentemente dos rumores sobre sua forma de relacionamento em trabalho, os feitos de Florence Nightingale cruzaram os continentes, fazendo com que o sistema nightingaleano fosse considerado um modelo a ser seguido para a criação dos primeiros cursos de Enfermagem (Frello, Carraro, 2013).

Os fundamentos que nortearam a criação da escola de Enfermagem pautada nas mudanças propostas por Florence, no entender de Padilha e Mancia (2005), foram originados também, de suas experiências anteriores à guerra, ou seja, sua educação aristocrática que lhe permitiu ter acesso a vários idiomas, a matemática, religião e filosofia e seu estágio de 3 meses no Instituto de Diaconisas de Kaiserswerth/Alemanha, onde aprendeu os primeiros passos da disciplina na Enfermagem (regras e horários rígidos, religiosidade, divisão do ensino por classes sociais). A organização do Instituto de Diaconisas instituída pelo pastor luterano Theodor Fliedner e sua esposa Frederika muito se assemelhava àquela preconizada pelas irmãs de caridade de São Vicente de Paulo, estando mais preocupados em formar o caráter de suas alunas do que em lhes ministrar conhecimentos específicos de Enfermagem.

A análise retrospectiva de aspectos da profissão também possibilita identificar marcas da religião, do gênero e das questões sociais que influenciaram e ainda interferem sobremaneira na prática destes profissionais. Tais conceitos podem ser observados no próprio juramento de enfermeiras elaborado por Florence Nightingale e ainda utilizado atualmente:

> "Juro dedicar minha vida profissional a serviço da humanidade, respeitando a dignidade e os direitos da pessoa humana, exercendo a Enfermagem com consciência e dedicação, guardando sem desfalecimento os segredos que me forem confiados. Respeitando a vida desde a concepção até a morte, não participando voluntariamente de atos que coloquem em risco a integridade física e psíquica do ser humano, mantendo elevados os ideais da minha profissão, obedecendo aos preceitos da ética e da moral, preservando sua honra, seu prestígio e suas tradições (Juramento de formatura em Enfermagem)" (Almeida, Silva, Freitas *et al.* 2017, p. 601).

No entender de Moreira (1999), a Enfermagem profissional nasce no século 19 com o interesse de Florence Nightingale – dama da alta sociedade inglesa – pela "arte de cuidar". Urge resgatar a imagem dos hospitais e, assim, superar a resistência das famílias a autorizar suas filhas a cuidar de doentes. A necessidade de vinculação da imagem do cuidado à devoção, à arte assexuada de dedicar-se ao próximo estrutura o cenário.

Como observa Santos (2008), em 1860 a Escola de Formação de *Miss* Nightingale, a primeira instituição educacional de alguma expressão na Europa no campo da Enfermagem, adotou um modelo de inspiração hospitalar do qual as instituições norte-americanas cedo se distanciaram, dando destaque ao trabalho de visitação. Como acentua a historiadora britânica Célia Davies, editora do periódico *Rewriting Nursing History*, esclarecendo que enquanto Florence imaginava a enfermeira como a supervisora do hospital, as líderes norte-americanas tendiam sempre a pensar no trabalho individual na comunidade. Essas circunstâncias levaram a novas formas de apoio à enfermeira diplomada que atuava isoladamente, e os serviços de visitação e de saúde pública começaram a expandir-se para outros países.

Para Souza (1982), a história da prática da atenção de Enfermagem na Inglaterra pode ser vista em três fases. Na primeira, as enfermeiras são consideradas governantas de hospital; na segunda, subordinada à medicina pela divisão técnica do trabalho e, na terceira fase, marcada pela intervenção do Estado e pelo desenvolvimento da Enfermagem administrativa. A experiência resultante do uso das teorias de administração clássica para organização do trabalho de Enfermagem produziu um perfil do profissional muito compatível com a dinâmica mecanicista de divisão social do trabalho. Os enfermeiros dividiram o processo assistencial de Enfermagem como se estivessem dividindo a produção de uma mercadoria qualquer. O processo de trabalho fracionado foi um marco da influência das teorias de administração na Enfermagem. Os resultados foram e têm-se mostrado desastrosos, porque o cliente passou a ser visto com diversas partes ou aspectos relacionados com o **fazer** técnico dos procedimentos da assistência.

A forte influência da Enfermagem administrativa sustentou a visão da enfermeira como a **dona de casa**. Conotação que, a princípio, passa uma ideia de poder, mas que, quando analisada em sua dimensão prática, percebe-se que esse poder é meramente disciplinar, marcado pelo perigoso aparelho ideológico da preservação do *status quo* de outros profissionais. Nessa perspectiva como a dona de casa, a enfermeira deveria primeiramente cuidar de seus aspectos domésticos, desviando-se sutilmente do seu objetivo de trabalho, o cliente. A escola inglesa, preocupada com a construção da nova imagem da Enfermagem, rompe com sua proposta essencial de cuidar do cliente e amarra essa prática à terapêutica médica. O cuidado de Enfermagem ganha conotação complementar da prática médica e acompanha a evolução da Medicina como prática empírica, dissociado de conteúdo teórico que o sustente (Souza, 1982).

O ato de cuidar na perspectiva da escola de *Miss* Florence Nightingale, conforme observa Moreira (1999), remetia a determinados pré-requisitos: idoneidade moral, devoção, desprendimento, submissão e capacidade de gestão do espaço hospitalar tal como uma casa, ou seja, da sua casa. Tais requisitos informavam uma reação a uma história anterior que conectava tal prática de cuidado a uma imagem de mulher negativa para os padrões morais. Resgatar uma suposta natureza feminina pura, tornava-se urgente a fim de garantir um espaço profissional e a saída desta mulher de casa. Esta saída só se podia dar em acordo com o imaginário fundante da esfera privada/familiar, pautada em uma suposta vocação feminina para nutrir, cuidar e gerir.

Melo (1986) lembra que **uma característica que marcou o período negro da Enfermagem** foi a perseguição às mulheres curandeiras, por parte da Santa Inquisição. Isso no período conhecido como **de caça às bruxas**, entre os séculos 14 e o 17, cuja maior acusação era o delito de curar. A maioria das mulheres assassinadas como bruxas era, na verdade, curandeira e parteira que servia à população camponesa. A luta da Igreja contra elas devia-se, principalmente, ao seu conhecimento sobre a arte de curar, que era monopólio da Igreja.

Durante 300 anos de caça às bruxas, a Igreja queimou na fogueira a quantidade impressionante de cinco milhões de mulheres. As mulheres, antes veneradas como parte essencial da iluminação espiritual, foram banidas dos templos do mundo. Não há rabinos ortodoxos, padres católicos, nem clérigos islâmicos do sexo feminino. Nem mesmo a associação da mulher ao lado esquerdo pôde escapar à difamação da Igreja. Na França e na Itália, as palavras que correspondiam a "esquerdo" – gauche e sinistra – passaram a ter significado altamente pejorativos, ao passo que as palavras designativas do lado direito passavam a ideia de justiça, destreza e correção. *"Até hoje, o pensamento radical é considerado de esquerda, o pensamento irracional é ligado ao lado esquerdo do cérebro, e qualquer coisa que seja má é classificada de sinistra"* (Brown, 2004, p. 135).

Como enfatiza Moreira (1999, p. 58), as bruxas foram perseguidas por serem objetivas, por possuírem um saber empírico e imoral. Mas no século 19 a retórica reverteu-se: mulheres tornaram-se também impossibilitadas de desenvolver um saber científico, por serem delicadas e sentimentais. Segundo a autora, os estereótipos mudaram para seguir a conveniência masculina – não existe nada em nossa "natureza feminina inata" para justificar nossa subserviência atual.

A propósito da Inquisição, Brown (2004, p. 183), compreende como investida brutal da Igreja Católica Romana, que surge para "reeducar" os adeptos de religiões pagãs e adoradoras de deidades femininas durou três séculos, empregando métodos ao mesmo tempo inventivos e hediondos. A Inquisição Católica publicou um livro que se pode considerar o mais sangrento da história da humanidade. O *Malleus Maleficarum* – ou o Martelo das Feiticeiras – doutrinava o mundo contra os "perigos das mulheres de pensamento liberal" e instruía o clero sobre a forma de localizar, torturar e destruir essas mulheres. As pessoas consideradas "bruxas" pela Igreja incluíam todas as professoras, sacerdotisas, ciganas, místicas, amantes da natureza, coletoras de ervas e qualquer mulher "que fosse suspeita de sintonizar-se com o mundo sobrenatural".

Como nos sugere Lima (1993), as parteiras tinham espaço garantido na sociedade, no entanto, no fim do século 11 começou um movimento de desprestigiá-las em decorrência do fortalecimento da Igreja Católica, que se tornou proprietária de mais de um terço das terras do velho continente. Ainda assim, a prática autônoma das parteiras resistiu até 1835, quando foi incorporada pelo novo poder médico respaldado pelo total apoio governamental, conseguindo coibir a prática autônoma delas. Tudo culminou em 1902 com a promulgação de uma Lei do Parlamento Britânico que as impôs uma condição de subordinação para o exercício da função de parteira, quer dizer, elas deveriam ser submetidas a um exame seletivo para serem cadastradas – condicionando a realização dos partos exclusivamente sob supervisão médica.

Os partos, que eram atividades reservadas à mulher, logo passaram para os barbeiros-cirurgiões, com o argumento de terem eles melhor preparo técnico e pela plena aceitação da Igreja por caracterizar esta atividade como de caráter inferior e representar uma habilidade manual. De mulheres iluminadas com grande reconhecimento nas comunidades que atuavam, as parteiras passaram a representar ameaças à saúde física e ao equilíbrio espiritual das mulheres e dos recém-natos, inclusive com aval da Igreja.

Nesse sentido, as ponderações de Brown (2004), são oportunas e esclarecedoras, em especial quando ele afirma que as parteiras também eram perseguidas e mortas por sua prática herética do uso do conhecimento médico para evitar as dores do parto – um sofrimento, segundo a Igreja, que era a punição justa por Eva ter dividido o Fruto da Árvore do Conhecimento, gerando assim a ideia do Pecado Original.

Nos hospitais do início do século 20, o trabalho de Enfermagem começa a ser dividido entre as *matrons* que faziam a chefia do serviço e as *sisters* que ficavam encarregadas de cuidar dos doentes nas enfermarias. Essa foi a primeira divisão social do trabalho em Enfermagem, caracterizada pela diferenciação entre o fazer como atividade manual e o saber como função intelectual.

De acordo com estudo de Almeida, Silva, Freitas *et al.* (2017), a Enfermagem é compreendida como uma ação ou uma atividade realizada predominantemente por mulheres que precisam dela para reproduzir a sua própria existência, utilizam de um saber advindo de outras ciências e de uma síntese produzida por ela própria para apreender seu objeto de trabalho, naquilo que interessa ao campo do cuidado de Enfermagem, objetivando atender às necessidades sociais e de saúde da população brasileira, guardando, portanto, intrínseca relação com a dimensão política e seus processos sociais.

Esta área do saber está cingida pela divisão técnica e social do trabalho, no entender de Almeida, Silva, Freitas *et al.* (2017), tanto na perspectiva vertical como na horizontal, por questões sociopolíticas, resultante de questões conflitivas que emergem cotidianamente na Enfermagem entre médicos e enfermeiras, enfermeiras e pacientes, enfermeiras e técnicos ou auxiliares de Enfermagem e técnicos e auxiliares entre si.

Segundo Padilha e Mancia (2005), ao pensar numa escola de Enfermagem, Florence Nightingale deve ter utilizado muito do que havia aprendido com as irmãs de caridade, desde as vastas exigências de caráter moral e espírito religioso feitas às candidatas, a distribuição e controle do tempo destinado ao trabalho hospitalar, curso e folgas, bem como, a admissão de alunas de classes sociais diferenciadas. As de classe elevada *(lady nurses)* podem ser comparadas às Senhoras da Confraria, que eram preparadas para as atividades de supervisão, direção e organização do trabalho em geral, e as de nível socioeconômico inferior (*nurses*) que podem ser comparadas as irmãs de caridade provenientes das aldeias, que eram mais preparadas para o trabalho manual, o cuidado direto, a obediência e a submissão.

Nessa perspectiva Costa, Stoiz, Grynszpan *et al.* (2006, p. 371) esclarecem que a ameaça do domínio burguês se traduzia na maneira pela qual mulheres que reivindicavam direitos eram apontadas pela medicina: *"espécies híbridas, não sexuadas, mulheres-homens, dege-*

neradas, vampiras, assassinas", incapazes para conseguir marido ou manter família. No fim do século 19 era comum um processo de doencificação da transgressão dos padrões femininos. Ninfomania e histeria ocultavam o receio da perturbação da ordem (burguesa) em decorrência da emancipação feminina. A natureza irracional das mulheres, em contraste com a racionalidade masculina, já estava presente no discurso iluminista. A exigência de formulação de classificações gerais e leis universais (método científico) produziu, pelo discurso da ciência, dois grupos separados, bem definidos e com homogeneidade interna: homens e mulheres, cujas naturezas – masculina e feminina – eram também distintas.

A propósito do comportamento submisso das primeiras gerações de enfermeiras moldadas nos padrões nightingaleanos, muito se tem discutido no âmbito acadêmico da Enfermagem, embora ainda persistam traços de resistência da parte de seus setores eruditos mais conservadores quando se trata de questionar tal paradigma, até porque no entendimento desses o modelo nightingaleano prevalece algo dogmático, por isso inquestionável.

Conforme observam Mancia e Padilha (2006), vale lembrar que o paradigma nightingaleano chegou no Brasil, em 2 de setembro de 1921, trazido por Carlos Chagas, diretor do recém-criado Departamento Nacional de Saúde Pública (DNSP), tendo como responsável a enfermeira norte-americana Ethel Parsons, do Serviço Internacional de Saúde da Fundação Rockefeller que passou a chefiar a Missão Técnica de Cooperação para o desenvolvimento da Enfermagem no Brasil. Esta iniciou cursos intensivos de visitadoras de Higiene, no qual foram aproveitadas algumas visitadoras do Serviço de Combate à Tuberculose. Conjunção de fatores de ordem política voltados para o implemento de mudanças substanciais na formação profissional dos enfermeiros brasileiros, sobretudo impondo padrões disciplinares e comportamentais favoráveis ao aniquilamento das contestações quanto aos seus direitos de expressão.

A presença da Fundação Rockefeller no Brasil, conforme esclarece Mascarenhas, Melo e Silva (2016), não resultou de uma imposição, mas de uma decisão do Estado brasileiro, que optou por estabelecer acordos com essa instituição norte-americana. Neste sentido, a convergência de interesses entre o governo brasileiro e a Fundação Rockefeller viabilizou a modernização da Saúde Pública brasileira e a profissionalização do trabalho da enfermeira, mesmo no contexto de crise político-econômica dos anos 1920.

A chegada da Missão de Cooperação Técnica para o Desenvolvimento da Enfermagem no Brasil, como ressaltam Mascarenhas, Melo e Silva (2016), impulsionou a implantação no Brasil do modelo nightingaleano de formação específico para enfermeiras, estabeleceu as bases da prática profissional da enfermeira brasileira e iniciou a sistematização de conhecimentos próprios ao campo profissional da Enfermagem. Além disso, foi a partir dos anos 1920 que o Estado nacional passou a normatizar, controlar e delimitar as fronteiras formais do trabalho da enfermeira no campo da saúde.

As manobras executadas por Carlos Chagas e pelo representante da Fundação Rockefeller no Brasil, consubstanciadas pelo apoio do presidente da república brasileira, de acordo com estudos de Mascarenhas, Melo e Silva (2016), tiveram êxito e resultaram no início do convênio em julho de 1921, com a nomeação da enfermeira norte-americana Ethel Parsons para organizar uma escola e implantar um serviço de enfermeiras de saúde pública no Brasil. Essa enfermeira chegou ao país em 02 de setembro de 1921, fato que demarca o início da Missão de Cooperação Técnica para o Desenvolvimento da Enfermagem no Brasil, também conhecida como Missão Parsons.

A Missão Parsons, como ficou conhecida, por conta da liderança de Ethel O. Parsons, organizou um Serviço de Enfermeiras de Saúde Pública e foi formada por enfermeiras americanas que chegaram ao Rio de Janeiro em dois de setembro de 1921 e seguiram o modelo de ensino e de prática da Enfermagem moderna, segundo os princípios norteadores do sistema nightingaleano reinterpretado pelas americanas, o chamado modelo anglo-americano de formação. A escola iniciou o curso com 13 alunas, em regime integral de atividades, por um período de 28 meses inicialmente (Araújo e Sanna, 2011).

A Enfermagem, analisada na perspectiva política, segundo Almeida, Silva, Freitas *et al.* (2017), apresenta algumas limitações, dentre as quais: o conflito entre duas perspectivas na formação de enfermeiras – uma vinculada ao ideário de preparar profissionais submissos para o exercício profissional e outra no sentido de favorecer uma nova cultura na profissão, a de uma classe trabalhadora da Enfermagem que foi duramente expropriada da consciência de classe participativa, militante, necessária ao enfrentamento do mercado de trabalho, o trabalhador coletivo da Enfermagem como uma forma encontrada pelo capitalismo para manter os salários da força de trabalho em baixos níveis e a segregação feminina na Enfermagem como um fato histórico, muito bem utilizado pelo capitalismo para manter os salários da força de trabalho nesta área em baixos níveis, na educação da mulher e, por extensão, das trabalhadoras da Enfermagem, propaga-se a ideologia de que a enfermeira deve ser alguém disciplinada, obediente, que não exerça crítica social, mas que console e socorra as vítimas da sociedade.

Condicionamentos que se consolidaram inclusive entre estudantes de Enfermagem, conforme se pode observar na Página de Estudante dos Annaes de Enfermagem, número 10 de 1937, através de texto sobre a utilização dos símbolos pelas diferentes nações. Mostra e explica que o símbolo utilizado pela Enfermagem é a lâmpada. Esclarece-se que a lâmpada é o símbolo de fé; é a luz que reflete a imagem do trabalho. Abrangendo o cintilar do cuidado através desta luz que não se apaga, trazendo um ideal para a profissão com igualdade de sentimentos. Na verdade, a lâmpada é registrada como símbolo, pois reflete as atitudes dos profissionais na parte moral e física. Por meio da observação era elevada a fé de uma melhora de almas combalidas que foram retiradas do combate e, assim, encorajando os desgraçados e descrentes, na passagem da visita aos leitos com aquela luz levava amor e solidariedade. O texto também faz menção a utilização da lâmpada por Florence, instigando os estudantes a manter o ideal, a ciência e a arte, pressupostos inaugurados por ela (Pereira, Marques 2006).

A ascensão profissional no âmbito da Enfermagem, de acordo com reflexões de Santo, Oguisso e Fonseca (2011), atrelava-se à estabilização do poder médico que adotou o modelo bournevilleano de enfermeiras, "religiosas sem hábito", detentoras das características de cuidadoras devotadas – entendidas como inerentes à mulher – e presentes nas Irmãs de Caridade, mas, também, cumpridoras das tarefas determinadas pelo médico.

Conjunturas herméticas que trouxeram substantivos reflexos comportamentais nos profissionais de enfermagem, expressados nas relações de submissão desses com relação ao poder e à dominação da classe médica. É nesse pensar que Almeida (1986, p. 40) ressalta:

> "O saber médico traduz-se também em poder que se cristaliza no topo da hierarquia hospitalar e passa a dirigir todas as práticas advindas da divisão social do trabalho no hospital. As relações de dominação-subordinação estabelecem-se e a prática de Enfermagem, de independente passa a ser uma prática dependente e subordinada à prática médica."

Para entender a evolução do conhecimento em Enfermagem, não podemos esquecer que barreiras ideológicas sempre impuseram limites ao pensar da categoria. No período que corresponde ao surgimento do cristianismo e ao final do período feudal, a Enfermagem era praticada por mulheres que não serviam para outras atividades, devido ao baixo nível social, analfabetismo e padrão moral de vida muito questionável. Naquele período, a relação do enfermo com o enfermeiro era caracterizada pela caridade. Os cuidados de Enfermagem eram pautados nas habilidades domésticas que constituíram os primeiros passos para a organização dos procedimentos técnicos de atendimento ao cliente.

Por influência da Igreja Católica, o cuidado de Enfermagem nos hospitais trazia uma conotação de caridade religiosa e, por ironia da história, era executado por desclassificados sociais. Acredito que, na época, as distorções da prática de Enfermagem também eram significativas. A relação de afeto e caridade que caracterizava o cuidado de Enfermagem no hospital religioso não existia nos morredouros. As pessoas que trabalhavam com os doentes pobres eram desclassificadas e sem outras possibilidades no mercado de trabalho. É importante lembrar que existiam negociatas entre os doentes e comerciantes da época, envolvendo contrabando de pedras e iguarias, provenientes das colônias. Trabalhando por salários baixos e com valores morais questionáveis, o **enfermeiro** possivelmente tirava proveito das negociatas e atendia bem a quem lhe fosse conveniente.

Apesar de séculos entre essa referência histórica e nossos dias, a realidade atual apresenta uma sutil identificação com o passado. Não é raro presenciar a oferta de propinas por parte dos clientes e acompanhantes (familiares) na tentativa de garantir melhor atendimento por parte da equipe de Enfermagem. Muitas são as recomendações, para que o grupo não aceite; entretanto, raros são os que mantêm o posicionamento ético recomendável. O grupo não percebe que, ao aceitar a propina, está sendo admitida a hipótese de que a atenção adequada está na dependência direta do pagamento **extra**. Agindo dessa forma, o conceito de moral atribuído à equipe fica exposto a críticas que a sociedade se encarrega de atribuir.

No que tange a falta de ética dos profissionais de Enfermagem quanto ao aceite de propinas, reporta-se aos relatos de Machado (1999), em sua experiência de cliente internado no SUS (Sistema Único de Saúde), na qual pôde constatar o quanto distorcida se encontra a prática de Enfermagem nos hospitais. Mais contundente seus relatos pertinentes a sua total dependência para executar atividades da vida diária – quando pela mais absoluta falta de opção teve de se submeter ao "esquema marginal" de oferta de propinas em troca de cuidados que deveriam ser prestados como procedimento de rotina do serviço. Embora tenha relutado e resistido ao máximo, acabou cedendo às chantagens do pessoal de Enfermagem para ver atendidas as suas necessidades humanas mais essenciais. Vindo mais tarde, relatar as suas amargas vivências através de um livro que serve como referência para a consulta de estudantes, docentes e pesquisadores da área, bem como de todos aqueles interessados na temática *"qualidade dos serviços de saúde oferecidos à sociedade"*.

Como destaca Barros (2002, p. 81), a Isaac Newton coube a criação de teorias matemáticas que confirmaram a visão cartesiana do corpo e do mundo como uma grande máquina a ser explorada. Assim como a mecânica newtoniana possibilitou a explicação de muitos fenômenos da vida cotidiana, a medicina mecanicista passa a fornecer, gradativamente, os instrumentos requeridos pelos médicos para que pudessem lidar de forma cada vez mais satisfatória, com uma parte crescente das doenças mais corriqueiras. Não podem ser negados – tanto quanto seria descabido fazê-lo nos dias de hoje – os notáveis avanços ocorridos no campo das ciências biológicas, a partir do século 17, à medida que também evoluíam a física e a química. O que cabe, sim, continuar questionando são os descaminhos ou as estratégias e interesses que, em especial a partir da revolução industrial capitalista, passaram a prevalecer e que mais adiante serão objeto de maiores considerações.

REFERÊNCIAS BIBLIOGRÁFICAS

Almeida MCP. *O saber de enfermagem e sua dimensão prática*. São Paulo: Cortez, 1986.

Almeida DB, Silva GTR, Freitas GF *et al.* Recursos de disciplinarização na enfermagem: um estudo histórico e foucaultiano. *Acta Paul Enferm.* 2017;30(6):598-606.

Araújo AC, Sanna MC. Ciências Humanas e Sociais na formação das primeiras enfermeiras cariocas e paulistanas. *Rev Bras Enferm.* 2011;64(6):1106-13.

Barreira IA. A reconfiguração da prática da enfermagem brasileira em meados do século 20. *Texto Contexto Enferm.* 2005;14(4):435-48.

Barros JAC. Pensando o processo saúde doença: a que responde o modelo biomédico? *Saude Soc.* 2002;11(1):67-84.

Brown D. *O Código Da Vinci*. Tradução de Falck-Cook CC. Rio de Janeiro: Sextante, 2004.

Ceccin RB. A ciência e a arte de um saber – fazer em saúde. In: *Marcas da diversidade: saberes e fazeres da enfermagem contemporânea*. Porto Alegre: Artes Médicas, 1998.

Corrêa RA. Dicionário escolar francês-português. Português-francês. Brasília: Ministério da Educação e Cultura, 1970.

Costa T, Stotz EN, Grynszpan D *et al.* Naturalização e medicalização do corpo feminino: o controle social por meio da reprodução. *Interface* (Botucatu). 2006;10(20):363-80.

Demo P. *Sociologia – Uma introdução crítica*. São Paulo: Atlas, 1987.

Fischborn AF e Cadona, MA. Trabalho e autonomia dos trabalhadores em saúde: considerações sobre pressupostos teórico e metodológicos de análise do trabalho em saúde. *Saude Soc.* 2018;27(1):227-37.

Foucault M. *Microfísica do poder*. Rio de Janeiro: Ed. Graal, 1986.

Foucault M. O nascimento do hospital. In: Foucault M. *Microfísica do poder*. Rio de Janeiro: Graal, 1979.

Franco TB. Trabalho criativo e cuidado em saúde: um debate a partir dos conceitos de servidão e liberdade. *Saude Soc.* 2015;24(suppl.1):102-14.

Frello AT e Carraro TE. Contribuições de Florence Nightingale: uma revisão integrativa da literatura. *Esc. Anna Nery.* 2013;17(3):73-579.

Gauthier J, Sobral V. Análise institucional e esquizo-análise: uma abordagem política na pesquisa. In: *Pesquisa em enfermagem: novas metodologias aplicadas*. Rio de Janeiro: Guanabara Koogan, 1998. p. 88-121.

Harari YN. *Homo Deus: uma breve história do amanhã*. Tradução de Paulo Geiger. São Paulo. Cia das Letras, 2016. 443 p.

Jamiesson EM et al. *História de la Enfermeria*, 6. ed. México, DF: Interamericana, 1968.
Lima MJ. *O que é enfermagem*. São Paulo: Brasiliense, 1993.
Machado WCA. *Minha prisão sem grades: uma abordagem semiótica de reabilitação em enfermagem*. Goiânia: Kelps, 1999.
Mancia JR, Padilha MICS. Trajetória de Fraenkel EM. *Rev Bras Enferm*. 2006;59:432-7(especial).
Mascarenhas, NB, Melo CMM, Silva, LA. Gênese do trabalho profissional da enfermeira no Brasil (1920-1925). *Esc Anna Nery*. 2016;20(2):220-7.
Maturana HR, Verden-Zöller G. *Amar e brincar: fundamentos esquecidos do humano do patriarcado à democracia*. Tradução de Mariotti H, Diskin L. São Paulo: Palas Athena, 2004.
Melo C. *Divisão social do trabalho e enfermagem*. São Paulo: Cortez, 1986.
Moreira A. *Desmistificando a origem da enfermagem brasileira*. Dissertação de Mestrado. Escola de Enfermagem Alfredo Pinto da Universidade do Rio de Janeiro. Rio de Janeiro, 1990.
Moreira MCN. Imagens no espelho de Vênus: mulher, enfermagem e modernidade. *Rev Latino-Am Enfermagem*. 1999;7(1):55-65.
Padilha MICS, Mancia JR. Florence nightingale e as irmãs de caridade: revisitando a história. *Rev Bras Enferm*. 2005;58(6):723-6.
Paixão W. *História da enfermagem*, 5. ed. Rio de Janeiro: Júlio C. Reis, 1979.
Pereira MNM, Marques IR. Analisando o conteúdo da seção "Página do Estudante" dos Annaes de Enfermagem. *Rev Bras Enferm*. 2006;59:428-31(especial).
Pires D, Gelbcke FL, Matos E. Organização do trabalho em enfermagem: implicações no fazer e viver dos trabalhadores de nível médio. *Trab Educ Saúde*. 2004;2(2):311-26.
Peres MAA, Padilha MICS. Uniforme como signo de uma nova identidade de enfermeira no Brasil (1923-1931). *Esc Anna Nery*. 2014;18(1):112-21.
Santo TBE, Oguisso T, Fonseca RMGS. A profissionalização da enfermagem brasileira na mídia escrita no final do século XIX: uma análise de gênero. *Rev Latino-Am Enfermagem*. 2011;19(5):1265-71.
Santos I, Gauthier J. *Enfermagem: análise institucional e sociopoética*. Rio de Janeiro: Central de Eventos Científicos e Culturais da EEAN-UFRJ, 1999.
Santos LAC. A duras penas: estratégias, conquistas e desafios da enfermagem em escala mundial. *Hist Cienc Saude-Manguinhos*. 2008;15(1):13-28.
Santos RM, Trezza MCSF, Barros WO et al. História e perspectivas da organização dos enfermeiros nos movimentos sindicais. *Rev Bras Enferm*. 2006;59(1):89-94.
Souza A. *Desenvolvimento dos Serviços de Assessoria de Enfermagem da Organização Panamericana de Saúde. Impacto na educação de enfermagem Latino-Americana (1940-1980)*. Tese de Doutoramento. The Ohio State University, 1982.
Stedman TL. *Dicionário Médico*. Rio de Janeiro: Guanabara Koogan, 1996.
Veiga RG. *Vocabulário Médico*. São Paulo: EPU, 1979.
Villandro L. *Speak-Up Dicionário*. Rio de Janeiro: Globo, 1987.

ENFERMAGEM MODERNA:
Sobre o Surgimento e Influências do Modelo Anglo-americano da Profissão

CAPÍTULO 15

Como bem destacado no estudo de Peres e Padilha (2014), o modelo anglo-americano de Enfermagem tem suas origens no Sistema Nightingale, que chegou aos EUA em 1873 com a criação da Escola de Treinamento de Enfermeiras do Hospital de Bellevue, atual Hospital Geral da Filadélfia. Alice Fisher, enfermeira formada pela Escola de Enfermeiras de São Thomas em Londres, foi uma das responsáveis pela adequação do Sistema Nightingale nesta escola, em 1885. Ainda sobre a origem do modelo anglo-americano de formação profissional de Enfermagem, segundo Peres e Padilha (2014, p. 115), o bacharelado em Enfermagem foi inaugurado nos EUA, na Universidade de Minnesota, em 1909, cujo programa fazia parte da Escola de Medicina, com duração de três anos.

> "Foi o início do movimento para a educação de enfermagem alçar o sistema de ensino superior. Em 1910, havia aproximadamente mil escolas de enfermagem em funcionamento nos EUA, cuja finalidade era prover assistência, por meio do trabalho das estudantes, e preparar enfermeiras para a comunidade. A priorização do treinamento em serviço, em detrimento da capacitação intelectual das estudantes, levou à necessidade de transformação do modelo de ensino".

No Brasil, como esclarecem Oguisso, Freitas e Takashi (2013), o início da década de 1920 foi marcado pelas discussões em prol da profissionalização sanitária no país, principalmente em torno de Carlos Chagas e outras figuras como João de Barros Barreto e José Paranhos Fontenelle, além de médicos do recém-criado Departamento Nacional de Saúde Pública (DNSP) e de outros serviços, preocupados com problemas de higiene e saneamento.

Em 1919, como nos esclarecem as reflexões de Oguisso, Freitas e Takashi (2013), Carlos Chagas havia estado nos Estados Unidos em viagem de estudos. Com o desejo de fazer alguma coisa para melhorar as condições de saúde no país manteve contatos com personalidades americanas e soube da importância do papel de enfermeiras no campo da saúde pública e o tipo de preparo que deveriam receber. Convencido de que o primeiro passo teria de ser a criação de cursos para formação de enfermeiras no padrão das americanas ou inglesas, solicitou e obteve auxílio da Fundação Rockefeller.

Como observam Araújo e Sanna (2011), tanto na filosofia do modelo da Enfermagem Moderna, quanto no livro Notas Sobre a Enfermagem, de autoria de Florence Nightingale, publicado em 1859, havia preocupação com o comportamento pessoal das alunas e sua postura física e vestimentas, em função da valorização do trabalho da enfermeira que, após a Reforma Protestante passou a ser exercida por mulheres de moral duvidosa. O modelo propunha ainda a divisão social do trabalho por meio da distinção de funções entre as "*nurses*", com atividades usuais no hospital, e as "*ladies nurses*", com atividades mais elaboradas de supervisão da assistência, administração e ensino.

Ademais, de acordo com Araújo e Sanna (2011), sob esse ideário se compôs a Enfermagem no Brasil, mais especificamente no Rio de Janeiro, na Escola de Enfermagem Anna Nery (EEAN), que iniciou suas atividades em 1923, por iniciativa do diretor geral do Departamento Nacional de Saúde Pública da época, o sanitarista Carlos Chagas, com a cooperação do Serviço Internacional de Saúde da Fundação Rockefeller por meio da Missão Técnica de Cooperação para o Desenvolvimento da Enfermagem no Brasil, coordenada pela enfermeira norte-americana Ethel Parsons.

A atividade inicial de Ethel Parsons no Brasil, segundo estudo de Mascarenhas, Melo e Silva (2016), foi desenvolver um estudo sobre a situação da Enfermagem no país e elaborar um projeto de enfermagem a ser implantado na Saúde Pública. Para essa enfermeira, era imprescindível conhecer os aspectos da sociedade brasileira antes de introduzir valores, ideologias e cultura norte-americanos, pois esses aspectos teriam grande influência na implantação do projeto de Enfermagem.

A preocupação em mudar a imagem da Enfermagem na sociedade brasileira do início do século 20 foi marcada pelo objetivo de desconstruir preconceitos e anunciar publicamente as mudanças que ocorreriam em relação à profissão. Assim, Ethel Parsons e Carlos Chagas elaboraram e divulgaram um panfleto, em 1921, intitulado "A enfermeira moderna – apelo às moças brasileiras". Esse documento, feminista por essência, demarca a emergência e o anúncio público de um novo modelo de enfermeira, a enfermeira moderna, que seria implantado com o apoio e a colaboração do Estado Nacional (Mascarenhas, Melo e Silva 2016).

Em contrapartida, o estudo de Santo, Oguisso e Fonseca (2011), se refere à fato relevante do ponto de vista histórico ocorrido no final do século 19, envolvendo a conflituosa relação entre a Igreja e o Estado. Segundo esses autores, em 11 de agosto de 1890, as irmãs de caridade deixaram o Hospício Nacional dos Alienados (HNA), tendo essa decisão sido permeada pelo confronto entre fatores políticos e institucionais, evidenciando-se a divergência gerada pela separação entre Igreja e Estado, a resistência das irmãs de caridade em aceitar os novos procedimentos trazidos pelos médicos chegados da Europa e a decisiva relação de poder travada entre os médicos e as religiosas. Eles, ao reconhecerem o HNA como campo de poder e produção do conhecimento, iniciaram uma campanha pela conquista da administração institucional, tendo como principal articulador o novo diretor do hospício que reduziu o poder das irmãs de caridade, retirando-as da administração institucional. Vale ressaltar a similaridade dessa situação ao ocorrido na França, anos antes, que também passou pela laicização de seus hospitais, em consonância à nova ordem social e política adotada pelo governo que divergia da utilizada pelas instituições hospitalares daquele país.

No concernente à laicização do trabalho de enfermagem nos hospitais brasileiros, nos anos de 1890, como destacam Santo, Oguisso e Fonseca (2011, p. 1269), duas medidas foram tomadas para a solução do problema de recursos humanos: a criação de uma escola para formação de enfermeiros (EPEE) e a contratação de um quantitativo de enfermeiras formadas na Escola de Salpêtrière, além de outras 15 auxiliares de enfermagem, somando cerca de 40 profissionais francesas.

> "O objetivo dessa contratação era substituir de imediato o trabalho realizado pelas religiosas. No entanto, seria ingênuo pensar que a opção pela nacionalidade e pela escolaridade ocorreu ao acaso, pois a Escola de Salpêtrière foi fortemente influenciada pelo modelo de enfermagem do Dr. Bourneville (proeminente médico, jornalista e político francês) que inaugurou instituições de ensino leigas e criou um manual de referência para a formação de enfermeiras".

Ao analisar a difusão da formação profissional de Enfermagem em escala global como estratégia defendida e vislumbrada pelos consultores da Fundação Rockefeller para a área de Enfermagem e pelos técnicos da OMS, cabem algumas considerações pertinentes. Em primeiro lugar, resgatar que em muitos países, lideranças da Enfermagem e dirigentes educacionais postulavam a criação de pequenas "elites de poder" no seio da profissão, como uma estratégia válida para a conquista de um território de saber "legítimo" aos olhos das classes sociais mais altas, de tal modo a atrair jovens estudantes promissoras. Tratava-se, em outras palavras, de gerar profissionais com autoestima pessoal, bom lastro cognitivo e formação técnica exemplar, em lugar de figuras vassalas e subalternas à administração dos "doutores" (Santos, 2008, p. 16-17).

Quanto ao comportamento submisso do enfermeiro para com os médicos ou "pretensos doutores", historicamente característico das relações profissionais no contexto do setor saúde, valemo-nos do pensar de Max Weber (1987, p. 72), quando ele disse:

> "Todas as formas de luta e todas as maneiras de competição que ocorrem tipicamente em grande escala levarão, independentemente, da intervenção possível do acaso, a uma seleção de todos aqueles que possuem num grau mais alto as qualidades pessoais importantes para o sucesso."

O escritor Pedro Demo (1987) refere-se à cultura como as maneiras de ser, querer e produzir que traduziu a identidade histórica da comunidade, tornando-a diferente das demais. Ele cita o machismo como exemplo de condicionamento social da mulher e afirma que o mesmo lhes reserva destaque nas profissões menos nobres. Aquelas profissões detentoras de menor influência na estrutura de poder da sociedade. Destaca a desigualdade social como traço inevitável de qualquer sociedade e responsável pelas transformações da história, a partir dos momentos de conflito entre dominantes e dominados. Enfatiza que a relação de dominação dos homens sobre as mulheres é pautada em mitos, crenças e valores, usados para justificar privilégios masculinos. Para ele, o poder é um fenômeno que atinge a todas as dimensões do convívio humano e nas organizações sociais, suas características como soberania, a liderança e obediência, hierarquia e subordinação, influência, prestígio e autoridade encontram-se em todas as relações e formações sociais.

Souza (1982), citando Dean e Bolton, lembra que as mudanças na prática de Enfermagem que ocorreram em meados do século 19 na Inglaterra e que iniciaram o desenvolvimento da Enfermagem moderna, aconteceram no âmbito do discurso formal. Elas foram baseadas na transformação da pobreza em princípios de saneamento e compromisso institucional. Propunham a mudança do comportamento dos pobres em casa ou como clientes hospitalizados.

Florence Nightingale, moça procedente da burguesia inglesa do século 18, culta e inteligente, interessava-se pelo cuidado com os enfermos e foi conviver com as diaconisas de Kaiserswerth na Alemanha, para aprender a arte de Enfermagem. Estagiou em hospitais parisienses e foi voluntária na guerra da Crimeia prestando cuidados aos feridos. Mesmo considerando a nobreza de sua intenção no que se refere à preocupação quanto ao cuidado com os doentes, entendo que seus pensamentos repetiam o modelo burguês de sua educação e situação social.

Em 1854, com a Guerra na Crimeia, a Grã-Bretanha lutava junto com a França ao lado dos aliados turcos em sua guerra contra a Rússia. Mais uma vez, as contingências aproximam Florence Nightingale das irmãs de caridade, só que agora de forma indireta. As irmãs já estavam em Constantinopla desde 1839, desenvolvendo seu trabalho nos hospitais, e por ocasião da guerra foram enviadas por solicitação do governo francês para os hospitais militares e da marinha para prestar cuidados aos enfermos "nem os rigores do inverno, nem a cólera e o tifo, nada as assusta, nada as repele. Ao serviço das ambulâncias e dos hospitais, elas juntaram ainda a visita frequente aos prisioneiros de todas as nações, e esperavam o desembarque dos navios carregados de doentes e de feridos chegados da Crimeia" (Padilha e Mancia 2005, p. 725).

Naquela época, os jornais ingleses criticavam a administração dos hospitais militares e alguém que conhecia o excelente trabalho das irmãs de caridade nos hospitais militares franceses escreveu no *Times*: *"PORQUE NÃO TEMOS IRMÃS DE CARIDADE?"* O ótimo tratamento que dispensavam aos soldados franceses constituía, sem dúvida, uma novidade para os ingleses, porquanto, algum tempo depois o *Ilustred London News* estampou uma ilustração, na qual se viam as irmãs trabalhando na enfermaria de seu hospital. A consequência disto foi que, o Ministro da Guerra necessitava tomar medidas urgentes para reverter a situação, e assim escreve: "Na Inglaterra, só conheço uma criatura capaz de organizar e dirigir um plano assim, mas não devo ocultar que, segundo penso, o sucesso final ou o fracasso do projeto depende de sua decisão". Esta pessoa era Florence Nightingale (Padilha e Mancia 2005, p. 724).

Como muito bem pontua Santos (2008), indubitavelmente foi hospitalar o modelo inicial que cruzou os mares a partir da Inglaterra, inspirado em Florence Nightingale. Durante a década de 1890 a supremacia desse modelo sofreu um primeiro revés do outro lado do Atlântico, na Universidade Johns Hopkins. Foi ali, em Baltimore, que se instalou o primeiro centro universitário de formação de enfermeiras. Desde o ano de 1890 esse espaço precioso para as jovens estudantes permitiu-lhes deixar o "claustro" dos hospitais e experimentar a atmosfera mais democrática de um *campus*.

Nesse sentido, vale ressaltar que as ideias de Florence Nightingale acerca da Enfermagem como profissão chocavam-se com a ideologia da era vitoriana, correspondente à prática da enfermagem, ou seja, uma forma de ocupação manual desempenhada por empregadas domésticas. Não obstante, a escola iniciou seu funcionamento tendo por base: a) preparo de enfermeiras para o serviço hospitalar e para visitas domiciliárias a doentes pobres; b) preparo de profissionais para o ensino de enfermagem. Na seleção das candidatas, as qualidades morais tinham prioridade durante o curso e a disciplina era rigorosa. O rigor da escola justificava-se, considerando o que era corrente na época, isto é, quem cuidava dos doentes na Inglaterra eram pessoas imorais e, portanto, o modelo preconizado deveria ser o oposto, o mais próximo possível do que realizavam as associações religiosas, porém laicas (Padilha, Mancia 2005).

Andrada, Garcia, Retamar *et al.* (2005), sustentam que os postulados científicos da Enfermagem moderna estejam vinculados ao progresso social e econômico, o crescimento demográfico, a melhoria das condições materiais de vida, a diminuição progressiva da morbidade e da mortalidade referidas no livro "Notas sobre Enfermagem", de Florence Nigthingale, no qual estabelece parâmetros para uma Enfermagem profissionalizada. Chamam atenção para o importante papel Florence na criação das primeiras escolas profissionais de Enfermagem na Europa, sobretudo na Inglaterra. Destacam seu papel decisivo acerca da independência e desvinculação dessas escolas dos hospitais. Segundo entendem esses autores, Florence defendia essa premissa como base para que os estudantes não mais se considerassem empregados do hospital e estabelecessem diferenciação entre as atividades de ensino e as tarefas de cuidado dos doentes internados.

Com o fim da guerra da Crimeia, Florence retornou a Londres, recebeu as honrarias pela sua dedicação aos feridos e 45 mil libras para a fundação da Primeira Escola de Enfermagem no Hospital St. Thomas.

Segundo Alcântara (1963), a escola se propunha:

- Preparar enfermeiros para serviços hospitalares e para visitas domiciliares a doentes pobres.
- Preparar profissionais para o ensino de Enfermagem.

A escola deveria primar pela disciplina e moral das alunas. Existia grande preocupação em moralizar o perfil da enfermeira da época, porque as enfermeiras eram mulheres de reputação questionável e bebiam no trabalho, causando uma péssima imagem social – enquanto grupo profissional que se pretendia exemplo de conduta, moral e ética.

Com a fundação da primeira Escola de Enfermagem na Inglaterra, nasce a Enfermagem moderna preocupada em sanear o espaço profissional, sem prever as limitações que a história iria impor ao exercício da profissão. O tempo se encarregou de confirmar a prática profissional da Enfermagem como uma atividade despolitizada e desorganizada nas instituições, além de submissa à categoria médica.

A postura reticente e conservadora de Florence como representante da classe burguesa não estava somente na sua proposta elitista de formação profissional. Em 1887, ela combateu um movimento de enfermeiras inglesas que objetivava a obtenção do Registro Oficial e o reconhecimento do curso de Enfermagem. Ela argumentava que não era necessário o registro, porque o real significado da profissão era o seu espírito vocacional e de submissão, postura que, de certa forma, transparecia flagrante seu compromisso com as elites.

De acordo com Santos (2008, p. 18), a preocupação com a saúde das populações estimulou as primeiras manifestações de agitação profissional nas lides hospitalares, onde predominavam ex-alunas de escolas nightingaleanas. Um forte sinal de resistência ao poder médico entre as "cuidadoras" – já em absoluta superioridade numérica com relação ao trabalho masculino – foi a criação da Associação Britânica de Enfermeiras, em 1887, sob a inspiração de Ethel Bedford Fenwick, enfrentando a "oposição estrênua" da Associação dos Hospitais e de Florence Nightingale.

Tendo *Miss* Florence como precursora da relação de dominação-subordinação que deveria caracterizar o novo perfil da profissão, seu modelo de formação profissional se espalhou pela Europa e Américas. *"Sua destacada posição social servia como meta para ascensão da mulher na sociedade ocidental do início do século."* Os princípios que defendia não deveriam ser questionados e, como consequência, a profissão sai de uma fase de desmoralização social para uma outra, sintomaticamente, autoritária e preconceituosa que ainda resiste aos nossos dias (Souza, 1982, p. 176).

Procurando construir um novo perfil moral para as enfermeiras da época, *Miss* Florence Nightingale exigia das candidatas a ingressar na escola de Enfermagem do Hospital Saint Thomas o máximo em termos de princípios morais, deixando o nível de escolaridade e/ou condições educacionais em segundo plano. A disciplina era muito rígida, e por qualquer deslize a candidata era exonerada do curso. A propósito, esse tipo de conduta e/ou política de ensino no seu aspecto "moralizante", propagou-se, com o sistema nightingaleano inclusive nas escolas de Enfermagem brasileiras até meados da década de 1970, de acordo com depoimentos de alguns professores e enfermeiros que vivenciaram as relações de extremo autoritarismo entre estudantes e docentes nas cinco primeiras décadas após a implantação do modelo de Florence no Brasil.

Segundo a visão de Enfermagem de *Miss* Florence, a **profissão** era vista sob dois aspectos distintos: primeiramente, a Enfermagem como arte de cuidar do doente, atividade desenvolvida por mulheres sob a direção de cientistas. Aqui, ficou institucionalizada a prática da Enfermagem vinculada à prática médica. O outro aspecto ela chamou de Enfermagem de Saúde ou Enfermagem Geral, como arte da saúde que toda mulher deveria aprender (Souza, 1982).

Por outro lado, destaca-se, também, o viés religioso nas origens do modelo nightingaleano, demonstrando que a despeito de ter tomado iniciativas autoritárias para disciplinar e moralizar os membros atuantes e pretendentes ao exercício da enfermagem, Florence preservara laços sacerdotais e grande relação com a religiosidade. Como observam Padilha e Mancia (2005), um fato que é pouco reforçado pelos historiadores é o de que Florence Nightingale conheceu e apreendeu o trabalho desenvolvido pelas irmãs de caridade de São Vicente de Paulo em Paris, no Hôtel-Dieu, onde acompanhou o tipo de trabalho assistencial e administrativo que realizavam, suas regras, sua forma de cuidar dos doentes, fazendo anotações, gráficos e listas das atividades desenvolvidas, e aplicou o mesmo questionário, que já havia distribuído nos hospitais da Alemanha e Inglaterra, tendo aprofundado seus estudos; a sua organização.

Florence pregava a necessidade de "vocação" entre as jovens candidatas – uma dimensão do profissionalismo que ultrapassou o Atlântico Norte e Sul, chegou à Austrália colonial, no Pacífico, e alcançou a Coreia e o Japão no início do século 20. Foi também no espaço hospitalar, e não apenas no trabalho de saúde pública, que se revelava a inquietação produzida pela dominação profissional e de gênero. A nosso ver, o *ethos* profissional de "maternidade, envolvimento religioso, repressão e influência moral" nunca foi tão predominante. E mesmo que assim fosse é preciso que seu papel histórico seja reavaliado: em vez de se chocar com a dimensão profissional, na verdade pôde, em muitos casos, representar um substrato emocional poderoso para a conquista de um "nós" coletivo, condição indispensável para a busca de posições de autonomia (Santos, 2008, p. 16-17).

O berço aristocrático da precursora da Enfermagem **moderna** influenciou decisivamente sua proposta de ensino de Enfermagem. A escola de *Miss* Florence recebia dois tipos de alunas com propostas distintas de formação, já que a origem social das alunas não era a mesma. Às *ladies nurses* caberia o comando, o poder e o saber da profissão e às *nurses*, o fazer.

Essa postura elitista de *Miss* Florence abriu caminho para a instauração do modelo burguês de formação e prática social e profissional no âmbito da Enfermagem. Sua bandeira tinha versos antagônicos; de um lado, ela se mostrou preocupada com a desmoralização do enfermeiro da época, instituindo a disciplina, a ordem e a moral como metas para a mudança do perfil; de outro, ela dividiu a prática bem ao gosto do modelo burguês, dando margem para que a exploração/dominação médica se fortalece ainda mais. Notadamente, a partir do momento em que algumas das *ladies*, as que detinham o conhecimento em Enfermagem, tornaram-se esposas dos médicos e facilmente confundiam os papéis de esposa e enfermeira, situação perigosa no campo das relações de dominação-subordinação que tendia aos valores próprios da vida doméstica.

Como nos esclarece Moreira (1999, p. 61), é interessante observar que a transformação da diferença entre homens e mulheres em um campo de desigualdades, aconteceu paralelamente à instituição de valores, normas, regras enfim, discursos e práticas conectados a atributos de ordem moral, hierarquizados de acordo com critérios de poder. Desta forma, o trabalho na esfera doméstica, realizado pela mulher mãe e esposa, ganhou um colorido de inferioridade baseada em uma suposta natureza "frágil e menor" do feminino.

Como as *ladies* eram educadas para ocupar cargos de comando na hierarquia da Enfermagem, os casamentos financeiramente vantajosos eram alvo e interesse delas. A união matrimonial entre médico e enfermeira influenciou o comportamento das lideranças de Enfermagem bem a modo da tradição patriarcal. A enfermeira levou para as relações da prática profissional os reflexos de uma situação doméstica de dominação do homem e subordinação da mulher.

As escolas norte-americanas, por sua vez, seguiram o mesmo caminho e difundiram o modelo por todo o continente americano com a chegada do século 20.

No plano das conquistas sociais e representatividade profissional, contudo, segundo Santos (2008, p. 21), inúmeras enfermeiras – lideranças como Ethel Bedford Fenwick na Inglaterra, Anna-Emilie Hamilton na França, Mary Adelaide Nutting e Lavinia L. Dock na América do Norte, para citar algumas das mais entusiastas – imbuíram suas seguidoras com um sentido de missão e de busca da identidade. Foram elas, entre outras, as inspiradoras dos movimentos associativos mais fortes, que talharam os caminhos da ascensão profissional. Ao findar o século 20 e nas primeiras décadas seguintes, conferências e encontros nacionais e internacionais foram o desaguadouro ou a alavanca de movimentos e associações de grande amplitude, que promoveram o intercâmbio entre enfermeiras movidas por ideais profissionais e feministas em vários cantos do mundo.

Steiner (1984) define poder como um controle utilizado para manipular os outros. Para ele, o jogo de poder e de controle é uma transação ou uma série de transações conscientes pela qual uma pessoa procura controlar o comportamento da outra. Lembra também que muitos tipos de controle são revestidos de uma roupagem amena chamada cooperação que, na realidade, oculta uma intenção de mera obediência. Ele também destaca que nós somos condicionados a obedecer, segundo nossa educação doméstica, por força de nossas escolas e pelas instituições de nossa infância. Aprendemos a fazer o que os outros nos mandam e sem questionar. Tudo por concordar para não criar problemas.

A preocupação em moralizar a Enfermagem e criar um novo perfil ético para a enfermeira da época fez com que Florence Nightingale relacionasse a prática de Enfermagem com o poder maquiavélico do médico. A corporação médica já estava organizada e hierarquizada na expectativa de explorar um grupo profissional, de preferência submisso o suficiente para não questionar suas intervenções terapêuticas. Tudo em nome do suposto desenvolvimento científico do saber médico.

Com a abertura das escolas de Enfermagem norte-americanas, pautadas no modelo nightingaleano, os médicos mostravam-se preocupados quanto à filosofia de formação das enfermeiras. Eles queriam que não houvesse confusão entre os papéis do médico e da enfermeira, não devendo ocorrer em momento algum choque das práticas.

Miss Florence, em resposta aos preocupados médicos americanos, deixou bem claro que a Enfermagem hospitalar deveria estar centrada na obediência às ordens médicas com fidelidade e disciplina; para tal, as enfermeiras passavam por um severo treinamento centrado na obediência à hierarquia hospitalar (Almeida, 1986).

Segundo Atkinson e Murray (1989), no período de 1870 a 1880, o ensino de Enfermagem nas escolas da costa leste americana despertava muito interesse entre as mulheres. Ele remunerava o trabalho da mulher com padrão consideravelmente acima da média. As estudantes permaneciam dia e noite entre o hospital e as aulas, afastando-se somente para os descansos habituais diários. A elas era atribuída a responsabilidade do cuidado integral dos clientes. Em algumas situações, a estudante era obrigada a acordar na madrugada para atender ao cliente. Os hospitais americanos da época não contavam com pessoal de Enfermagem; todo o trabalho de cuidado dos clientes era desenvolvido pelas estudantes. A prática do seniorato no ensino de Enfermagem garantia a continuidade do trabalho, estudantes mais adiantadas supervisionavam as menos experientes, numa relação hierárquica pautada nos moldes da filosofia militar.

A história do uniforme da enfermeira mostra que, no começo do século 20, as roupas eram inadequadas para o tipo de trabalho desenvolvido na prática de cuidar dos clientes. Os uniformes do passado eram associados à ideia de servidão, tinham saias muito compridas e mangas apertadas e longas, representavam o recato e moral das filosofias do ensino. O uso do gorro surgiu de a necessidade das estudantes de Enfermagem ocultarem seus cabelos sujos por falta de tempo para lavá-los e também contribuía muito para a aparência simples da enfermeira (Atkinson e Murray, 1989).

A expansão da Enfermagem nos Estados Unidos seguiu o ritmo da evolução industrial; os hospitais foram-se multiplicando, para atender à demanda da indústria, e as escolas de Enfermagem eram criadas para oferecer mão de obra gratuita dos alunos que trabalhavam 12 a 16 horas diariamente. As técnicas de Enfermagem foram implementadas nas primeiras décadas do século 20 com o objetivo de tornar eficiente o trabalho da equipe; elas atenderam às propostas de organização do trabalho induzidas pelo modelo teórico-administrativo de Taylor e Fayol (Atkinson e Murray, 1989).

O trabalho passa a um esquema de produção tão acelerado e desgastante que as enfermeiras iniciam a fase de reivindicação dos direitos como trabalhadores. Muitas manobras foram utilizadas pelas **autoridades** e lideranças profissionais, em defesa do poder a que representavam. A demagogia do ideal do servir e do **compromisso** ético foi o argumento mais utilizado pela direita nos movimentos de luta da classe de Enfermagem. Argumentos que conhecemos muito bem, porque são os mesmos utilizados pelos grupos reacionários de hoje.

O modelo nightingaleano teve como proposta inicial a moralização da profissão, introduzindo mulheres de classes altas na Enfermagem. Usou a disciplina e o preconceito para adequar-se às exigências do padrão burguês. Promoveu a divisão do trabalho, caracterizando como inferiores as habilidades manuais que aproximavam o enfermeiro do enfermo, desviando suas ações para uma "pseudoadministração" que sempre esteve ligada aos interesses dominantes. Serviu como suporte para o desenvolvimento da medicina como ciência e não deu margem à expansão do conhecimento de Enfermagem, no que diz respeito ao amadurecimento de questões intelectivas específicas do universo dessa prática profissional, mais especificamente do cuidado junto aos doentes.

Hoje, a prática profissional do enfermeiro apresenta-se desgastada; os profissionais acuados demonstram diversas reações. Alguns pessimistas julgam não ter armas para combater as causas. Outros, por questões pessoais, não se preocupam com os resultados do processo de trabalho e estão envolvidos com outras atividades. Existem também aqueles que não se cansam de lutar à procura da realização de ideais que, há muito, anseiam; esses constituem a semente da esperança e o futuro da profissão.

Para Almeida (1986), quando o ensino de Enfermagem dirigiu seus objetivos para a formação de líderes, nas décadas de 1950 e 1960 no Brasil, as atividades de chefia propostas distanciaram o enfermeiro do cliente. O que encontramos hoje é um profissional descaracterizado, marginalizado, ocupado com uma série de atividades propositadamente confundidas como "Administração de Enfermagem".

As atividades distorcidas são em sua maioria relacionadas com as exigências funcionais da complexa máquina de esclarecimentos diagnósticos para a terapêutica médica. Outras são aquelas relacionadas com as estatísticas de produção da categoria médica, como mapas de controle de infecções, cirurgias, atendimentos ambulatoriais e atendimentos em emergência, entre outras. São também realizadas atividades de administração doméstica para caracterizar a enfermeira como a **"dona da casa"**, termo muito simpático aos oportunistas diretores de hospitais. Assim, as enfermeiras se ocupam em identificar irregularidades hidráulicas e elétricas da planta física de todo o hospital, fiscalizar o trabalho dos serviços de portaria, lavanderia, copa e transporte. Obviamente, deixando o cliente para o pessoal auxiliar.

Almeida (1986) chama os enfermeiros de funcionários da ideologia dominante, não fazendo parte da classe operária, porque seus trabalhos não são produtivos e podem ser caracterizados como a **nova pequena burguesia**. Eles não percebem que sem atuar diretamente com o cliente, que é o alvo de sua prática, estão perdendo oportunidade de construir e demarcar o espaço intelectual e político que irá enriquecer o conhecimento e o exercício da prática profissional.

Na década de 1920, expandiam-se vigorosamente a medicina preventiva e a Enfermagem de saúde pública, ampliando a área de atuação para os países subdesenvolvidos, particularmente para a América Latina, cujos governos levantavam a bandeira da "saúde rural" e dos serviços de assistência comunitária em programas como os de prevenção e luta contra a ancilostomíase e outras endemias dos campos. Esses foram os tempos das parcerias entre políticas estatais na área da saúde e a cooperação internacional da Fundação Rockefeller, particularmente nas décadas de 1920 e 1930, quando as populações rurais, que compunham a maioria em todos os países do continente, viram-se envolvidas em campanhas sanitárias vincadas em projetos de construção nacional e ampliação dos aparelhos de Estado. Foi esse o contexto da notável expansão da enfermagem de saúde pública, não somente na América Latina, mas em outras partes do Ocidente e no Oriente. Antes da Segunda Guerra, esses avanços resultaram, em boa parte, da atuação da Fundação Rockefeller e da atenção dada por agências supranacionais (sobretudo a Liga das Nações) aos conceitos de medicina preventiva e saúde coletiva (Santos, 2008, p. 15-16).

Ao revisar a história da Enfermagem brasileira no Século 20, Mora (2005) destaca que, em 1923, foi criada uma escola pautada nas normas estabelecidas por Florence Nightingale, por iniciativa do ilustre médico brasileiro Carlos Chagas, reconhecido mundialmente pelo descobrimento da doença que leva seu sobrenome. Miss Clara Louise Kienninger foi sua primeira Diretora, quando se estabeleceu acordo entre o Departamento Nacional de Saúde Pública e a Fundação Rockefeller.

Cytrynowicz (2000) lembra que a Escola Anna Nery teve início com a vinda ao Brasil da enfermeira considerada a introdutora da "Enfermagem moderna" no país, nos moldes da que existia nos Estados Unidos e Inglaterra. Trata-se de Ethel Parsons, que se tornaria diretora-geral do Serviço de Enfermeiras de Saúde Pública. Ela veio precedendo um grupo de enfermeiras, com o apoio do Serviço Internacional de Saúde da Fundação Rockefeller, e sugeriu a criação da Escola de Enfermeiros e Enfermeiras do Departamento Nacional de Saúde Pública, que iniciou efetivamente as atividades em 1923 (junto ao Hospital São Francisco de Assis; a primeira turma tinha 13 mulheres e o curso durava 2 anos e 4 meses). Em 1926, a escola passaria a se chamar Escola de Enfermagem Anna Nery e, em 1931, foi definida como padrão para a criação de outras escolas de enfermagem (depois seria incorporada à Universidade do Brasil).

Vale ressaltar que a Lei 775/49, que regulamentou o ensino da enfermagem em todo o território nacional, que tornou obrigatório o vínculo das escolas a um Centro Universitário ou a uma Faculdade de Medicina, que criou o curso de auxiliar de enfermagem e que estipulou auxílio federal às escolas de enfermagem oficialmente reconhecidas, deu um novo impulso à profissão. De outro modo, a Lei 775/49 evitava elevar imediatamente a escolaridade exigida das candidatas para doze anos, pelo receio de que entre o pequeno contingente de mulheres de classe média houvesse aquelas que tivessem a aspiração, as possibilidades materiais e o apoio da família para fazer outros estudos. Com a política ministerial de incentivo à organização de universidades, mediante a federalização e aglutinação de instituições de ensino superior, tomou impulso o movimento de ingresso das escolas de enfermagem na universidade. E aí ganhava relevo a polêmica sobre a escolaridade das candidatas às escolas de enfermagem. E se a questão da escolaridade não chegou a impedir a entrada das escolas de enfermagem nas universidades, certamente lhes acarretou uma posição incômoda, com relação às demais carreiras de nível superior (Baptista & Barreira, 2006).

Viveu-se, nas três últimas décadas do século 20, em plena transformação sociopolítica no Brasil, iniciada com o movimento pró-democracia que reivindicou a queda do regime autoritário da ditadura militar para dar espaço à liberdade de expressão, particularmente na sintonia do propagado pelos meios de comunicação, aliás, veículos poderosos que atuam na divulgação de informações relacionadas às instituições e as maneiras como as categorias profissionais lidam com a sociedade. A Enfermagem não pode escapar dessa nova ordem social, portanto, urge a tomada de iniciativas sérias, eficientes e capazes de mostrar com clareza a configuração objetiva dessa profissão na conjuntura da sociedade, demarcando sua dimensão social, bem como delineando seu saber e fazer em prol do coletivo. Mais importante é a constatação de que os próprios enfermeiros desconhecem a grandeza da causa que abraçaram ao ingressar nas escolas e/ou faculdades de Enfermagem, sua relevância como prática clínica e social capaz de remontar estruturas físicas, psíquicas, sociais e espirituais do ser humano, pelo fato de interagir estando junto e cuidando ininterruptamente em momentos seminais das pessoas em situações diversas de saúde ou doença.

Ao que se pode perceber, nossos pares e nossas lideranças tanto intelectuais como aquelas de representação de classe, desconhecem ou não estão atentas com o que pensadores contemporâneos respeitáveis como Capra (1992) afirmam, ou seja, segundo ele, um número cada vez mais significativo de enfermeiros estão decidindo ser terapeutas independentes, em vez de meros assistentes dos médicos, procurando orientar-se em sua prática pela abordagem holística. Acrescenta, ainda, que assim educados e motivados, os enfermeiros serão mais qualificados para assumir mais responsabilidades na clínica geral, e estarão mais aptos para fornecer educação e aconselhamento necessários à assistência sanitária preventiva.

Perspectiva que nos remete, mais uma vez, à concepção holística de doença, aqui, compreendida apenas como uma das numerosas manifestações de um desequilíbrio básico do organismo humano e/ou do seu ambiente. Portanto, entendo que se continuarmos restritos aos espaços institucionais ou *locus* que tradicionalmente "cultuam" o saber médico como verdade absoluta, exercendo aquelas funções de meros agentes complementares de suas intervenções, aí sim, estaremos condenados à extinção!

A divisão entre saber e fazer na Enfermagem foi resultado das influências da burguesia do século 19, refletida na divisão social do trabalho.

Segundo Resende (1986, p. 75-76):

> "A Enfermagem nasceu dividida em dois estratos sociais distintos. Às *ladies* cabia o pensar, concretizado nos postos de comando. Às *nurses*, o fazer sob a direção das primeiras. As *ladies* se encarregariam de difundir o sistema nightingaleano, pois a elas competia a administração dos Serviços de Enfermagem nos vários hospitais da Inglaterra. (...) Para o trabalho manual ficaram as *nurses*, provindas de classes sociais mais baixas. (...) O trabalho manual considerado inferior, pode ser executado por pessoas socialmente inferiores, excluídas do pensar."

A dicotomia proposta pelo modelo nightingaleano caracterizava a prática de Enfermagem aqui representada pelo cuidado, como atividade inferior, que poderia ser executada por alguém de nível intelectual mais baixo. O cuidado, como habilidade psicomotora condicionada ao trabalho manual estava ao encargo das *nurses* (atuais técnicos e auxiliares de enfermagem) por ser considerado inferior, enquanto que o poder ou saber sob o controle das *ladies* (atuais enfermeiras).

O modelo nightingaleano surgiu em uma época em que o médico recebeu grandes poderes para a disciplinarização dos hospitais na Europa. Ele serviu para que o grupamento médico evoluísse no campo científico pelo estudo das doenças tratadas nos hospitais, dando margem ao aparecimento da clínica e ao entendimento que o saber ganha destaque, quando surge da avaliação do trabalho prático da profissão. O médico também entendeu que a sua formação profissional deveria estar associada à vivência da prática. Percebendo que a prática possibilita a validação ou a refutação de conceitos para o progresso da medicina como ciência.

Para a Enfermagem, restaram as atividades complementares do trabalho do médico. O enfermeiro ficou preso à tarefa de **administrar** os interesses da medicina como prática profissional institucionalizada e o pessoal auxiliar como executor das atividades manuais dissociadas de saber. Na formação do enfermeiro, não foi destacada a importância do estudo e discussão da prática na prática; a ênfase esteve no servir e estar sempre pronto para atender. Logo surgem os teóricos de administração com suas propostas eficazes de produção do trabalho, que foram recebidas com muita **simpatia** pelos enfermeiros que ansiavam por justificar a ociosidade de suas atuações.

A divisão social do trabalho na Enfermagem, com base na teoria de administração de Taylor e Fayol, veio atender ao modo de produção capitalista. A operacionalização das técnicas em rotinas reforçou o rendimento do trabalho e trouxe instrumentos para o domínio do enfermeiro (intelectual) sobre o pessoal auxiliar (trabalhador manual). Ficou claro que aos auxiliares e/ou técnicos competia a execução do cuidado, segundo as rotinas do trabalho e ao enfermeiro cabia o domínio do conhecimento que fundamentara a técnica. Tudo favorecia o sistema de produção capitalista e se adequava ao caráter disciplinar inerente às relações hierárquicas do trabalho. O método era aparentemente perfeito e, sobretudo, enquadrado no modelo cartesiano de ciência.

Melo (1986) lembra que, dos 13 princípios estabelecidos por Fayol, 8 diziam respeito à obediência, a saber: autoridade, comando, hierarquia, justiça disciplina, ordem, subordinação e centralização. Nada mais oportuno para alterar o curso das relações de trabalho em saúde, sem alterar a menor parcela de sua essência exploradora. O enfermeiro se utiliza de novas concepções de organização sem perceber que estava defendendo um modelo muito perigoso que promove o seu distanciamento do cuidado do doente e, consequentemente, do seu objetivo profissional.

A divisão do trabalho na Enfermagem foi um resultado inevitável da valorização da racionalidade do modelo cartesiano de ciência. A dicotomia teoria *versus* prática é causa histórica de nossos problemas e limites.

Vale lembrar que na tradição chinesa do I Ching, a teoria sem a prática não é senão *"planta sem raízes, à deriva, ao fluxo das correntes"*.

Como pode ser observado no comportamento dos enfermeiros desde que ingressam no curso de graduação, portanto, ainda jovens estudantes, existe uma sintomática tendência a rejeição com relação às tarefas mais simples, como por exemplo, lidar com odores dos excrementos dos clientes, preparar os ambientes para que os clientes se sintam bem acomodados e confortáveis, enfim, todo tipo de trabalho que não transmita um certo ar de superioridade para quem os está acompanhando. A bem da verdade, eles querem mesmo é se fazer mostrar importantes, e para que isso ocorra, julgam não ser adequado aparecer em público desempenhando qualquer atividade que possa comprometer sua suposta aparência e ar de superioridade em relação ao cliente, familiares etc.

Como muito bem pontua Capra (1992), essas tarefas de *status* e valor mais baixo, caracterizadas pelo trabalho feito repetidamente e sem deixar um impacto duradouro, em nossa sociedade, como em todas as culturas industriais, são denominados de trabalho entrópico. Por isso, a esse tipo de trabalho são atribuídos o mais baixo *status* e os menores salários, geralmente sendo confiados a grupos minoritários e mulheres. Curiosamente, essa hierarquia de trabalho é exatamente inversa das tradições espirituais, nas quais o trabalho entrópico é altamente apreciado e desempenha papel significativo nos rituais espirituais, como por exemplo, os monges budistas consideram a jardinagem, a culinária e o asseio com a casa como parte de suas atividades meditativas, enquanto os frades e freiras cristãos têm longa tradição na agricultura, na enfermagem e em outros serviços. Portanto, parece que o alto valor espiritual atribuído ao trabalho entrópico nessas tradições provem de uma profunda consciência ecológica.

Procurando sintonizar a essência da prática de cuidar da Enfermagem com o mito de Hércules encarregado de limpar estábulos, lidar com excrementos para ascender a morada dos deuses, busco respaldo nas ideias de Trigueirinho Neto (1988), ao esclarecer que para as hierarquias espirituais por menos importante que uma tarefa possa representar para os olhos dos outros, o que mais importa é o seu caráter de simplicidade e não visar ao benefício próprio de quem a executa, mas o bem-estar geral de seus semelhantes. Segundo ele, seja qual for a sua natureza, o que conta são a vida e o amor empregados na tarefa, além de ser humilde o suficiente para, ao terminar de executá-la, retirar-se de cena, pois os resultados não pertencem a quem as desempenha.

Seguindo a mesma linha de pensamento, Boff (1999) procura na *fábula-mito* de *Higino* a origem do cuidado, postulando que o seu significado constitui na existência humana – uma forma de energia que jorra ininterruptamente em cada momento e circunstância da vida. É aquela força que continuamente faz surgir o ser humano, e que sem ela o homem continuaria sendo apenas aquela pequena porção de argila como qualquer outra à margem do rio, ou até mesmo um espírito angelical desencarnado e fora de sua trajetória e tempo histórico. Ao que nos sugere tanto Trigueirinho Neto como Boff, nós enfermeiros deveríamos aproveitar a oportunidade que nos está sendo confiada pela Sabedoria Infinita para galgar alguns degraus na hierarquia espiritual, pela execução das simples tarefas com grande satisfação. Pois se somos e/ou estamos enfermeiros, não haveria motivo para se pensar em obra do acaso, afinal, os fenômenos do nosso universo profissional não se cansam de nos sinalizar, ainda que pela realidade não ordinária, que força maior nos rege nesse planeta.

Vale ressaltar que do ponto de vista global para o modelo nightingaleano de ensino e profissionalização do enfermeiro, a Junta Internacional de Saúde, da Fundação Rockefeller, como registra Santos (2008, p. 21), financiou e supervisionou campanhas maciças contra a tuberculose e a malária e também financiou e supervisionou programas de ensino de Enfermagem na Europa oriental e ocidental. Contra esse pano de fundo da cooperação estrangeira, desenharam-se situações nacionais bastante variadas, cuja diversidade não deveria surpreender o observador. Ocorre que o ambiente profissional, cultural e político – especialmente o grau de intervenção do Estado – modelava os contornos dos padrões do ensino e do trabalho profissional em cada país ou região. No caso da França, eclodiram mais rupturas e dissensões entre as lideranças profissionais francesas, em torno de suas respectivas propostas pedagógicas, do que a circulação internacional de ideias reformistas faria supor.

Como salienta Santos (2008, p. 27), nos dias de hoje questões afetas à dualidade constitutiva da práxis da Enfermagem afloram com frequência na América Latina e, por certo, no Brasil, tendo o corporativismo e os interesses materiais da categoria – luta por melhores salários, conflitos pelo poder e litígios nos conselhos profissionais, adesão compulsória aos sindicatos e conselhos, entre outros interesses – frequentemente jogados para segundo plano os ideais solidários e altruístas que, sob a inspiração de Florence e de tantas militantes, constituíram a reserva moral e a legitimidade política da Enfermagem moderna.

REFERÊNCIAS BIBLIOGRÁFICAS

Alcântara GA. *Enfermagem moderna como categoria profissional: obstáculos à sua expansão na sociedade brasileira*. Tese para Concurso de Cátedra, USP, Ribeirão Preto, 1963. (Mimeo).

Almeida MCP. *O saber em enfermagem e sua dimensão prática*. São Paulo: Cortez, 1986.

Andrada JMV, García MG, Retamar SG et al. La idea de ciencia en el pensamiento enfermero contemporáneo. Temperamentvm 2005; 1. Disponible en: http://www.index-f.com/temperamentum/1revista/a0109.php

Araújo AC, Sanna MC. Ciências Humanas e Sociais na formação das primeiras enfermeiras cariocas e paulistanas. *Rev Bras Enferm* 2011;64(6):1106-13.

Atkinson/Murray. *Fundamentos de enfermagem. Introdução ao processo de enfermagem*. Rio de Janeiro: Guanabara Koogan, 1989.

Baptista SS, Barreira IA. Enfermagem de nível superior no Brasil e vida associativa. *Rev Bras Enferm*. 2006;59:411-416 (especial).

Boff L. *Ética da vida*. Brasília, Ed. Letraviva, 1999.
Capra F. *O ponto de mutação*. São Paulo: Cultrix, 1992.
Cytrynowicz R. A serviço da pátria: a mobilização das enfermeiras no Brasil durante a Segunda Guerra Mundial. *Hist Cienc Saude-Manguinhos* 2000;7(1):73-91.
Demo P. *Sociologia – uma introdução crítica*. São Paulo: Atlas, 1987.
Mascarenhas NB, Melo CMM, Silva LA. Gênese do trabalho profissional da enfermeira no Brasil (1920-1925). *Esc Anna Nery*. 2016;20(2):220-7.
Melo C. *Divisão social do trabalho e enfermagem*. São Paulo: Cortez, 1986.
Mora ALV. *Influencias étnicas en la enfermería latinomericana*. Temperamentvm 2005;1. Disponible en: <http://www.index-f.com/temperamentum/1revista/a0101.php>
Moreira MCN. Imagens no espelho de Vênus: mulher, enfermagem e modernidade. *Rev Latino-Am Enferm*. 1999;7(1):55-65.
Oguisso T, Freitas GF, Takashi MH. Edith de Magalhaes Fraenkel: o maior vulto da Enfermagem brasileira. *Rev Esc Enferm*. USP. 2013;47(5):1219-26.
Padilha MICS, Mancia JR. Florence nightingale e as irmãs de caridade: revisitando a história. *Rev Bras Enferm*. 2005;58(6):723-6.
Peres MAA, Padilha MICS. Uniforme como signo de uma nova identidade de enfermeira no Brasil (1923-1931). *Esc Anna Nery*. 2014;18(1):112-21.
Resende ALM. *Saúde. Dialética do pensar e do fazer*. São Paulo: Cortez, 1986.
Santo TBE, Oguisso T, Fonseca RMGS. A profissionalização da enfermagem brasileira na mídia escrita no final do século XIX: uma análise de gênero. *Rev Latino-Am Enferm*. 2011;19(5):1265-71.
Santos LAC. A duras penas: estratégias, conquistas e desafios da enfermagem em escala mundial. *Hist Cienc Saude-Manguinhos* 2008;15(1):13-28.
Souza AMA. *Desenvolvimento dos serviços de assessoria de enfermagem da Organização Panamericana de Saúde. Impacto na educação de enfermagem (1940-1980)*. Tese de Doutoramento. The Ohio State University, 1982.
Steiner CM. *O outro lado do poder*. São Paulo: Livraria Nobel, 1984.
Trigueirinho Neto J. *A morte sem medo e sem culpa*. São Paulo, Editora Pensamento, 1988.
Weber M. *Conceitos básicos de sociologia*. São Paulo: Moraes, 1987.

ENFERMAGEM NO BRASIL:
Um Passeio Histórico sobre suas Raízes Religiosas, Modernas, Militares e Associativas

CAPÍTULO 16

A propósito das origens religiosas da Enfermagem, cabe lembrar que, no ano de 34 d.C., como observa Xavier (2017), um chefe romano, cujo nome se fazia acompanhar de sombrias tradições, fora recebido pela corte provincial de Corinto, para ali desempenhar as elevadas funções de legado do imperador romano César, cercado de grande número de agentes políticos e militares, estabelecendo o terror entre todas as classes, com os seus processos infamantes. A cidade de Corinto era a capital e mais bela joia da velha Acaia, província de Império Romano que compreendia o atual Peloponeso e sul da Grécia. Licínio Minúcio chegara ao poder, mobilizando todos os recursos da intriga e da calúnia. Conseguindo voltar a Corinto, onde estacionara anos antes, sem maior autoridade, tudo ousava agora, por aumentar seus cabedais, fruto de avareza insaciável e sem escrúpulos. Pretendia recolher-se, mais tarde, àqueles sítios, onde suas propriedades particulares atingiam grandes proporções, esperando aí a noite da decrepitude. Assim, de maneira a consumar seus criminosos desígnios, iniciou largo movimento de arbitrárias expropriações, a pretexto de garantir a ordem pública em benefício do poderoso Império que a sua autoridade representava.

Uma das mais emblemáticas vítimas da tirania de Licínio Minúcio fora o franzino e velho judeu Jochedeb, descendente da tribo de Issacar, filho de Jered, e seus amados filhos Jaziel e Abigail. O idoso foi perseguido, espancado e dele confiscados os bens, humilhado em praça pública, sacrificado e morto nos sombrios porões palacianos. O filho Jaziel, desesperado, em defesa do pai, rogou ao algoz que a ele imputasse todos os castigos no lugar de seu velho pai, foi cruelmente espancado e condenado a trabalhos escravos para o resto da vida. A jovem Abigail, sem apoio do pai morto e do irmão escravo cativo, foi acolhida por casal judeu que estava de mudança para os arredores de Jerusalém, de acordo com Xavier (2017).

Libertado alguns anos após, por nobre romano que prestara cuidados intensivos de Enfermagem, Jaziel teria de mudar seu nome, por recomendação do seu benfeitor, como forma de evitar constrangimentos nos altos escalões do Império. Tendo o jovem contraído a mesma doença do seu amo, foi acolhido pelos bons homens do "Caminho", casa de Simão Pedro, que recebia e cuidava de enfermos e desvalidos sem esperança. Eram velhos a exibirem úlceras asquerosas, procedentes de Cesareia; loucos que chegavam das regiões mais longínquas, conduzidos por parentes ansiosos de alívio; crianças paralíticas da Indumeia, nos braços maternais, todos atraídos pela fama do Profeta nazareno, que ressuscitava os próprios mortos e sabia restituir tranquilidade aos corações mais infortunados do mundo (Xavier, 2017).

Segundo Xavier (2017), as primeiras organizações de assistência ergueram-se com esforço dos Apóstolos, ao influxo amoroso das lições do Mestre. Na casa de Simão Pedro, doação de vários amigos do "Caminho", era natural que nem todos se curassem, o que obrigava o velho pescador a agasalhar consigo todos os necessitados, com carinho de pai. Para cuidados com os doentes, Simão Pedro era auxiliado principalmente por Tiago, filho de Alfeu, e por João, mas, em breve, Filipe e suas filhas instalaram-se igualmente em Jerusalém, cooperando no grande esforço fraternal. Todos que procuravam a casa dos amigos do "Caminho" eram acolhidos e cuidados com carinho, respeito e muito amor fraternal pelos primeiros devotos do Evangelho do Cristo.

Simão Pedro foi conquistado pela demonstração de fé e retidão de caráter de Jaziel e o batizou com o nome grego de Estêvão. Tão logo recuperado da doença, o jovem de Corinto, como exímio enfermeiro, passou a cuidar dos diversos doentes que buscavam ajuda nos amigos do "Caminho". Sua irmã Abigail, enamorou-se do belo jovem Saulo de Tarso, futuro rabino a assumir mais alto cargo no Sinédrio de Jerusalém, substituindo seu ex-mestre Gamaliel. Prestes a se casar com Saulo, a jovem Abigail participava, por insistência do orgulhoso noivo, da lapidação por apedrejamento de suposto blasfemador da Lei de Moisés, sem imaginar que o condenado era seu amado irmão, apenas identificado por ela nos instantes finais da execução da pena. Já muito ferido, Jaziel morreu nos braços da irmã, tendo a nobreza de espírito de perdoar seu algoz, ensejando votos de muita paz ao jovem casal. Desesperado, mas sem se deixar vencer pelo orgulho característicos dos fariseus, Saulo preferiu romper das núpcias e abandonar a noiva em seu pranto de dor. Passados alguns meses, Saulo arrependido a procurou na casa de seus pais adotivos, quando ficou surpreso ao encontrá-la doente em leito de morte, cuidada com todo zelo e amor por Ruth, sua mãe adotiva. Estupefato pelo fato de a jovem lhe haver confessado adepta da Boa Nova do Mestre nazareno, que devorara os Evangelhos nos momentos de solidão. Mais uma vez em desespero, decidiu intensificar suas perseguições aos que se declaravam cristãos. A propósito, Saulo passaria a assumir mais exponencial papel de inimigo e perseguidor dos homens do "Caminho", fazendo de tudo para colocar fim nas atividades de cuidados dispensados aos doentes daquela humilde casa de assistência, até ser tocado no coração pelo amor do Mestre Jesus (Xavier, 2017).

Havia Paulo de Tarso decidido punir severamente e vingar-se do profeta Ananias, por considerá-lo responsável doutrinador de sua amada Abgail, apresentando-a a Boa Nova do Mestre Nazareno. Movido por ira incontrolável, decide seguir para Damasco, onde o profeta estaria atuando na divulgação do evangelho, bem como cuidando e curando enfermos da região. Chegando às portas de Damasco, o rabino Paulo de Tarso viu-se envolvido por luzes diferentes da tonalidade solar. Tem a impressão de que o ar se fende como uma cortina, sob pressão invisível e poderosa. Intimamente, considera-se presa de inesperada vertigem após o esforço mental persistente e doloroso. Quer voltar-se, pedir socorro aos companheiros, mas não os vê, apesar da possibilidade de suplicar o auxílio. A confusão dos sentidos lhe tira a noção de equilíbrio e tomba do animal, ao desamparo, sobre a areia ardente do deserto. Outra luz lhe banha os olhos deslumbrados e no caminho, que a atmosfera rasgada lhe desvenda, vê surgir a figura de um homem de majestática beleza, dando-lhe a impressão de que descia do céu ao seu encontro. (XAVIER, 2017).

Segundo Xavier (2017), o doutor de Tarso contemplava-o com espanto profundo, e foi quando, em uma inflexão de voz inesquecível, o desconhecido fez-se ouvir: Saulo! Saulo! por que me persegues? O jovem rabino não sabia que estava instintivamente de joelhos.

Sem poder definir o que se passava, comprimiu o coração em uma atitude desesperada. Incoercível sentimento de veneração apossou-se inteiramente dele e interrogava em voz trêmula e receosa: Quem sois vós, Senhor? Aureolado de uma luz balsâmica e num tom de inconcebível doçura, o Senhor respondeu: Eu sou Jesus!... Então, viu-se o orgulhoso e inflexível doutor da Lei de Moisés curvar-se para o solo, em pranto convulsivo. Dir-se-ia que o apaixonado rabino de Jerusalém fora ferido de morte, experimentando num momento a derrocada de todos os princípios que lhe formaram o espírito e o nortearam, até então, na vida. Percebendo-se cego, após aparição do Mestre, Paulo de Tarso, procurou abrigo em hospedaria na Cidade de Damasco, para refletir sobre o ocorrido. Na manhã imediata, recebeu a visita do profeta Ananias, a quem viera a Damasco para matar; no entanto, foi informado que se tratava de ordem Suprema para lhe devolver a visão, e assim o fez. Desde então, o convertido de Damasco passou a dedicar sua vida à tarefa de divulgação da Boa Nova aos mais distantes recônditos, de Damasco a Corinto, Jerusalém, toda a Macedônia, nas diversas regiões da Acaia, Trôade, entre outras. Não obstante às perseguições sofridas, cuidava dos doentes e ampliava, pela força do exemplo de dedicação e amor ao próximo, o número de adeptos da Boa Nova onde passasse. Em Éfeso, visitou e revisitou Maria, mãe de Jesus, já avançada em anos, que acorrera de longe, em companhia de João e outros discípulos, para levar uma palavra de amor ao paladino intimorato do Evangelho de seu Filho, quando Paulo de Tarso, Apóstolo dos gentios estava de partida para Roma, onde morreria por sentença de César. Nesse sentido, as origens religiosas cristãs da Enfermagem passam necessariamente pelo que representam os inestimáveis trabalhos humanitários de excelsa dimensão fraterna desempenhados pelos Apóstolos do Mestre Jesus, tendo em Simão Pedro a figura do seu grande precursor.

Segundo Mora (2005), o Brasil tem as mesmas semelhanças históricas no âmbito da Enfermagem que os demais países ibéricos. Durante o Segundo Império (1840-1889), registrou-se um grande progresso da Enfermagem com a chegada das Irmãs de Caridade na Santa Casa do Rio de Janeiro e, a partir de então, aos demais hospitais do país. Chama-se atenção para as quatro heranças religiosa, feminina, militar e étnica deixadas pelo século 19 para a profissão de enfermeiro.

No plano das heranças religiosas, étnicas e relativas à controversa questão de gênero, é importante resgatar que, no Brasil, por questões da predominância da Igreja Católica na colonização, os hospitais funcionavam sob a supervisão de religiosas leigas ou habilitadas para o cuidado com os enfermos.

A esse respeito Germano (1984, p. 22) destaca:

> "Não desconhecendo terem sido os próprios índios os primeiros a se ocuparem dos cuidados aos que adoeciam em suas tribos, nas pessoas dos feiticeiros, pajés, curandeiros, com a colonização outros elementos assumiram também essas responsabilidades, dentre eles, os jesuítas, seguidos posteriormente, por religiosos voluntários, leigos e escravos selecionados para tal tarefa. Surge assim a Enfermagem, com fins mais curativos que preventivos e exercida no início, ao contrário de hoje, praticamente por elementos apenas do sexo masculino".

Esse período corresponde a 1543, quando foram criadas as primeiras Santas Casas da Misericórdia. O atendimento de Enfermagem institucionalizado surge com a fundação da Santa Casa da Misericórdia de São Paulo, Santos, Rio, respectivamente.

É interessante perceber que a prática de Enfermagem, na época, não era remunerada; isso pela característica do enfermeiro que era religioso, voluntário ou escravo. Existiam no Brasil alguns livros editados em Portugal que serviam de consulta para os enfermeiros, e essa prática sobreviveu a todo o período de colonização, sendo alterada no início do século 20 por influência primeiramente, das escolas francesas e, mais tarde, das escolas inglesa e americana.

Até o início do século 20, a Enfermagem no Brasil era atividade de religiosas nos hospitais da Santa Casa de Misericórdia. A ação de Enfermagem tinha conotação caridosa, atendendo aos miseráveis para que eles não ficassem expostos ao tempo nas ruas das cidades. As atividades das religiosas eram voltadas para a limpeza do ambiente hospitalar, para a organização e disciplina dos trabalhadores da área e para o cuidado físico e espiritual dos doentes (Fernandes, 1985).

Baptista e Barreira (2006, p. 412) lembram que os primeiros cursos de Enfermagem surgiram no Brasil na Primeira República, segundo modelos europeus; entre eles estão: a atual Escola de Enfermagem Alfredo Pinto, da atual UNIRIO e os cursos da Cruz Vermelha Brasileira. A Escola Anna Nery, implantada no interior do aparelho de Estado por uma missão de enfermeiras norte-americanas, adotou o modelo anglo-americano de ensino de Enfermagem.

De acordo com reflexões de Santos (2008, p. 20-21), a experiência francesa deveria soar como uma palavra de cautela para estudos que insistam em recuperar ou construir, retrospectivamente, "modelos nacionais" de ensino da Enfermagem, naquela época de intensa efervescência ideológica e amplo debate sobre doutrinas e práticas. Na verdade, modelos puros nunca se firmaram durante a história da profissão. O entrecruzamento de ideias que se acelerou desde os anos de 1890 torna insustentável a rotulação de "sistemas nacionais" de ensino e de serviços assistenciais de Enfermagem (o "modelo francês" e o "modelo inglês", entre outros). Se o que se consolidou ao longo do tempo foram sistemas bastante híbridos – como o que se tem denominado em nossos dias de "anglo-americano" –, essas dualidades e cruzamentos convidam a que pensemos antes em "propostas" ou "vertentes", do que em "sistemas" ou "modelos".

Em São Paulo, conforme observa Citrynowicz (2000, p. 75-76), o primeiro curso de Enfermagem foi criado no Hospital Samaritano (fundado em 1894 por uma sociedade evangélica e que logo trouxe cinco enfermeiras inglesas ao Brasil) entre 1900 e 1901. A escola de Enfermagem do Hospital Samaritano não se cadastrou segundo as normas da Escola Anna Nery, de 1931, tornada padrão oficial para o ensino de Enfermagem. Em 1939, começou a funcionar a escola de Enfermeiras do Hospital São Paulo, ligado à Escola Paulista de Medicina. Em 1939, a profissão de enfermeira foi regulamentada no estado de São Paulo. Em 1942 foi implantada a Escola de Enfermagem de São Paulo junto à Faculdade de Medicina da USP, com decisivo apoio da Fundação Rockefeller.

No início do Século 20, no Rio de Janeiro e outras cidades brasileiras, de acordo com as reflexões de Mora (2005), funcionavam diversas escolas, entre as quais a Escola de Enfermagem Luisa de Marillac, fundada pela religiosa vicentina Matilde Niñe. Da mesma forma, em São Paulo, funcionava a Escola de Enfermagem do Hospital São Paulo, fundada e dirigida pelas Irmãs Franciscanas, Missionárias de Maria.

Segundo Andrada, Garcia, Retamar et al. (2005), grandiosas foram as contribuições de Florence Nightingale em seu livro Notas sobre Enfermagem, consideradas relevantes para o progresso social e econômico em âmbito mundial, o aumento demográfico, a melhora nas condições materiais de vida, a redução progressiva da morbidade e da mortalidade da humana. Da mesma forma, representando marco na história da ciência moderna. As concepções de Florence, predominantemente de cunho preventivo e assistencial hospitalar, chocavam e contradiziam a até então predominante visão científica e profissional da Enfermagem, uma vez que rompia com a abordagem psiquiátrica e perdia a oportunidade de se enquadrar no modelo predominantemente psicossocial das ciências emergentes do Século 19.

Na América do Sul do Século 20, consolidaram-se de maneira definitiva diferentes influências étnicas na formação profissional de Enfermagem, devido a influências das então nações modernas. Algumas delas efetivamente provenientes das grandes metrópoles das nações ex-colonizadoras, em outros casos advindas de países com tradição na Enfermagem, como o caso dos Estados Unidos da América, Alemanha e Canadá. Observa-se, assim, a intensificação da influência de alguns países da região sobre outros, agora devido ao desenvolvimento da Enfermagem em alguns países, como no caso pioneiro do Panamá, seguido do Chile, mais tarde da Colômbia e finalmente do Brasil (Mora, 2005).

No entender de Alves (1987), o mercado e condições de trabalho da Enfermagem, no Brasil, pode ser distinguido em quatro períodos históricos, ou seja, de 1889 a 1930, de 1930 a 1945, de 1945 a 1964 e o após 1964. O primeiro período é caracterizado por uma sociedade predominantemente rural, também conhecido como "República Velha", que começa sem qualquer política específica para o setor saúde, embora exista interesse do governo por uma ou outra doença, mas com as pressões exercidas pelo mercado internacional, foram adotadas medidas radicais de saneamento dos portos e controle de doenças epidêmicas.

É importante observar na leitura dos autores que escrevem sobre história da Enfermagem a flagrante vulnerabilidade quando se trata da questão de gênero. Ora deixam escapar o masculino, ainda que por mero descuido, como no parágrafo anterior, quando Alves (1987) faz menção ao decreto que criou a primeira Escola de Enfermeiras e Enfermeiros, contradizendo a leitura original de Moreira (1990), que coloca a questão de gênero em plano secundário e, assim, denomina: Escola Profissional de Enfermeiros e Enfermeiras. Em contrapartida, Alves (1987) parece não se preocupar com a questão de gênero ao se referir à criação da Escola de Enfermeiros do Departamento Nacional de Saúde Pública, exatamente onde predomina a postura feminista da Enfermagem brasileira.

Assim, em 1890, com a transferência do Hospital Pedro II para o controle direto do Governo Provisório da Segunda República, dá-se início oficial do ensino de Enfermagem no Brasil pelo decreto 791/1890 é criada a Escola de Enfermeiras e Enfermeiros (atual Escola de Enfermagem Alfredo Pinto da UNIRIO). Em março de 1916, é fundada a Escola Prática de Enfermeiros da Cruz Vermelha, filial Rio de Janeiro. O sistema nightingaleano de ensino de Enfermagem, no entanto, é implantado com o Decreto 15.799/22, quando é criada a Escola de Enfermeiros do Departamento Nacional de Saúde Pública (DNSP), que começa a funcionar em 19 de fevereiro de 1923.

Souza (1982) considera que a estrutura da sociedade latino-americana pode ser descrita em três principais estágios econômicos e políticos: o estágio pré-capitalista ou anárquico, o estágio de acumulação de capital ou oligarquia dependente e o estágio de industrialização ou oligarquia liberal.

No primeiro, se comparado ao sistema mundial de acumulação de capital no mesmo período, demonstra não ter acompanhado a regra, não houve acumulação. Foi um período de instabilidade política que acompanhou a independência, ele representa grande parte do século passado, ocasião em que o exercício da Enfermagem estava entregue às ordens religiosas católicas, e que a prática tinha conotação servil e vocacional pela forte influência da ideologia da Igreja.

No segundo estágio, segundo Souza (1982), a acumulação de capital está associada à fase imperialista do desenvolvimento do capitalismo. O comércio internacional destaca-se como atividade econômica dominante para a acumulação de capital. Esse período foi muito conflitante para a Enfermagem, devido às mudanças causadas nos hospitais como resultado da Reforma Protestante iniciada na Europa, no final do século 16, e que deu origem às diversas igrejas cristãs dissidentes. Elas chegaram aqui dois séculos após iniciadas na Europa e trouxeram as enfermeiras francesas para o início da organização e profissionalização da Enfermagem no Brasil.

O terceiro período, no entender de Souza (1982) é caracterizado pela transformação do antigo estado oligárquico em oligarquia liberal e o aparecimento da industrialização. Ocorreu que a industrialização chegou no continente latino-americano em épocas diferentes para seus países. No Brasil, ela veio com os investimentos do pré, trans e pós-Segunda Guerra e influenciou decididamente a prática de Enfermagem. A especulação dos investimentos do capital estrangeiro e a criação do Departamento Nacional de Saúde Pública influenciaram a nova tendência de prática profissional de Enfermagem, atendendo as expectativas da exploração imperialista do capital.

Garrafa (1983) entende que, na maioria dos países da América Latina, os governos atendem os interesses da classe social e economicamente mais poderosa, fazendo com que as classes subordinadas, subalternas ou dominadas vivam em função dos grupos economicamente poderosos.

Os intelectuais, por exemplo, participam intensamente da veiculação dos ideais dominadores do povo. Eles estão envolvidos na política, na cultura, na arte, na ciência etc. Na verdade, os intelectuais de nossa sociedade, em sua maioria, atuam organicamente em favor da classe dominante. Isso por estarem inseridos de alguma forma na estrutura do poder e dele tirar a mais proveitosa vantagem.

A manipulação da realidade ou a determinação do que pode e do que não pode ser conhecido, dominado e explicado na vida e na natureza, talvez seja o grande limite de forças do homem. O conhecimento sempre foi um dos mais fortes instrumentos do poder. Ele habilita o homem a apresentar seu posicionamento diante dos fenômenos da vida. O domínio do conhecimento será sempre arma dos grupos humanos mais organizados e somente ele dará distinção aos mais persistentes.

Germano (1984, p. 187) salienta que a primeira tentativa de criar uma escola de Enfermagem no Brasil, em 1890, partiu do Estado, ao assumir o controle da atenção psiquiátrica. Criada no Rio de Janeiro, a Escola de Enfermagem Alfredo Pinto nasce no próprio Hospício Pedro II, também chamado Hospital Nacional de Alienados. A criação dessa escola estava relacionada ao afastamento das religiosas responsáveis pela Enfermagem, descontentes com a nova administração do hospício que limitava suas atribuições.

Segundo a leitura de Moreira (1990), a criação da primeira escola de Enfermagem no Brasil, mais especificamente, no Hospital Nacional de Alienados, deveu-se a várias razões, que envolviam desde a problemas políticos e financeiros que o país atravessava, déficit de pessoal devido ao abandono das religiosas insatisfeitas com a restrição de seus poderes no espaço hospitalar, todos contribuindo para o comprometimento na qualidade da assistência aos doentes. A Escola foi criada com objetivo de preparar pessoal de Enfermagem para o Hospital Nacional dos Alienados e os hospitais civis e militares do Rio de Janeiro. A autora ressalta que a escolha de enfermeiras francesas, pauta-se no fato de, na época, a França ser considerada modelo de organização dos hospitais na Europa, principalmente no que se referia à psiquiatria.

Com efeito, a influência americana teve seu marco no Brasil com a criação da Escola de Enfermeiras do DNSP (Departamento Nacional de Saúde Pública) pelo Decreto 15.799 de 10/11/1922. A escola começou a funcionar em 19 de fevereiro de 1923. De acordo com o Decreto 17.268, de 31/03/1926, passou a denominar-se Escola de Enfermeiras D. Anna Nery. A primeira diretora da escola, *Miss* Clara Louise Kienninger, era americana e, como tal, fora paga para servir ao modelo capitalista veiculado pelos interesses do grupo Rockefeller no Brasil.

No entender de Fernandes (1985, p. 49), o Departamento Nacional de Saúde Pública foi criado para atender a problemática da Saúde Pública, em decorrência da crise econômica da década de 1920 e deu margem à criação da primeira escola de Enfermagem brasileira, adequada ao modelo nightingaleano. A escola se propunha ao preparo de profissionais voltados à melhora das condições sanitárias da população. Dessa forma, a Enfermagem moderna surgiu no Brasil, no momento em que o Estado coordena os primeiros traços para uma política de saúde.

Estando a formação profissional do enfermeiro no Brasil relacionada com a melhoria das condições sanitárias da população, o pessoal formado pela escola do Departamento Nacional de Saúde Pública (DNSP), inicialmente, passa a participar dos programas de controle de endemias e, mais tarde, com o fortalecimento do capitalismo e a expansão da rede hospitalar, assume posição de destaque no mercado de trabalho, desfrutando do privilégio nas contratações para o serviço hospitalar privado.

A ampliação da rede hospitalar requereu a criação de novas escolas de Enfermagem, assim como da criação dos programas de treinamento em serviço para os chamados práticos de Enfermagem. Assim, o enfermeiro assume atividades de gerenciamento das ações de Enfermagem e passa a delegar aos auxiliares o cuidado com os doentes. Sua prática torna-se administrativa ou educativa, atendendo fielmente a proposta do modelo nightingaleano.

Na leitura de Alves (1987), com o Decreto 12.268, de 31 de março de 1926, passa a se chamar Escola de Enfermeiros Dona Anna Nery e é elevada a Escola Oficial Padrão. Aliás, Silva (1987), esclarece que a criação da escola já estava prevista no mesmo Decreto 15.799 de 10/11/22, que aprovou o Regimento do Hospital Geral de Assistência do Departamento Nacional de Saúde Pública. Portanto, seguindo o modelo dos hospitais norte-americanos, ou seja, tendo sempre uma escola de Enfermagem para atender os clientes internados a baixo custo.

Por outro lado, porém dentro do mesmo enfoque a leitura de Gauthier e Sobral (1998), pontua que o Rio de Janeiro do final do século 19 foi marcado pelo final da escravização, esgotamento da cafeicultura, aumento da imigração estrangeira, crescimento populacional, explosão dos cortiços e o reaparecimento das epidemias, além da necessidade da cidade se fazer mostrar como grande metrópole para o mundo. Acontecimentos e contexto que exigia uma nova ordem social, começando pela limpeza e embelezamento da cidade, grande preocupação das autoridades quanto a alta incidência de epidemias (varíola, malária e febre amarela), o que exigia controle sobre as doenças tropicais como medida de preservação estratégica dos portos, além da aprovação de programa de Pereira Passos – prefeito da cidade – que privilegiava o debate acerca da questão da higiene.

A falta de consciência política e a limitada capacidade de mobilização, devido à veemente repressão exercida pelas lideranças nas escolas, muito mais preocupadas com as "aparências" do que as relevantes questões que envolvem a inserção de um emergente grupo social e profissional no mercado de trabalho, fez com que a categoria já nascesse como massa de manobra dos interesses dos patrões, por um lado, servindo de bodes expiatórios dos políticos nas instituições públicas, por outro, como meros instrumentos de exploração no setor privado de saúde. Aliás, é o que pode ser observado na interpretação de Lima (1993), em face da implantação do modelo nightingaleano no Brasil, este essencialmente pautado na meta de formar novos agentes de Enfermagem para ocupar outros espaços, de complexidade diferente, no interior da profissão. Ao que acrescento, uma ocupação no sentido de cumprimento de ordens, sobretudo, procurando preservar a essência da ideologia da dominação/subordinação, tomadas de empréstimo as ideias das teorias de administração de Taylor e Fayol.

Com forte influência inglesa, os valores da escola americana de Enfermagem muito contribuíram para a subordinação do enfermeiro à prática médica, tudo se repete, tendo como cenário oculto os interesses de exploração do povo pelos grupos dominantes.

Assim como a Escola de *Miss* Florence, a Escola do Departamento Nacional de Saúde Pública institui normas preconceituosas e racistas para a admissão de suas candidatas. Germano (1984, p. 187), lembrando Magalhães, cita:

> "A escola Anna Nery foi organizada no mais alto padrão, e a seleção das alunas também foi excepcional (...) Apesar da oposição de duas americanas que vieram para a escola, uma moça de cor venceu todas as barreiras para o ingresso no curso. Na hora da matrícula as americanas não permitiram e fecharam a questão (...) Daí por diante, enquanto as americanas estiveram aqui, apenas brancas podiam frequentar a escola."

Em se tratando de preconceitos étnicos na historicidade da enfermagem brasileira, Santos (2008, p. 15), chama atenção para algo como uma atmosfera carregada afetava também os programas patrocinados pela Fundação Rockefeller. Em 1923 os planos da Junta Internacional de Saúde, de enviar uma *colored* para o corpo docente da novíssima Escola Anna Nery, foram cancelados diante do temor de que uma "mestiça" não fosse bem recebida pelas elites da então capital federal.

Santos (2008, p. 21) chama atenção para a existência de obstáculos de toda ordem – culturais, políticos e econômicos – à abertura de novos programas de formação educacional em muitas partes do mundo, colocando em xeque a difusão do profissionalismo em escala global, defendida e vislumbrada pelos consultores da Fundação Rockefeller para a área de Enfermagem e pelos técnicos da OMS. A questão que se coloca para os historiadores contemporâneos pode ser assim resumida: *"até que ponto estruturas sociais brutalmente segmentadas – especialmente nas sociedades agrárias da Europa oriental, África, Ásia e América Latina – poderiam comportar, naquela época, um recrutamento de enfermeiras genuinamente democrático, sob o ângulo racial e de gênero?"*

Não se pode ignorar que havia desde a década de 1920, uma contracorrente de esforços e iniciativas voltados para uma concepção comunitária e preventiva que apontava (por certo timidamente) para o que hoje se chamaria uma "concepção crítica em Enfermagem de saúde mental", defendida por lideranças latino-americanas. A "higiene mental", particularmente no período da Missão Parsons na Escola Anna Nery, distinguia-se da psiquiatria centrada na instituição hospitalar e fincava raízes nos programas de "desenvolvimento de comunidades", postulados pela sociologia dos guetos e das minorias nas grandes metrópoles norte-americanas. Em que pese o avanço, na mesma época, das tecnologias médicas hospitalares e do modelo biomédico (o qual, insistimos, não era incontestado), a Enfermagem nos centros mais avançados da América Latina, como em São Paulo, fazia da "atenção psicossocial" uma ferramenta contra a "psiquiatria dos eletrochoques" (Santos, 2008, p. 23).

Como bem pontua Cytrynowicz (2000, p. 75), a Missão de Cooperação Técnica para o Desenvolvimento da Enfermagem no Brasil, composta de 31 enfermeiras (entre elas 24 norte-americanas, duas holandesas, duas inglesas, uma canadense, uma norueguesa e uma belga), veio por solicitação de Carlos Chagas, diretor do Departamento Nacional de Saúde Pública entre 1921 e 1931, e estabeleceu um Serviço de Enfermeiras naquele departamento nacional, ficando no país até 1931. O objetivo era criar um serviço de enfermeiras visitadoras sanitárias para trabalhar preventivamente nas campanhas governamentais, especialmente no combate à tuberculose, visitando os doentes e suas famílias em suas próprias casas. A primeira diretora da escola foi a enfermeira *Miss* Clara Louis Kienninger.

Em linhas gerais, o trabalho da enfermeira visitadora, como destacam Mascarenhas, Melo e Silva (2016, p. 223), "era orientado por conhecimentos elementares, não técnicos, que seriam úteis apenas para aplicar a educação sanitária às pessoas com tuberculose". Já o trabalho da enfermeira moderna nasceu com um *status* profissional, já que seria técnica e cientificamente orientado para prestar assistência aos enfermos (em domicílios e hospitais), ensinar os princípios da boa saúde, executar as ordens médicas e prevenir a disseminação de doenças diversas através da educação sanitária.

No âmbito de um acordo entre Brasil e Estados Unidos, como observam Fonseca, Morosini, Mendonça, (2013, p. 532), promovido por uma agência coordenada por Nelson Rockefeller, em 1942, foi criado o Serviço Especial de Saúde Pública (Sesp) que atuou até 1960, quando foi substituído pela Fundação Sesp. Vinculado ao contexto de proteção das áreas de produção de matéria-prima para fins militares, especialmente da Amazônia e Vale do Rio Doce, o Sesp teve sua atuação expandida para o Nordeste, embalada pelos preceitos das políticas desenvolvimentistas da época. No governo Vargas, período em que foi criada, a instituição já apresentava o propósito de atuar fortemente na formação de trabalhadores de saúde, em particular médicos, enfermeiras, engenheiros sanitários e profissionais intermediários, como as visitadoras sanitárias. *"O Serviço Especial de Saúde Pública teve papel importante ao expandir a autoridade pública, tomando o campo da saúde como base"*. Além de responder a questões de saúde, assumindo a educação sanitária como eixo, os serviços tornavam-se instrumentos de vínculo político com a população do interior e, desse modo, produtores de uma nacionalidade.

Ainda de acordo com o estudo de Fonseca, Morosini, Mendonça, (2013, p. 538), as visitadoras sanitárias no contexto do Serviço Especial de Saúde Pública diferiam daquelas que se vincularam ao modelo dos centros de saúde nas áreas urbanas dos anos 1930. Por lei, estas últimas deveriam ser diplomadas pela Escola Normal, o que nesse período histórico indicava uma posição social de prestígio. Além desse pré-requisito, elas recebiam uma formação de um ano e meio, em tempo integral, podendo assim ascender ao cargo de educador sanitário no serviço público.

> "Nas décadas de 1940 e 1950, o Serviço Especial de Saúde Pública, que na época era o ator institucional mais relevante na saúde pública, encarava a educação sanitária como uma atividade transversal aos seus diversos profissionais. O investimento na formação sanitária era mais difuso, incluindo, por exemplo, os professores primários para atuação nas escolas. Entretanto, esta aposta na educação sanitária não resultou em proporcionar maior densidade a essa formação que, em geral, era bem abreviada".

A propósito do fortalecimento do ensino de enfermagem pautado no modelo nightingaleano, o estudo de Oguisso, Freitas e Takashi (2013) que Ethel Parsons conheceu Edith de Magalhaes Fraenkel, chefe do Serviço de Enfermagem do Departamento de Profilaxia da Tuberculose e nela vislumbrou a possibilidade de concretizar o que estava sendo idealizado. Sugeriu que ela fizesse um curso superior de enfermagem com bolsa de estudos da Fundação Rockefeller.

Como destacam Oguisso, Freitas e Takashi (2013), pela formação e experiência adquiridas nos Estados Unidos, Edith Fraenkel estava convencida de que era urgente que as enfermeiras pudessem contar com uma entidade de classe que representasse todo o grupo, sugerindo, portanto, a criação de uma associação que congregasse todas as enfermeiras brasileiras e estrangeiras, opinião defendida também por Ethel Parsons e pelas demais enfermeiras norte-americanas. E assim se fez, criando-se a Associação Nacional de Enfermeiras Diplomadas, em 12 de agosto de 1926.

Em 1927, conforme estudo de Oguisso, Freitas e Takashi (2013), Edith Fraenkel havia recomeçado o trabalho no Departamento Nacional de Saúde Pública na qualidade de enfermeira-chefe, contando com o auxílio de algumas colegas egressas das duas primeiras turmas da Escola Anna Nery. De enfermeira-chefe passou a Diretora da Divisão de Enfermagem de Saúde Pública do DNSP. Em 1931, assumiu o cargo de Superintendente Geral do Serviço de Enfermagem, em substituição a Ethel Parsons, que havia regressado aos Estados Unidos, após dez anos de trabalhos no Brasil. Durante o período em que Edith Fraenkel permaneceu no cargo, de 1931 a 1938, presidiu ou participou de diversas comissões criadas com a finalidade de estudar problemas relacionados com a assistência ou com o ensino de enfermagem no País. A EEAN estava subordinada à Superintendência do Serviço de Enfermagem, o que aumentava suas responsabilidades em relação ao ensino de Enfermagem.

A nacionalização do modelo nigthingaleano de ensino de Enfermagem, como ressaltam Santos e Marques (2015), alcançou Minas Gerais em 1933. A Escola de Enfermagem Carlos Chagas (EECC) deu origem à atual Escola de Enfermagem da Universidade Federal de Minas Gerais (EEUFMG). Foi criada em 07 de julho de 1933, pelo Decreto nº 10.952. O nome recebido foi uma homenagem ao médico sanitarista Carlos Chagas. A criação da EECC resultou de um acordo entre a Diretoria de Saúde Pública do estado de Minas Gerais e a Faculdade de Medicina da Universidade de Minas Gerais. Sua finalidade era atender às crescentes demandas de saúde pública do estado mineiro e do país e também ao campo hospitalar.

A Escola de Enfermagem Carlos Chagas, segundo Santos e Marques (2015, p. 365), foi a primeira escola de Enfermagem no Brasil situada fora do Rio de Janeiro e, também, a primeira escola de Enfermagem estadual criada no país. Seguiu os moldes da escola oficial, a atual Escola de Enfermagem Anna Nery (EEAN), conquistando a equiparação em 1942, sustentando a bandeira da Enfermagem Moderna. Vale lembrar que os primeiros 15 anos de funcionamento da EECC (1933-1948) estão no contexto nacional que compreendeu o primeiro governo de Getúlio Vargas (1930-1945). A partir da década de 1930, o governo aumentou o compromisso com a saúde pública e diversas estratégias foram criadas para incremento da saúde no Brasil, dentre elas, os vários acordos internacionais firmados e as diversas instituições de ensino e assistência consolidadas.

> "Destacou-se, nesse sentido, a atuação do Serviço Especial de Saúde Pública (SESP), criado em julho de 1942, em decorrência de um acordo firmado entre os Estados Unidos e o Brasil, estabelecendo as seguintes atribuições: o saneamento do Vale do Amazonas, o preparo de profissionais para o trabalho de saúde pública e a colaboração com o então Serviço Nacional de Lepra".

De acordo com estudo de Cardili e Sanna (2015), a Escola de Enfermagem do Hospital São Paulo (EEHSP), atual Escola Paulista de Enfermagem (EPE) da Universidade Federal de São Paulo (UNIFESP) foi criada em 1939, como resultado da aliança entre a Escola Paulista de Medicina (EPM) e a Congregação das Irmãs Franciscanas Missionárias de Maria e a Arquidiocese de São Paulo, representada por Dom José Gaspar de Affonseca e Silva, então arcebispo de São Paulo. Em 24 de março de 1942, foi equiparada à EEAN, tida como escola-padrão pelo decreto nº 9101/31.

A idealização da criação do curso de Enfermagem da EEHSP, como bem pontuam Cardili e Sanna (2015), surgiu a partir da construção do Hospital São Paulo (HSP), iniciada em 1936. O hospital foi criado para atender à demanda assistencial, de ensino e de pesquisa da recém-criada Escola Paulista de Medicina (EPM). Para que o hospital atingisse seus objetivos, foi necessário que os dirigentes da EPM realizassem novas alianças, aproximando-se então do governo estadual e da igreja católica – detentora de grande poder em relação à educação e com experiência em enfermagem. Assim, nascia um novo curso da EPM.

A criação da EEHSP se deu com certa dificuldade, pois já havia intenção do governo estadual de constituir uma Escola de Enfermagem. Resultado disso foi a criação da Escola de Enfermagem da Universidade de São Paulo (EEUSP). Diante das circunstâncias desfavoráveis, foi necessário que os dirigentes da EPM realizassem novas alianças que não com o governo estadual, aproximando-se, então, do governo federal de Getúlio Vargas e da Igreja Católica, detentora de grande poder em relação à educação e com experiência em Enfermagem.

> "A fim de criar o novo curso, foram contatados o Instituto das Franciscanas Missionárias de Maria e o arcebispo paulistano, de modo a garantir o suprimento das necessidades do hospital com uma Enfermagem qualificada, moderna, centrada no indivíduo e aderente ao modelo voltado ao cuidado hospitalar. Essa congregação possuía oito escolas de enfermagem pelo mundo, entre elas: a Escola de Enfermagem da Faculdade de Medicina de Tóquio" (Cardili, Sanna. 2015, p. 28).

Dando prosseguimento na institucionalização do modelo anglo-americano de Enfermagem, a Escola de Enfermagem de São Paulo (EESP), atual Escola de Enfermagem da Universidade de São Paulo (EEUSP), segundo Oguisso, Freitas e Takashi (2013, p. 1222), foi criada pelo Decreto-lei Estadual n° 13.040, de 31 de outubro de 1942, e depois equiparada pelo Decreto Federal n° 21.965, de 21 de outubro de 1946. O parecer favorável a essa equiparação havia sido exarado pela enfermeira Rosaly Taborda, designada pelo Ministério da Educação e Saúde para essa verificação, por indicação da EEAN.

> "Assim, por força do Decreto Federal n° 20.109, de 15 de junho de 1931, que regulava o exercício da enfermagem no Brasil e fixava as condições para equiparação das escolas de enfermagem (em vigor na época), a Escola de Enfermagem da USP teve que ser inicialmente equiparada".

ASSOCIAÇÃO BRASILEIRA DE ENFERMAGEM (ABEN)

Como nos esclarece Cruz e Marques (2006, p. 439-440), no Brasil, a primeira organização dos profissionais de Enfermagem foi a Associação Nacional de Enfermeiras Diplomadas Brasileiras (ANEDB). Seu surgimento está intimamente relacionado com a existência da primeira escola oficial de enfermeiras, a Escola de Enfermeiras Anna Nery (EEAN), fundada em 1923. A ANEDB foi fundada em 12 de agosto de 1926, ainda por um período de mais ou menos 3 anos funcionava informalmente, pois não estava registrada em cartório.

Somente em maio do ano de 1929 que foi publicado no Diário Oficial da União. O objetivo principal da entidade era elevar o padrão da profissão.

Segundo Santos (2008, p. 19), são discutíveis as rivalidades que permearam e impeliram a cooperação internacional no setor da saúde, mostrando como a Liga das Sociedades da Cruz Vermelha se envolveu em escaramuças políticas e administrativas com entidades de caráter filantrópico como a Fundação Rockefeller, quando procuravam semear o campo fértil da enfermagem, particularmente da saúde pública, nos anos seguintes ao fim da Primeira Guerra. A Fundação Rockefeller, alvo principal dos ataques da Liga, patrocinou a Enfermagem de saúde pública e escolas de Enfermagem nos Estados Unidos, na Europa e na América Latina desde a década de 1920, a exemplo das escolas na Universidade de Yale e no Rio de Janeiro (Anna Nery), e apoiou de forma decisiva a criação de associações nacionais de Enfermagem como a Associação Brasileira de Enfermagem (ABEn), em 1926, além de abrir e operar postos de higiene e centros de saúde em diversas partes do mundo.

Diplomada a turma pioneira da EEAN, as líderes de Enfermagem, americanas e brasileiras, tomaram a iniciativa, em 1926, de fundar nossa primeira entidade de classe, a atual ABEn, a qual viria a ter importância decisiva nos rumos do ensino de Enfermagem no Brasil. A revista, criada em 1932, atualmente intitulada Revista Brasileira de Enfermagem (REBEn), serviu de órgão de divulgação da incipiente produção científica da enfermagem brasileira (Baptista e Barreira 2006).

A leitura de Cruz e Marques (2006, p. 439) revela que se acreditava que, para que a profissão pudesse crescer seria necessário não só uma associação, mas também uma revista que divulgassem a classe. No ano de 1929 Edith Magalhães Fraenkel, ao participar de uma reunião, fora aconselhada por Lílian Clayton do *American Journal of Nursing*, que começassem a publicar a revista. A revista Annaes de Enfermagem foi criada em maio de 1932 e está ligada a nomes como o de Edith de Magalhães Fraenkel, presidente da ANEDB e Rachel Haddock Lobo, diretora da Escola Anna Nery. E, mais precisamente, a ideia virou realidade graças ao esforço de Rachel Haddock Lobo e também de Zaira Cintra Vidal.

O objetivo da criação de um periódico de Enfermagem, como foi a criação dos Annaes de Enfermagem, foi o de estabelecer um meio de divulgação através do qual fosse possível a publicação de ideias, conceitos, resultados da produção científica, reflexões e, principalmente, o de expor e discutir o projeto político da Associação Nacional de Enfermeiras Diplomadas Brasileiras – ANEDB (Cruz e Marques, 2006, p. 440).

Ao analisar espaço destinado aos estudantes nos Annaes de Enfermagem, Pereira e Marques (2006, p. 429-430), destacam que a primeira Página de Estudante dos Annaes de Enfermagem publicada no número 1, de maio de 1932, enfatiza a importância da ética no exercício da Enfermagem. Na página do estudante de número 2 de 1933, o artigo refere-se à necessidade do autocontrole da enfermeira, de ter flexibilidade com relação ao convívio interpessoal, seja entre os colegas, seja com os próprios pacientes. Em sintonia com a atmosfera de guerra, a página do estudante de número 3, de 1934, o tema apresentado refere-se ao fortalecimento da nacionalidade (eugenia), a valorização da raça. No número 4, de 1934, o contexto era basicamente sobre a inauguração de um pavilhão para abrigar os filhos sadios dos portadores de lepra, mal de Hansen ou hanseníase. O número 5, de 1934 o contexto apresentado pela autora discorreu sobre os benefícios que os monges da Idade Média trouxeram à ciência e à Enfermagem. Coloca a situação de abandono dos povos, a falta de higiene, a promiscuidade. O número 7, de 1935, o texto expôs as impressões de uma preliminar, ou seja, da aluna candidata ao curso de Enfermagem. Relatou como eram os primeiros dias de uma preliminar. O trote tão temido que fazia com que as alunas ficassem assustadas até mesmo com um bater de porta. Tudo gerava medo como: caminhar até o refeitório, ir à sala de aula etc. Passado este medo, vieram outros como o primeiro dia na enfermaria do hospital.

Como se pôde observar na escrita das estudantes registrada nos Annaes de Enfermagem, a principal temática abordada estava relacionada com os problemas de Saúde Pública, bem de acordo com o viés teórico norteador dos programas de ensino da época. Observa-se que neste período existia incipiente preocupação em conscientizar e preparar as alunas para suprir a necessidade de saúde vigente que o país atravessava, bem como inexistentes abordagens sobre as questões relativas ao papel social desse profissional no contexto da sociedade em que se inseria.

Por outro lado, a Associação Brasileira de Enfermagem (ABEn), segundo Meneses, Kadoguti e Sanna (2008, p. 56), tem, ao longo de sua história, marcos de forte participação no tocante às lutas em que representou a Enfermagem, dentre as quais se pode citar, com expressividade, ações no campo político, científico e cultural, contribuindo na configuração das bases para a prática profissional baseada em evidências. Dentre os marcos culturais e de atuação política da ABEn está um periódico de grande relevância editado pela entidade, o "Jornal ABEn", criado em 1958 com a denominação estatutária de "Boletim Informativo", em cuja época tinha a finalidade declarada de manter os associados cientes das notícias mais significativas sobre a profissão. A partir da edição de número 1, de 2003 (volume 45), o mesmo periódico passou a ser denominado "Jornal ABEn" e, atualmente, não é apenas um informativo de notícias, mas tornou-se um periódico de caráter político e educativo.

Como ponderam Meneses, Kadoguti e Sanna (2008, p. 58), um jornal é um veículo de comunicação escrita, cujo foco é a acessibilidade de um público específico às informações que seus editores desejam transmitir. Nessa perspectiva, o Jornal ABEn visa alcançar os enfermeiros, auxiliares de Enfermagem, técnicos de Enfermagem, acadêmicos de graduação e alunos de educação profissional, com o intuito de integrar, promover, defender, articular, representar, divulgar, coordenar, e congregar os profissionais e estudantes de Enfermagem.

Considerando que esse meio de divulgação é de grande valia para a Enfermagem e que este veículo está no limiar dos 50 anos de prestação de serviços, aventou-se o propósito de analisar o tipo de informação que dirige aos leitores. Sabe-se que é dever dos setores de informação ter sensibilidade e estar preparados para o desafio de novas mudanças e transformações que se sucedem, para suprir, no caso em foco, não só o que realmente a Enfermagem necessita como informação, mas, também, para veiculá-la de forma a ser compreendida por níveis heterogêneos de capital intelectual, segundo as categorias de profissionais de Enfermagem. Tendo estas características, a informação passa a ser consciente, suscita a reflexão e gera ideias, atingindo seu real objetivo: ser compreendida, o que torna mais oportuna a realização da presente investigação (Meneses, Kadoguti, Sanna 2008, p. 60).

De acordo com as reflexões de Baptista e Barreira (2006, p. 413), a ABEn teve sua origem em uma escola de Enfermagem, também se evidencia uma relação direta entre o surgimento de escolas de Enfermagem e a criação das seções estaduais da ABEn. Estas foram criadas entre 1945 e 1963, sendo que em 77% dos casos, a existência de uma escola de Enfermagem, ou mesmo de auxiliar de Enfermagem, mostrou-se condição necessária e suficiente para a criação da seção estadual correspondente. Em contrapartida, a ABEn, na qualidade de sociedade civil de âmbito nacional, tinha autoridade legal e moral para atuar como porta-voz autorizada junto às autoridades federais e para respaldar as pretensões de cada seção, no nível local. Também é interessante assinalar o importante papel desempenhado por órgãos federais de saúde pública, como o Serviço Especial de Saúde Pública (SESP) e a Campanha Nacional Contra a Tuberculose (CNCT), ambos criados nos anos 1940, para o desenvolvimento, tanto das escolas de Enfermagem, como das Seções estaduais da ABEn. Tal mediação se dava por um lado pelo encaminhamento de candidatas às escolas de Enfermagem, pela concessão de bolsas de estudo para alunas e professoras, pela participação direta no ensino teórico e prático, pela cessão de enfermeiras às escolas de Enfermagem, e, por outro lado, pelo incentivo à filiação de suas enfermeiras à ABEn, à sua participação nos Congressos Brasileiros de Enfermagem e à publicação de trabalhos na REBEn.

NOVOS TEMPOS E MUDANÇAS

O período de 1930 a 1945, para Alves (1987), foi marcado por significativas mudanças estruturais, afetando tanto os meios de produção de bens e prestação de serviços, como mudando o perfil da organização da sociedade com o fortalecimento econômico da nova burguesia industrial. A partir de 1940 são criados hospitais-escola em diversos estados, sendo o Hospital das Clínicas de São Paulo o pioneiro. Começa, então, um novo ciclo de migração dos enfermeiros da área preventiva para a curativa, tudo para atender os interesses dos grupos econômicos e as exigências do mercado de trabalho. O que Silva (1987) denomina de desenvolvimento da assistência médico-previdenciária, ocorrido a partir de 1933, ao enfatizar que, contrapondo sua origem de prática isolada de caráter preventivo ou curativo e restrita ao relacionamento enfermeiro-cliente-família – o que viabilizaria um fazer autônomo, seu saber e fazer passou a se restringir ao *locus* hospitalar como atividade normatizada e como extensão do trabalho médico.

A leitura de Santos (2008, p. 22-23) revela que no período entreguerras as contendas políticas entre a Liga das Sociedades da Cruz Vermelha, outras agências voluntárias e a Fundação Rockefeller, provocaram o intercâmbio e o debate entre lideranças profissionais e suas propostas de ação, estimulando e "carregando as baterias" do associativismo nos cenários nacionais e no plano internacional. Um Conselho Internacional de Enfermeiros (ICN) revigorado brotava desse novo cenário. Se tivéssemos de nomear um "tipo ideal" de conexões e intercâmbios transnacionais no campo da enfermagem, naquelas primeiras décadas do século 20, o ICN seria a melhor escolha. A interação e a troca de experiências estreitavam-se durante os congressos em vários países europeus e americanos naquele período conturbado e refletiam, a seu tempo, a circulação de ideias e indivíduos, estimulada até mesmo pela preparação dos inúmeros eventos para tratar de temas que variavam de questões de gênero a organização de classe trabalhadora.

Segundo Amorim e Barreira (2007, p. 56), as condições históricas e políticas que permeariam a mudança da trajetória da Escola Profissional de Enfermeiros e Enfermeiras (EPEE), atual Escola de Enfermagem Alfredo Pinto, da UNIRIO, consolidaram-se na primeira metade do Estado Novo (1937-1941). Coube ao Ministério da Educação e Saúde decidir, em última instância, como a escola seria reorganizada. Esta decisão fundamentou-se na proposta resultante do jogo de forças entre psiquiatras, sanitaristas e enfermeiras diplomadas para a reorganização da escola, no espaço do Departamento Nacional de Saúde.

O diretor geral do Departamento Nacional de Saúde (DNS), conforme nos esclarece Amorim e Barreira (2007, p. 57-58), o sanitarista João de Barros Barreto, enquanto interlocutor dos grupos concorrentes no campo, ocupou posição privilegiada nesta luta. Muito embora se tenha confrontado com as especificidades de cada grupo, ele procurou, no contexto da reforma Capanema, defender os interesses dos sanitaristas do Departamento. No momento da reforma Capanema, a precariedade da mão de obra nos serviços de Enfermagem era considerada um dos grandes problemas dos serviços de saúde do país. Como, a partir de 1937, a EPEE passou a ser a única escola de Enfermagem inserida no DNS, os sanitaristas pensaram em utilizar esse espaço para dar conta do preparo da força de trabalho para os hospitais federais.

Nesse sentido, a leitura de Amorim e Barreira (2007, p. 59) indica que, no início de 1937, o Ministério da Educação e Saúde Pública (MESP), após a reformulação de sua organização central, passou a denominar-se Ministério da Educação e Saúde (MES), permanecendo no cargo o Ministro Gustavo Capanema. No campo da educação, a Universidade do Rio de Janeiro e a Universidade Técnica Federal reuniram-se para formar a Universidade do Brasil (UB). No campo da saúde, o então denominado Departamento Nacional de Saúde (DNS) aglutinou quatro divisões: a de saúde pública, a de assistência hospitalar, a de assistência aos psicopatas e a de amparo à maternidade e à infância. À Divisão da Assistência a Psicopatas (DAP) cabia também a profilaxia mental, em caráter nacional e local. Para a execução das atividades assistenciais no Distrito Federal, havia o Serviço de Assistência a Psicopatas do Distrito Federal (SAP), constituído pelos seguintes órgãos: o Hospital Psiquiátrico, o Instituto de Neurossífilis, o Manicômio Judiciário, e as Colônias Juliano Moreira e Gustavo Riedel.

A nova organização do MES conferiu aos sanitaristas mais poder de decisão no campo da saúde. O DNS se incumbiu da administração das atividades, tanto de saúde pública como de assistência médico-social, em caráter local e nacional. Tal fato resultou da distinção e prestígio dos agentes da saúde pública e confirmou o sanitarista João de Barros Barreto como porta-voz legal no campo da saúde. Ele deveria articular e coordenar as forças em jogo no campo da saúde, mormente entre os representantes das especialidades médicas, em prol das políticas de educação e saúde. Nesse contexto, os sanitaristas conquistaram mais *status*, já que a eles tinham que se reportar os psiquiatras da DAP e SAP. No que se refere à enfermagem, a EAN e a EPEE ficaram inseridas de modo distinto na estrutura do MES: a primeira, na mais prestigiada área de ensino, e a segunda, na área de saúde desse ministério, sob o comando dos psiquiatras (Amorin e Barreira, 2007, 58).

O DNS desejava que a EPEE preparasse um agente de enfermagem com um capital cultural menor, o que demandaria um período de tempo inferior ao utilizado na formação das enfermeiras diplomadas. A estratégia visava formar um número de agentes capaz de substituir as leigas e as religiosas nos hospitais gerais e executar atividades de Enfermagem elementares, sob a supervisão da enfermeira diplomada (Amorin e Barreira, 2007, p. 59).

No que diz respeito ao ensino de Enfermagem em São Paulo, Mancia e Padilha (2006, p. 434), lembram que, em 1940, a enfermeira Edith Magalhães Fraenkel foi ao Estados Unidos com bolsa da Fundação Rockfeller para realizar estudos complementares. Lá permaneceu durante quase 2 anos e recebeu o convite para criar, organizar e dirigir a Escola de Enfermagem da Universidade de São Paulo. Em agosto de 1941, Edith retornou ao Brasil e, em novembro, foi comissionada pelo Governo Federal junto à Universidade de São Paulo. No final do ano seguinte, foi nomeada pelo governo de São Paulo diretora da Escola de Enfermagem da Universidade de São Paulo, criada através do decreto estadual n° 13.040 de 31 de outubro de 1942.

TEMPOS DE CONFLITO DA SEGUNDA GUERRA MUNDIAL – PAPEL DA ENFERMAGEM BRASILEIRA

No Brasil, de acordo com estudo de Oliveira, Bernardes, Kneodler, Lourenço (2017), durante as primeiras décadas do século 20, os discursos sobre a incorporação de mulheres nas Forças Armadas começaram a ganhar vulto, o que foi especialmente impulsionado pelo movimento feminista e pelas demandas sociais, políticas e sanitárias da época. Tal situação conseguiu maior concretude no bojo da Segunda Guerra Mundial (1939-1945) com a criação do Quadro de Enfermeiras da Reserva do Exército em 1943, que incorporou voluntárias de várias partes do país. Essas enfermeiras atuaram junto ao Corpo de Saúde da Força Expedicionária Brasileira (FEB), tropa que contou com a participação de 25.334 cidadãos no esforço de guerra contra as potências nazifascistas.

Em 13 de dezembro de 1943, como destacam Oliveira, Bernardes, Kneodler, Lourenço (2017), foi assinado o Decreto-Lei 6.097, que criou o Quadro de Enfermeiras da Reserva do Exército. Em seguida, voluntárias de todas as partes do Brasil solteiras, viúvas, separadas e com os cursos mais diversos na área de enfermagem, foram convocadas às pressas para realizarem o Curso de Emergência de Enfermeiras do Exército, que as habilitariam para atuação nos hospitais de campanha. Dentre as voluntárias inscritas nesse curso, foram selecionadas para rumarem à guerra apenas 67, das quais seis eram profissionais: do Rio de Janeiro, três pela Escola de Enfermagem Anna Nery, uma pela Escola de Enfermeiras da Cruz Vermelha Brasileira, uma pela Escola Profissional de Enfermeiras Alfredo Pinto, e mais uma pela Escola de Enfermagem de São Paulo. Com o Curso de Samaritanas da Cruz Vermelha Brasileira, uma espécie de supletivo de Enfermagem com duração de um ano, 16 foram incorporadas. A grande maioria, 42, eram voluntárias socorristas, formadas através de cursos intensivos de apenas três meses, organizados pela Cruz Vermelha Brasileira em outros Estados da federação. Não foi identificada a formação de três delas.

Sabe-se que a ciência exerceu um importante papel na Segunda Guerra Mundial. No fim de 1944, como observa Harari (2017), a Alemanha estava perdendo a guerra, e a derrota era iminente. Um ano antes, os italianos, aliados da Alemanha, haviam derrubado Mussolini e se rendido aos Aliados. Mas a Alemanha continuou lutando, embora os exércitos britânico, norte-americano e soviético estivessem se aproximando. Uma razão pela qual os soldados e civis alemães acharam que nem tudo estava perdido é que eles acreditaram que os cientistas alemães estavam prestes a virar o jogo com as chamadas armas milagrosas, como o foguete V2 e o avião a jato. Enquanto os alemães estavam trabalhando em foguetes e jatos, nos Estados Unidos o Projeto Manhattan conseguiu desenvolver bombas atômicas. Quando a bomba ficou pronta, no início de agosto de 1945, a Alemanha já havia se rendido, mas o Japão continuava lutando. As forças norte-americanas estavam prontas para invadir suas ilhas. Os japoneses juraram resistir à invasão e lutar até a morte, e havia todas as razões para acreditar que essa não era uma ameaça vazia. Os generais norte-americanos disseram ao presidente Harry S. Truman que uma invasão do Japão custaria a vida de 1 milhão de soldados norte-americanos e estenderia a guerra pelo menos até 1946. Truman decidiu usar a nova bomba. Duas semanas e duas bombas atômicas depois, o Japão se rendeu incondicionalmente, e a guerra chegou ao fim.

A década de 1940, segundo Mecone, Freitas e Bonini (2015), no Brasil, foi alicerçada em um governo ditatorial, cujas ressonâncias demarcavam a divisão social do trabalho, na aliança entre Igreja e Estado nos ditames que determinavam os espaços masculino e feminino, bem como na submissão da mulher e sua reclusão no espaço privado. Nesse sentido, na Enfermagem preponderava a presença de mulheres e a Cruz Vermelha Brasileira, órgão institucionalizado pelo governo vigente e pela igreja, soube assertivamente usufruir das qualidades femininas para reproduzir e legitimar as ocupações adequadas para mulheres.

Pautados no estudo de Oliveira, Cesario, Santos *et al.* (2013), acredita-se que após um golpe de Estado em 1937, o Brasil passou a viver um período ditatorial liderado por Getúlio Dornelles Vargas. Através do regime conhecido como Estado Novo (1937-1945), Getúlio dominou os poderes Legislativo e Judiciário do país através do fechamento do Congresso Nacional e de todas as câmaras legislativas municipais e estaduais. A nova constituição imposta por este modelo baseava-se no autoritarismo, censura, repressão e centralização total do poder.

A propósito da eclosão da Segunda Guerra Mundial (1939-1945), segundo estudo de Oliveira, Cesario, Santos *et al.* (2013, p. 596), na Europa, tratou-se de um conflito de média intensidade. Liderados por Adolf Hitler, os germânicos acreditavam na reconstrução do Império Alemão e na superioridade da raça Ariana. Ao terem se aliado à Itália, invadiram a França e a Inglaterra, as quais uniram forças com o objetivo de lutar contra seus invasores.

> "Alemanha e Itália ganham um novo inimigo ao romperem o pacto de neutralidade mútua feito com a União Soviética, que posteriormente foi invadida. Após este ataque, o Japão uniu-se aos dois países nazifascistas e atacou os Estados Unidos, o que tornou o conflito mundial, após três anos do seu início, em 1939. Assim, foi formado o Eixo, constituído por Alemanha, Itália e Japão".

Ainda, de acordo com o estudo de Oliveira, Cesario, Santos *et al.* (2013, p. 594), "a Escola de Enfermagem Anna Nery teve importante papel no preparo de moças da sociedade carioca para o esforço de guerra, quando ofereceu diversos cursos de extensão de Enfermagem de guerra entre os anos 1940 e 1943". Neste período, foram ministrados cursos de duração variável, de dois a dez meses, com oito denominações diferentes, a saber: Voluntárias Socorristas, Voluntárias de Socorro de Guerra, Socorro de Guerra do Instituto Social, Voluntária Socorrista Hospitalar, Voluntária Samaritana Hospitalar, Socorros de Guerra, Samaritana Socorrista da Associação das Senhoras Brasileiras e Voluntárias Socorristas do Serviço de Recenseamento. Outrossim, o próprio nome da Escola reiterava sua vocação para as situações de guerra, quando rememora a figura heroica de uma mulher que atuou como voluntária nos hospitais de campanha durante a Guerra do Paraguai (1864-1870), sendo mais tarde cognominada "a mãe dos brasileiros".

A declaração de estado de guerra pelo governo brasileiro, como observam Lourenço, Pinto, Silva et al. (2017), também foi motivada pelas pressões políticas dos Estados Unidos da América, que visavam a consolidação do Pan-Americanismo e da Política da Boa Vizinhança. Em contrapartida, mais de 100 aviões norte-americanos foram trazidos em voo para a instrução primária de pilotos brasileiros de 1942 a 1943, quando se passou a articular a criação de grupamentos de militares e civis voluntários, o que fazia parte da política de mobilização nacional para a guerra e das estratégias de reaparelhamento das Forças Armadas brasileiras e de capacitação de seus contingentes.

Para se enquadrar ao padrão dos aliados norte-americanos, a FAB precisava incorporar mulheres enfermeiras aos seus quadros de efetivo, visando organizar o seu Serviço de Saúde. Com isso, foi criado o Quadro de Enfermeiras da Reserva da Aeronáutica (QERA) por meio do decreto 6.663, de 7 de julho de 1944. Com o apoio da Escola Anna Nery (EAN), foram selecionadas seis enfermeiras egressas dessa instituição para compor o QERA, as quais foram oficialmente nomeadas pelo ministro da Aeronáutica como 2º tenente da reserva de 2ª classe. Após treinamento militar nos Estados Unidos da América, entre julho e setembro de 1944, elas embarcaram para a Itália, onde foram lotadas em dois hospitais de retaguarda. Na guerra, elas ficaram responsáveis pelos cuidados aos pacientes do 1º Grupo de Caça da FAB até junho de 1945 (Lourenço, Pinto, Silva et al. 2017).

Pautando-se em Bernardes, Lopes e Santos (2005, p. 63), constata-se que o conflito da Segunda Guerra Mundial aconteceu quando o Brasil vivia politicamente sob a Era Vargas (1930-1945). Este governo criou uma força militar diferenciada com fim específico de participar do conflito mundial, a Força Expedicionária Brasileira (FEB) que partiu para o campo de batalha, comandada pelo General João Batista Mascarenhas de Moraes. Nesta Força estava inserido o Batalhão de Saúde composto por 186 profissionais de saúde, entre enfermeiros, médicos e dentistas. Seguiram neste batalhão 67 enfermeiras pioneiras do Exército, sendo 61 enfermeiras hospitalares e 6 especializadas em transporte aéreo.

O Brasil apartidário durante o período inicial do conflito, conforme reflexões de Bernardes e Lopes (2005, p. 448), sofre pressões internas e externas para se definir, decorrente de sua posição geográfica estratégica no cenário internacional e a condição política de ditadura. O afastamento entre o Brasil e a Alemanha, antes parceiros, tornou-se inevitável, seguindo-se uma aproximação com os Estados Unidos da América. Pela pressão popular nacional espontânea, o Brasil entra na Segunda Guerra Mundial. As brasileiras profissionais de Enfermagem tiveram o privilégio deste pioneirismo, pois foi no entorno dessa profissão que se fizeram necessárias mudanças seminais para a mobilização do conflito.

Como destaca Cytrynowicz (2000, p. 74), a utilização pelo governo Getúlio Vargas da enfermagem e das enfermeiras – enquanto profissão enquadrada pelo Estado e modelo de certa condição de mulher classe média e, em muitos casos, alta – constituiu peça importante da mobilização das mulheres pelo Estado Novo e, já como enfermeiras da FEB e da FAB, representou uma persuasiva imagem de mobilização civil engendrada durante a Segunda Guerra Mundial no Brasil: a imagem da pátria-mãe, que estendia os cuidados (maternos) aos soldados no *front* de guerra, aos filhos da pátria. Esta imagem, construída pelo Estado Novo, pretendia instituir a vivência da guerra, no *front* interno, como experiência coletiva que deveria unir todos os homens e mulheres, todos os brasileiros, sem quaisquer estratificações ou divisões sociais, conjugando a mobilização para a guerra e adesão política ao Estado Novo.

Naquela atmosfera de guerra, houve expressiva pressão popular, com mobilização civil e militar nacional espontânea para a participação do Brasil neste conflito. Este foi um fator que possibilitou o pioneirismo de enfermeiras nas Forças Armadas. A Enfermagem foi à profissão que propiciou a participação de mulheres nesta mobilização. Os cursos das escolas de formação de Enfermagem da época tiveram procura significativa. O voluntariado foi feito inclusive pelas princesas brasileiras Maria Francisca e Maria Tereza Orleans e Bragança, que cursaram a Escola de Enfermagem da Cruz Vermelha Brasileira (Bernardes, Lopes e Santos, 2005, p. 66).

Segunda Guerra Mundial e o Quadro de Emergência de Enfermeiras da Reserva do Exército (QEERE)

As enfermeiras e a Enfermagem, especialmente a participação militar nas duas guerras mundiais na Europa, estiveram no centro do imaginário que definiu um novo lugar da mulher na cultura e na sociedade do Século 20, seja na França, Inglaterra ou nos Estados Unidos. Referindo-se à Primeira Guerra Mundial, enfatizava-se personificando a abnegação, a enfermeira, anjo e mãe, é a personagem feminina mais louvada da guerra, tema predileto dos artistas de guerra. Além disso, registrava-se que na cabeceira dos doentes, as mulheres (enfermeiras) substituem as religiosas, que, tradicionalmente, cuidavam dos doentes e cujo véu elas usavam. Maternais e angelicais, elas consolam, imagem magnificada durante as guerras, principalmente a primeira, que exalta *the greatest mother in the world*, título de um cartaz da Cruz Vermelha para o alistamento das mulheres (Cytrynowicz, 2000, p. 82).

De acordo com as contribuições de Bernardes e Lopes (2005, p. 450), em 1942, ao tornar-se um dos países aliados no conflito da Segunda Guerra Mundial, o Brasil criou uma força militar diferenciada e especial, a Força Expedicionária Brasileira (FEB). Na oportunidade, por imposição norte-americana, foram convocadas enfermeiras brasileiras voluntárias, com formação profissional diferenciada.

Em dezembro de 1942, o governo aventou pela primeira vez a possibilidade de tropas brasileiras participarem do conflito, mas uma primeira hipótese era enviar soldados à África. O tema esteve na pauta do encontro entre Vargas e Roosevelt, em Natal, em janeiro de 1943. A constituição da FEB começou a se dar em julho de 1943, mas o envio efetivo de tropas deu-se a partir de julho de 1944. A mobilização das enfermeiras para a guerra e para a defesa civil interna teve início, portanto, antes da mobilização militar mais direta de tropas com o objetivo de lutar na Europa, mas subordinada à mobilização para o Estado Novo (Cytrynowicz, 2000, p. 78-79).

Conjuntura histórica de tempos de guerra propícia ao emergir de novas posturas políticas nacionais, reestruturação dos papéis da mulher na sociedade brasileira e, sobretudo, fatores ideológicos responsáveis pelo fortalecimento das amarras históricas quanto à subordinação simbólica da Enfermagem ao poder médico, que suscitam análise a partir de duas perspectivas: 1) a Enfermagem como profissão e as enfermeiras como modelo profissional para mulheres de classe média, engendrado pelo Estado, ocuparam lugar importante no discurso oficial de mobilização da população durante o Estado Novo e na constituição de um *front* civil durante a Segunda Guerra Mundial; e 2) esta mobilização incidiu sobre um processo que estava em curso desde a década de 1920 – o dos conflitos em torno da constituição da identidade profissional e institucional da Enfermagem.

Nesse sentido, reitera Cytrynowicz (2000, p. 74), tanto a mobilização política pelo Estado Novo como o envio das enfermeiras junto à FEB incidiram de forma significativa na consolidação de uma identidade da Enfermagem como profissão "moderna", conforme estabelecida no Rio de Janeiro naquela época, nos moldes praticados nos Estados Unidos e Inglaterra, ligada à disseminação do sistema hospitalar, subordinada aos médicos e integrante das políticas federais centralizadas de saúde pública.

Vale ressaltar que o modelo social da década de 1940 se configurava como um mundo essencialmente masculino. A mulher estava inserida na sociedade totalmente voltada para o âmbito familiar. O caminho profissional feminino aceitável para as mulheres era o do magistério, principalmente o primário (Bernardes, Lopes 2005, p. 448). Portanto, a real possibilidade de abrir espaços para mulheres em conjunturas tradicionalmente masculinas, como domínios militares, efetivamente representava grandes avanços paradigmáticos quanto ao perfil do gênero feminino na sociedade. Mais ainda, resgata o quanto atrelado ao empenho, esforço e trabalho das enfermeiras está o processo histórico de conquistas sociais da mulher no contexto da sociedade brasileira.

Com efeito, a necessidade de criação de um Quadro de Enfermeiras para atuar no cenário da guerra, juntamente com o efetivo da FEB, deu-se em função de uma solicitação dos aliados que chamavam atenção para o fato de as enfermeiras disponíveis nos campos de batalha já estarem muito cansadas e, além do mais, não falavam português, contingência que dificultava o processo de comunicação entre feridos e profissionais preparados para seus atendimentos. Portanto, o governo brasileiro implementou em caráter de urgência a busca de voluntárias, de modo a atender à solicitação de um grupo hegemônico, mandatários do Estado, detentores do monopólio de violência simbólica legítima (Bernardes, Lopes e Santos, 2005, p. 64).

Assim, esclarecem Bernardes, Lopes e Santos (2005, p. 65-66), as enfermeiras brasileiras foram selecionadas após terem iniciado seu voluntariado no esforço de guerra em 9 de outubro de 1943, com chamada publicada no jornal "O Globo". Todas participaram, em caráter obrigatório, do Curso de Emergência de Enfermeiras da Reserva do Exército (CEERE) ministrado pela Diretoria de Saúde do Exército. Segundo o depoimento oral do General Jonas Correia Neto, as enfermeiras ao terminarem o CEERE, integrando-se à FEB tornaram-se enfermeiras da reserva. A partir do momento em que integraram essa força operacional, de combatentes, imediatamente passaram a ativa, como todo o pessoal da reserva convocado. Sabe-se que todo esse pessoal passou a estar na ativa por causa da guerra.

Nessa mesma edição do jornal *O Globo*, de 9 de outubro de 1943, enfatizou-se que a chamada solicitava mulheres entre dezoito até 36 anos para aderirem ao voluntariado. Ao se apresentarem para seleção elas deveriam ser solteiras, viúvas ou separadas e comprovar alguma qualificação para o serviço de Enfermagem. Após a seleção, as enfermeiras, participaram em caráter obrigatório do Curso de Emergência de Enfermeiras da Reserva do Exército (CEERE), ministrado pela Diretoria de Saúde do Exército, cujo objetivo era formar o Quadro de Enfermagem (QEERE). Este curso comportou três módulos distintos: parte teórica, preparação física e instrução militar. Tal curso, possibilitou que as candidatas incorporassem o *habitus* militar, contribuindo para a padronização do comportamento dessas enfermeiras no Teatro de Operações (T.O.) na Itália (Bernardes e Lopes, 2005, p. 451).

Segundo Bernardes, Lopes e Santos (2005, p. 63), o objetivo deste Curso era formar o Quadro de Emergência de Enfermeiras da Reserva do Exército (QEERE), que foi criado pelo Decreto-Lei nº 6097/43 de 13 de dezembro de 1943, publicado no Diário Oficial da União nº 290, datado de 15/12/43. Tal curso comportou três módulos distintos: parte teórica, preparação física e instrução militar. O treinamento oferecido teve o intuito de representar uma estratégia de homogeneização do comportamento das candidatas, mediante a absorção de um *habitus* militar e, possibilitar-lhes enfrentar o cenário de guerra, com todas as implicações que pudessem advir de um evento dessa natureza.

Denominada "Divina missão", a missão da enfermeira/mulher integrada à FEB. A capitã-enfermeira Olímpia de Araújo Camerino, que foi chefe do grupo de enfermeiras brasileiras na Itália, escreveu que a participação na guerra é um "altar". Foram as enfermeiras da FEB que se encarregaram da cerimônia de batismo de um soldado da FEB que não era batizado, antes da partida para a Itália. Um anúncio de 1943 da Labofarma, indústria de medicamentos para cirurgia e medicamentos de guerra, acentuava precisamente esta imagem de divindade e beatitude da enfermeira, ao apresentar um soldado ferido sendo transportado em uma maca e, atrás, solta no céu, como um anjo, a imagem de uma enfermeira que acompanha o soldado ferido. "Sabíamos que a batalha em França seguia o bom caminho quando nos encontramos em mãos de enfermeiras inglesas", comentou um soldado francês ferido na batalha da Normandia, ao desembarcar na Inglaterra, segundo reportagem do *Correio Paulistano* publicada em 8 de agosto de 1944, a exemplo de tantas outras reportagens semelhantes traduzidas pela imprensa na época. O soldado referia-se a "um medicamento verdadeiramente milagroso": as palavras amáveis e os sorrisos que as jovens enfermeiras inglesas dirigiam aos combalidos franceses. Neste caso, contava mais, conforme o correspondente de guerra, o "efeito psicológico" da amável e sorridente presença feminina. As "enfermeiras voadoras" estavam equipadas inclusive com paraquedas, dado descrito para enfatizar seu preparo militar (Cytrynowicz, 2000, p. 83-84).

No cenário de um Brasil provinciano, surgiu um grupamento de mulheres, fora do padrão delineado pela sociedade da época, com o ideal de seguir para a guerra em defesa de seu país. Iniciava-se a formação de um grupamento feminino de Enfermagem que veio a compor os quadros do Exército Brasileiro, formado por mulheres que emergiram de um mundo familiar, protegido e limitado, e que se dispuseram a enfrentar um mundo heterogêneo em que vieram a conviver, lado a lado, com militares homens e outras mulheres, as enfermeiras norte-americanas, formadas em outro contexto. Elas estavam na Guerra há 4 anos, sendo detentoras de capital cultural institucionalizado e de *habitus* militar incorporado, consequentemente, adaptadas às rotinas hospitalares desenvolvidas no cenário de guerra, com maior poder de decisão e segurança do que as enfermeiras brasileiras que foram enfrentar um universo novo e desconhecido (Bernardes e Lopes, 2005, p. 449).

Nessa atmosfera de luta, consideram Bernardes e Lopes (2005, p. 451), enfermeiras participaram do cenário turbulento de uma guerra mundial, como enfermeiras de terceira classe do círculo de oficiais subalternos do Exército Brasileiro, (posto criado exclusivamente para elas, não existindo na hierarquia militar) em desigualdade com as enfermeiras brasileiras, formadas pela Escola de Enfermagem Anna Nery, com posto hierárquico de tenentes da Força Aérea Brasileira (FAB), no contingente da FEB e as enfermeiras norte-americanas que ocupavam diversos postos hierárquicos, com situação definida de soldo e graduações militares. Associada as situações anteriores, ainda se viram diante de barreira linguística e de um clima adverso como o da Europa. Passaram a integrar uma equipe multiprofissional composta por brasileiros e estrangeiros, grupos com formações técnicas e culturais diversificadas. Neste mundo militar, com disciplina rígida, as mulheres tiveram que lutar para buscar autoafirmação e respeito da comunidade militar da qual participavam.

Como aponta Cytrynowicz (2000, p. 76), as 67 enfermeiras que seguiram com as tropas brasileiras da FEB para a Itália serviram em quatro diferentes hospitais do exército norte-americano. Todas elas se voluntariaram para esta missão e concluíram o curso de Enfermeiras da Reserva do Exército. Foram as primeiras mulheres a ingressar no serviço ativo das Forças Armadas no país. Uma abordagem de estudos de gênero relacionado com a história da guerra, especialmente a Primeira Guerra Mundial, já se consolidou tanto na historiografia de guerra como na historiografia de gênero, constituindo, atualmente, um campo particular de estudos com extensa bibliografia e campo profissional específicos. Para a história das mulheres, a Primeira Guerra Mundial constituiu marco de afirmação dos seus direitos, conquistados ao preencher trabalho e espaços ocupados antes exclusivamente pelos homens, sem, claro, se esquecer a trajetória de luta política iniciada antes da guerra.

Com efeito, a constituição de um grupo de 73 enfermeiras brasileiras junto à Força Expedicionária Brasileira (FEB) e à Força Aérea Brasileira (FAB), que contou com seis das 73 enfermeiras), enviadas para a Itália em 1944 durante a Segunda Guerra Mundial, pode ser estudada no contexto das políticas, por parte do governo Getúlio Vargas e do Estado Novo, de mobilização da população civil e da montagem de um *front* interno, em cidades como Rio de Janeiro e São Paulo (Cytrynowicz, 2000, p. 81).

De acordo com o pensar de Barreira (2005), o Estado Novo valorizou a profissão de enfermeira e, em consequência da segunda guerra mundial, houve uma intensificação do preparo de enfermeiras profissionais e voluntárias. Essa importância pode ser observada através das notícias divulgadas pelos jornais, enaltecendo a mulher e a profissão de enfermeira. A estratégia de divulgação da boa imagem da enfermeira brasileira vinha sendo utilizada com sucesso pelas enfermeiras, no sentido de demarcar seu lugar social; os emblemas e rituais das escolas de Enfermagem tiveram aproveitamento ideológico máximo, pois esses eventos aglutinavam pessoas de diferentes esferas da sociedade e tinham a função de transmitir uma imagem de grandeza e projetar as figuras expoentes da profissão. Durante a guerra, essa estratégia ganhou grande repercussão. Publicaram-se notícias sobre o voluntariado, conclamando as brasileiras a participarem do esforço da guerra, inclusive como enfermeiras. Cabia a mulher transformar seu amor pelo homem-soldado, que partia para a guerra, em patriotismo, com a veiculação de notícias que davam ciência à sociedade do movimento de inserção das enfermeiras neste conflito.

A Enfermagem, nos anos de guerra, no Rio de Janeiro e em São Paulo, tornou-se importante fator de mobilização das mulheres. Em 1942, Maria Esolina Pinheiro, professora de Serviço Social da Escola da Cruz Vermelha, detalhou um plano para criar um Corpo de Enfermeiras Auxiliares composto de cem mil mulheres treinadas para auxiliar as enfermeiras profissionais, além de um Corpo de Enfermeiras Domésticas, com quinhentas mil mulheres, preparadas para resolver simples casos domésticos, além de um Corpo de Nutrição, um Corpo de Braile (para transcrever livros para cegos) e um Corpo de Motoristas, com 18 mil pessoas preparadas para o transporte de trabalhadores, refugiados e médicos. Mesmo fantasiosos em sua desmesurada pretensão, estes números permitem uma aproximação do lugar que a Enfermagem assumia no discurso mobilizatório da época (Cytrynowicz, 2000, p. 89). É imperativo resgatar que os cursos preparatórios de enfermeiras para atuar na II Guerra tiveram como coordenadores médicos da carreira militar, o que significa tendenciosa inclinação para a conotação subserviente em seus conteúdos, filosofia e política.

Cytrynowicz (2000, p. 86) destaca que em 1943, por exemplo, Raul Briquet, médico militar, catedrático da USP e diretor geral dos cursos de Enfermagem e Socorros de Guerra da IIª Região Militar, publicou um manual editado a partir de cursos de Enfermagem e de socorros de guerra ministrados na IIª Região Militar, onde havia um Comitê Feminino dos Cursos de Enfermagem e Socorros de Guerra. O manual pretendia ensinar os socorros que deveriam ser prestados em caso de bombardeios aéreos. Também, em 1943, Mario Ottobrini Costa, diretor de ensino da Defesa Passiva Antiaérea de São Paulo, publicou um manual que reunia dez aulas ministradas a inspetores de ensino e professores do curso secundário e superior, além de outro curso para socorristas na Cruz Vermelha. O autor propôs que as aulas fossem gravadas em disco e divulgadas por rádio para todo o país. O manual é dedicado ao serviço de alicerce ao monumento da Vitória do Brasil.

Nesse contexto, noções de Enfermagem eram ensinadas para meninas nas escolas para que elas pudessem cooperar na defesa nacional, como equivalente do amor ao dever militar e consciência das responsabilidades do soldado e o conhecimento elementar dos assuntos militares de meninos e jovens, conforme o Decreto-Lei 8.072, de 8 de março de 1940, que criou a Juventude Brasileira e dispôs sobre a obrigatoriedade da educação cívica, moral e física da infância e da juventude. Além de instituir a educação física como matéria obrigatória nas escolas, o governo passou a ministrar, em 1942, instrução pré-militar aos meninos em todas as séries no curso secundário, com idade entre 12 e 16 anos. As aulas incluíam noções gerais sobre a organização e a vida militar, instrução elementar de ordem-unida sem arma e inscrição na técnica de tiro. As diretrizes pedagógicas eram dadas pelo ministério da guerra. O certificado fornecido às crianças garantia redução do tempo de serviço militar, caso fossem incorporadas ao Exército. A mobilização para a guerra e para o Estado Novo se conjugaram, a guerra sendo por vezes um álibi para este (Cytrynowicz, 2000, p. 83-84).

Como ressalta Cytrynowicz (2000, p. 77), em 1942 havia 222 alunas matriculadas na Escola Anna Nery, no Rio de Janeiro, sendo que 75 (que não eram internas) faziam o "curso de guerra". Em 1942, a Cruz Vermelha Brasileira (que se instalara no país desde 1908) ofereceu 44 cursos de enfermagem que formaram cerca de 2.500 voluntárias. O voluntariado destas enfermeiras não profissionais conotava sua disposição de servir à pátria. Provavelmente estas mulheres voluntárias não tinham relação com as tradicionais enfermeiras de caridade, ligadas a ordens religiosas, cujo discurso centrava-se na ajuda ao próximo, mas sem apelo patriótico. Em sua visita ao Rio de Janeiro, em 1942, para celebrar 20 anos da primeira turma de enfermeiras da Escola Anna Nery, a norte-americana Clara Louis Kieninger, primeira diretora da escola (entre 1922 e 1925), colaborou nos cursos de voluntários de guerra na Escola Anna Nery e na Cruz Vermelha, organizando também cursos de defesa passiva e treinando enfermeiras que partiram para a Itália.

Ainda de acordo com Cytrynowicz (2000, p. 74-75), os jornais e revistas de 1944 publicavam fotografias do treinamento das enfermeiras no Rio de Janeiro, em que elas aparecem fazendo exercícios de educação física, além de exibir as aulas de medicina e de instrução militar. As candidatas tinham que se inscrever no curso de emergência de Enfermeiras da Reserva do Exército, condição para integrar o Quadro de Enfermeiras da Reserva do Exército, criado em 13 de dezembro de 1943 (o curso foi instituído no mesmo dia). Inicialmente, para inscrever-se era preciso ser brasileira nata, solteira ou viúva sem filhos, ter entre 20 e 40 anos, possuir diploma de enfermeira ou certificado de curso de samaritana ou voluntária socorrista ou ainda declaração de um estabelecimento atestando que a candidata exercia a função de enfermeira (*Nação Armada*, n° 51, fev. 1944, pp. 163, 167, 168), evidência da ênfase profissional exigida, mas igualmente da controversa e indefinida institucionalização e regulamentação da profissão. Alguns meses depois, alteraram-se algumas das condições, aceitando-se também mulheres desquitadas, além de solteiras e viúvas; a faixa etária mudou para 22 a 45 anos e foram admitidas mulheres casadas, desde que tivessem permissão do marido (*Nação Armada*, n° 53, abr. 1944). Esta alteração pode indicar certo relaxamento de uma condição exigida, mas também a insuficiência de inscritos.

Com efeito, destaca Bernardes e Lopes (2005, p. 448), cenário histórico marcante para a humanidade, na qual as enfermeiras ousaram e entraram para o Exército Brasileiro, seguindo para o conflito mundial, inseridas na FEB, comandada pelo General João Batista Mascarenhas de Moraes. Importante observar que nesta Força foram para a Itália 186 profissionais de saúde, entre eles, 67 enfermeiras do Exército, sendo 61 enfermeiras hospitalares e seis especializadas em transporte aéreo.

De acordo com Oliveira, Bernardes, Kneodler, Lourenço (2017), apesar da surpreendente e vitoriosa atuação durante o conflito, a Força Expedicionária Brasileira (FEB) foi desmobilizada pelo governo federal logo ao fim da guerra, inclusive as enfermeiras. Essa ação trouxe embutida a consolidação da exclusão dessas mulheres do Exército, pois, a princípio, enfermeiras de guerra mobilizadas não seriam mais necessárias em um mundo recém-pacificado. Assim, elas passaram a estar privadas dos títulos e representações de outrora: de oficiais do Exército, de enfermeiras de guerra, de mulheres militares. Decerto, tal ato viria a reafirmar a ordem previamente estabelecida no campo militar sobre a divisão sexual do trabalho. Seu "novo" destino seria o lar, para retomarem as funções advindas do universo feminino.

Como pontuam Oliveira, Bernardes, Kneodler, Lourenço (2017), Anna Justina Ferreira Nery, figura legendária da profissão, por ter representado altruisticamente a imagem da Mãe-Pátria durante a Guerra do Paraguai, foi exemplo ao qual as enfermeiras da FEB precisavam se enquadrar durante o processo de encarnação de um habitus de enfermeira de guerra. Coincidência ou não, até o dia e o mês da data de promulgação do decreto-lei que criou o Quadro de Enfermeiras do Exército foram os mesmos da data de nascimento de Anna Nery, o que talvez já demonstrasse alguma intenção simbólica do próprio Exército em fazer com que as enfermeiras se apropriassem de uma marca positiva, que melhor pudesse distingui-las e legitimá-las no campo social.

ENFERMAGEM – DO CONTEXTO RELIGIOSO AO DE ESCOLA OFICIAL PADRÃO

Alves (1987) interpreta o período de 1945 a 1964 como de crescimento do ensino de Enfermagem pela política de privatização para atender a demanda do mercado. Chama a atenção para o fato de em 1957, das 34 escolas de Enfermagem existentes apenas 13 eram vinculadas ao poder público, enquanto 21 pertenciam ao segmento privado. O mais curioso foi constatar que a Igreja continuava assumindo com ênfase esse espaço, o que de certa forma, explicava, ou melhor, até justificava o nível de alienação político-social dos enfermeiros no mercado de trabalho, pois das 34 escolas, 19 eram dirigidas por religiosas e 15 por enfermeiras leigas.

A doutrinária e porque não dizer autoritária política de formação profissional, adotada pelas instituições em todos os seus níveis — enquanto força de trabalho da Enfermagem, por um lado, influenciada pelo devaneio de enfermeiras leigas que apregoava uma conduta ética até certo ponto tendenciosa quanto à "suposta" superioridade do saber e poder médico nos ambientes hospitalares, por outro lado, condicionada ao pretenso perfil sacerdotal da política religiosa —, tentava incutir na ideia dos estudantes que o exercício da profissão deveria ser encarado como atividade devocional, definitivamente não foi nada propícia para o desenvolvimento de um nível de conscientização sociopolítica e mobilização suficiente para se reivindicar melhores salários e condições de trabalho. Ao que se pode facilmente deduzir, a Enfermagem brasileira enquanto categoria profissional já nasceu predestinada a representar o papel de "massa de manobra", portanto, como grupo sem identidade social para reivindicar seus plenos direitos no mercado de trabalho, atendendo pacificamente aos interesses das classes dominantes.

Contexto de dominação/subordinação e/ou repressão/autoritarismo que adquiriu mais respaldo com a Lei 775, de 1949, que regulamentou o ensino de nível superior e criou os cursos de auxiliar de Enfermagem, além de tornar obrigatória a existência do ensino de Enfermagem de qualquer nível em toda sede de faculdade de medicina, Silva (1987). A despeito das inevitáveis "lavagens cerebrais" que os docentes submetiam seus disciplinados estudantes, segundo Alves (1987), em setembro de 1963, um movimento de greve na cidade de Santos em função dos baixos salários e das péssimas condições de trabalho, culminou em greve geral de solidariedade e finalmente fez com que as reivindicações fossem acatadas pelos empresários e governos.

No pós-1964, o contexto desenvolvimentista impulsiona a formulação de políticas de saúde, todas voltadas para incentivar e privilegiar a medicina curativa, hospitalar e privada, Alves (1987). Com o incentivo e apoio político para o crescimento do setor privado de saúde, ocorreu um decrescente nível qualitativo no serviço de Enfermagem, devido à expressiva absorção de profissionais com menor qualificação disponíveis no mercado de trabalho – medida tomada pelo empresariado como forma de redução nas despesas de pessoal (Silva,1987).

Em 1931, a Escola de Enfermagem Anna Nery foi elevada à categoria de Escola Oficial Padrão pelo Decreto 20.109.

Nos anos de 1930 e 1940, de acordo com Baptista e Barreira (2006, p. 413), a Escola Anna Nery funcionou como padrão oficial para o país. O fato de ser esta uma escola exclusivamente feminina contribuiu para que as escolas de Enfermagem criadas no Brasil, de acordo com o "padrão Anna Nery", tenham permanecido voltadas para a profissionalização de mulheres. Assim, o desenvolvimento da Enfermagem no Brasil sempre esteve relacionado à condição da mulher em nossa sociedade. Com o início da Era Vargas, aumenta a presença da Igreja Católica na Enfermagem profissional. Ao mesmo tempo, teve grande repercussão a incorporação da Escola Anna Nery à Universidade do Brasil, em 1937, e sua ascensão no interior da mesma (hoje Universidade Federal do Rio de Janeiro), passando de instituição complementar à unidade autônoma, logo após o término da Segunda Guerra Mundial. Tanto que, enquanto em 1939 existiam sete escolas de Enfermagem, em 1949 este número já era de 23. Nessa época, eram preocupações da Comissão de Educação da ABEn o acompanhamento das nascentes escolas de Enfermagem, a melhor qualificação de suas professoras em áreas como Administração e Supervisão, Ensino e Psiquiatria, bem como o debate de uma proposta de currículo mínimo.

Segundo Cytrynowicz (2000, p. 87), a utilização da Enfermagem e das enfermeiras – como profissão-modelo para preparar mulheres para servir à sociedade e ao Estado – teve apelo junto às classes médias. A profissão de enfermeira constituía um importante canal de afirmação social e profissional de mulheres dos estratos médios da população, a partir do final dos anos 1920 e especialmente nas décadas de 1930 e 1940. A carreira de enfermeira, junto à de professora primária, era uma das opções possíveis, desde o século passado, para moças destes estratos sociais. Todas as 38 alunas matriculadas na primeira turma da Escola de Enfermagem da Universidade de São Paulo (USP) em 1946 eram professoras normalistas. Com o alargamento da estrutura burocrática do Estado e o incremento de funções públicas e privadas ligadas ao crescimento urbano, particularmente na década de 1930, as classes médias urbanas foram beneficiadas, incluindo as mulheres que tinham escolaridade e formação profissional.

A propósito da escolaridade, origem social e exercício do magistério das personagens históricas da Enfermagem brasileira, Mancia e Padilha (2006, p. 435), resgatam o perfil de Edith Magalhães Fraenkel, considerada de forma unânime como uma personalidade marcante na história da Associação por sua liderança, visão de futuro refletida em sua atuação e capacidade de agregar as enfermeiras em torno de seus ideais o que a tornou uma liderança de longa duração na história da Enfermagem brasileira. Nasceu em 9 de maio de 1889, no bairro de Santa Thereza no Rio de Janeiro, antiga Capital da República. Neta pelo lado materno do líder republicano Benjamin Constant Botelho de Magalhães. Considerada como uma situação de distinção que certamente lhe favoreceria durante toda a vida, para abrir espaços sociais e políticos na profissão de Enfermagem, devido a sua cultura incomum, oriunda de seu parentesco ilustre e de suas inúmeras viagens. Tal condição lhe proporcionou um capital social relevante.

Ainda segundo Mancia e Padilha (2006, p. 433), Edith Magalhães Fraenkel completou o curso Normal e foi lecionar em uma escola particular no Bairro de Santa Thereza. A diretora dessa escola era cunhada de Maurício de Abreu, secretário do Departamento de Saúde Pública. Deste modo, Edith tomou conhecimento da existência do curso para visitadoras sanitárias da Cruz Vermelha Brasileira. Conclui, em 1918, o curso da Escola Prática de Enfermeiras da Cruz Vermelha, destinado ao preparo de socorristas voluntárias para atender aos feridos da Primeira Grande Guerra. Este conhecimento lhe dá subsídios para atuar intensamente na epidemia de Gripe Espanhola que se alastra no Rio de Janeiro naquele mesmo ano. Em reconhecimento pela sua atuação, nesse episódio recebe o título de sócia remida da Cruz Vermelha Brasileira.

Em um outro viés, no que se refere à influência da Igreja Católica nos rumos da Enfermagem Brasileira, é importante também ressaltar algumas figuras seminais, como de Irmã Maria Tereza Notarnicola, por exemplo. Segundo Oguisso e Freitas (2006, p. 764-765), o conhecimento da história dessa religiosa e enfermeira que continua militando na profissão desde a década de 1940, sempre com grande idealismo e perseverança. Ela é detentora de uma visão singular e privilegiada do seu tempo, do significado do que era ser enfermeira antes, nos anos passados e hoje, e consciência do seu papel no processo de consolidação da Associação Brasileira de Enfermagem (ABEn), como um espaço de representatividade político-social da profissão. Além do trabalho profissional como enfermeira em diversas instituições hospitalares, Irmã Tereza destacou-se pela sua atuação na ABEn, pois participou de quase todos os Congressos de Enfermagem, desde que se diplomou em 1947, inclusive, representou o país em congressos internacionais do Comitê Internacional Católico de Enfermeiras e Assistentes Médico-sociais (CICIAMS). Ocupou mais de 30 cargos de Diretoria nas Seções da ABEn, tendo sido Presidente da Seccional Minas Gerais, Coordenadora de Comissões Permanentes e Especiais da ABEn, gerente da Revista Brasileira de Enfermagem e tesoureira da ABEn. Destacou, ainda, sua capacidade de gerir negócios e a quase multiplicação de recursos, apontando, também, seu empenho na construção da sede da ABEn, em Brasília.

Em uma retrospectiva da vida de Irmã Maria Tereza Notarnicola, Oguisso e Freitas (2006, p. 767), destacam partes do seu caminhar na Enfermagem, a saber: Na verdade, não houve uma escolha pessoal ou o despertar de uma vocação, mas uma designação superior para que eu fosse fazer o curso de Enfermagem; obedeci à ordem e entrei na Escola Luisa de Marillac, no Rio de Janeiro, onde comecei em 1944 e concluí em 1947, dedicando-me de corpo e alma ao curso; em 1947, participei ainda como aluna do 1º Congresso Brasileiro de Enfermagem, em São Paulo. Gostei do curso e da profissão, pois me realizei plenamente como Irmã de Caridade e como enfermeira; logo ao formar-me, engajei-me na Associação

Brasileira de Enfermagem; Depois de formada fui para Araguari, onde fiquei até 1949, ano em que conheci Marina de Andrade Resende; ela me convidou e eu aceitei fazer parte da Comissão de Assistência de Enfermagem: não só dávamos a assistência, mas cuidávamos da parte de administração; depois fui para Recife, onde fui professora na Escola de Enfermagem Nossa Senhora das Graças. Lecionei na Escola de Enfermagem Carlos Chagas e por 16 anos fui professora na Luisa de Marillac; fiz curso de pós-graduação em Enfermagem Obstétrica na Escola de Enfermeiras do Hospital São Paulo (atual UNIFESP), em 1958, e fui aluna de Madre Domineuc; depois fui para a França, para o curso de Pedagogia e didática aplicada à enfermagem, em Paris, tendo lá permanecido por um ano; lembro-me que saí do Brasil, em 1959, no dia 26 de outubro e cheguei lá dia 7 de novembro, porque a viagem era de navio. Voltei dia 26 de outubro e cheguei dia 7 de novembro de 1960, com o mesmo navio, no ano seguinte; naquele ano comemoravam-se os 327 anos de fundação da Companhia das Filhas da Caridade de São Vicente de Paulo.

Germano (1984, p. 187) ressalta que nas escolas de Enfermagem que adotaram o modelo nightingaleano o autoritarismo, preconceito e elitismo sobreviveram por mais de 50 anos, como no caso da Escola Anna Nery, por influência das precursoras e enfermeiras de origem norte-americana. Ainda nos anos 1970, temos registros de situações conflitantes entre alunos e professores da Escola Anna Néry, com relação aos questionamentos do saber em Enfermagem. Em 1978, a revista *Saúde em Debate* (n° 7-8, abril/junho, p. 10) comenta sobre a reprovação de duas alunas na disciplina *Saúde da Comunidade*, por apresentarem um trabalho considerado tendencioso, negativo e destrutivo. Isso bem caracteriza a resistência dos órgãos formadores da enfermagem brasileira na aceitação da liberdade de expressão.

Apesar da característica elitista, preconceituosa e autoritária da formação profissional do enfermeiro, introduzida no Brasil pelas enfermeiras americanas segundo modelo nightingaleano, muitas também foram as contribuições que ele trouxe para a Enfermagem como profissão em nosso país. É evidente que o caráter reacionário das lideranças da Enfermagem dos anos 1930 a 1970 estava respaldado pelo sistema autoritário de governo e pela pouca organização social da categoria. O grupamento profissional de Enfermagem no Brasil não desfrutou de grandes conquistas no plano político-social por falta de batalhas desvinculadas do movimento feminista. Confundir interesses da Enfermagem com questões de gênero e empunhar incondicionalmente a bandeira do movimento feminista parece ter sido mesmo nossa grande ausência de perspicácia e reflexão crítica política, um contrassenso. Em um outro extremo, quando maioria masculina tomou posse e controle, também através de conduta/método autoritário, de importante autarquia brasileira responsável pelo registro e exercício profissional da Enfermagem Brasileira (SISTEMA COFEN/CORENS), muito se perdeu em termos de corrupção e criminalidade. Aliás, contingências negativas que perduraram do início dos anos 1980 ao início de 2006, deixando marcas da vulnerabilidade humana para cair em profundas contradições ético/morais.

A propósito do aumento excessivo dos cursos de graduação em Enfermagem no Brasil, como esclarece Baptista e Barreira (2006, p. 414), em meados da década de 1920, a Enfermagem necessitava definir os rumos da profissão na sociedade brasileira. Nesse momento, a ABEn promoveu a realização do diagnóstico da situação da enfermagem no país, o que veio a se constituir na primeira pesquisa de Enfermagem, cujo âmbito e complexidade a caracterizaram como trabalho de grande envergadura, representativo da capacidade das enfermeiras brasileiras, o qual sendo intensamente divulgado também pelas escolas de Enfermagem, constituiu-se em capital cultural comum a todos os membros da profissão. A questão da escolaridade das alunas de Enfermagem, intensamente debatida no âmbito da Associação Brasileira de Enfermagem, durante 12 anos, veio a ser resolvida à revelia das lideranças da Enfermagem, por força da Lei de Diretrizes e Bases da Educação Nacional, de 1961 (LDB/61), que determinou a exigência do curso secundário completo para o ingresso em qualquer instituição de ensino superior. Este fato, evidenciou que nem todas as escolas poderiam contribuir para firmar a Enfermagem como uma carreira universitária, ocorrendo então que muitas delas foram transformadas em escolas de auxiliares de Enfermagem.

Ainda de acordo com Baptista e Barreira (2006, p. 415), em 2005, estavam em funcionamento no Brasil aproximadamente 450 cursos superiores de enfermagem, cujo processo de expansão sofre influência direta dos contextos regionais. As regiões Sul e Sudeste concentravam 72% dos cursos, enquanto o Norte, o Nordeste e o Centro-Oeste contavam com apenas 28% deles. O mais extraordinário aumento do número de cursos e a maior preponderância do ensino privado, ocorrem no Sudeste e no Sul, as mais urbanizadas, industrializadas e economicamente desenvolvidas dentre as cinco regiões brasileiras. No Brasil os investimentos em educação são altamente produtivos. Além disso, as regiões e grupos sociais que mais consomem bens educacionais são os que mais aumentam sua produtividade e mais conseguem atrair e fixar investimentos, em benefício de suas regiões e de sua população.

Portanto, na série histórica, verifica-se que em 1969 funcionavam 32 cursos superiores de enfermagem, sendo 87,5% (28) públicos e 12,5% (quatro) privados. Em 1999, já contávamos com 152 cursos, sendo 53% (80) públicos e 47% (72) privados. Isto quer dizer que em 30 anos (1970-1999), o aumento do número destes cursos foi de 475%. Entre 2000 e 2005, entraram em funcionamento mais 310 cursos, sendo 93% (288) privados e apenas 7% (22) públicos, o que equivale a um aumento de 204%, em apenas 6 anos. Vale ressaltar que o número de cursos que entrou em funcionamento nos últimos 6 anos é maior do que o de todos os cursos criados entre 1890 e 1999, ou seja, em 110 anos de existência da Enfermagem profissional no Brasil (Baptista, Barreira 2006, p. 415-416).

Vale ressaltar que no plano associativo de cunho político, como nos sugere Santos, Trezza, Barros *et al.* (2006, p. 92), embora os primórdios da organização da classe trabalhadores da Enfermagem brasileira remontem ao final da década de 1920, direcionaram-se reflexões pertinentes ao período em que a sociedade brasileira repudiava o regime ditatorial militar e lutava pela reconstrução da democracia, o que aconteceu no período de 1975 a 1988 quando foi promulgada a Carta Constitucional que rege o país até hoje. Com efeito, por uma questão de respeito à história, vale ressaltar que em 1962 foi registrada na Bahia a Associação dos Enfermeiros Profissionais Liberais do Estado da Bahia APLEB (criada em 1961), a primeira no Brasil a conseguir registro, a do Estado da Guanabara, do Rio de Janeiro e do Ceará que foram criadas em 1963, levando 2 anos para conseguirem organizar-se e, de 1973 a 1975 surgem as Associações de Pernambuco, Paraná, Santa Catarina e a criação de nova associação baiana que passou a denominar-se APEB Associação Profissional das Enfermeiras da Bahia.

EVENTOS COMEMORATIVOS DA ENFERMAGEM BRASILEIRA
Semana Brasileira de Enfermagem

Vale ressaltar que a Enfermagem, por razões históricas, precisou superar a era empírica de transmissão/assimilação do conhecimento, quando lhe foi colocada a necessidade de transmissão do conhecimento acumulado em espaços formais ou não, como a escola, o hospital, a unidade de saúde etc. Momento em que os enfermeiros, nesse processo, iniciaram a reflexão sobre o conhecimento que devem transmitir e, consequentemente, sobre a prática que vinham desenvolvendo. Para isso, criaram estratégias e espaços de discussão e debate, incluindo nessas discussões a própria organização profissional. É possível ter sido esta uma das razões que levaram as enfermeiras brasileiras da Escola de Enfermagem Anna Nery, em 1940, a promover a 1ª Semana de Enfermagem (Rizzotto, 2006, p. 424).

Segundo Rizzotto (2006, p. 426), a Semana Brasileira de Enfermagem, denominada Semana da Enfermeira até 1958, foi o primeiro evento dessa natureza de que se tem registro, realizado com a finalidade de congregar a categoria, divulgar as suas atividades e estudar os problemas de sua prática. As proposições explicitadas eram no sentido de melhorar a assistência à saúde da população, embora nem sempre conscientes dos limites de suas ações. Ainda de acordo com as reflexões da autora, inicialmente a Semana de Enfermagem não era realizada no período de 12 a 20 de maio. Esse período se consolidou como tal a partir de sua oficialização pelo Decreto Federal nº 48.202, de 1960, do Presidente Juscelino Kubitschek, que estabeleceu o período de 12 a 20 de maio como a Semana da Enfermagem. Nesse ano comemorou-se o centenário da Escola do Hospital São Tomás, fundada por Florence Nightingale, sendo denominado "ano Florence Nightingale", as comemorações no Brasil tiveram a presença da enfermeira Evelyn Arnold Opie, chefe do serviço de enfermagem do King's College Hospital de Londres, convidada pelo Ministério de Educação e Cultura.

Vale lembrar que o dia 12 de maio já havia sido reconhecido como Dia do Enfermeiro (dia do nascimento de Florence Nightingale), por meio do Decreto Federal nº 2.956, de 10 de agosto de 1938, assinado pelo então Presidente Getúlio Vargas. Este Decreto determinava que no dia 12 de maio, deveriam ser prestadas homenagens especiais à memória de Anna Nery em todos os hospitais e escolas do país. Assim, o caráter que deveria assumir a Semana de Enfermagem está, em grande medida, expresso na ementa do referido decreto, estabelecendo que:

> "no transcurso da semana deverá ser dada ampla divulgação às atividades da Enfermagem e posta em relevo a necessidade de congraçamento da classe em suas diferentes categorias profissionais, bem como estudados os problemas de cuja solução possa resultar melhor prestação de serviço ao público" (Rizzotto, 2006, p. 425).

Rizzotto (2006, p. 427) lembra que da mesma forma que razões econômicas, políticas, sociais e de saúde criaram as condições objetivas para a emergência da Enfermagem profissional no Brasil, no início do século 20, o processo de discussão que se deu ao longo do tempo, no âmbito das 65 Semanas de Enfermagem, promovidas pela Associação Brasileira de Enfermagem, no período de 1940 a 2004, está intimamente articulado ao contexto econômico, político, de saúde, de acúmulo teórico, de aperfeiçoamento técnico, científico, cultural, que caracterizaram cada período de desenvolvimento dessa profissão.

Em 1940, quando da realização da Primeira Semana de Enfermagem, o Brasil vivia os últimos anos da era Vargas (1930-1945), estávamos em plena Segunda Guerra Mundial (1939-1945) e era 1 ano antes da realização da Primeira Conferência Nacional de Saúde, que se deu de 10 a 15 de novembro de 1941, em comemoração ao aniversário do regime varguista. Os ideais que orientaram a política de Vargas centravam-se na formação de uma nova nação e de um novo homem e na necessidade de consolidar a unidade nacional. Isso se refletia em todos os espaços de ação do Estado e, consequentemente, na prática da enfermagem (Rizzotto, 2006).

Não se pode negar que a educação representa um importante instrumento de preservação da ideologia dominante. Por ela, a classe dominante distribui parcelas de poder que deverão ser utilizadas pelas mais diversas estruturas hierarquizadas do sistema de produção de riquezas e de prestação de serviços. Os instrumentos pedagógicos utilizados em nosso sistema de ensino não oferecem oportunidades para o desenvolvimento de um comportamento crítico do estudante. Os alunos procedentes de grupos minoritários ou das camadas oprimidas da população encontram grandes dificuldades em enquadrar-se nos padrões culturais da classe dominante, resultando em fracassos sucessivos e flagrantes dos instrumentos de avaliação que, na realidade, não avaliam, não ensinam, apenas eliminam.

A grande maioria dos estudantes de Enfermagem nos anos 1960 e 1970 era representada por jovens de famílias de trabalhadores de baixa renda. Era comum o depoimento de alunos que alegavam não mais suportar o convívio com os familiares. O que vem confirmar o papel conflitante exercido pela filosofia do ensino, quando em confronto com a realidade social do estudante e do cliente. Até o fim dos anos 1970, era comum perceber educadores de Enfermagem induzirem o aluno a uma postura elitizada em relação à equipe subordinada; tudo na tentativa de reproduzir o modelo autoritário de formação profissional instituído no final do século passado. O sentido vertical e ortodoxo da relação hierárquica, na equipe de Enfermagem, não deu margem aos frutíferos questionamentos e refutações dos procedimentos técnicos da assistência ou do conhecimento científico envolvido na prática. Ele manteve a relação profissional selada aos princípios da disciplina e obediência trazidos por influência dos modelos de educação doméstica. Assim é que Ezpeleta (1986, p. 18) assim apresenta as relações sociais na escola:

> "Um dos lugares privilegiados do encontro entre o Estado e as classes subalternas é a escola. Este é um espaço especial com relação a outros onde se dá também tal encontro. Especial, porque para a escola convergem interesses de ambas as partes. Para as classes subalternas, a educação constitui um objetivo. Não se trata somente de uma qualificação exigida como necessária pelo sistema produtivo e, enquanto tal, um quase requisito para a sobrevivência material. Ao mesmo tempo alia-se também à educação a possibilidade de superar a exploração e de transformar a trama de relações que define seu modo de existir na sociedade".

Para Ezpeleta (1986, p. 21), a interação entre os diversos processos sociais na escola, tais como: a reprodução de relações sociais, a criação e transformação de conhecimentos, a conservação ou destruição da memória coletiva, o controle e a apropriação da instituição e a resistência à luta contra o poder estabelecido, entre outros, determinam a vida escolar. Na realidade cotidiana, a escola deve tratar de compreender momentos singulares do movimento social, deve ser ao mesmo tempo reflexo e antecipação do movimento histórico.

A escola de Enfermagem soube muito bem reproduzir o modelo vertical de relação hierárquica. A disciplina dos moldes militares ou religiosos marcou uma relação de dominação e subordinação entre professores e estudantes que dificilmente proporcionaria aos alunos oportunidades para questionamentos bem-sucedidos. Em nome e reconhecimento da experiência dos mais velhos, a refutação de qualquer aspecto do conhecimento vigente era julgada como audácia do autor. A discriminação dos estudantes questionadores dos instrumentos de ensino não partia somente dos professores. Havia grupos de alunos reacionários que imediatamente se colocaram a favor dos argumentos do professor, e o autor da polêmica era vencido e rotulado **desajustado** na profissão.

O modelo disciplinar nigthingaleano adotado por influência das enfermeiras americanas fez repercutir na grande maioria das escolas de Enfermagem brasileiras. A relação do docente com o aluno, até os anos 1970, era marcada por um distanciamento **hierárquico** que impedia qualquer reformulação dos procedimentos de ensino utilizados nos cursos de formação. Os alunos tinham de aceitar o direcionamento do ensino, mesmo percebendo que a abordagem não correspondia a um esquema lógico de pensamento científico. Muitos abandonaram os cursos de graduação e partiram para outras áreas; tudo em função da falta de coerência entre as propostas de ensino utilizadas.

Quando os médicos americanos se mostraram preocupados com o novo perfil do enfermeiro, formado pelo modelo nightingaleano, a resposta de *Miss* Florence foi objetiva: "O enfermeiro deve ser um profissional "obedecedor" das ordens médicas". Essa **chaga** sobreviveu há muitas décadas. Em meu curso de graduação, por exemplo, na década de 1970, existiam professores que nos intimavam a levantar, quando da chegada de um médico. Isso por entenderem estar praticando um ato de respeito para com um **superior**.

A propósito, esse comportamento passivo como maneira de expressar um inconsciente sentimento de inferioridade com relação à categoria médica, sempre foi motivo de frequentes confrontos de gerações na Enfermagem. No início da década de 1970, por exemplo, na escola em que fiz o curso de graduação, além de sermos obrigados a aceitar a mais absurda relação de subserviência adotada por alguns docentes para com as chefias médicas dos campos de prática, ficávamos estarrecidos ao constatar a dicotomia entre o saber e o fazer da profissão. O ensino em salas de aulas apregoava conteúdos teóricos que levava os estudantes a imaginar que bastaria chegar nos campos de prática clínica, para implementar, sem quaisquer problemas, todas as etapas do processo de Enfermagem com a respectiva metodologia científica nos procedimentos para com os clientes. Chegávamos, inclusive, a programar improvisação de estratégias, visando adequá-las às situações do cotidiano da prática clínica, mas, uma vez, em face da realidade dos ambientes institucionalizados, frequentemente, desvinculados da política de ensino porque faziam parte de outros segmentos do serviço público, portanto com objetivos distintos e o pessoal no mais absoluto descompromisso qualitativo para com o tipo de assistência prestada aos clientes, era tudo por demais frustrante.

Os professores, por sua vez, limitavam-se a recomendar que não questionássemos nada para preservar os espaços conquistados com muita luta, já que outras escolas estavam aguardando oportunidade para ocupá-los. O mais curioso era constatar que a universidade tinha o seu hospital, entretanto, os docentes de Enfermagem resistiam às ideias de assumir as enfermarias, compartilhando os espaços políticos e intelectuais dentro da própria instituição. Talvez pela falta de coragem e disposição para se ocupar dos espaços na esfera da prática, para não se comprometer com uma atividade ininterrupta, ou seja, poupando os possíveis e/ou inevitáveis confrontos com os docentes médicos que pousavam de proprietários das enfermarias, móveis, equipamentos, diagnóstico e prognóstico de saúde dos clientes. O que "*cabia como luva*" e servia de pretexto para conciliar a desculpa "*esfarrapada*" com a tendenciosa intenção de permanecer disponíveis para o gozo de longas férias no recesso escolar. Assim, postergavam ao máximo a hipótese de assumir as suas responsabilidades no Hospital Universitário.

No entender de Pereira (1999), a presença descomprometida e/ou esporádica dos docentes de Enfermagem nos campos de prática, faz com que eles percam contato com os problemas reais que acontecem nesses espaços e, consequentemente, resulta na interpretação da realidade de maneira inadequada. A representação social dos docentes de Enfermagem, aliás, segundo ela, varia desde aquele cuja presença é simbólica dentro da estrutura dos serviços, passando a profissionais muito exigentes e minuciosos e, finalmente, muito "chatos" porque "ficam pegando no pé de todos".

Uma vez estando na casa dos outros, quando partíamos para o ensino prático a coisa mudava. Éramos obrigados a integrar as escalas de tarefas das unidades em que o ensino era desenvolvido, executando atividades psicomotoras (técnicas), sem margem para implementação dos procedimentos teóricos ensinados. Os professores argumentavam não ser possível implementar os modelos teóricos por não serem os mesmos aceitos pela administração da instituição. Assim, terminávamos os períodos do curso de graduação sem ter tido oportunidade de integrar teoria à prática. As disciplinas mudavam de nome e os conteúdos teóricos alteravam a abordagem científica; entretanto, a prática era sempre a mesma.

A escola de Enfermagem tem sido a grande perpetuadora da dicotomia entre o saber e o fazer na profissão.

O autoritarismo das lideranças da profissão influenciou sintomaticamente as relações interprofissionais num hospital universitário do Rio de Janeiro, no final dos anos 1970. O hospital dispunha de uma estrutura administrativa que favorecia o desenvolvimento de grandes investidas da Enfermagem no campo científico. Entretanto, as relações interprofissionais eram de tamanha falta de humanidade e respeito que, tanto os enfermeiros, quanto o grupo de técnicos e auxiliares de Enfermagem não suportavam trabalhar por muito tempo no hospital. Equipes inteiras eram desfeitas, quando surgiam novas oportunidades no mercado de trabalho.

Lembro-me de que qualquer questionamento ao modelo disciplinar imposto pela Divisão de Enfermagem do Hospital era interpretado como comportamento desajustado do autor.

O preconceito e o autoritarismo não sobreviveram ao tempo e, em consequência, a comunidade profissional viu desmoronar um grande laboratório que era fundamental ao incremento da pesquisa em Enfermagem no Brasil. Hoje, o hospital não apresenta diferença entre as outras instituições públicas de prestação de serviços de saúde.

Trabalhávamos em um regime de revezamento de horários que impedia assumir outro compromisso fixo. O salário era baixo, exceto para os enfermeiros que ocupavam posição de liderança na estrutura da Divisão de Enfermagem. Os critérios utilizados para as promoções eram pautados em traços subjetivos da **aparência** pessoal, julgamentos descaradamente tendenciosos. A relação entre as categorias de Enfermagem passava por todos os estágios. Existia o enfermeiro, o técnico de Enfermagem, o auxiliar de Enfermagem e o atendente. A filosofia e a organização normativa da Divisão de Enfermagem recomendavam uma relação hierárquica bem nos moldes militares. Entre os enfermeiros, a primeira dificuldade estava na escola de origem e formação. Houve um momento curioso de demonstração do preconceito e autoritarismo de uma supervisora de Enfermagem como fiscalizadora da conduta da equipe. Estávamos em uma imensa fila para o desjejum, após um longo e cansativo plantão, dois enfermeiros e alguns funcionários de diversos setores. Estava eu de mãos dadas com uma colega **solteira e desimpedida**, quando fomos surpreendidos pela supervisora que, em tom alto, falou: "Que postura é essa?! Onde é que vocês pensam que estão?! Vocês não negam a escola de formação!" Sem que tivéssemos tempo de reagir, a enfermeira supervisora imponentemente saiu. O clima criado pela cena foi muito desagradável para todos. Estávamos certos de que se preparava um daqueles rituais macabros de julgamento, quando nos convocavam sob a mira de seus tendenciosos instrumentos de avaliação de conduta.

No plantão seguinte, recebemos uma convocação escrita para comparecermos à Divisão de Enfermagem. Trabalhamos toda a noite e fomos atender à convocação. Após um longo período de espera e muito sono, fomos chamados. As lideranças utilizavam critérios tão rígidos e questionáveis de moral e de conduta, que nos induziam a fingir aceitar a condição de **desajustados** para evitar maiores problemas. Algumas situações podem muito bem representar as manobras dos líderes de serviço, tais como a condição de mãe solteira vivenciada por uma enfermeira da equipe, que se viu pressionada pela divisão por exigência do uso de uma aliança de casamento, por estar, segundo a avaliação deles, comprometendo a imagem moral da Enfermagem, diante do *staff* da instituição; não concordando com a imposição, tal situação resultou em hostilidades à sua pessoa e num envolvimento técnico-administrativo que culminou em sua demissão. Com a realização de um novo concurso público, no final da década de 1970, o hospital pôde registrar grande movimento de pedidos de demissão de enfermeiros e auxiliares.

Com efeito, a importância da Escola de Enfermagem Anna Nery no contexto sociopolítico e intelectual da historicidade profissional no Brasil, não pode ser negada por qualquer pesquisador da área. Aliás, é bom que se acrescente que ela foi um grande laboratório e/ou fórum para a criação, discussão e amadurecimento das mais importantes políticas no âmbito da formação de recursos humanos de Enfermagem, bem como serviu de modelo para a reorganização da prática profissional nas suas mais diversas dimensões no país. As enfermeiras formadas dentro dos padrões norte-americanos do modelo nightingaleano, implantado no Brasil, a partir de 1923, integraram, o corpo docente da maioria de nossas escolas. A influência desse grupo, nas mais altas esferas representativas da profissão está viva e detém boa parcela de seu prestígio político e intelectual.

A Escola de Enfermagem Anna Nery foi o mais importante fórum de decisões políticas e intelectuais da Enfermagem por cinco décadas. Dela, saíram líderes que construíram o terreno sólido de desenvolvimento do ensino, da pesquisa e da assistência de Enfermagem no Brasil. De lá, saíram grandes enfermeiros que hoje se encontram nas representações mais significativas da categoria. Sem esquecer de que as conquistas sociais e criação dos órgãos de representação da categoria sempre contaram com a participação efetiva de seus docentes.

O mercado de trabalho da Enfermagem brasileira teve origem no serviço sacerdotal de religiosos, no trabalho escravo e na valiosa dedicação de voluntários ao tratamento dos doentes. Enquanto existia como simples ocupação, o trabalho de Enfermagem era profundamente exaustivo e devocional. A ideia de relacionar o cuidado dos doentes com o ato caridoso de servir e aproximar-se de Deus sobreviveu por muitos séculos. Com o surgimento da ordem capitalista e de novos enfoques para a ciência médica, a atividade ocupacional de Enfermagem foi enquadrada nas novas formas de relações da sociedade. Não obstante, os nobres e burgueses dos séculos 18 e 19 não investiam na formação de Enfermagem para o futuro de seus filhos. O exemplo de Florence Nightingale bem caracteriza tal comportamento, por ter sido impedida por seus pais de estudar Enfermagem. Ela somente consegue frequentar uma escola alemã aos 31 anos de idade. O fenômeno tem-se repetido até os nossos dias, quando testemunhamos o depoimento de enfermeiros que afirmam não admitir que seus filhos sigam sua carreira profissional. Há quem afirme que esta seria a última opção. Diante desse quadro, o que podemos esperar como reação das elites não poderia ser diferente dos fatos históricos. A falta de identificação do enfermeiro com a Enfermagem bem demonstra sua limitada iniciativa em dominar o conhecimento indispensável a sua aplicação e ampliação dos campos de prática. Falta de responsabilidade ética e social de participar das lutas pelo progresso da profissão.

A questão do déficit de recursos humanos de Enfermagem nas instituições prestadoras de serviços de saúde é antiga. Muitos têm sido os esforços das lideranças de Enfermagem no sentido de avançar no espaço político de decisões para resolver a problemática. Estudos sobre o déficit quanti-qualitativo das de equipes de Enfermagem nas instituições foram desenvolvidos em diversos momentos, porém não são implementados.

A instituição privada que, em sua grande maioria, pertence a um grupo de médicos contrata pessoal inadequadamente preparado, pagando salários baixos e oferecendo péssimas condições de trabalho. Como resultado oferecem uma assistência de má qualidade, o que no geral depõe contra o grupamento profissional de Enfermagem. Isso porque o que a sociedade julga é o despreparo do **enfermeiro** e não a sede de lucro do médico empresário. Mais uma vez, a Enfermagem perde espaço no universo de reconhecimento social, por caracterizar-se como classe dominada do sistema de produção de serviços de saúde.

A Enfermagem é apontada como detentora de percentual superior a 50% do contingente de recursos humanos do setor saúde, sendo responsável pela maior parcela da prestação de serviços de saúde à sociedade. Todavia, a desvalorização dos profissionais, por questões de baixo salário no mercado, faz com que eles assumam jornadas duplas ou triplas de trabalho, colocando em risco suas condições de vida e saúde, além de resultar no inevitável quadro de desinteresse e afastamento das causas sociais que envolvem o exercício profissional. É importante destacar que percentual superior a 85% do contingente de pessoal de Enfermagem é de mulheres. Podemos perfeitamente compreender as manobras políticas e institucionais articuladas para justificar os baixos salários do pessoal de Enfermagem. Elas são reflexo do sistema de valores do patriarcado que atribui à mulher papel secundário na estrutura e divisão de bens na sociedade.

Conforme ressalta Di Lascio (1986, p. 190), nas décadas de 1950 e 1960, foram realizados diversos estudos para identificação da realidade assistencial de Enfermagem no Brasil. Os estudos foram realizados pelas associações de escolas em convênio com instituições estrangeiras e coletou um volume de dados que apontaram em sua maioria o déficit de recursos humanos em Enfermagem para o atendimento à demanda do mercado de trabalho.

Para corrigir o déficit de recursos humanos em Enfermagem foram ampliadas vagas nas escolas e criadas outras para atender às necessidades do mercado de trabalho. Não foram na época consideradas as necessidades de revisão dos currículos, da metodologia do processo ensino/aprendizagem e da implantação de pesquisas voltadas para a problemática nacional de saúde. Os resultados foram logo demonstrados pela grande queda do nível de formação profissional de Enfermagem. O que ocorreu foi o atendimento às aspirações de ascensão social da classe média pela formação de nível superior.

O aumento do número de vagas das Escolas de Enfermagem, assim como a criação de novas escolas, não partiu de uma análise conjuntural da sociedade como um todo. Para atender às necessidades da ampliação foram contratados profissionais sem formação em educação para o exercício da docência, o que muito contribui para a queda da qualidade do ensino. A mudança foi pautada na questão quantitativa, ficando a questão qualitativa para o futuro. Como resultado, trouxe um profissional confuso, não sendo capaz de identificar a essência para o desempenho de sua prática.

Muito se comenta sobre a questão do *status* que o enfermeiro desfruta no seio da sociedade. Em sua maioria pessimistas, as conclusões nos levam a crer que o enfermeiro não desfruta do reconhecimento social como categoria prestadora de serviço importante para a sociedade. Isso porque ele foge à aparição pública como executor direto ou indireto de mais de 50% dos serviços prestados no atendimento aos doentes. Ele não participa como referência de destaque nos relatórios e avaliações públicas dos serviços de saúde prestados à população. Uma vez acomodado, sem ambição e apragmático aos processos valorativos da sociedade, ele permanece como elemento secundário nas estratificações sociais.

Status significa grau, posição no mundo público, propriedade e, antes de mais nada, ordem social ou estrato da sociedade. Estado é um termo que se usa como sinônimo de estamento ou de *status*. O estado é, politicamente, uma das ordens do corpo político e, socialmente, uma das divisões sociais, que é tida como superior ou inferior às outras diversões da sociedade (Cox, 1972).

Já o *status* do profissional médico tem profundas raízes históricas. Na Idade Média, quando predominava o modo escravagista de produção, o trabalho normal não tinha valor social e o médico como artesão não fugia à regra. Com a formação universitária, a partir do século 13, ele despoja-se de muitas atividades manuais consideradas inferiores, passando para outras categorias profissionais como a Enfermagem para adquirir o prestígio, que foi reforçado através do tempo (Di Lascio, 1986, 192).

No entender de Guattari e Rolnik (1996), a conquista de espaço e reconhecimento social ou *status* – enquanto questionamento do sistema capitalístico não se restringe apenas ao domínio das lutas políticas e sociais em grande escala, mas também a tudo aquilo que agrupa sob o nome de "revolução molecular". Aqui compreendida como todos os movimentos que questionam o sistema em sua dimensão da produção de subjetividade, desenvolvido pelas minorias, profissões de pouca expressão no contexto da linguagem e dos padrões do capitalismo **selvagem** etc. Parafraseando Paulo Freire, Boff (1999) nos lembra que ninguém se liberta sozinho, libertamo-nos sempre juntos.

Na busca de liberdade de expressão profissional, vale ressaltar que na medida em que se organizavam e conseguiam as cartas sindicais, os enfermeiros definiam sua identidade sindical, aprendendo na militância a arte de militar. Considerando que as enfermeiras formadas segundos os rigores da Escola de Enfermagem em sua tradição anglo-americana, não haveria de se esperar que possuíssem o traquejo para a participação política. Ao contrário disso, mantiveram-se de acordo com o esperado para seu padrão de formação profissional, ou seja, tímidas e pouco ousadas do ponto de vista político. A convivência com os outros trabalhadores, nas lutas cotidianas, foi decisiva para que essa categoria profissional se inserisse no panorama nacional de conflitos não só trabalhistas, mas aqueles que atingiam o conjunto da sociedade brasileira (Santos, Trezza, Barros 2006, p. 90).

Ainda no plano da representação sindical e de acordo com Santos, Trezza, Barros *et al.* (2006, p. 93), ressalta-se a participação dos sindicatos existentes de enfermeiros em grandes assembleias, nas Conferências Nacionais da Classe Trabalhadora (CONCLAT) permitiu que eles construíssem a visão ampliada do movimento sindical, para além das questões específicas da categoria. Do mesmo jeito, a participação e engajamento das lideranças sindicais de enfermagem nas discussões com as demais categorias renderam importantes apoios e adesões quando os problemas dos trabalhadores da saúde estiveram em pauta. É o caso da participação dos enfermeiros nas greves dos Servidores Públicos Federais, Estaduais e Municipais, na luta em defesa da Previdência Social, entre outros movimentos. Da mesma forma, os enfermeiros não estiveram sozinhos quando tiveram que se posicionar contrariamente ao Projeto Julianelli.

Para finalizar, sugerimos atentar para o que nos diz Steiner acerca da força adquirida pelos grupos humanos e/ou categorias profissionais quando trabalhando em conjunto e lutando por seus ideais:

> "A verdade é que a falta de poder e isolamento andam juntos. Mesmo que não tenhamos poder como indivíduos, poderemos nos tornar poderosos quando nos juntarmos aos outros para mudar as coisas. A capacidade de realizar, quando os indivíduos se organizam, é realmente impressionante. Os que fazem do controle dos outros o seu negócio conhecem muito bem o poder das pessoas que se organizam" (Steiner, 1984, p. 182).

REFERÊNCIAS BIBLIOGRÁFICAS

Alves DB. *Mercado e condições de trabalho da enfermagem*. Salvador: Gráfica Central, 1987.

Amorin WM, Barreira IA. O jogo de forças na reorganização da Escola Profissional de Enfermeiros e Enfermeiras. *Rev Bras Enferm*. 2007;60(1):55-61.

Andrada JMV, García MG, Retamar SG et al. La idea de ciencia en el pensamiento enfermero contemporáneo. Temperamentvm 2005; 1. Disponible en: <http://www.index-f.com/temperamentum/1revista/a0109.php>

Baptista SS, Barreira IA. Enfermagem de nível superior no Brasil e vida associativa. *Rev Bras Enferm*. 2006;59:411-6 (especial).

Barreira IA. A reconfiguração da prática da enfermagem brasileira em meados do século 20. *Texto Contexto Enferm*. 2005;14(4):537-42.

Bernardes MMR, Lopes GT, Santos TCF. A visibilidade da atuação de uma enfermeira do Exército Brasileiro a um ferido na Segunda Guerra Mundial. *Rev Esc Enferm*. USP 2005;39(1):62-7.

Boff L. *Ética da vida*. Brasília, Letraviva, 1999.

Cardili CVC, Sanna MC. Acontecimentos que antecederam a federalização da Escola Paulista de Enfermagem. *Esc Anna Nery*. 2015;19(1):24-32.

Cruz JLG, Marques IR. Elementos do projeto político profissional da Associação Nacional das Enfermeiras Diplomadas Brasileiras presentes nos Annaes de Enfermagem. *Rev Bras Enferm*. 2006;59:438-41(especial).

Cox O. *Estamentos, em teorias de estratificação social*. São Paulo: Cia. Editora Nacional, 1972.

Cytrynowicz R. A serviço da pátria: a mobilização das enfermeiras no Brasil durante a Segunda Guerra Mundial. *Hist Cienc Saude-Manguinho*. 2000;7(1):73-91.

Di Lascio CMDS. *O exercício de enfermagem nas instituições de saúde das diferentes regiões do país*. (Debatedores). ABEN – Anais do XXXVII Congresso Brasileiro de Enfermagem. Recife, 1986.

Ezpeleta J. *Pesquisa participante*. São Paulo: Autores Associados, 1986.

Fernandes JD. "A enfermagem no ontem, hoje e amanhã". Brasília. *Rev Bras Enfer* 1985 Jan./Mar.;38(1):43-8.

Fonseca AF, Morosini MVGC, Mendonça MHM. Atenção primária à saúde e o perfil social do trabalhador comunitário em perspectiva histórica. *Trab Educ Saúde*. 2013;11(3:525-52.

Garrafa V. *Contra o monopólio da saúde*. Rio de Janeiro: Achiamé, 1983.

Gauthier J, Sobral V. Análise institucional e esquizo-análise: uma abordagem política na pesquisa. In: *Pesquisa em enfermagem: novas metodologias aplicadas*. Rio de Janeiro: Guanabara Koogan, 1998.

Germano RM. *Educação e ideologia da enfermagem no Brasil*. São Paulo: Cortez, 1984.

Guattari F, Rolnik S. *Micropolítica cartografias do desejo*. Petrópolis: Vozes, 1996.

Harari YN. *Sapiens: uma breve história da humanidade,* 29.ed. Tradução de Janaína Marcoantonio. Porto Alegre. RS: L&PM, 2017. 464 p.

Lima MJ. *O que é enfermagem*. São Paulo: Brasiliense, 1993.

Lourenço MBC, Pinto CMI, Silva Júnior OC et al. A inclusão de enfermeiras aeronautas brasileiras na segunda guerra mundial: desafios e conquistas. *Esc. Anna Nery*. 2017;21(4): e20170008.

Mancia JR, Padilha MICS. Trajetória de Fraenkel EM. *Rev Bras Enferm* 2006;59:432-7(especial).

Mascarenhas NB, Melo CMM, Silva LA. Gênese do trabalho profissional da enfermeira no Brasil (1920-1925). *Esc. Anna Nery*. 2016;20(2):220-7.

Mecone MCC, Freitas GF, Bonini BB. Formação em Enfermagem na Cruz Vermelha Brasileira na década de 1940: uma abordagem Foucaultiana*. *Rev. Esc. Enferm*. USP. 2015;49(n.spe2):60-7.

Meneses AS, Kadoguti LL, Sanna MC. Análise histórica do Jornal da ABEn: mudanças e transformações no Século XXI. *Rev Bras Enferm*. 2008;61(1):54-60.

Mora ALV. *Influencias étnicas en la enfermería latinomericana*. Temperamentvm 2005;1. Disponible en: http://www.index-f.com/temperamentum/1revista/a0101.php

Moreira A. *Desmistificando a origem da enfermagem brasileira*. Dissertação de Mestrado. Escola de Enfermagem Alfredo Pinto da Universidade do Rio de Janeiro. Rio de Janeiro, 1990.

Oguisso T, Freitas GF. Irmã Tereza Notarnicola. *Rev Bras Enferm*. 2006;59(6):762-8.

Oguisso T, Freitas GF, Takashi MH. Edith de Magalhaes Fraenkel: o maior vulto da Enfermagem brasileira. *Rev. Esc. Enferm.* USP. 2013;47(5):1219-26.

Oliveira AB, Cesario MB, Santos TCF *et al.* Enfermeiras diplomadas para a aeronáutica: a organização de um quadro militar para a Segunda Guerra Mundial. *Texto Contexto Enferm.* 2013;22(3):593-602.

Oliveira AB, Bernardes MMR, Kneodler TS, Lourenço MBC. Memórias reveladas: discursos de enfermeiras veteranas sobre a sua luta por reinclusão no campo militar. *Texto Contexto - Enferm.* 2017;26(3):e2720016.

Pereira MNM, Marques IR. Analisando o conteúdo da seção "Página do Estudante" dos Annaes de Enfermagem. *Rev Bras Enferm.* 2006;59:428-31(especial).

Pereira WR. As relações de poder no universo de enfermeiras-docentes. Porto Alegre. *Rev. Gaúcha de Enferm.* 1999 Jan.;20(1):41-6.

Rizzotto MLF. Resgate histórico das primeiras semanas de enfermagem no Brasil e a conjuntura nacional. *Rev Bras Enferm.* 2006;59:423-7 (especial).

Santos FBO, Marques RC. Egressas da Escola de Enfermagem Carlos Chagas: campos de atuação. 1936-1948. *Esc. Anna Nery.* 2015;19(2):363-8.

Santos RM, Trezza MCS, Figueiredo BWO *et al.* História e perspectivas da organização dos enfermeiros nos movimentos sindicais. *Rev Bras Enferm.* 2006;59(1):89-94.

Santos LAC. A duras penas: estratégias, conquistas e desafios da enfermagem em escala mundial. *Hist Cienc Saude-Manguinhos.* 2008;15(1):13-28.

Silva NF. *A prática da enfermagem na Bahia: contribuição ao estudo do trabalho dos profissionais de enfermagem de nível superior.* Salvador: Gráfica Central, 1987.

Souza AMA. *Desenvolvimento dos serviços de assessoria de enfermagem da Organização Pan-Americana de Saúde. Impacto na educação de enfermagem Latino-Americana (1940-1980).* Tese de Doutoramento. The Ohio State University, 1982.

Steiner CM. *O outro lado do poder.* São Paulo: Livraria Nobel, 1984.

Xavier FC. *Paulo e Estêvão: episódios históricos do Cristianismo primitivo,* 45.ed. Brasília: Federação Espírita Brasileira – FEB, 2017.

MEDICALIZAÇÃO DO SISTEMA DE SAÚDE:
Do Autoritarismo à Categórica Resistência para Afirmação Político-Social da Enfermagem

CAPÍTULO 17

> "No Brasil é grande a variedade das práticas de cura desde o período colonial. Os físicos eram bacharéis licenciados por universidades ibéricas; os doutores defendiam conclusões magnas ou teses em Coimbra, Montpellier e Edimburgo (principais universidades de medicina na Europa do século XVI ao XVIII); os barbeiros ou cirurgiões-barbeiros praticavam pequenas cirurgias, além de cortar cabelo e fazer a barba; os boticários comerciavam drogas e concorriam com os físicos e cirurgiões-barbeiros no tratamento das doenças. Havia, ainda, pessoas sem habilitação formal que receitavam e faziam curativos, de acordo com horizontes culturais diversos. Essas pessoas podiam ser curandeiros, pajés, benzedores, entre outras categorias" (Weber BT. 2010, p. 422).

Durante maior parte da história, de acordo com Yuval Noah Harari (2017), em seu *best-seller* "*Sapiens*: uma breve história da humanidade", os humanos não sabiam nada sobre 99,99% dos organismos do planeta, em especial, os microrganismos. Não que eles não fossem do nosso interesse. Cada um de nós carrega dentro de si bilhões de criaturas unicelulares, e não só como caronas. Elas são nossas melhores amigas e nossas piores inimigas. Algumas digerem nossos alimentos e limpam nossos intestinos, enquanto outras causam doenças e epidemias. Mas foi só 1674 que um olho humano viu um microrganismo pela primeira vez, quando Anton van Leewenhoek deu uma espiada através de seu microscópio caseiro e ficou impressionado ao ver um mundo inteiro de criaturas minúsculas dando voltas em uma gota d'água.

Durante os 300 anos seguintes, os humanos se familiarizaram com uma enorme quantidade de espécies microscópicas. Conseguimos vencer a maioria das doenças contagiosas mais fatais que elas causam e usamos microrganismos a serviço da saúde e da indústria. Hoje, projetamos bactérias para produzir medicamentos, fabricar biocombustível e matar parasitas. Porém, nada foi mais marcante e decisivo do que o ocorrido às 5h29m45s da manhã de 16 de julho de 1945. Naquele segundo exato, cientistas norte-americanos detonaram a primeira bomba atômica em Alamogordo, Novo México. Daquele ponto em diante, a humanidade teve a capacidade não só de mudar o curso da história como também de colocar um fim nela (Harari, 2017).

O principal projeto da Revolução Científica, na concepção de Harari (2017), foi dar à humanidade a vida eterna. Mesmo que derrotar a morte pareça um objetivo distante, já alcançamos coisas que eram inconcebíveis há alguns séculos. Em 1199, o rei Ricardo Coração de Leão foi atingido por uma flecha em seu ombro esquerdo. Hoje diríamos que sofreu um ferimento sem importância. Mas, em 1199, na ausência de antibióticos e métodos de esterilização eficazes, essa pequena ferida se infectou e a gangrena se instalou. No século 12, a única maneira de impedir que a gangrena se instalasse era amputar o membro infectado, algo impossível quando a gangrena era em um ombro. A gangrena se espalhou pelo corpo e o rei e ninguém pôde ajudá-lo. Ele morreu agonizando duas semanas depois.

Como nos esclarece Harari (2017), mesmo no século 19, os melhores médicos ainda não sabiam como evitar a infecção e impedir a putrefação de tecidos. Nos hospitais dos campos de batalha, os médicos rotineiramente amputavam mãos e pernas de soldados que eram vítimas até mesmo de ferimentos menores, temendo a gangrena. Essas amputações, bem como todos os outros procedimentos médicos (como extração de um dente), eram feitas sem anestesia. A primeira anestesia – éter, clorofórmio e morfina – só passou a ser usada regularmente na medicina ocidental em meados do século 20. Antes do advento do clorofórmio, era preciso que quatro soldados segurassem um companheiro ferido enquanto o médico amputava o membro atingido.

De acordo com Barros (2002, p. 68), a **medicina mágico-religiosa**, predominante na antiguidade, inseria-se em um contexto religioso-mitológico no qual o adoecer era resultante de transgressões de natureza individual ou coletiva, sendo requerido para reatar o enlace com as divindades, o exercício de rituais que assumiam as mais diversas feições, conforme a cultura local, liderados pelos feiticeiros, sacerdotes ou xamãs. As relações com o mundo natural baseavam-se em uma cosmologia que incluíam deuses caprichosos e espíritos tanto bons como maus. Os indivíduos pensavam a doença em termos desses agentes cabendo aos responsáveis pela prática médica da época aplacar essas forças sobrenaturais. Esse enfoque é ainda hoje aceito por milhares de pessoas, habitantes de sociedades tribais ou não, com a intromissão, concomitante, por vezes, de elementos da medicina ocidental, dita científica.

Ainda de acordo com Barros (2002, p. 79-80), avanço significativo no pensamento médico ocorre quando se dá um desvio do foco de interesse das forças sobrenaturais para o portador da doença, passando a mesma gradativamente, a ser vista como um fenômeno natural, passível de ser compreendido e liberado da intromissão de forças divinas ou malévolas. Esse novo enfoque, que poderia ser designado como **medicina empírico-racional** teve seus primórdios no Egito (papiros com fragmentos de textos médicos datam de 3 mil anos antes de Cristo). No ocidente, especulações com vistas a encontrar uma explicação não sobrenatural para a saúde e a doença devem muito aos primeiros esforços de alguns pioneiros em uma forma inédita de aproximação dos fenômenos, na busca do seu entendimento, particularmente na Grécia clássica, iniciando-se no sexto século antes de Cristo, com o nascimento da **filosofia** (amor à sabedoria) e as tentativas dos primeiros filósofos pré-socráticos em encontrar explicação para as origens do universo e da vida. Essa matéria prima (*arké* = origem, começo) por eles visualizada como sendo a água, a terra, o fogo e o ar, está subjacente à teoria dos humores de Hipócrates (460-377 a.C.). Pensadas, de início, de forma isolada, acredita-se ter sido Empédocles

(490-430 a.C.) o pioneiro na concepção do mundo como sendo formado pelo somatório dos quatro elementos que existiriam juntos e em termos iguais, formulando as bases de uma teoria dos elementos que, de alguma forma, estaria presente na medicina ocidental nos próximos dois milênios, teoria que foi aprimorada por outros filósofos atingindo o seu auge à época de Hipócrates, daí em diante persistindo, mais ou menos inalterada, até o século 16.

Em uma leitura do mais adiante no curso da história, Foucault (2001) chama atenção e reforça que o processo de medicalização iniciou no século 18. Historicamente, apareceu acoplado a um modelo de saber científico como coadjuvante no tratamento da doença – contribuindo para legitimar o lugar da clínica nosográfica e do esquadrinhamento da doença. Como atualização do método clínico, por meio da medicalização o paciente se torna objetificado a partir de uma verdade que representa um saber legitimado sobre uma determinada espacialidade corporal, atuando assim como normalização da vida.

O nascimento da medicina moderna, conforme postula Costa, Stoiz, Grynszpan *et al.* (2006, p. 364), consolidada como saber científico, pode ser situado no fim do século 18. Gradativamente, vai se configurando como ciência experimental, fundada em racionalidade e neutralidade, excluindo qualquer juízo de valor ou de subjetividade e baseando, na observação neutra, a elaboração de leis universais. Promove, dessa forma, uma mudança na relação entre o visível e o invisível.

A medicina antiga, por sua vez, se caracterizava por um limitado instrumental diagnóstico e terapêutico e uma estreita intervenção técnica. A grande mudança no papel da medicina deu-se por meio da normalização social via desenvolvimento de regras morais ligadas ao trabalho e aos hábitos cotidianos e princípios de higiene. Essa normalização, aliada à ampliação de atos, produtos e, mesmo, de consumo médico, compreende a medicalização social (Costa, Stoiz, Grynszpan *et al.* 2006, p. 365).

A medicalização social, no entender de Tesser (2006, p. 349), está associada ao que se denomina iatrogenia cultural, uma forma difusa e sub-reptícia de iatrogenia da biomedicina: a perda do potencial cultural para manejo da maior parte das situações de dor, adoecimento e sofrimento. O carro-chefe dessas propostas consiste em incrementar, reinventar e/ou resgatar a autonomia das pessoas em saúde-doença, de forma a caminhar no sentido do reequilíbrio entre ações autônomas e heterônomas. Isso remete ao papel que a atenção à saúde institucional desempenha nesse processo. A medicalização social pode ser considerada o resultado do sucesso da empreitada científica na saúde, que buscou monopolizar a legitimidade epistemológica oficial no ocidente.

Ao que nos sugere Barros (2002, p. 72-73), a noção de equilíbrio (*crasis*, em grego), associa-se à ideia de "proporção justa ou adequada" e foi desenvolvida de forma mais acabada por Alcmeon, pioneiro na aplicação dessa ideia de equilíbrio nas suas relações com a saúde e a doença. Contemporâneo de Pitágoras, esse filósofo trouxe contribuições marcantes para o que, atualmente, entende-se por **medicina holística** (*holos* = pleno, integral). Para ele, equilíbrio implicava na interação de duas ou mais forças ou fatores na etiologia das doenças. Alcmeon, de algum modo, reconcilia ideias de Heráclito (540-480 a.C) para quem os opostos podem existir em equilíbrio dinâmico ou sucedendo-se uns aos outros, com as de Pitágoras (580-500 a.C.). Não se visualiza um estado duradouro de harmonia, nem um conflito permanente. É levada, agora, em consideração, não apenas uma mera oposição de duas forças, mas de um conjunto delas, em geral, aos pares, vislumbrando-se a ideia de um sistema no qual atuaria, sobre o indivíduo, simultaneamente, diferentes forças. Na nova concepção, a mistura dos opostos os neutralizariam, produzindo a harmonia, visível, por exemplo, na música ou na saúde. A escola de Alcmeon propugnava, como já o fazia Pitágoras, a existência de uma vida saudável através da meditação, adequação da dieta, moderação em tudo. Surge a concepção de que, tanto quanto o corpo social, o corpo humano requereria um delicado conjunto de controles para mantê-lo dentro dos limites apropriados.

Ainda de acordo com Barros (2002, p. 75), o modelo biomédico ou mecanicista, hoje predominante, tem suas raízes históricas vinculadas ao contexto do Renascimento e de toda a revolução artístico-cultural que ocorre nessa época, associada, igualmente, ao projeto expansionista das duas metrópoles de então – Portugal e Espanha – cuja consecução vai demandar o surgimento de instrumentos técnicos que viabilizem as grandes navegações (astrolábio, bússolas, caravelas, avanços na cartografia etc.), na tentativa, como se sabe, entre os fatores que prioritariamente estimularam o mencionado empreendimento, de reatar o intercâmbio comercial com as Índias, interrompido a partir da tomada de Constantinopla pelos turcos, em 1453.

As reflexões de Ignácio e Nardi (2007, p. 91) esclarecem que a medicalização como um dispositivo biopolítico emerge na cena moderna com os programas de higienização realizados na Europa entre os Séculos 17 e 18, onde emerge como medida de saneamento coletivo para banir pestes, infecções e doenças ao tratar a água e o ar – sem dizer da separação de doentes, prostitutas e desocupados que passaram a habitar os arrabaldes das cidades deixando o centro "livre" de contaminação. A medicalização assume uma conformação que se adapta à biopolítica.

Buscando elucidar melhor o sentido da definição do termo e abrangência da biopolítica reporta-se ao pensar de Foucault (2002, p. 289), quando ele diz:

> a nova tecnologia que se instala se dirige à multiplicidade dos homens, não na medida em que eles se resumem em corpos, mas na medida em que ela forma, ao contrário, uma massa global, afetada por processos de conjunto que são próprios da vida, que são processos como o nascimento, a morte, a produção, a doença. Logo depois de uma primeira tomada de poder sobre o corpo que se fez consoante ao modo de individualização, temos uma segunda tomada de poder que, por sua vez, não é individualizante, mas que é massificante, que se faz em direção não do homem-corpo, mas do homem-espécie. Depois da anatomopolítica do corpo humano, instaurada no decorrer do século XVIII, vemos aparecer, no fim do mesmo século, algo que já não é uma anatomopolítica do corpo humano, mas que eu chamaria de uma "biopolítica" da espécie humana.

A análise de Giami (2005, p. 268) sugere que a noção de biopolítica é desenvolvida a partir do curso de 1976, *Em defesa da sociedade*. A introdução dessa noção constitui uma abertura da questão da medicalização ao conjunto da sociedade, de modo diverso do que pela difusão de um saber e pela instauração de práticas de vigilância e de tratamento visando ao controle disciplinar dos indivíduos. A noção de biopolítica aparece como coextensiva à de "população" e inscreve-se numa passagem da reflexão de Foucault sobre a questão do Estado e do desenvolvimento do liberalismo econômico e político. Volta, assim, à questão do poder central, abandonada com a ideia da disseminação dos micropoderes que capilarizam o conjunto da sociedade e as relações entre os indivíduos.

Como muito bem pontuam Costa, Stoiz, Grynszpan et al. (2006, p. 374), parafraseando Foucault, o nascimento da medicina moderna dá-se pela gradativa valorização do saber médico, compreendendo estratégia biopolítica, ou seja, a medicina como saber científico no bojo do surgimento da sociedade capitalista investiu no somático, no biológico, no corporal. É um *"controle social que começa no corpo, com o corpo. [...] O corpo é uma realidade biopolítica. A medicina é uma estratégia biopolítica"*. Entretanto, o autor ressalta que *"não é o consenso que faz surgir o corpo social, mas a materialidade do poder se exercendo sobre o próprio corpo dos indivíduos"*.

A partir do capitalismo, de acordo com reflexões de Costa, Stoiz, Grynszpan et al. (2006, p. 376), o corpo passa a ser entendido como força de produção e a medicina ganha um novo estatuto, que permite o nascimento da profissão médica e do mito da erradicação das doenças, os quais proliferam e retroalimentam a medicalização, que se expande num processo contínuo. A diferença mais importante da medicina moderna, se comparada com os modelos anteriores ao século 18, compreende a associação entre a função de cura do médico e sua própria figura, à função política de criação e transmissão de normas.

No entender de Illich (1975), a expansão da medicina científica ou da biomedicina, a outra face da medicalização social, gera o fenômeno da contraprodutividade: um fenômeno moderno das sociedades industriais, em que a utilização de ferramentas sociais e tecnológicas tem como resultado efeitos antagônicos ao seu objetivo. No caso, instituições de saúde que produzem doenças, medicina que produz iatrogenias. Tal fenômeno pode-se dar por monopólio das funções ou por excesso de uso da ferramenta, ou ambos, como é o caso da biomedicina.

Com a medicalização o papel social do médico é ampliado, incorporando funções de educador e guardião da moral e dos costumes. A definição de um novo objeto da medicina, que desloca o foco da doença para a saúde, inicia o controle das virtualidades, da periculosidade e, também, a prevenção. O discurso médico-higiênico considera a doença como um desvio, cujas causas são a desorganização e o mau funcionamento social, sobre os quais a medicina deveria atuar visando *"neutralizar todo o perigo possível"* (Costa, Stoiz, Grynszpan et al. 2006, p. 379).

Com efeito, o empoderamento excessivo do médico devidamente reconhecido e outorgado pela sociedade não tem surtido efeitos positivos no panorama dos serviços de saúde, em especial por se tratar de área de atuação e conhecimento em que erros ou uso abusivo da autoridade trazem como consequências substantivos prejuízos às pessoas em situações de doenças ou desvios da saúde. Nesse sentido, vale destacar que a crise que se instalou nas instituições políticas e sociais brasileiras, nas décadas de 1960 a 1990, afetou substancialmente a sociedade em suas mais diversas instâncias e o segmento saúde não foi poupado, comprometendo o aspecto qualitativo de seus serviços e/ou produtos, em decorrência do progressivo sucateamento dos hospitais da rede pública. Uma vez sucateada, a grande maioria das instituições públicas de prestação de serviços de saúde caiu no descrédito da população, resultando no mais absoluto sentimento de descontentamento, desconfiança, descrédito, tanto no que concerne ao desempenho dos profissionais, quanto na questionável disposição de recursos materiais para os atendimentos. Tudo contribuiu para atender, exatamente, as expectativas dos especuladores da iniciativa privada para que eles tomassem conta das instituições, supostamente desorganizadas, com o pretexto de moralizar e/ou organizar os seus serviços.

Por outro lado, como já se poderia esperar, fatos inusitados e até curiosos, muitas vezes polêmicos pelo caráter criminoso, antiético, desrespeitoso para com os usuários dos serviços de saúde vêm ilustrando com certa frequência as inúmeras manchetes veiculadas pela mídia, sem que a classe política assuma qualquer postura séria e eficiente, sobretudo compatível com as disposições legais para moralizar a relação das instituições, bem como de seus profissionais para com a clientela. O que prova que entregar os serviços de saúde para exploração do segmento privado da economia, pelo menos, ao que parece, não resolveu a tão questionável qualidade dos serviços oferecidos ao público, tampouco as autoridades conseguem identificar e punir os responsáveis por tanta corrupção e distorção, enquadrando-os de acordo com as disposições legais. Enfim, o que se pretendia melhorar, acabou por piorar em muito, lamentavelmente.

Ademais, a falta de compromisso da classe política para com o estado vexatório em que se encontra a estrutura dos serviços de saúde prestados à população, afeta ainda mais a dotação de recursos materiais e de pessoal para atender à crescente demanda no setor público. Situação que também pode ser atribuída ao galopante empobrecimento das classes menos favorecidas pelas distorções da nova ordem social capitalista. Aliás, é notório que parte significativa dos nossos representantes políticos vive envolvida em escândalos de corrupção, grupos de extermínio, tráfico de drogas, uso pouco ético de influências etc., perfil que, definitivamente, não serve de exemplo para os cidadãos tidos e ditos como comuns.

Dentro desse contexto caótico, resta a esperança de que os profissionais que atuam no que resta do setor público de saúde, adotem condutas mais adequadas à abordagem holística do terceiro milênio, particularmente no que concerne ao respeito e o máximo de dignidade nas relações com seus semelhantes. Mas, lamentavelmente, ainda temos muito a aprender, pois, enquanto uma minoria se desdobra para improvisar recursos e atender com o mínimo de segurança, dignidade, fraternidade, empatia, as necessidades da clientela, por outro lado, a maioria aproveita da situação para se acomodar alegando a total falta de recursos/apoio para o desempenho de suas funções.

Com efeito, o empobrecimento galopante da população, particularmente nas três últimas décadas, como se poderia prever, refletiu substancialmente na qualidade de vida e saúde das pessoas, fazendo com que elas limitassem ainda mais seus gastos com itens básicos de sobrevivência como alimentação, saúde, educação, segurança etc. Muitos ficam excluídos, inclusive das mais fundamentais das necessidades, ou seja, casa e comida, portanto, vivendo uma situação de miséria absoluta em que a saúde se torna um sonho ou fantasia de consumo. Dentro desse perverso contexto, no qual a doença adquire força de propagação e uma velocidade destrutiva bem acima da capacidade de resistência e defesa natural do organismo humano, o cliente enfermo traz consigo o estigma de miserável, "o paciente", no sentido literal, a quem se é concedida a oportunidade de tratamento. Portanto, restando como única opção concordar com tudo que lhe é imposto pela política institucional via equipe de saúde, geralmente insinuando a conotação de estar prestando uma espécie de favor, por ele ter tido acesso aos serviços nas instituições de saúde do setor público, justo aquelas que por natureza e essência deveriam existir em função do bom atendimento da sociedade em todos os seus segmentos.

Não obstante as dificuldades financeiras da grande maioria da população brasileira, os políticos parecem desapercebidos da gravidade gerencial a que passam as administrações do que restou dos serviços públicos de saúde. Enquanto o orçamento de verbas necessárias para a manutenção da capacidade instalada se perde no inoperante processo burocrático adotado pelos ministérios, quando chegam ao destino já estão completamente atrasados e defasados, fazendo com que os tais recursos cubram parte das despesas geradas ao longo do período e, consequentemente atendendo apenas as prioridades. Determinar prioridades num universo de situações imprescindíveis, torna-se uma tarefa de muito risco para quem administra tais instituições do setor público de saúde, pois, geralmente, os coloca frente à dimensão ética de todas as demais preteridas. Aliás, como é difícil administrar sem recursos e apoio político.

A mídia, por sua vez, se encarrega de veicular toda aquela conhecida "verborreia" desmoralizante dos serviços do setor público, atendendo aos interesses de grandes grupos econômicos afoitos para abocanhar mais espaço e expandir cada vez mais seus investimentos no rentável campo da saúde. O que pode ser confirmado com a frequente desativação de leitos da rede pública, quando não o total fechamento de instituições tradicionais de prestação de serviços de saúde, apenas pautada no estapafúrdio argumento de estar "enxugando a máquina administrativa".

Os primeiros anos da década de 1990 denunciavam a falta de respeito da classe política para com as instituições e os profissionais de saúde. As péssimas condições de trabalho e desvalorização do trabalho do pessoal do setor saúde contribuem para um quadro de desestímulo pela qualidade dos serviços. A população é a maior penalizada nesse contexto, sofrendo com a humilhação de não ter como recorrer diante da necessidade de internação ou tratamentos ambulatoriais do setor público. Em contrapartida, os meios de comunicação anunciam e vendem planos de saúde com promessa de atendimentos em nível de primeiro mundo. Planos que não se enquadram nos orçamentos da maioria das famílias brasileiras.

Naquela época, como na primeira e segunda metade dos anos de 2000, a política de desmoralização dos serviços públicos de saúde vem atender aos interesses dos grupos empresariais do setor. A desorganização e falta de planejamento da estrutura pública dos serviços no setor saúde, e a tendenciosa filosofia de redução da capacidade operacional das suas capacidades operacionais, fundamentadas na falta de materiais e recursos humanos para atender a demanda, são fatores que fortalecem os programas de expansão do setor privado. O perfil desgastado do setor público leva a população ao desespero e à insegurança quanto ao atendimento nas situações agudas e crônicas de doença.

Outro aspecto que muito contribui para a crise no setor saúde está intimamente relacionado com os espaços político e intelectual dos profissionais da área. A histórica predominância do saber médico, em detrimento do conhecimento dos demais profissionais do setor saúde, traz sérios problemas no relacionamento e integração transdisciplinar com grandes prejuízos para a clientela. A suposta posse do doente e do conhecimento sobre a sua doença criou um profissional médico prepotente e autorreferente. Comportamento profissional elitista e preconceituoso, que é cultuado na estrutura do sistema de formação médica e que causa profundos danos nos objetivos integrados de assistência interprofissional às necessidades do cliente, família e sociedade.

Nesse contexto Roqueplo (1974, p. 71), assim afirma:

> "A empresa médica ameaça à saúde, a colonização médica da vida aliena os meios de tratamento, e o seu monopólio profissional impede que o conhecimento científico seja partilhado."

A afirmativa revela a questionável prática médica em nossos dias, denunciando o direcionamento da terapêutica a uma investigação reducionista, mecanicista e com uma visão da doença como um processo molecular de disfunção do organismo. Como apadrinhada pelos interesses do capital, a medicina preserva a hegemonia no conhecimento científico em saúde. Os conceitos, enunciados, teorias e ideais de outras categorias profissionais da área ficam no reconhecimento da formação acadêmica, não cabendo nos espaços sociais da prática.

Sabe-se que o termo medicalização surgiu no final da década de 1960 para referir-se à crescente apropriação dos modos de vida do homem pela medicina. Os estudos nessa área se direcionaram para a análise e intervenção política da medicina no corpo social, por meio do estabelecimento de normas morais de conduta, prescrição e proscrição de comportamentos, tornando os indivíduos dependentes do saber produzido pelos agentes educativo-terapêuticos (Tabet, Martins, Romano *et al.* 2017).

Como destacam Tabet, Martins, Romano *et al.* (2017, p. 1192), a humanidade é a única espécie viva cujos membros têm consciência de serem frágeis, enfermos, sujeitos à dor, à angústia, ao sofrimento e à morte. A consciência da dor faz parte da adaptação autocrítica ao meio. A cultura, na saúde, não é um simples complexo de modelos de comportamento concretos, tais como costumes, usos, tradições, hábitos; e sim um conjunto de mecanismos, projetos, planos, regras e instruções. *"Ao orientar o comportamento, a cultura determina a saúde, e é somente construindo uma cultura que o homem encontra sua saúde. Para Ivan Illich, este poder gerador de saúde, inerente a toda cultura tradicional, é ameaçado pelo desenvolvimento da medicina contemporânea."*

A medicina segundo Illich (1975),

> "(...) passa a ser uma oficina de reparos e manutenção, destinada a conservar em funcionamento o homem usado como produto não humano. (...) O homem que apresenta um problema de saúde passa a ser considerado um instrumento de produção de riquezas. A terapêutica médica por ter características consumistas representa fielmente os interesses do capital através de utilização de procedimentos dispensáveis, porém, de alta lucratividade para o capital que os coloca no mercado para o consumo. (...) Existem inúmeras razões para que a tecnologia seja utilizada como pretexto para a acumulação do capital. Ela em sua aplicação prática recebe o aval ideológico para que a classe dominante detenha os processos de argumentação teórica fundamentais ao seu uso" (Illich, 1975, p. 9).

Seguindo essa mesma linha de pensamento Demo (1985) sugere que:

> "Em si a tecnologia é pura instrumentalidade. É sempre cabível distinguir a coisa em si, do uso que dela se faz. Tal distinção, porém, vai perdendo o sentido, à medida que a história cristaliza e consolida um uso preferencial da respectiva tecnologia. Assim, quando a tecnologia é predominantemente destrutiva, fica cada vez mais difícil inocentá-la de seu uso. Portanto, a história não é inocente, mas condicionada por interesses dominantes" (Demo, 1985, p. 37).

A empresa médica de nossos dias sofre influência estratégica dos grupos econômicos que investem na área com a ganância de lucros suntuosos. Como resultado, a prática médica fez surgir a iatrogênese (palavra que vem do grego: *iatros* = médico, e *genesis* = origem) para caracterizar uma diversidade de efeitos secundários, porém direitos da terapêutica médica.

No trato da questão da iatrogenia, como bem pontuam Silva e Rocha (2008), faz mister considerar a diferenciação de dois tipos, a saber: iatrogenia de ação e iatrogenia de omissão. Desnecessário sublinhar que o termo iatrogenia é tomado no trabalho em tela pela vertente dos malefícios que são gerados a partir do ato médico. A primeira forma de iatrogenia refere-se a toda ação do médico, envolvendo a natureza do vínculo estabelecido com o paciente, diagnóstico, terapêutica e prevenção gerados a partir de *imprudência* ou *imperícia*. A segunda é circunscrita à falta de ação do médico, em qualquer momento do tratamento e, portanto, da sua relação com o paciente, caracterizando-se, portanto, como um ato de *negligência*.

De acordo com estudo de Tabet, Martins, Romano *et al.* (2017, p. 1189), Illich fez a distinção entre o médico artesão e o médico técnico, no que se refere aos danos infligidos pelos médicos. O médico artesão era aquele que exercia suas habilidades em indivíduos que conhecia pessoalmente, e suas falhas eram vistas como abuso de confiança e falta de moral. Já o médico técnico, atual, aplica regras científicas a categorias de pacientes, e suas falhas são racionalizadas como ocasionais, de equipamentos ou de seus operadores, adquirindo um novo status, o anônimo. As responsabilidades foram transferidas do campo ético para o problema técnico. Logo, *"a negligência se transforma em erro humano aleatório, a insensibilidade em desinteresse científico, e a incompetência em falta de equipamento".*

Surge uma nova epidemia: a doença iatrogênica, resultante da mania descontrolada de descobrir anomalias no doente. A nova epidemia manifesta-se sob a forma de invalidez, exclusão da vida social e angústia e são produto do diagnóstico e tratamento inadequados. Em alguns casos, o diagnóstico baseou-se na ignorância do médico, noutros num erro do laboratório de análises ou num mal-entendido com o cliente.

No bojo dessa prática viciosa, está o enfermeiro que funciona como elemento mediador entre a inconsequência médica, a *ética* e o cliente. Mesmo que o enfermeiro não concorde com a conduta médica, ele resistirá simplesmente como unidade isolada, porque o grupo, em sua maioria, está certo de que o médico é quem sabe. A falta de segurança no argumento teórico do enfermeiro, faz com que ele assuma uma postura passiva diante da dúvida para a execução das prescrições médicas. O sentido de unidade na equipe de Enfermagem é fraco e pouco incentivado na formação do profissional, que é condicionada a modelos teóricos conservadores de pouca relação com a prática e a uma postura passiva diante da hegemonia médica de domínio do conhecimento em saúde.

Os avanços tecnológicos em saúde, com a utilização de equipamentos eletrônicos sofisticados, estão sugerindo a mecanização do trabalho da equipe de Enfermagem. Para cada novo equipamento, criam-se equipes para o atendimento das necessidades do médico que assiste o cliente. O serviço de Enfermagem apoia a todas as sugestões para suporte do serviço médico, mesmo sem questionar a real necessidade e objetivos dos novos procedimentos. Em nome do "bem-estar" e da "segurança" do cliente, a direção dos hospitais envolve as chefias de Enfermagem que por questões políticas apoiam a nova iniciativa de exploração terapêutica. Para que os novos procedimentos sejam realizados, são elaboradas rotinas de serviço que caracterizam o trabalho do técnico e do auxiliar de Enfermagem como atividade de atendimento às necessidades do médico e não do cliente. O cliente é simplesmente encaminhado para casa ou de volta para seu leito hospitalar. Habitualmente, não lhe é dada qualquer explicação sobre a conduta, riscos, precauções etc. Isso não *interessa* porque os resultados serão anexados ao prontuário.

Quando a técnica é muito complexa, a negligência se transforma em erro humano, até aleatório. O despreparo do pessoal é disfarçado pela falta de manutenção do equipamento especializado. A insensibilidade em que é tratado o cliente mostra que os profissionais de saúde perderam sua forte relação histórica com o compromisso ético.

Cabe aqui entender que a questão ética está sendo encarada pelo *verso*. Isso, porque os direitos do cliente são secundários por falta de critérios para o uso dos equipamentos. Basta que um *curioso* residente ou estagiário médico sugira um procedimento especializado para que o cliente logo seja preparado para tal, mesmo que não lhe sirva para nada o exame. O fato de o cliente ter sido exposto a exaustivos procedimentos técnicos de preparo para o exame não desperta a sensibilidade do médico em perceber seu sofrimento e desconforto.

Situação muito presente no relato autobiográfico de Machado (1999), no decorrer de sua experiência enquanto cliente em uma situação de quase morte, passando ao início de um longo tratamento em nível de reabilitação, período no qual teve que se submeter a inúmeros exames de diagnóstico e tratamento, muitas vezes, apenas para satisfazer a curiosidade dos jovens residentes médicos.

Por outro lado, são bastante frequentes os casos em que os clientes hospitalizados são submetidos a exaustivas rotinas de preparo para exames que requerem imenso sacrifício, seja de jejum, seja de lavagens intestinais, por exemplo, e a equipe médica que solicitou o malfazejo procedimento acaba-se esquecendo do compromisso agendado com dias de antecedência. Então, o cliente já devidamente preparado e espoliado, recebe a notícia de que não mais fará o exame, informação que, via de regra é dada pela equipe de Enfermagem – encarregada de "inventar" uma desculpa para não expor a equipe médica, ainda que correndo o risco de o cliente julgar que fora mero engano da própria rotina de serviço da Enfermagem. Assim meio a contragosto, o cliente deverá aguardar *pacientemente* a marcação do mesmo exame e ser submetido a todo aquele ritual macabro de preparo e exploração do seu corpo.

A ética não está servindo como parâmetro de respeito humano para com o semelhante. Ela serve de pretexto para acobertar os abusos de autoridade que a história legitimou ao profissional médico.

Mesmo cientes e experientes dessas irregularidades, os enfermeiros têm-se mantido cúmplices. As denúncias esporádicas servem como motivo para substituição do denunciante por alguém "mais ajustado" às rotinas do trabalho e que não questione a estrutura do serviço.

Ocorreu proporcionalmente mais acidentes nos hospitais do que qualquer outro setor industrial, excetuando-se o das minas e o da construção civil (Lowrey, 1963).

A afirmativa é preocupante e sugere um estudo mais abrangente dos acidentes no hospital. A prática assistencial hospitalar tem apontado inúmeras falhas de caráter técnico e administrativo.

Para Garrafa (1983), a doença iatrogênica surgiu no início do século 20 como resultante do uso indevido de agentes mecânicos, físicos, químicos, biológicos e psíquicos. Ela representa a patologia da terapêutica, por mais paradoxal que possa parecer.

À medida que a medicina evoluiu, as doenças iatrogênicas tornaram-se cada dia mais comuns, não havendo esforços do grupo médico em investigar as causas que determinam as distorções da terapêutica. Pelo que se tem constatado, a desorganização administrativa das instituições públicas prestadoras de serviços de saúde contribui para o agravamento da situação. Apesar de existirem normas que orientem o atendimento à clientela, a divulgação das mesmas não atinge a todas as equipes que atendem ao público. No serviço público é frequente a ocorrência da omissão de atendimento, situação em que o cliente passa períodos de até sete dias sem visita ou prescrição médica, estando o mesmo internado para tratamento de saúde. São, também, rotineiras as avaliações e prescrições de medicamentos sem que o médico sequer entre na enfermaria para ver o doente. Existem, também, aqueles médicos alienados que prescrevem medicamentos que fogem ao padrão estabelecido pela instituição e por não haver solicitação e justificativa para o uso, o cliente não recebe a medicação e fica aguardando o outro dia para falar com o *doutor*. Na instituição pública também é comum a presença esporádica de *chefes* médicos causadores de grandes transtornos no desenvolvimento do trabalho; por absoluta falta de conhecimento das rotinas de serviço. A falta de organização e supervisão da equipe médica no serviço público contribui para a incidência de casos caracterizados pela complicação do quadro clínico dos clientes, o que representa grande dificuldade para o desenvolvimento do trabalho da Enfermagem.

No que se refere à falta de prescrição médica, o enfermeiro responsável pela unidade em que o cliente estiver internado, abandona o atendimento dos clientes para providenciar algum *substituto* de boa vontade, disposto a atender ao cliente. A busca é exaustiva e, às vezes, é necessário usar o álibi da amizade para que o cliente seja atendido. Não é raro você ouvir do médico que ele somente está atendendo ao cliente em consideração ao seu pedido. É melhor até que ele pense o que quiser. O importante é que o cliente seja atendido, sinta-se mais seguro e colabore para a sua melhora.

De acordo com Maxwel (1974), ao médico é concedido o poder de dizer onde estão e como devem ser tratados os problemas de saúde da sociedade, como se todo o conhecimento de saúde estivesse sob seu absoluto controle. A sociedade acredita que não se pode enfrentar a doença sem uma medicina moderna, mecanizada e medicalizada.

A falta de coerência nos procedimentos médicos é assim apresentada por Adalma (1959):

> "Com a aparição de agentes químicos eficazes, a função do médico nos países em vias de desenvolvimento se torna cada vez mais banal, insignificante. Na maior parte do tempo reduz-se às prescrições, sem exames preliminares" (Adalma, 1959, p. 71).

Aí está uma questão de extremo desgaste para a equipe de Enfermagem, a falta de preparo do médico para a prescrição do cliente. No serviço público em especial, existem os famosos servidores fantasmas que aparecem uma vez ou outra para manter o vínculo. Eles são desastrosos, porque não vivem a instituição, não tomam conhecimento das rotinas de serviço e não sabem o que prescrever, por ignorância profissional ou desconhecimento do padrão de medicamentos. A ignorância profissional traz drásticas consequências para o cliente, porque, nem sempre, as pessoas se importam em aplicar ou não uma prescrição suspeita, para não expor a razão médica. Por outro lado, o modismo do consultório sugere a prescrição de medicamentos não padronizados que, obviamente, o cliente não receberá sem uma exposição de motivos para compra e uso. Exposição que, via de regra, não acompanha a prescrição do cliente que acaba passando o dia sem ser medicado.

Illich (1975) afirma:

> "A ciência médica, em seu estágio de avanço atual, aplicada pela medicina científica ao caso que lhe cai nas mãos, limita-se a fornecer o tratamento adequado, pouco importando se o resultado é a cura, a morte ou nenhuma reação do paciente" (Illich, 1975, p. 113).

Esse tipo de prática profissional inconsequente já está sendo questionado pela sociedade em todos os sistemas políticos. As ações legais que estão sendo movidas têm precedentes históricos e quebrarão o monopólio quase eclesiástico da medicina moderna. As outras categorias profissionais da área de saúde encontram-se acuadas diante do domínio absoluto do saber pelo profissional médico. Os enfermeiros não toleram a prepotência médica nas resoluções da terapêutica e insistem na conquista de espaço para o exercício do seu saber. Eles estão conscientes de que alterações neste processo somente ocorrerão através da insistente tentativa dos profissionais em documentar sua atuação através da avaliação sistemática de seu trabalho junto ao cliente. O saber em Enfermagem será ampliado pelo exercício crítico da assistência sistematizada do cliente. Pela discussão da prática na prática para o maior domínio do conhecimento que fundamenta o seu fazer. Rompendo com a ideia de simples grupo de execução de tarefas e partindo para o exercício político de uma atividade social de importância singular na preservação da qualidade de vida e saúde da sociedade.

Garrafa (1983) cita a saúde como mercadoria e destaca os prejuízos causados pela monopolização do setor nas mãos do grupamento profissional médico. Ele diz que o monopólio da saúde, além de favorecer o aproveitamento exclusivo do conhecimento científico e tecnológico, garante ao grupamento médico a apropriação do produto de comercialização da saúde.

A democratização do setor saúde possibilitará uma redistribuição mais justa do conhecimento e tecnologia utilizado para o atendimento das pessoas; não obstante, as alterações no processo irão confrontar-se com a estrutura de poder e política que garantem as regalias e benefícios aos atuais monopolizadores do setor.

Landmann (1982) comenta sobre mau uso dos recursos disponíveis aos principais problemas de saúde da população. Condena os gastos excessivos com uma terapêutica médica especializada, em detrimento de problemas básicos de saúde da população como a subnutrição, gastroenterites, doenças infecciosas e endemias rurais. Critica a postura exploradora do setor privado que drena os recursos públicos em busca de lucros suntuosos, apoiados pela classe política. Tudo faz parte de uma grande manobra articulada em defesa do capital multinacional e os interesses de uma minoria burguesa nacional. Atenta também que as conquistas dos avanços tecnológicos em saúde não foram tão grandiosas como se quer fazer parecer. Estamos condicionados por questões político-ideológicas a optar pelo consumo dos produtos industriais produzidos pelos países desenvolvidos. Isso em troca da expansão industrial e consequente exploração de nosso povo, partindo da mão de obra barata que assegura lucros astronômicos, assim como, pelo uso desta produção nos procedimentos distorcidos da prática profissional de saúde em nosso país.

Em sua visão do processo de medicalização da assistência, Landmann (1982) identifica o médico como um mascate de drogas, aparelhos de prótese e instrumentos sofisticados. Critica o comportamento mecanizado do médico que, ao receber o cliente, usa uma bateria de técnicas sofisticadas e esquece-se do primordial, a essência da natureza humana. Identifica um profissional acrítico, condicionado ao consumo até em suas lutas por melhores condições de trabalho, sempre associada a equipamentos e avanços tecnológicos.

A propósito da indústria da saúde, Capra (1982, p. 254) esclarece:

> "A finalidade da indústria de saúde tem sido converter a assistência à saúde numa mercadoria que pode ser vendida aos consumidores de acordo com as regras da economia de mercado livre. Para esse fim, o sistema de fornecimento de assistência à saúde foi estruturado e organizado à imagem e semelhança das grandes indústrias manufatureiras. Em vez de incentivar a assistência à saúde em pequenos centros comunitários, onde ela pode ser adaptada às necessidades individuais e exercida com ênfase na profilaxia e na educação sanitária, o sistema atual favorece uma abordagem altamente centralizada e com intensivo consumo de tecnologia, o que é lucrativo para a indústria, mas dispendioso e nocivo para os pacientes."

É importante observar que a Enfermagem está discretamente representada nas decisões institucionais de assistência à saúde da população. Por já ter aprendido nas experiências de convívio com as táticas de jogo do poder em saúde, seus profissionais se organizam para apresentar seus argumentos no melhor momento político. Eles hoje percebem que o planejamento e as estratégias bem definidas de suas ações são armas poderosas para sua conquista. A evolução acadêmica da formação do enfermeiro, em cursos de pós-graduação, já demonstra seus reflexos no perfil social da profissão. O reconhecimento da competente formação profissional do enfermeiro está demonstrado pela sua crescente participação dos diversos escalões – federais, estaduais, municipais – e projetos ousados na iniciativa privada.

No setor privado de assistência à saúde, a hegemonia médica é absoluta. Os médicos como empresários, em sua maioria não se importam com a qualidade da assistência que é prestada à clientela, salvo algumas exceções de clientela particular. Em suas empresas o enfermeiro deve ser castrador, autoritário, insensível, sem ambição, despolitizado e de fácil manipulação. Não deve estar preocupado com o perfil qualitativo da equipe, porque isso representa aumento de despesas. O lucro é a única meta e, frequentemente, somos intimados a consumir mais para que aumente o faturamento dos serviços prestados.

Landmann (1982) explicita:

> "É profundamente antiética a associação pecuniária do médico com o complexo médico-industrial, o que se vê, contudo, é o profundo envolvimento dos médicos e uma substancial participação lucrativa no todo. (...) Eles têm domínio total ou parcial ou interesses financeiros em casas de saúde privadas, em laboratórios de diagnósticos, em centros de diálises e em pequenas companhias que fornecem serviços médicos variados desde CTI, clínicas de emergências e de emagrecimento. (...) A permissão do médico funcionar como empresário ou fazer parte de empresas ignora a responsabilidade pública da profissão média na avaliação de drogas, de equipamentos, de testes diagnósticos e de procedimentos terapêuticos. A opinião dos médicos influi na prática de seus colegas, mas também nas decisões políticas das autoridades e nas fortunas das empresas ligadas ao complexo médico-industrial" (Landmann, 1982, p. 137).

Essa situação vem repetindo-se nos últimos anos, e os prejuízos para a saúde da população são imensos. Muito triste é reconhecer que nossas armas são poucas e poucos são os guerreiros dispostos a enfrentar a luta em prol de melhores condições de saúde para a população.

Nós, enfermeiros, temos uma grande parcela de cumplicidade nessa realidade indecente, temos o conhecimento dos fatos, mas, via de regra, nos acomodamos, talvez porque a impunidade esteja presente em todos os segmentos da sociedade, e o descrédito promova a indiferença.

A falta de credibilidade do povo na classe política faz com que as expectativas, com relação à organização da sociedade, sejam pessimistas. No Brasil, a experiência de um regime autoritário de governo, por mais de duas décadas, trouxe consequências graves e sequelas na classe trabalhadora oprimida. A sociedade se acomodou diante da injustiça e da impunidade, desacreditando em processos jurídicos efetivos para avaliação e cobrança das denúncias por ela encaminhadas aos órgãos oficiais.

O sistema de saúde ficou dividido, e para a classe dominante foram asseguradas opções de atendimento com serviços de caráter particular ou em regimes de exceção nas instituições públicas. O enfermeiro teve de se adaptar às diferenciações no atendimento da clientela mesmo nas instituições públicas. Em alguns momentos, ele foi induzido a alterar seu plano de trabalho, desviando o seu pouco contingente de pessoal, para atender aos chamados *clientes apistolados*, internados em áreas físicas isoladas dos demais, debilitando ainda mais a qualidade da assistência prestada aos clientes em geral.

Landmann (1982) divide os doentes em três grupos, a saber:

> "1. DOENTES RICOS – aqueles que pagam pelo seu tratamento e tornam a medicina rendosa. (...) Este tipo de doente recebe tratamento médico sistematizado com visitas frequentes e toda a orientação que desejarem. Em alguns casos, eles usam dos recursos públicos para o pagamento de seus milionários tratamentos. A assistência de Enfermagem, em sua maioria escolhida pelo médico entre o pessoal auxiliar, não recebe a coordenação do enfermeiro e tem como ênfase o caráter servil de representante de classe social inferior. Pode, também, ocorrer de um enfermeiro ser solicitado para integrar a equipe que prestará cuidados ao doente; entretanto, é fundamental manter a postura servil e não interessa aos pagantes a diferença no grau de formação.
> 2. DOENTES DE MÉDIAS POSSES – são aqueles que recebem um atendimento médico adequado, porém, não personalizado. Este tipo de doente não dá lucro por caso tratado, mas, representa vantagem por ser representativamente maioria. O tipo de assistência de Enfermagem poderá ser melhorado se ele possuir recursos para o pagamento de serviços particulares. Indicado pelo médico, o enfermeiro chefe ou as lideranças de pessoal auxiliar a assistência poderá ser coordenada pelo enfermeiro se ele estiver fazendo parte do quantitativo de clientes internados na clínica. Caso excluído para atendimento particularizado de Enfermagem, o grupo escalado para o revezamento trabalhará in-

> dividualmente. A internação é feita em clínicas conveniadas ou hospitais públicos (em atendimentos informais de exceção).
> 3. DOENTES POBRES – aqueles que não podem pagar pelo tratamento de saúde e procuram os hospitais públicos (federais, estaduais, municipais e universitários). São tratados por toda a equipe de saúde que dispõe os hospitais públicos. Recursos humanos que as clínicas mais caras não oferecem e, no entanto, a qualidade de assistência é deficiente devido aos entraves gerados pela falta de organização do setor público. Os doentes são abandonados, dão entrada no hospital para tratamento de um problema de saúde e, com frequência, adquirem outros. A qualidade de assistência de Enfermagem não foge à regra" (Landmann, 1982, p. 157).

A estrutura social da instituição, segundo Albuquerque (1980), articula-se entre o poder ideológico, poder repressivo e poder de produção. O poder ideológico recebe fortes influências das tendências políticas do Estado nas instituições públicas. Ele é autoritário e não representativo, uma vez identificado como estratégia de defesa dos interesses de grupos econômicos minoritários. A fantasia social que envolve o poder ideológico contempla-o como alternativa para a resolução das diferenças sociais. Para tal, a sociedade sempre investe em *pseudoiniciativa* divulgadora de promessas pautadas na resolução dos problemas sociais, entretanto, pelo que se tem visto, tanto o sistema educacional quanto o sistema de saúde, nas últimas três décadas, têm naufragado em mares de grandes frustrações para os brasileiros, isto demonstra a desarticulação propositada entre o organizacional e o político como estratégias sociais. Os planos de ação recebem fortes influências políticas manobradas por interesses econômicos de exploração da população. Tudo isso é bastante claro para os brasileiros diante da constatação popular da dependência e subordinação política aos interesses do capital estrangeiro.

As instituições públicas de prestação de assistência à saúde, seja da esfera federal, estadual ou municipal, apresentam-se como unidades não administráveis, porque reproduzem o desequilíbrio social do poder político ou ideológico. A estrutura organizacional dessas instituições é eterna obra inacabada e indefinida. Ela possibilita o surgimento de uma relação de valores condicionada ao autoritarismo do *representante*. Este, sempre alguém que por mais boa vontade que tenha, estará sempre na dependência do aval de uma minoria reacionária ligada ao poder político. Dentro deste esquema de relações, os progressos são insignificativos e as instituições públicas de assistência à saúde podem ser identificadas como uma doença degenerativa social. Elas não atendem às necessidades da população, apesar de operar com recursos vindos da sociedade. Dispõem de recursos humanos e materiais que dependem do apadrinhamento político e, quase sempre, insuficientes para justificar a contratação de serviços privados *complementares*. Por falta de definições, no âmbito político e intelectual, as relações transdisciplinares na instituição pública de assistência à saúde estão condicionadas à hegemonia do grupo médico. Por força do seu autoritarismo, através do uso do poder repressivo, eles impedem que a população receba uma melhor qualidade dos serviços públicos e utilizam-se de falsos argumentos para escamotear do público seus vínculos com grupos empresariais exploradores da doença.

Por sua vez, a instituição formadora e o sistema educacional servem como aparelho ideológico do Estado para a preservação do *status quo*. A escola utiliza-se de uma linguagem teórica reproduzida de outras realidades que não coadunam com os fenômenos sociais. Forma recursos humanos para trabalhar o hipotético, o ideal, a experiência dos outros, por não ter aprendido a criticar o sistema que ela mesma está inserida.

As propostas de mudança e novas perspectivas sugeridas por grupos docentes ou discentes dificilmente sobrevivem à forte censura da maioria conservadora. Eles se apoiam em argumentação metodológica positivista para quantificar os efeitos dos fenômenos e fugir à análise e crítica das causas dos fenômenos da realidade social.

Para Aguiar (1974), as classes sociais são definidas pelo lugar que ocupam no processo de produção e são diferenciadas pelo controle ou ausência de controle dos meios de produção. As classes sociais são vistas como um arranjo societário do sistema de produção e umas se organizam para se apropriar dos trabalhos das outras. O sistema de produção é historicamente determinado por questões ideológicas de dominação para que as classes sociais se acomodem à hierarquia do capitalismo.

A Enfermagem, como executora de serviços de saúde, recebeu, através dos tempos, a conotação de caridade e vocação. O que lhe conferiu o papel servil e apragmático quanto às conquistas sociais. Sua origem doméstica e feminina em muito dificultou as conquistas no plano trabalhista e social. Ainda hoje são inúmeras as resistências quanto aos movimentos em prol de conquistas sociais. A questão da vocação e da falsa ética são sempre pretextos para a desarticulação de seus movimentos. No Sistema de Saúde, a Enfermagem não controla a produção dos serviços prestados, ela funciona como atividade, meio ou fim, orientada pela terapêutica médica.

Machado (1988), em um estudo de reflexão sobre a prática profissional do enfermeiro, desenvolvido em um hospital da rede previdenciária do Rio de Janeiro, concluiu que são muitas as razões que levam o enfermeiro a desenvolver uma prática profissional tão distorcida. A história confirma a Enfermagem como uma prática social desprovida de crítica e comprometida com uma falsa imagem de profissão de caridade. Prática profissional orientada por valores de lideranças do passado que, ao divulgar suas ideias, sempre impuseram uma conotação de verdade absoluta, imune a refutações. Não foi construído espaço para validação e melhor elaboração das ideias, tendo sido a sustentação teórica da prática amarrada ao autoritarismo imposto pelos intelectuais da profissão. O resultado está no mercado de trabalho, um grupo sem prestígio, sem identidade, facilmente influenciável pelos modismos, sem refletir e questionar sobre o que representam dentro do contexto do trabalho em saúde, bem como no âmbito da sociedade como um todo.

Falta aos enfermeiros o domínio do conhecimento que envolve a Enfermagem como profissão e prática social. Falta-nos a convicção de que a Enfermagem é uma das mais importantes arte e ciência a serviço da humanidade. E como tal, é ela quem pode sustentar a saúde como princípio fundamental para o bem-estar dos seus clientes em geral. Atividade humana que atravessou os tempos a partir de uma prática doméstica informal, passando de ocupação desorganizada em meados do século 19 para o nível de profissão institucionalizada no século 20, e, hoje, encontra-se frente ao desafio de se fazer afirmar como uma das profissões mais promissoras do terceiro milênio. Nem mesmo os ficcionistas deixaram de mencioná-la em suas previsões futurísticas. Ela está presente em suas fantasiosas viagens como prática social até mesmo quando tratam de experiências interplanetárias. Portanto, cabe aos enfermeiros, enquanto líderes da profissão, aprender a atribuir o valor que ela merece, desenvolvendo e ampliando o seu campo de conhecimento para que ela possa atender e corresponder às expectativas da sociedade. É ela quem pode sustentar a saúde como princípio fundamental para o bem-estar da humanidade.

Os resultados do estudo de Machado (1988) foram surpreendentes em diversos aspectos. Ficou bastante claro que boa parte dos enfermeiros não participa ou apoia iniciativas para organizar e sistematizar a prática assistencial. Existem profissionais que não acreditam no seu trabalho como atividade autêntica e bem definida. Percebeu-se que os enfermeiros são tímidos quanto à crítica do trabalho que desenvolvem e não têm o hábito de dar registro acadêmico na descrição de suas atividades assistenciais.

Na concepção de Steiner (1984), a falta de poder e isolamento andam juntos. Mesmo reconhecendo não termos poder como indivíduos, poderemos tornar-nos fortes e poderosos, quando organizados. Se admitirmos ser impotentes diante dos fatos, estaremos assumindo a condição de suscetíveis à dominação. O mais importante antídoto para a falta de poder é a ação coletiva.

Ainda segundo Steiner (1984), *o mito da falta de poder sobreviverá enquanto as pessoas não se organizarem para a tomada do poder.*

Em matéria publicada na revista Newsweek, Adler (1988) fala das limitações físicas impostas ao mais importante físico e pesquisador do nosso século; compara-o com Galileu, Newton e Einstein pela grandeza de suas pesquisas para explicar a criação do universo. Todo um arsenal de tecnologia computadorizada foi colocado para possibilitar que o cientista expresse seus pensamentos, já que não mais dispõe de coordenação motora. Adler destaca de maneira muito especial o importante papel da Enfermagem. *Even now he travels the world extensively, attended by three nurses working round-clock shifts...*

É com muito orgulho que percebemos como somos indispensáveis ao homem em suas formas de desequilíbrio e doença. O artigo mostra que a Enfermagem é uma atividade que permanece estável em sua essência, que a humanização do cuidado e a ajuda ao cliente não pode ser atribuído a máquinas, robôs e outros aparatos da tecnologia.

Lembrando os expositores do tema oficial do XXXV Congresso Brasileiro de Enfermagem, realizado em São Paulo, em 1983, o jornalista Salles (1983) teceu importantes considerações sobre a Enfermagem e o compromisso social do enfermeiro. Para ele a imagem profissional é fator importante para transmissão de uma ideia, uma filosofia e um posicionamento profissional. Ele enfatiza a competência, a seriedade, a capacidade e a responsabilidade profissionais como dados essenciais à vida e ao trabalho do enfermeiro para o reconhecimento e a valorização da opinião pública. Critica os órgãos oficiais pela não inclusão do enfermeiro nas estruturas de saúde traçadas nos planejamentos políticos dos últimos anos. Reconhece que a profissão carece de um posicionamento claro, de uma definição que posicione o enfermeiro e a Enfermagem no seu devido lugar.

O perfil social do enfermeiro, segundo Salles (1983) é:

> "Aquele auxiliar do médico que não é doutor... E a moça de touca branca e da cruz vermelha dos filmes e da televisão.... E quem carrega a maca ou empurra a cadeira de rodas... e quem aplica a injeção ou tira a temperatura... E quem fica mais tempo ao lado do doente... E quem manda chamar o médico na hora precisa... E quem ajuda o cirurgião a operar ou a criança a nascer..." (Salles, 1983, p. 25).

Essa é a verdadeira concepção social do enfermeiro. Um profissional polivalente e indefinido, podendo estar presente em diversos cenários da prática de saúde, sem, entretanto, demonstrar destaque como coordenador, executor e avaliador de um processo de trabalho tão importante para a sociedade. É a Enfermagem que sustenta a atenção e o apoio tão necessários ao conforto e segurança do cliente, família e comunidade. Lamentavelmente, constata-se a existência de uma significativa parcela do contingente de enfermeiros não dispostos a investir na demarcação de seu espaço profissional. O trabalho em Enfermagem vem sendo desenvolvido ao acaso e tais enfermeiros não demonstram segurança para o exercício do papel de líderes da equipe. Estão perdidos, desmotivados, envolvidos pela crise de valores que atravessa nessa sociedade, fruto da desmoralização da classe política, importante engrenagem do sistema social.

E, ainda, Salles (1983, p. 26) diz:

> "Aprendi a não temer as crises, a descobrir nas crises o estímulo para a luta contra as acomodações, a mola propulsora das iniciativas destinadas a mudar a face das coisas.... Só tenho medo da crise que paralisa as iniciativas, que desestimula a criatividade, que premia a inércia, que consagra a desesperança."

É importante que o enfermeiro tome consciência da verdadeira dimensão do que está para ser feito. Não é justo que nós passemos para a próxima geração esse pesado fardo, sem ter investido em canalizar forças para o domínio do seu peso.

Como expositor do Tema II do mesmo evento (XXXV Congresso Brasileiro de Enfermagem) realizado em São Paulo, em 1983, o professor Braga (1983) atribui a maior sobrevida da população ao mérito das ciências médicas, como se saúde fosse fator dependente exclusivo da medicina. Fiquei surpreso com o posicionamento bairrista do diretor de uma instituição dita de vanguarda em saúde e tão conceituada internacionalmente. Ele justifica a posição destacada do médico na equipe de saúde, devido aos fatores convencionais, conquistados ao longo do tempo. Isto é fato inegável que se atribui também à postura elitista difundida pelos órgãos de formação profissional e associação da classe médica. Refere-se à Enfermagem como uma profissão que tem como objetivo básico o *servir*, insinuando uma conotação ideológica, ao afirmar que o avanço da medicina sugere a participação d *et al.* para atender às perspectivas da tecnologia e da ciência. No entender do professor, a Enfermagem tende a aceitá-la como tal, porém demonstra preocupação quanto à conquista do *status* profissional pela ameaça da perda da exata perspectiva de seus objetivos, *o servir*. Ele reconhece que um novo perfil da profissão pode aumentar o *perigo* das estratégias de luta pela posse do poder hegemônico.

Curiosa é a constatação de que os anos passam e, infelizmente, não aprendemos a lição, pois nas cerimônias de abertura de nossos grandes eventos ainda continuamos dando a palavra a autoridades políticas da área de saúde ou não, sem lhes oferecer informações básicas acerca daquilo que somos e/ou julgamos representar para a sociedade. Não raro, somos surpreendidos com declarações distorcidas sobre nossos papéis na conjuntura da sociedade e no setor saúde. Nessas ocasiões, a única opção que nos resta é lançar olhares atravessados entre nossas lideranças político-profissionais que fingem não perceber o constrangimento e a densa atmosfera criada no ambiente, até porque mesmo se alguém solicitasse um a parte para corrigir pronunciamento de autoridade convidada correria o risco de ser considerado inoportuno, desajustado ou coisa similar. Fazer o quê?

Por mais acessível que possa parecer, o posicionamento médico, diante do reconhecimento e respeito ao conhecimento de outra profissão da área de saúde, existe sempre uma sutil conotação de favor. Conotação que não nega a autorreferência e autossignificância assumida pela categoria médica nas relações do trabalho em saúde. Um exemplo curioso, que essa máscara de autossignificância da medicina é muito frágil, são as novas relações das profissões e áreas de conhecimento na estrutura da universidade.

Os enfermeiros da carreira do magistério das universidades brasileiras investiram com grande dedicação na criação, valorização e incentivo dos programas de pós-graduação, nas últimas três décadas. O fortalecimento da pós-graduação trouxe para a Enfermagem uma conquista de peso no campo acadêmico. A capacitação do enfermeiro com titulação acadêmica, nos mais altos níveis, assegura novas perspectivas para a profissão. Existem hoje enfermeiros nos mais altos escalões da administração pública dos serviços de saúde. Na universidade, a Enfermagem ocupa cargos em todos os níveis da estrutura acadêmica, administrativa e assistencial.

REFERÊNCIAS BIBLIOGRÁFICAS

Adalma A. Estabelecimento de um laboratório farmacêutico nacional – em higiene. México.
  Órgão Oficial da Sociedade de Higiene 1959 Jan./Fev.;21(1).
Adler J. "Reading god's mind". *The International Newsmagazine* 1988 June;13:41.
Aguiar N. *Introdução ao estudo da estratificação. Hierarquia em classes.* Rio de Janeiro: Zahar, 1974.
Albuquerque JAG. *Instituições e poder. A análise concreta das relações de poder ans Instituições.*
  Rio de Janeiro: Graal, 1980.
Barros JAC. Pensando o processo saúde doença: a que responde o modelo biomédico? *Saude Soc.*
  2002;11(1):67-84.
Braga E. *Enfermagem no contexto da saúde e do desenvolvimento do país.* Tema II. ABEn, Anais do
  XXXV Congresso Brasileiro de Enfermagem. São Paulo, 1983.
Capra F. *O ponto de mutação. A ciência, a sociedade e a cultura emergente.* São Paulo: Cultrix, 1982.
Costa T, Stotz EN, Grynszpan D et al. Naturalização e medicalização do corpo feminino: o controle
  social por meio da reprodução. *Interface (Botucatu)* 2006;10(20):363-80.
Demo P. Teoria – Por que? IPEA/IPLAN/CPR. Brasília, Janeiro/1985 (mimeo).
Foucault M. *Em defesa da sociedade: curso no Collège de France (1975-1976).* São Paulo: Martins
  Fontes, 2002.
Foucault M. *O nascimento da clínica*, 5.ed. Rio de Janeiro: Forense Universitária, 2001.
Garrafa V. *Contra o monopólio da saúde*. Rio de Janeiro: Achiamé, 1983.

Giami A. A medicalização da sexualidade. Foucault e Lantéri-Laura: história da medicina ou história da sexualidade? *Physis.* 2005;15(2):259-84.

Harari YN. *Sapiens: uma breve história da humanidade,* 29.ed. Tradução de Janaína Marcoantonio. Porto Alegre. RS: L&PM, 2017.464 p.

Ignácio VTG, Nardi HC. A medicalização como estratégia biopolítica: um estudo sobre o consumo de psicofármacos no contexto de um pequeno município do Rio Grande do Sul. *Psicol Soc.* 2007;19(3):88-95.

Illich I. *A expropriação da saúde. Nêmesis da medicina,* 4.ed. Rio de Janeiro: Nova Fronteira, 1975.

Landmann J. *Evitando a saúde e provendo a doença. O sistema de saúde no Brasil.* Rio de Janeiro: Achiamé, 1982.

Lowrey, GH. The problem of a hospital accidents to children. *Pediatrics, American Jounal of Medicine* 1963 Dec.

Machado WCA. *Minha prisão sem grades: Uma abordagem semiótica de reabilitação em enfermagem.* Goiânia: Kelps, 1999.

Machado WCA. *Reflexão sobre a prática profissional do enfermeiro.* Dissertação de Mestrado. EEAP, UNI-RIO, 1988.

Maxwel, R. *Health proving dilemma: needs versus resourses in western europeu. The USA and URSS.* New York: McKinsey and Co., 1974.

Roqueplo P. *Le partale du savoir, science, culture, vulgarization.* Paris: Sueil, 1974.

Salles M. *O que a Enfermagem pode fazer por você e pelo Brasil.* Tema Oficial. ABEn, Anais do XXXV Congresso Brasileiro de Enfermagem. São Paulo, 1983.

Silva PRM e Rocha MS. O ato médico e a subjetividade. *Rev. Latino-Am. Psicopatol Fundam.* 2008;11(1):69-81.

Steiner CM. *O outro lado do poder.* São Paulo: Nobel, 1984.

Tabet LP, Martins VCS, Romano ACL *et al.* Ivan Illich: da expropriação à desmedicalização da saúde. *Saúde Debate* 2017; 41(115):1187-98.

Tesser CD. Medicalização social (II): limites biomédicos e propostas para a clínica na atenção básica. *Interface (Botucatu)* 2006;10(20):347-62.

Weber BT. Identidade e corporação médica no sul do Brasil na primeira metade do século XX. *Varia Hist.* 2010;26(44):421-35.

ÍNDICE REMISSIVO

Entradas acompanhadas por um **q** em negrito indicam quadros.

A

ABEn (Associação Brasileira de
   Enfermagem), 394
Alfredo Pinto
   Escola de Enfermagem, 139
Alvorecer da ciência
   práticas de saúde no, 11
Assíria
   medicina na, 5
Assistência à saúde
   modelo de
      inversão do, 73
Associação Brasileira de Enfermagem
   (ABEn), 394

B

Babilônia
   medicina na, 5
Bioética, 88
Brasil
   enfermagem no, 53
      desenvolvimento da , 57
   moderno, 61
      da década de 1930 à década
         de 1960, 61
      década de 1990, 68
      décadas de 1970 e 1980, 64

C

Capitalismo
   medicina e, 173, 174
China
   medicina na, 6
Ciência
   alvorecer da, 7
      práticas de saúde no, 7
Comitê Internacional
   da Cruz Vermelha, 28, 34
Convenção de Genebra, 34
Cruzada das Mulheres Portuguesas, 39
Cuidado, 89

D

Damas Enfermeiras Portuguesas, 39
Democracia
   operária, 263
      enfermagem e, 263
Diagrama das Rosas, 31

E

Economia
   da ordem médica, 173
      capitalismo, 173, 174
         medicina e, 173, 174
Egito
   medicina no, 6

445

Enfermagem
  abordagem dialética da, 3
  brasileira
    a origem da, 103
    contexto histórico nacional, 109
      monarquia/república, 109
    eventos comemorativos, 413
    nossa história recente, 269
      acontecimentos
        dos últimos anos, 275
      anos recentes, 281
      associações e sociedades de
        especialistas de enfermagem, 289q
      outro lado da nossa história, 290
      processo de trabalho, 272
      profissão de cuidado, 269
  contemporânea
    desafios da, 82
  democracia operária e, 263
  escola oficial padrão, 408
  evolução da
    no contexto das guerras, 28
  índice histórico da, 99
  institucionalização da, 24
  moderna, 310
    implantação da, 28
    surgimento da, 23
      e influências
        do modelo anglo-americano, 367
  no Brasil, 53
    bioética, 88
    desafios da enfermagem
      contemporânea, 82
    desenvolvimento da educação em, 57
    equipe de saúde da família, 74
      atividades executadas pela, 76
    estratégia de saúde da família, 73
    formação de recursos humanos, 81
    inversão do modelo de assistência à
      saúde, 73
    moderno, 61
    organização da Enfermagem na
      sociedade brasileira, 54
    papel do enfermeiro na estratégia de
      saúde da família, 80
    passeio histórico, 383
      novos tempos e mudanças, 397
      Segunda Guerra Mundial, 399
    processo histórico da construção do
      SUS, 71
    saúde do adulto e do idoso, 79
    saúde mental no programa de saúde
      da família, 79
    sindicalismo e, 203
  processo de trabalho em, 192
    divisão do trabalho, 200
    finalidade do trabalho, 194
    instrumentos de trabalho, 198
    objetos de trabalho, 199
Enfermeiro
  reflexões sobre elementos históricos
    da prática social
    e evolução profissional do, 303
      introdução, 305
Equipe da Saúde da Família
  compromissos, competências
    e atribuições, 74
    atividades executadas, 76
    atribuições específicas de cada
      membro, 76
    segundo o Ministério da Saúde, 75
Escola(s) de Enfermagem no Brasil, 46
  Alfredo Pinto, 139
    crescimento acadêmico, 150
    desenvolvimento, 143
    escola centenária, 151
    hino da escola, 142
    início de uma nova fase, 139
    um novo prédio para a nova escola,
      146
  primeira, 125
    criação, 125
      atividades iniciais, 129
      momentos difíceis, 132
      primeiros passos, 128

Esfera produtiva
  evolução da medicina
    e sua articulação com a, 22
Estratégia de Saúde da Família, 73
  formação de recursos humanos, 81
  papel do enfermeiro na, 80

F
Florence Nightingale, 25
  concepções teórico-filosóficas da
    enfermagem desenvolvidas por, 26
Fontes
  de pesquisa
    considerações sobre as, 170
Força Aérea Brasileira, 46
Força Expedicionária Brasileira, 46
Foucault
  disciplinarização hospitalar e, 24
  e a reordenação hospitalar, 24
Fundação Oswaldo Cruz, 118

G
Grécia
  medicina na, 6
Guerra da Crimeia, 31
Guerra Fria, 45

I
Índia
  medicina na, 6
Instintivas
  práticas de saúde, 7

J
Japão
  medicina no, 6

M
Mágico-sacerdotais
  práticas de saúde, 8
Medicalização
  do sistema de saúde, 423

Medicina
  e capitalismo, 178
  evolução da, 22
    e sua articulação
      com a esfera produtiva, 22
  moderna
    nascimento da, 174
Metodologia do estudo
  considerações sobre a, 169
Missão Parsons, 362
Monástico-medievais
  práticas de saúde, 13
Movimento sufragista, 29
Mundo moderno
  práticas de saúde no, 20

O
Ordem médica
  economia da, 173
    nascimento da medicina
      moderna, 174
  medicina e capitalismo, 178
  política da, 173
  processo de trabalho
    em enfermagem, 192
    divisão do, 200
    finalidade do, 194
    instrumentos de, 198
    objetos, 199
Organização
  trabalhista
    democracia operária, 263
    e enfermagem, 263
    enfermagem no Brasil, 169, 275
    sindicalismo e, 203
    processo de trabalho e, 167
Organização das Nações Unidas, 45
Oswaldo Cruz, 117

P
Práticas de saúde
  desenvolvimento histórico das, 5
    correntes religiosas, 5

períodos, 5
evolução da enfermagem, 7
　no contexto das guerras, 28
evolução da medicina, 7
　e sua articulação com a esfera produtiva, 22
instintivas, 7
mágico-sacerdotais, 7, 8
monástico-medievais, 7, 13
no alvorecer da ciência, 7, 11
no mundo moderno, 7, 20
pós-monásticas, 7, 16
reorganização hospitalar, 7
　e o surgimento da enfermagem moderna, 23
Primeira Guerra Mundial
　(1914-1918), 32, 33, 34
　Austrália e Nova Zelândia na, 42
　Brasil na, 36
　EUA na, 41
　Ilha de Malta na, 42
　outros países da Europa, 41
Processo de trabalho
　em enfermagem, 192, 272
　e organização trabalhista, 167
　　considerações sobre a(s)
　　fontes de pesquisa, 170
　　　metodologia de estudo, 169
Programa de Saúde da Família, 69
　saúde do adulto e do idoso, 79
　saúde mental no, 79
Psiquiatria
　primórdios da, 119

Q

QEERE (Quadro de Emergência de Enfermeiras da Reserva do Exército)
　Segunda Guerra Mundial e, 402

R

Regulamentação, 133
　acontecimentos importantes, 133
　fim de uma etapa, 137

Renascença
　práticas de saúde na, 18
Reorganização hospitalar
　e o surgimento, 23
　　da enfermagem moderna, 23
　Foucault e a, 24
Rio de Janeiro
　higienização, 115
　urbanização, 115
Roma
　medicina em, 6

S

Saúde
　assistência à, 58
　da família
　　papel do enfermeiro na, 80
　do adulto, 79
　do idoso, 79
　mental
　　no programa de saúde da família, 79
　modelo político de
　　formação de recursos humanos para, 81
Segunda Guerra Mundial
　(1939-1945), 43
　acordos de Paz, 43
　Brasil na, 45, 399
　enfermagem de outros países na, 49
　e o Quadro de Emergência de Enfermeiras da Reserva do Exército, 402
　início da, 44
Segunda Revolução Industrial, 33
Semana Brasileira de Enfermagem, 413
Sindicalismo
　e enfermagem
　　no Brasil, 203
　　　principais transformações ocorridas antes do século 20, 209
Sistema de produção de riquezas
　e o trabalho, 331

da prática voluntária à função
remunerada, 331
novas perspectivas, 331
Sistema de saúde
medicalização do
do autoritarismo à categórica
resistência para afirmação
político-social da enfermagem, 423
Sistema Único de Saúde, 67
processo histórico da construção do, 71

T
Trabalho no setor de saúde
historicidade e composições, 343
Transição
monarquia/república, 109
Tríplice Aliança, 34

U
Unidade de Saúde da Família (USF)
instalação e equipagem de uma, 79